TRAINIEREN WIE IM KNAST 2

Fortgeschrittene Trainingstechniken für Muskelzuwachs, Fettabbau und starke Gelenke

Paul »Coach« Wade

riva

Bibliografische Information der Deutschen Nationalbibliothek:
Die Deutsche Nationalbibliothek verzeichnet diese Publikation in der Deutschen Nationalbibliografie; detaillierte bibliografische Daten sind im Internet über http://d-nb.de abrufbar.

Wichtiger Hinweis
Sämtliche Inhalte dieses Buches wurden – auf Basis von Quellen, die der Autor und der Verlag für vertrauenswürdig erachten – nach bestem Wissen und Gewissen recherchiert und sorgfältig geprüft. Trotzdem stellt dieses Buch keinen Ersatz für eine medizinische Beratung dar. Wenn Sie medizinischen Rat einholen wollen, konsultieren Sie bitte einen qualifizierten Arzt. Der Verlag und der Autor haften für keine nachteiligen Auswirkungen, die in einem direkten oder indirekten Zusammenhang mit den Informationen stehen, die in diesem Buch enthalten sind.

Wichtiger Hinweis
Ausschließlich zum Zweck der besseren Lesbarkeit wurde auf eine genderspezifische Schreibweise sowie eine Mehrfachbezeichnung verzichtet. Alle personenbezogenen Bezeichnungen sind somit geschlechtsneutral zu verstehen.

Für Fragen und Anregungen:
info@rivaverlag.de

2. Auflage 2023

Türkenstraße 89
80799 München
Tel.: 089 651285-0
Fax: 089 652096

Die englische Originalausgabe erschien 2012 bei Dragon Door Publications, Inc. unter dem Titel *Convict Conditioning 2*. © 2011 by Paul »Coach« Wade. All rights reserved. Published by Dragon Door Publications, Little Canada, MN 55164, USA, www.dragondoor.com.

Übersetzung: Dr. Cornelia Panzacchi
Satz: Carsten Klein für bookwise medienproduktion GmbH
Redaktion: Karin Leonhart für bookwise medienproduktion GmbH
Umschlaggestaltung: Kristin Hoffmann
Layout und Umschlagabbildung: Derek Brigham
Druck: Florjancic Tisk d.o.o., Slowenien
Printed in the EU

ISBN Print 978-3-86883-836-7
ISBN E-Book (PDF) 978-3-95971-140-1
ISBN E-Book (EPUB, Mobi) 978-3-95971-141-8

Weitere Informationen zum Verlag finden Sie unter
www.rivaverlag.de
Beachten Sie auch unsere weiteren Verlage unter
www.muenchner-verlagsgruppe.de.

-HAFTUNGSAUSSCHLUSS-

Fitness und Körperkraft allein sind nicht genug; die Gesundheit muss stets an oberster Stelle stehen. Durch ein korrektes Training sollten alle drei laufend verbessert werden. In diesem Buch wird wiederholt die Wichtigkeit sicherer Trainingstechniken betont, aber jeder Mensch ist anders und hat andere Möglichkeiten und Grenzen. Seien Sie stets vorsichtig, und vergessen Sie nicht, dass Sie auf eigene Gefahr trainieren. Für Ihren Körper sind Sie allein verantwortlich; passen Sie gut auf ihn auf. Und denken Sie daran, das geplante Trainingsprogramm vorher mit Ihrem Arzt zu besprechen.

Dieses Buch ist ein Ratgeber und Fitnesshandbuch, jedoch keine Biografie. Namen, Geschichten und Lebensumstände der hier erwähnten Personen wurden zu deren Schutz abgeändert. Die in diesem Buch beschriebenen Übungen und die ihnen zugrunde liegenden Prinzipien aber sind real. Arbeiten Sie sie durch – und Sie werden unbesiegbar!

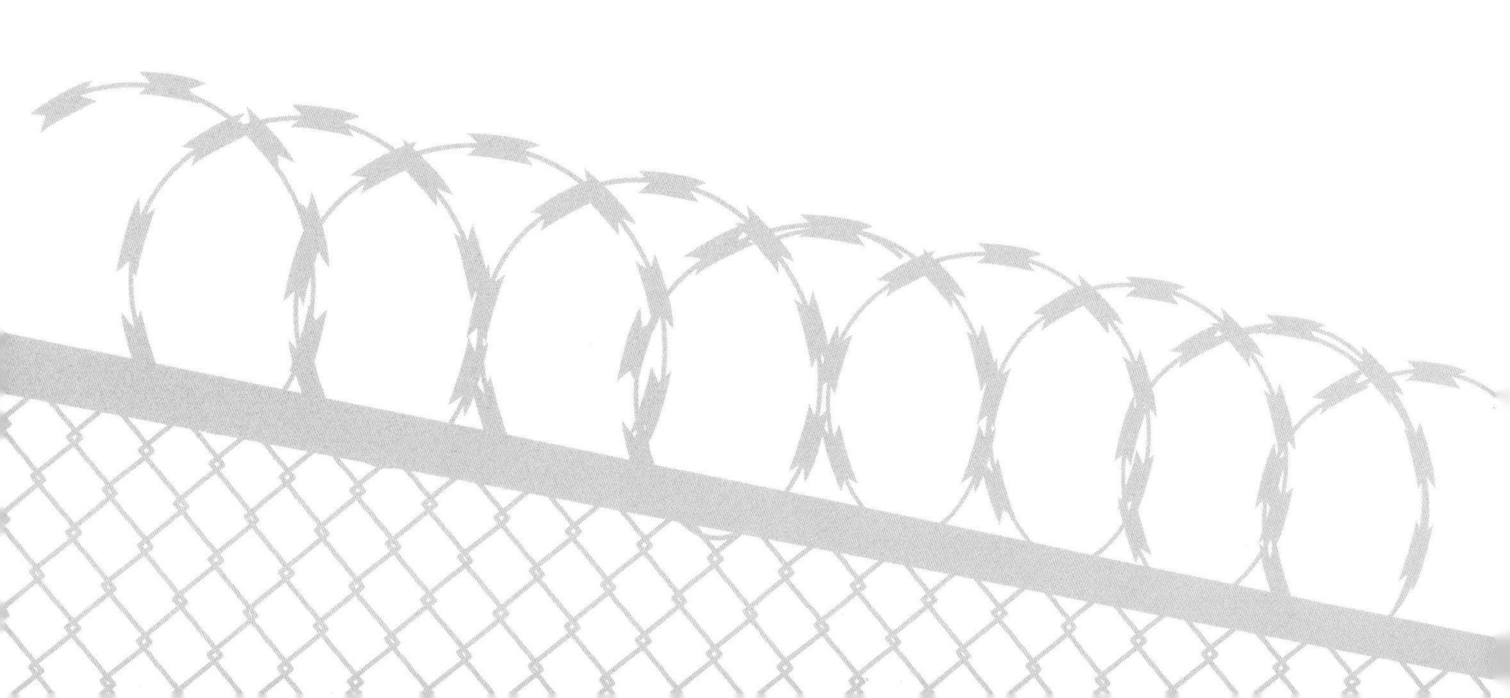

- INHALT -

TEIL II: KUGELSICHERE GELENKE

TEIL III: WEISHEITEN AUS BLOCK G

BONUSKAPITEL

Für Pete H.

Du hast mir einen Computer gegeben, du hast alles Korrektur gelesen, was ich je geschrieben habe, und hast ein Konto für mich eröffnet, damit ich mir mein Honorar abholen konnte. Am allerersten Tag hattest du mir sogar einen Bleistift gegeben, damit ich etwas zum Schreiben hatte. Ohne dich oder Stella wäre dies alles nicht Wirklichkeit geworden.

Du bist wirklich mein Bruder einer anderen Mutter.

VORWORT

DIE VIELEN WEGE ZUR KRAFT

Nachdem ich über Krafttraining mehr als ein Dutzend eigene Bücher und buchstäblich Hunderte von Artikeln geschrieben habe, kann ich es mir endlich mal gemütlich machen und zum Buch eines anderen ein kurzes Vorwort beisteuern. In diesem Fall hat Paul Wade die Sache gestemmt (sofern ich diesen bildlichen Vergleich bei einem Buch über Old School Calisthenics überhaupt verwenden darf), und nachdem er sozusagen gute 300 Seiten vorgelegt hat, brauche ich ja eigentlich nur noch ein paar Worte dazuzuschreiben.

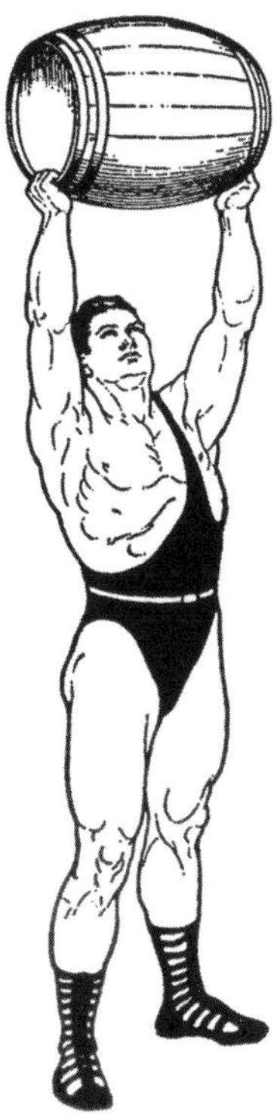

Dass Paul ausgerechnet mich um ein Vorwort bat, mag die Leser ebenso überraschen wie die Tatsache, dass ich seiner Bitte nachgekommen bin. Denn schließlich ist Paul der Typ, der *Trainieren wie im Knast* geschrieben hat, ein Buch, das Old School Calisthenics vorstellt, während ich der Autor von *Dinosaur Training* und anderen Büchern über Gewichtheben und Krafttraining bin.

»Wo also sind die Gemeinsamkeiten?«, werden Sie sich fragen.

Gut, ich werde sie gleich erläutern.

Beginnen wir mit dem Cover von *Dinosaur Training.* Es zeigt einen Old-School-Kraftsportler, der ein Fass hochstemmt. Das Foto stammt aus einer alten Kursanleitung zur Stärkung von Unterarmen und Griff, die von einem gewissen George F. Jowett geschrieben und verkauft wurde, einem Gewichtheber, Ringer, Kraftmenschen und Athleten vom alten Schlag, der vor ungefähr 100 Jahren Rekorde aufstellte und seine Kursanleitungen und anderen Bücher in den 1920er-Jahren unters Volk brachte. Wenn Sie seine Arbeiten kennen, wissen Sie, dass er einer der besten und anregendsten Autoren in der Geschichte der Körperkultur war und dass viele, die seinen Anleitungen jahrelang folgten, wirklich beachtliche Kraft entwickelten.

(Ein kurzer Hinweis: Jowetts bestes Buch, *The Key to Might and Muscle,* ist als hochwertiger moderner Reprint bei meinem Freund Bill Hinbern über www.superstrengthtraining.com erhältlich. Bill gibt auch die von mir erwähnte Anleitung für Unterarm- und Grifftraining heraus. Beides ist wirklich lesenswert.)

Jetzt, wo Sie das alles wissen, können Sie sich vielleicht vorstellen, wie überrascht ich war, als ich in der allerletzten Fassung von Pauls Manuskript für *Trainieren wie im Knast 2* den

Kraftmenschen mit dem schweren Fass entdeckte. Es ist zwar nicht dieselbe Zeichnung wie auf dem Cover von *Dinosaur Training*, aber die Abbildung stammt aus der Anleitung von Jowett.

Vielleicht ahnen Sie jetzt, warum ein leidenschaftlicher Gewichtheber dieses Vorwort schreibt.

Die eigentliche Gemeinsamkeit ist die Wertschätzung der Körperkultur nach alter Art und der Trainingsmethoden der Athleten und Kraftmenschen der Old School. Alle, die sich von ihren Besuchen im nächstbesten Fitnessclub spürbaren Kraftaufbau und effektives Muskeltraining erhoffen, begehen einen riesengroßen Fehler. Sie sammeln Hochglanzmagazine und ahmen die Übungen darin nach, sie pumpen ihre Muskeln in Maschinen auf, die in den 1970er-Jahren auf den Markt gekommen sind, sie spielen mit Cardiogeräten herum, sie befolgen immer neue Versionen von Super-Ultra-Muskelaufbau- und Fettverbrennungsdiäten, und nur allzu oft sehen sie sich bald nach jemandem um, der ihnen ihre erste Ration Anabolika verkauft.

Ich halte nichts von solchem Quatsch. Ich glaube an den Kraft- und Muskelaufbau nach alter Art. Ich glaube an Dinge wie harte Arbeit, vernünftige Trainingsprogramme und daran, dass das Ziel aller Anstrengungen lebenslange Kraft, Gesundheit und die Fitness des gesamten Körpers sein sollten. Ich glaube an die Trainingsanleitungen der Kraftmenschen alten Schlags, die ihre Blütezeit im Goldenen Zeitalter der Körperkraft erlebten – jene Epoche, die um 1890 mit der Entwicklung des frankokanadischen Kraftsports, mit Louis Cyr und dem herrlich bemuskelten und bemerkenswert starken Deutschen Eugen Sandow begann. Sie setzte sich in den 1930er- und 1940er-Jahren fort mit den unglaublichen Leistungen von Männern wie Tony Terlazzo, John Grimek, Steve Stanko, John Davis und anderen und reichte bis in die 1950er-Jahre hinein, in denen Athleten wie Reg Park, Tommy Kono, Doug Hepburn und Paul Anderson wirkten.

Paul Wade scheint ähnlicher Ansicht zu sein. Er erwähnt in *Trainieren wie im Knast* und in *Trainieren wie im Knast 2* viele der Männer, über die ich in meinen Büchern geschrieben habe. Ich habe nicht alle Namen im Kopf, aber wir huldigen beide der Kraft und der Leistungen von Sig Klein, John Grimek, Maxick, Doug Hepburn, Bert Assirati, George F. Jowett, Eugen Sandow und Thomas Inch. Und wie Paul Wade richtig feststellt, waren all diese Männer, die lange vor dem Zeitalter der Anabolika und anderer moderner Hilfsmittel Rekorde im Gewichtheben aufstellten, die heute nur noch sehr wenige nachzuahmen vermögen, meisterhafte Gymnasten und Akrobaten, und sie kombinierten ihr Krafttraining mit fortgeschrittenen Calisthenics-Übungen.

Das also ist der gemeinsame Boden. Wir haben uns beide vom modernen Krafttraining abgewendet, das man korrekterweise eigentlich als modernes Bodybuilding bezeichnen sollte, und sind zur Körperkultur nach alter Art zurückgekehrt. Wir haben diese Entscheidung getroffen, weil die Old-School-Methoden funktionieren, die modernen dagegen nicht. Und beide wollen wir, dass SIE – der Leser – das machen, was funktioniert. Wir beide wollen, dass Sie Großes schaffen und jene Art von Kraft und Geschicklichkeit entwickeln, die die legendären Athleten des Goldenen Zeitalters kennzeichnete.

Sie halten in Ihren Händen ein Buch, das Ihnen helfen kann, beträchtliche Kraft aufzubauen. Nutzen Sie es mit Verstand – und werden Sie stark!

Mit kraftvollen Grüßen

Brooks Kubik

WARNSCHUSS

I've come here to chew bubblegum and kick ass ...
and I'm all outta bubblegum.

(in der deutschen Synchronfassung: Ich kam her, wollte Kaugummi kauen und ein paar Leuten in den Arsch treten ... und jetzt habe ich keinen Kaugummi mehr.)

Roddy Piper in *Sie leben* (John Carpenter, 1988)

Bevor Sie sich in diesen Stapel Notizen, Einfälle und gut gemeinte Ratschläge vertiefen, den einige Leute netterweise als »Buch« bezeichnen, hier ein paar warnende Worte:

Erstens: Wenn Sie nach Anfängerübungen für Kraft- und Muskelaufbau suchen, dann *nehmen Sie nicht dieses Buch*. Was Sie brauchen, steht im ersten Band, in *Trainieren wie im Knast*. Dort erkläre ich ausführlich, wie Gefängnisinsassen mithilfe von Eigengewichtsübungen maximale Kraft und Muskelentwicklung erreichen bzw. wie dies den Sträflingen früherer Zeiten gelang, die einsaßen, bevor Langhanteln, Bänke und Gewichtsscheiben in die Gefängnisse kamen.

Seit *Trainieren wie im Knast* in den Regalen der Buchgeschäfte steht, kommen immer wieder Fragen, die über das Grundlegende hinausgehen. Es sind Fragen wie:

- Was ist mit den Außenbereichen des Körpers? Dem Hals, den Unterarmen, den Waden?
- Wie trainiert man jene Muskeln, die seitlich am Körper liegen?
- Wie komme ich zu starken Gelenken?
- Wie können Athleten in Gefängnissen trotz der dortigen Kost so tolle Muskeln bekommen?
- Kennen Häftlinge irgendwelche Tricks, um mit Verletzungen fertigzuwerden?
- Wie sieht es im Gefängnis mit mentalem Training aus?

Die Antworten auf alle diese Fragen finden Sie in diesem Buch. Wenn Sie also genau diese Sachen wissen wollen, nehmen Sie es mit. (Aber bezahlen Sie es. Ich muss schließlich auch von irgendetwas leben!)

Und jetzt kommen wir zu meiner zweiten Warnung an meine potenziellen neuen Leser: Dieses Handbuch ist nicht wie die anderen Tausenden von Büchern über Kraft und Fitness, die im Internet oder in den Geschäften kursieren. Jene Bücher wurden von Typen mit Unmengen von Diplomen oder sogar Doktortiteln geschrieben, die alle ihre eigenen Websites und YouTube-Bereiche haben.

Ich bin keiner von denen.

Wenn Sie so Mist lesen wollen wie:

- Heben Sie fleißig Gewichte …
- Machen Sie drei Zehnersätze …
- Dehnen Sie …
- Nehmen Sie täglich sechs Mahlzeiten zu sich …
- Essen Sie möglichst viel Eiweiß …

… dann verschwenden Sie mit der Lektüre dieses Buchs nur Ihre Zeit. Ich empfehle nichts von alldem, sondern rate meist zum genauen Gegenteil davon.

Ich sage es gleich: Ich habe keine Diplome, bin nicht staatlich geprüft, und ich bin nicht auf YouTube zu finden. Ich behaupte nicht, einen Abschluss in Ernährungswissenschaften oder Kinesiologie zu besitzen. Wenn Sie auf Derartiges Wert legen, werden Sie hier nicht fündig.

Alles, was ich weiß und kann, habe ich hinter Gittern gelernt. Ich habe fast 20 Jahre meines Lebens in einigen der härtesten Gefängnisse der USA verbracht. Ich bin darauf nicht stolz, und ich will es nicht verherrlichen, aber es ist nun einmal so. Ich kann Ihnen über die neuesten Kraftmaschinenmodelle oder aktuelle Forschungsergebnisse in der Ökotrophologie und der Biochemie leider gar nichts sagen und weiß auch nicht, welche Workout-Übungen gerade voll im Trend sind.

Ich will gar nicht behaupten, dass ich Ihnen Informationen liefern kann, die Ihr Personal Trainer gut findet. Alles, was ich will, ist, Ihnen so gut ich kann das zu vermitteln, was ich im Knast gelernt habe.

Behalten Sie das bitte im Hinterkopf, wenn Sie dieses Buch lesen, und regen Sie sich über meine Thesen und Ratschläge nicht auf. Wenn Ihnen das, was ich zu sagen habe, nicht gefällt, dann nehmen Sie es einfach nicht zu ernst. Gefällt es Ihnen aber, dann probieren Sie es aus, wenden Sie es an.

Bei uns hat es funktioniert. Wer weiß? Vielleicht funktioniert es ja auch bei Ihnen.

Paul Wade

1. Einleitung

Stecken Sie sich selbst ins Kittchen!

Stellen Sie sich den besten und härtesten Fitnessclub der Welt vor.

- Stellen Sie sich einen Club vor, in dem Männer – es gibt dort keine Frauen – so hart trainieren, als würde ihr Überleben davon abhängen. Eine politisch inkorrekte Umwelt, in der es nicht darum geht, niedliche Chippendales-Muskeln zu züchten oder Pokale zu gewinnen, sondern um animalische Kraft, rohe funktionelle Athletik und brutale Zähigkeit.
- Stellen Sie sich einen Club vor, in dem man gewöhnlich keinen Zugang zu schicken neuen Maschinen hat, die einen von den anstrengenden Eigengewichtsübungen ablenken könnten. Ein Club ohne Saftbar oder Klimaanlage. Ein Club, in den Sie buchstäblich eingesperrt sind, damit Sie schwitzen, ackern und kämpfen, was das Zeug hält. Es gibt kein Publikum, kein Lob, gar nichts – außer Ihren eigenen Muskeln und Ihrem Verstand.
- Stellen Sie sich vor, dieser Club wäre von den kurzlebigen Fitnessmoden unserer Zeit abgeschnitten, sodass nur die Konzentration auf das tägliche Training zählt, das schnelle und spürbare Ergebnisse erzielt.

Versuchen Sie sich vorzustellen, was Sie an einem derartigen Ort alles über sportliches Training lernen könnten und darüber, aus welchem Holz Sie tatsächlich geschnitzt sind.

Nun, diesen Club gibt es wirklich. Er nennt sich staatlicher Strafvollzug, oder in der Umgangssprache: Gefängnis.

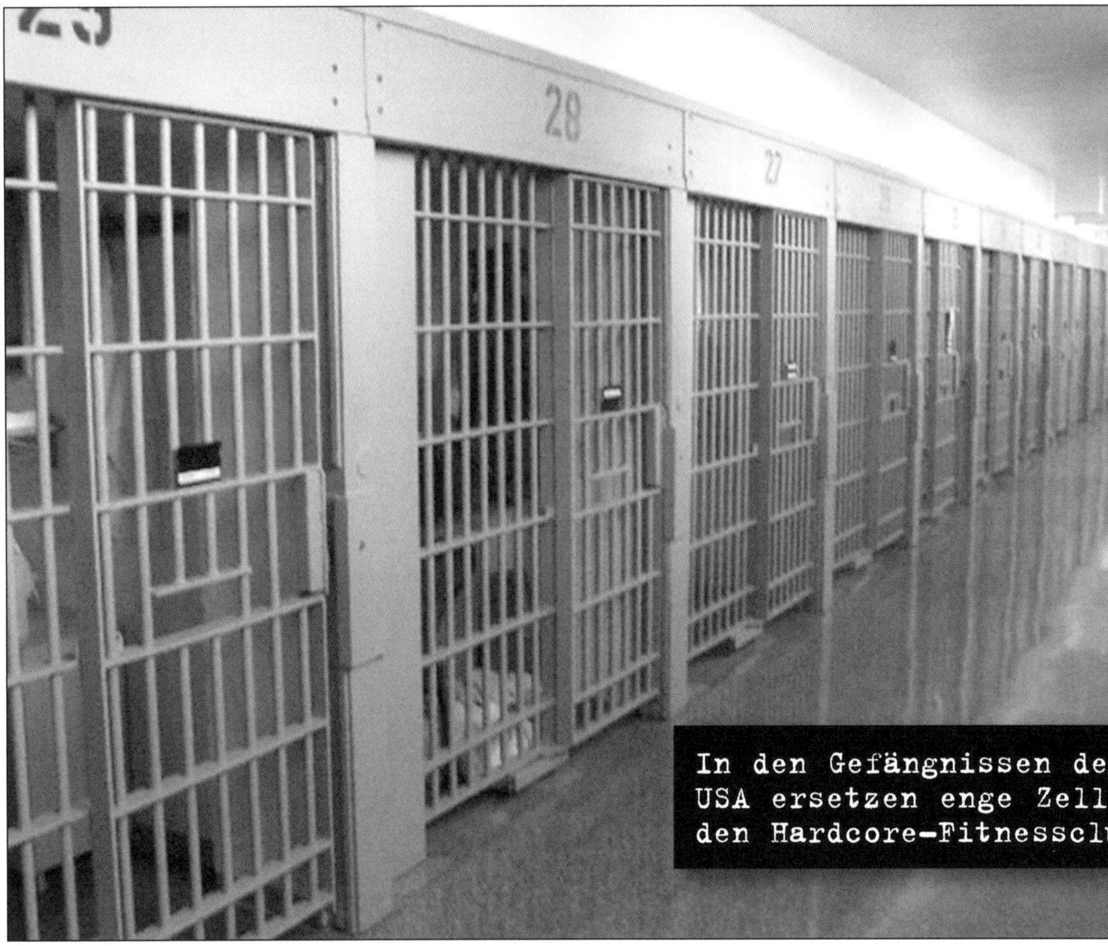

In den Gefängnissen der USA ersetzen enge Zellen den Hardcore-Fitnessclub.

Die Entwicklung von Trainingsmethoden im Gefängnis

Viele inhaftierte Athleten – und insbesondere solche, die länger hinter Gittern bleiben müssen – schauen sich ihre Trainingsmethoden bei älteren Insassen ab, die sie ihrerseits von Männern übernommen haben, mit denen sie früher Zelle oder Hof teilten. Als Folge davon sind Gefängnisse so etwas wie Zeitblasen, die keinen Kontakt zur Sportwelt draußen haben. Dadurch blieben die Trainingsmethoden der Gefängnisinsassen rein und funktional. Sie bauen auf Zähigkeit auf und zielen eher auf Ergebnisse ab als auf Ästhetik und Trends. Ohne Ausrüstung und ohne den Einfluss neuer Moden wenden sich die Häftlinge zwangsläufig den alten, in der Außenwelt vergessenen, hinter Gittern jedoch immer wieder bewährten Methoden und Techniken zu, die bereits Jahrhunderte vor der Erfindung von Anabolika aus Männern Supermänner machten.

Athleten hinter Gittern müssen gleichzeitig auch innovativ sein und für sich immer neue Trainingsmethoden und -strategien erfinden, die draußen einfach nicht existieren. Echte Knastathleten, die jahrzehntelang ohne Unterbrechung in ihrer Zelle trainiert haben, könnten Ihnen viel beibringen. Sie kennen Geheimnisse und Tricks, die Sie niemals in Hochglanzmagazinen finden werden und die auch ein hoch bezahlter Personal Trainer unter Garantie nicht kennt!

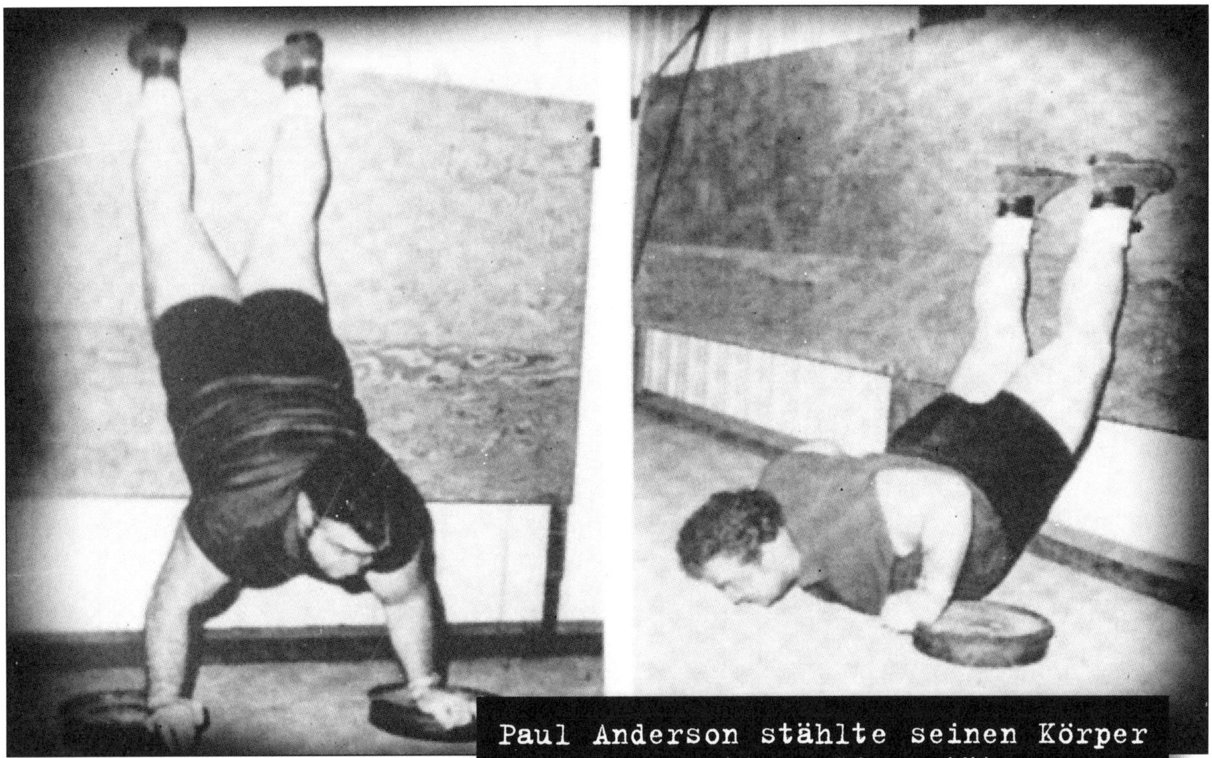

Paul Anderson stählte seinen Körper mittels negativer Liegestütze.

Mein Gefängnistraining

Es gibt unglaublich viele Dinge, von denen ich nichts verstehe, aber mit dem Trainieren hinter Gittern, und insbesondere mit Eigengewichtsübungen, kenne ich mich sehr gut aus. Ich habe fast 20 Jahre meines Lebens in Gefängnissen verbracht. Meine »Karriere« begann in San Quentin wegen Drogenvergehen; später wurde ich in ein Bundesgefängnis »befördert«, weil ich zwischen meinen Gefängnisaufenthalten gedealt hatte. Ja, so war es, und ich bin nicht stolz darauf. Jedenfalls aber habe ich in dieser Phase meines Lebens ungefähr eine Viertelmillion Liegestütze und ungefähr ebenso viele Kniebeugen mit eigenem Körpergewicht gemacht.

Im Gefängnis wurde das Trainieren für mich zu einer wahren Besessenheit, einer Obsession. Es half mir, einen klaren Kopf zu bewahren – und wahrscheinlich auch, gesund zu bleiben. Ich lernte von den unterschiedlichsten Menschen: von ehemaligen US-Navy-Seals, von Marines, von Karatemeistern ... Ich übernahm, so viel ich konnte, von älteren Mithäftlingen, die in ihren Zellen Übungen mit eigenem Körpergewicht praktizierten, als handle es sich um eine Religion.

Im Laufe der Jahre meisterte ich die Kunst der Eigengewichtsübungen, die von Häftling zu Häftling weitergegeben wurde, und begann, andere Häftlinge auszubilden. Mein System ist das authentischste (und effektivste) Destillat des älteren traditionellen Gefängnis-Calisthenics. Es besteht aus Eigengewichtsübungen, es ist minimalistisch, weil es ohne Ausrüstung auskommt, es ist progressiv und brutal intensiv. Aber Gefängnistraining muss einfach so sein.

Konditionstraining im Knast

Der Ansatz, den ich hinter Gittern entwickelte, ist das Gegenteil von dem, was draußen gepredigt wird. Die meisten modernen Trainer betrachten Calisthenics als eine »leichte« Tätigkeit, als eine Art Aufwärmübung. Für Gefängnisathleten dagegen baut Calisthenics auf Kraft auf.

Kalisthenische Übungen sind sozusagen das Fundament. Sie können mithilfe meiner Methoden Ihre Ausdauer stärken und ein Gleichgewichtsgefühl und eine Beweglichkeit erreichen, die olympischem Niveau entsprechen. Doch Kraft ist der Eckstein, und das muss auch so sein. Man kann auf der Basis von Liegestützen mit Klatschen keine Schnellkraft aufbauen, wenn man nicht solide, durch regelmäßiges Liegestütztraining gekräftigte Muskeln und Sehnen besitzt. Ohne Kraft als Grundvoraussetzung kann man nicht stundenlang und verletzungsfrei Burpees machen, um seine Ausdauer zu trainieren. Deshalb bilden die einfachsten Übungen, die Hardcore-Übungen – die sechs Grundübungen meiner Methode –, den Kern meines in *Trainieren wie im Knast* beschriebenen Systems. Alles baut auf den *Big Six* auf (siehe Tabelle hier unten).

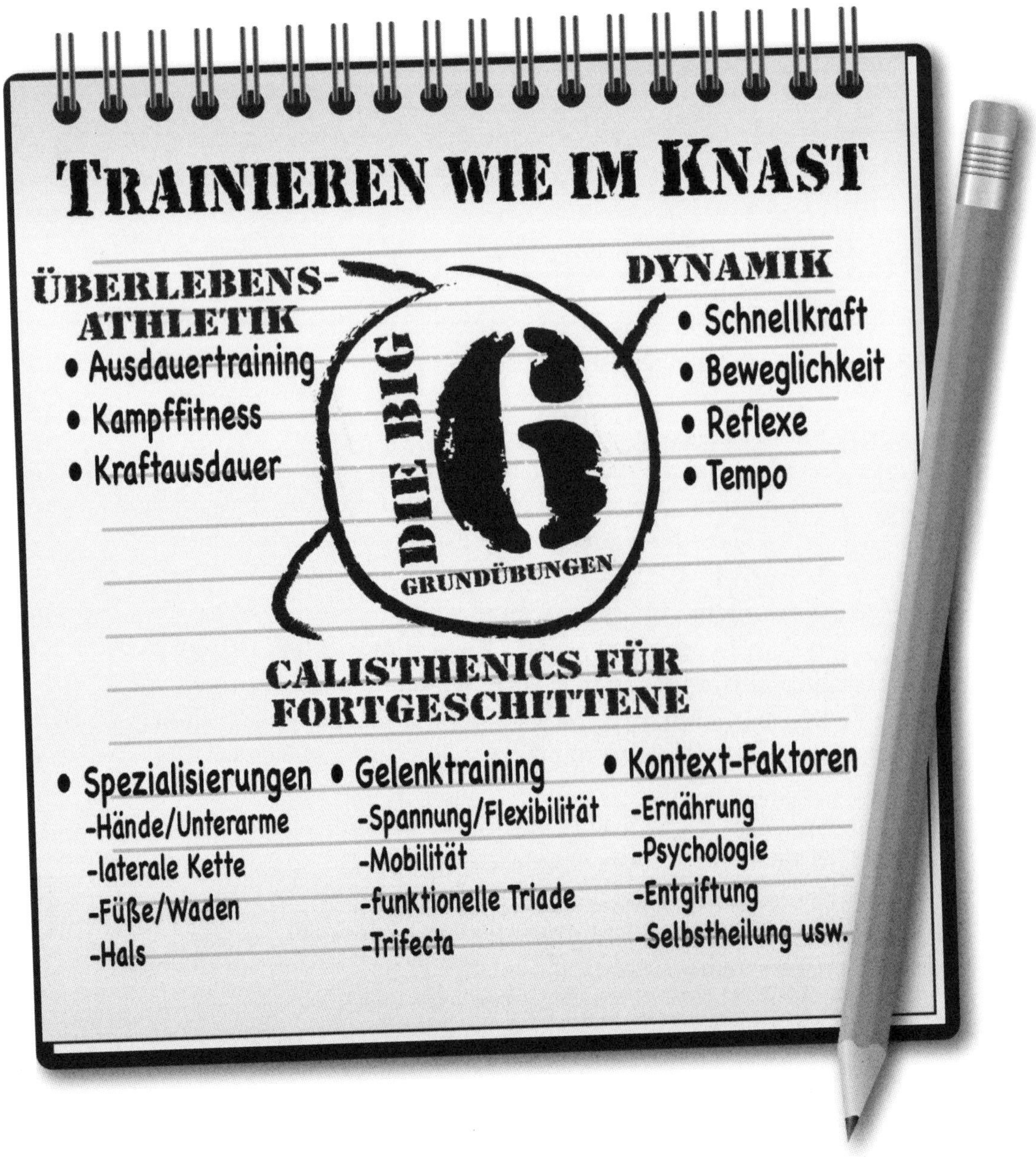
Trainieren wie im Knast
Überlebens-athletik
• Ausdauertraining
• Kampffitness
• Kraftausdauer
Dynamik
• Schnellkraft
• Beweglichkeit
• Reflexe
• Tempo
Die Big 6
Grundübungen
Calisthenics für Fortgeschittene
• Spezialisierungen
-Hände/Unterarme
-laterale Kette
-Füße/Waden
-Hals
• Gelenktraining
-Spannung/Flexibilität
-Mobilität
-funktionelle Triade
-Trifecta
• Kontext-Faktoren
-Ernährung
-Psychologie
-Entgiftung
-Selbstheilung usw.

Größer und stärker werden – für Fortgeschrittene

In meinem ersten Buch *Trainieren wie im Knast* drehte sich alles um die sechs Grundübungen: die *Big Six* und ihre Progressionen sowie einige nützliche Varianten. Dieses zweite Buch baut darauf auf und widmet sich weiterführenden Calisthenics-Übungen.*

Die in diesem Buch vorgestellten Übungen für Fortgeschrittene sollen die *Big Six* keineswegs ersetzen. Der Aufbau von Kraft und Muskeln kommt nicht durch neue Tricks, komplexe Techniken oder pseudowissenschaftliche Ansätze zustande. Das ist alles nur Augenwischerei. Echte körperliche Weiterentwicklung entsteht durch gleichmäßige, disziplinierte, progressive Beschäftigung mit den Grundübungen, die Sie sich aus dem ersten Buch angeeignet haben. Diese Grundübungen und ihre Varianten ermöglichen Ihnen, Ihre Trainingseinheiten kreativ zu gestalten. Sie können die Ausmaße Ihrer Sätze verändern, Ihr Tempo, Ihr Programm usw. Glauben Sie mir: Sie können sich mit dem Buch ein Leben lang sinnvoll beschäftigen.

Doch wenn Athleten Fortschritte machen, drängen sich ihnen gewisse Fragen auf. Diese lassen sich in drei Kategorien einteilen:

1. **Spezialisierungsgebiete:** *Griffkraft, Hals, Waden, seitliche Taille usw.*
2. **Gelenktraining:** *Sehnenkraft, Beweglichkeit, Beseitigung von Schmerzen usw.*
3. **Lifestyle:** *Abspecken, Erholung, Psychologie usw.*

Um diese drei Themenbereiche wird es in diesem Buch gehen.

Teil I dieses Buchs trägt den Titel *Eiserne kleine Muskeln*. Aus *Trainieren wie im Knast* haben Sie viel über das Trainieren der wichtigsten Muskeln des Körpers und auch der kleineren Muskeln erfahren. Mitunter aber benötigen diese kleineren Muskeln – insbesondere der Unterarme, der seitlichen Taille, des Halses und der Waden – aus verschiedenen Gründen ein besonderes Training. Die Kapitel dieses ersten Teils bieten eine breite Auswahl an geheimen Tricks, Übungen und wenig bekannten Techniken und Ausrüstungsteilen, die diese gewöhnlich schwächeren Regionen des Körpers auf Superheldenniveau heben. Alles, was ich in *Eiserne kleine Muskeln* beschreibe, habe ich im Knast gelernt, sodass auch dieses Kapitel meinem Motto »Große Wirkung trotz geringer Ausrüstung« treu bleibt.

Eines der am stärksten vernachlässigten Gebiete der modernen Körperkultur ist das Trainieren der Gelenke. Das macht sich besonders dann bemerkbar, wenn man schwerer und stärker geworden ist: je fortgeschrittener ein Athlet, desto schwerer die Last, die Gelenke und Sehnen zu tragen haben. Aufgepumpte Bodybuilder haben oft dicke Muskeln, gleichzeitig aber schwache, schmerzende Gelenke. Durch ihr Gewicht sind ihre Bewegungen steif und unnatürlich geworden, und ihr Bindegewebe neigt zu Verletzungen. Und genau hier kann Calisthenics helfen. Old School Calisthenics stärkt Gelenke und Sehnen und baut sie auf, anstatt sie abzunutzen.

* Ursprünglich wollte ich mein gesamtes Trainingssystem in ein einziges Buch stopfen, aber es war einfach zu viel. Deshalb haben wir es mit zwei Büchern versucht. Es kam mir sinnvoll vor, die Grundübungen im ersten Band vorzustellen und die Fortgeschrittenenübungen im zweiten. Wenn Sie, meine lieben Leserinnen und Leser, mehr über die Überlebensathletik und die Dynamik erfahren wollen, werden wir diesen Themen eigene Bände widmen.

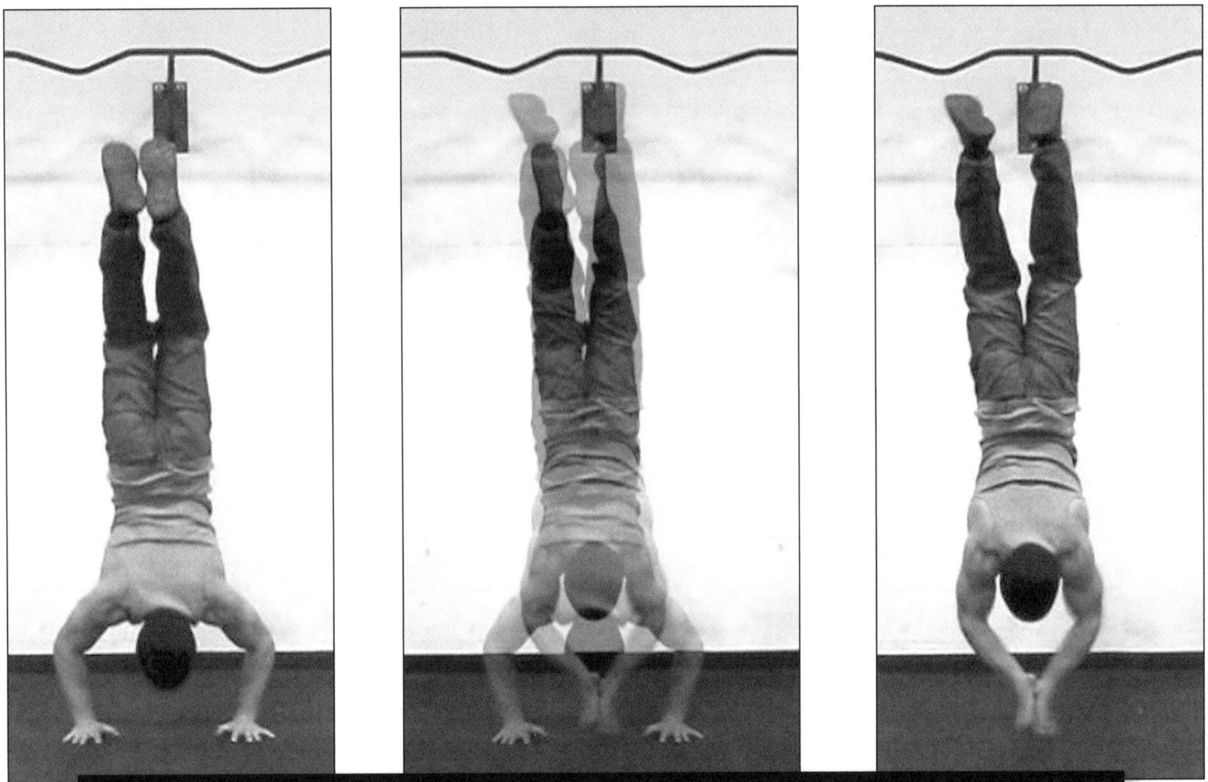

Trainieren wie im Knast bringt Athleten von Weltniveau hervor. Jeder weiß, dass Eigengewichtsübungen die Ausdauer fördern, aber darüber hinaus auch Muskelaufbau und Schnellkraft. Handstand-Liegestütze mit Klatschen erfordern übernatürliche Kraft.

In Teil II dieses Buchs, *Kugelsichere Gelenke* genannt, erkläre ich Ihnen, wie Sie Ihre Gelenke stärken und die lästigen Schmerzen loswerden – und zwar für immer. Außerdem weihe ich Sie in die traditionellen Gefängnis-Dehnungsübungen ein. Aber Vorsicht! Vermutlich ist das, was ich Ihnen erkläre, das genaue Gegenteil von dem, was Sie draußen gehört haben. In Teil II lernen Sie auch die *Trifecta* kennen, mein lange geheim gehaltenes Trainingsprogramm, das nur ein paar Minuten täglich in Anspruch nimmt und Ihnen dafür funktionelle Mobilität und optimale, gesunde Gelenke beschert.

Um ein wirklich fortgeschrittener Athlet zu werden, braucht es etwas mehr als nur regelmäßiges Training. In Teil III, *Weisheiten aus Block G*, werden wir uns mit jenen Bereichen im Leben eines Athleten befassen, die außerhalb der Trainingseinheiten liegen. Ich bin weder dafür qualifiziert, als Personal Trainer noch als Lebensberater aufzutreten, aber ich kann das an Sie weitergeben, was ich als Häftling über diese Themen gelernt habe. Im Einzelnen geht es um:

- die Gefängniskost
- den Wert einer geregelten Lebensführung (»Leben nach der Klingel«)
- die Bedeutung langer Schlaf- und Erholungsperioden
- mentale Kontrolle (das Zähmen der Dämonen)
- die Vorteile einer gesunden Lebensführung
- Selbstheilungskräfte

Zum Ausklang befassen wir uns mit der Rolle des Verstands beim Training. In den meisten Kraftsportbüchern wird die Rolle unseres Verstands kaum oder gar nicht berücksichtigt. Ich glaube, es liegt daran, dass die Menschen, die draußen leben, so vieles haben, das sie von der altmodischen Kunst der Introspektion ablenkt. Als jemand, der gezwungen war, Tausende von Nächten allein in einem Raum zu verbringen, mit den eigenen Gedanken und den Erinnerungen an begangene Fehler als einziger Gesellschaft, weiß ich einiges über die Streiche, die unser Verstand uns spielen kann. Ich habe aber auch einige der Strategien gelernt, mit denen man sich dagegen wehrt. Ich hoffe, dass Ihnen das, was ich darüber sage, bei Ihrem eigenen Training helfen wird.

Dieses Buch enthält außerdem ein Bonuskapitel. Seit ich aus dem Gefängnis herausgekommen bin, werde ich oft nach den Gewichtstraining- und Bodybuildingmethoden gefragt, die Häftlinge anwenden, wenn sie Zugang zu schwerem Gerät haben. Viele Leute scheinen von diesem Thema fasziniert zu sein. Obwohl ich mehr für die älteren Methoden des Calisthenics bin, habe ich für diese Leute am Ende des Buchs ein Extrakapitel angefügt. Es heißt *Gewichtheben im Knast* und wird all Ihre diesbezüglichen Fragen beantworten.

Licht aus!

Wissen Sie, was der größte Fehler ist, den die meisten Bodybuilder und Kraftsportler machen? Sie sind wankelmütig. Sie wechseln von einer Methode zur nächsten über, sie hüpfen von einem System zum nächsten, sie unterbrechen ein Trainingsprogramm sofort, wenn ein neues in Mode kommt. Diese Unbeständigkeit kommt einem Trainingsselbstmord gleich. Einige der erstaunlichsten Athleten der Welt sind Häftlinge, die allein in ihren Zellen trainieren. Ihre sportliche Überlegenheit ist nicht durch ihre Gene zu erklären, nicht dadurch, dass sie von Weltklassetrainern betreut werden, und ganz bestimmt nicht durch ein sensationelles Ernährungsprogramm oder geheimnisvolle Nahrungsergänzungsmittel. Nein, diese Jungs werden deshalb die Besten, weil sie nur die eine Trainingsmethode kennen und anwenden können.

Je weniger Sie wechseln und mixen, je weniger Sie sich auf modischen Kram einlassen und je mehr Sie sich auf Grundübungen konzentrieren, desto bessere Ergebnisse werden Sie erzielen. Und das stimmt auch dann noch, wenn Sie das Fortgeschrittenenniveau erreichen. Wenn Sie kräftiger und besser werden, sollten Sie immer noch der Versuchung widerstehen, neue Elemente in Ihr Training zu integrieren. Überlegen Sie, für welche Bewegungsabläufe Ihr Körper gebaut ist, und halten Sie diese ein. Unser Griff war ursprünglich dazu gedacht, uns die Fortbewegung in den Baumkronen zu erleichtern. Wenn Sie den stärksten Griff erzielen wollen, den Ihre Gene ermöglichen, dann werfen Sie all das Griffspielzeug weg, und hängen Sie sich irgendwo auf – natürlich an den Fingern! Sie wollen schlanker werden? Vergessen Sie all die Pillen und Pülverchen, die das angeblich bewirken sollen, und halten Sie die drei täglichen Mahlzeiten ein, die man im Knast vorgesetzt bekommt.

Ist die Ansage rübergekommen? Cool. Dann sperren Sie sich jetzt mal ein, und fangen Sie an zu trainieren!

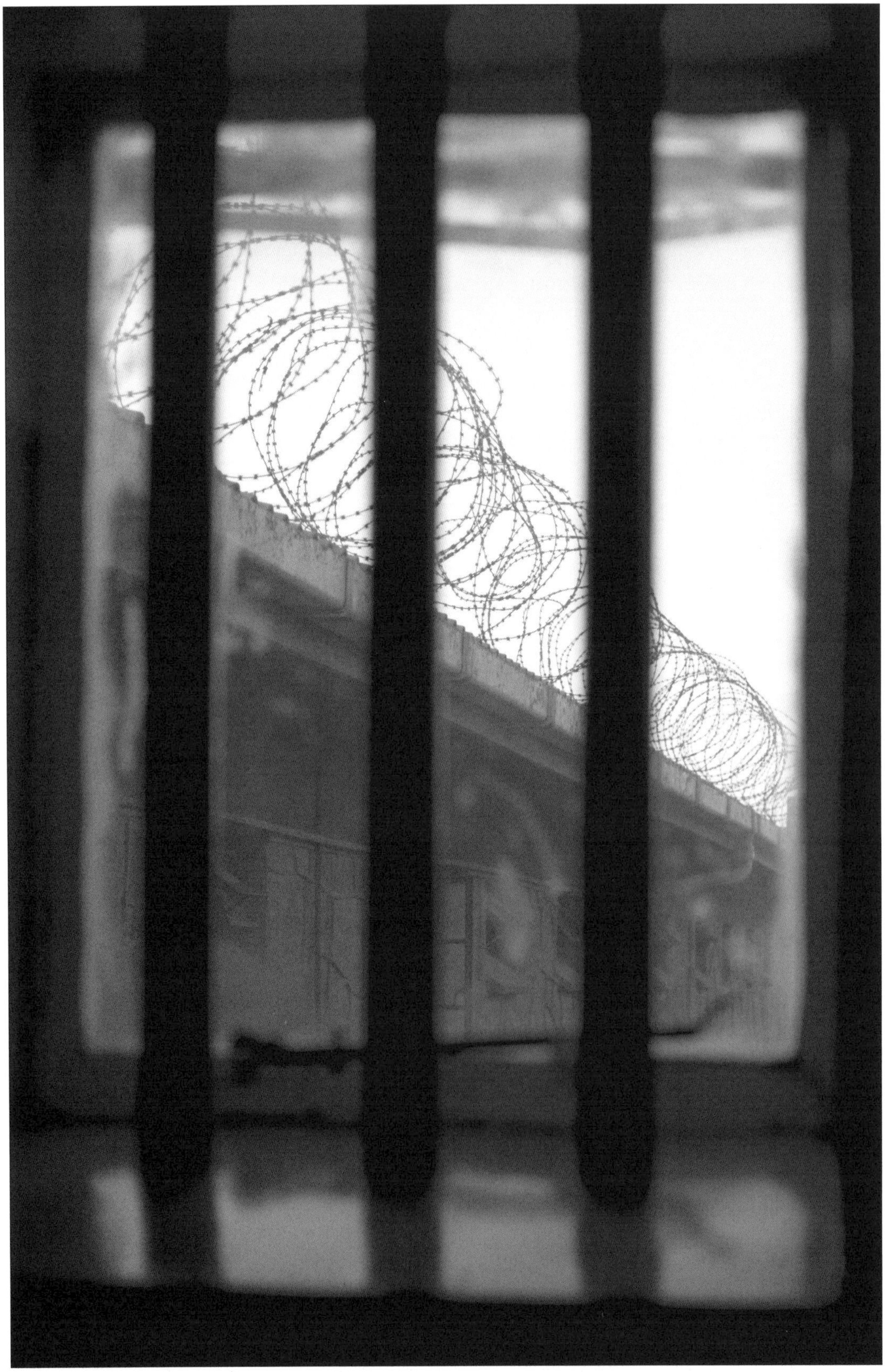

— Teil I —

Eiserne kleine Muskeln

Die sechs Grundübungen mit eigenem Körpergewicht fördern alle primären Muskeln – an Oberschenkeln, Rumpf, Rücken, Brust, Schultern und Oberarmen. Dies sind die Regionen, aus denen die wahre Kraft eines Menschen kommt. Manchmal können aber auch die kleineren Muskeln etwas Tuning gebrauchen, wie z.B. die oft vernachlässigten Unterarme, die schrägen Bauchmuskeln, die Muskeln von Hals und Waden. Von älteren Gefängnisathleten werden diese Muskeln oft *shotgun muscles* genannt, weil sie den größeren Muskeln so etwas wie Feuerschutz geben.

Dieser Teil des Buchs ist eine Sammlung von Knastmethoden, mit denen man seine zarten *shotgun muscles* in schwere Geschütze verwandelt.

2. Stahlharte Hände und Unterarme

Ultimative Kraft durch nur zwei Grundübungen

Das Trainieren der Hände und Unterarme wird oft als Randbereich des Krafttrainings angesehen. Viele Bodybuilder, und darunter sogar Profis, haben in ihrem Trainingsprogramm gar keine speziellen Übungen für die Unterarme, denn sie gehen davon aus, dass Unterarme und Hände durch das Hanteltraining hinreichend gekräftigt werden.

Ich bin da anderer Meinung.

Jeder Ingenieur und Maschinenbauer weiß, dass die Kraft einer Maschine nicht durch ihre stärksten Elemente definiert wird, sondern durch ihre schwächsten. Eine Kette, das ist allgemein bekannt, ist nur so stark wie ihr schwächstes Glied, und für den menschlichen Körper gilt dasselbe. Leider haben die meisten modernen Menschen schwache Hände, und dies schränkt ihre gesamte Körperkraft stark ein. Schauen Sie sich in einem Fitnessclub um, und Sie werden sehen, dass selbst große Muskelprotze Bandagen und Schienen benutzen, um die Handgelenke beim Gewichtstraining zu unterstützen. Sie werden sagen, dass sie diese Hilfsmittel benutzen, um »mehr« zu stemmen – aber das ist nicht die ganze Wahrheit. Tatsächlich könnte ihr Körper den Umgang mit dem Gewicht bewältigen, wenn die Hände nicht so schwach wären. Aber es ist kein gutes Zeichen, wenn man Hilfsmittel braucht, um sein körperliches Potenzial auszuschöpfen. Es gibt dem Training eine falsche Ausrichtung und hat etwas sehr Künstliches. Außerdem: Diese Mogeleien mögen einem im Fitnessclub weiterhelfen, aber was ist dann in der wirklichen Welt? Was, wenn man einmal schwere Arbeit leisten oder in einem Notfall etwas Schweres heben muss? Wenn man dann seine Bandagen nicht dabeihat, sieht es schlecht aus.

Die Kraftmenschen vergangener Tage kannten dieses Problem nicht. Im Allgemeinen hatten Männer vor ein paar Generationen ohnehin stärkere Hände als wir heute. Als es noch keine hydraulischen Maschinen gab, musste man die Ärmel hochkrempeln und Arbeiten erledigen, die uns heutzutage Maschinen abnehmen. Diese Männer arbeiteten täglich viele Stunden in Minen, in Gießereien und auf den Feldern. Als Folge davon besaßen sie dicke Hände mit viel

Hornhaut, starke Sehnen und kraftvolle Unterarme. Sie hatten gesunde, nützliche Hände. Wenn einer von ihnen umsattelte und Kraftmensch wurde, brauchte er keine Bandagen. Heutzutage dagegen scheinen die meisten Männer ihre Hände nur dazu zu gebrauchen, auf Tastaturen herumzutippen oder Bierflaschen zu öffnen.

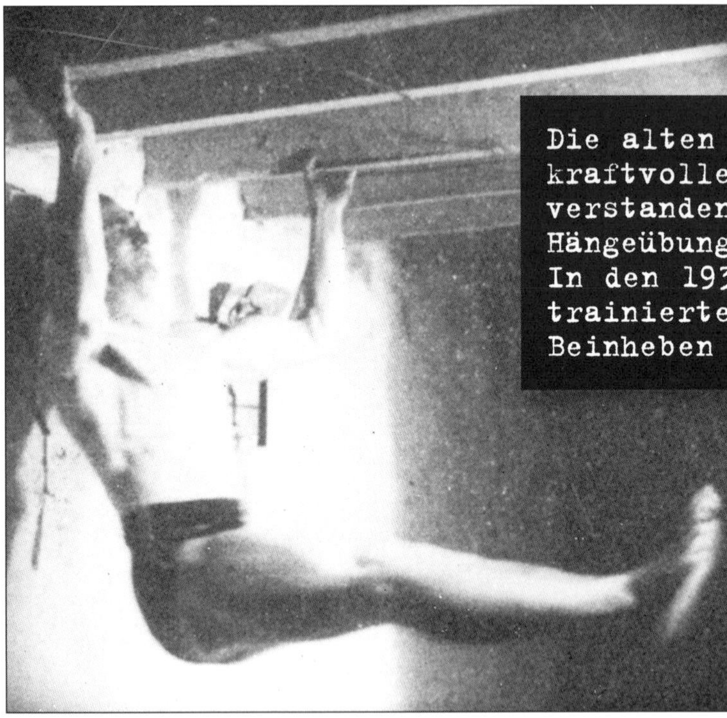

Die alten Kraftmenschen wussten kraftvolle Hände zu schätzen und verstanden es, diese Kraft durch Hängeübungen aufzubauen. In den 1930er- und 1940er-Jahren trainierte Al Berger hängendes Beinheben an Dachbalken.

Starke, ausdauernde Hände und Unterarme sind nützlich, auch im Alltag, wenn es etwa darum geht, ein Glas aufzuschrauben oder eine Weinflasche zu entkorken. Für einen Kraftsportler sind kraftvolle Hände aber noch viel wichtiger, ja sogar lebenswichtig! Jedes Mal, wenn er eine Hantel oder Langhantel anfasst, benutzt er seine Hände. Sogar für viele Beinübungen, wie z. B. Kreuzheben, muss zur Langhantel gegriffen werden. Gleiches gilt für Calisthenics: Klimmzüge funktionieren nur, wenn Hände und Unterarme stark genug sind, um das Körpergewicht zu halten. Ohne extrem starke Finger und Handflächen ist ein Handstand unmöglich, von fortgeschrittenen Übungen wie Fingerspitzen-Liegestützen ganz zu schweigen. Auch beeindruckende Darbietungen an Ringen oder Barren wären ohne starke Hände unmöglich. Ringer und Kampfsportler brauchen ebenfalls starke Hände. Alles, was mit roher Kraft und athletischen Fähigkeiten zu tun hat, ist ohne eine gewisse Kraft in den Händen gar nicht durchführbar.

Moderne Methoden? Können Sie vergessen!

Es ist kein Wunder, dass moderne Athleten keine starken Hände und Unterarme besitzen. Die beiden wichtigsten Übungen für Hände, die in Fitnessclubs praktiziert werden, sind Handgelenk-Curls und Reverse Curls im Obergriff. Handgelenk-Curls kann man nur mit leichten Gewichten trainieren. Tatsächlich helfen sie den Händen kaum, stärker zu werden, belasten dafür aber auf schädliche Art und Weise die Handgelenke. Reverse Curls im Obergriff beanspruchen in erster Linie die Umgebung der Ellbogengelenke, und man verwendet für sie ebenfalls leichte Gewichte. Der durchschnittliche Bodybuilder meistert diese Übung nur mit der Hälfte jenes Gewichts, das er bei Bizeps-Curls bewegt. Auf jeden Fall verhelfen diese Übungen dem Unterarm weder zu mehr Kraft noch zu mehr Muskelmasse – es sei denn, man nimmt Anabolika in großen Mengen ein.

Kaum einer der heutigen Fitnessclubbesucher versteht es, seine Unterarme vernünftig zu trainieren. Das wiederum ist fast schon wieder witzig, weil mit Ausnahme des Halses keine andere Muskelgruppe im Alltag so oft sichtbar ist wie die der Unterarme. Und dies ist auch der Grund, warum vielen Häftlingen das Unterarmtraining so wichtig ist. Starke muskulöse Unterarme beeindrucken. Deshalb sind Unterarme auch immer noch die mit am häufigsten tätowierte Körperregion.

Unterarme vom alten Schlag

Vor allem vor 20 bis 30 Jahren besaßen viele Häftlinge mächtige Unterarme, weil sie wussten, wie man sie sich mittels Eigengewichtsübungen zulegen konnte. Falls Sie derzeit Ihre Energie in ein Kraftprogramm mit Eigengewichtsübungen investieren, sind Sie also bereits auf dem richtigen Weg. Während sich die meisten Bodybuilder durchmogeln, indem sie an Maschinen und mit Hanteln ihre Muskeln aufpumpen, müssen Kraftsportler, die Calisthenics praktizieren, in den sauren Apfel beißen und mit etwas Schwererem trainieren: mit ihrem eigenen Körpergewicht. Ob Sie es glauben oder nicht: Das ist wesentlich mehr, als der durchschnittliche schwachhändige Fitnessclubathlet über längere Zeiträume hinweg bewegen könnte. Allein schon das Hängen an der Stange beim Beinheben kräftigt Finger und Griff in beträchtlichen Ausmaßen.

Klimmzüge sind noch besser, denn sie stellen eine ausgezeichnete Grundübung für die Unterarme dar. Bei Klimmzügen lässt man sich nicht nur mit seinem ganzen Gewicht von der Stange hängen, sondern fördert durch die Beugung der Ellbogen beim Hochziehen auch die stärkeren Unterarmmuskeln. Die wichtigsten dadurch trainierten Muskeln sind der M. brachioradialis, der an der Oberseite des Unterarms entlangläuft, und der tiefer und etwas weiter oben liegende, knotige M. brachialis. Auf den M. brachioradialis entfällt ungefähr ein Drittel der Muskelmasse des Unterarms, und der M. brachialis liegt unter dem Bizeps, sodass er, wenn er gut entwickelt ist, den Bizeps nach außen drückt und den Arm wesentlich dicker aussehen lässt. (Arnold Schwarzenegger hatte außergewöhnlich gut entwickelte Brachialis-Muskeln.)

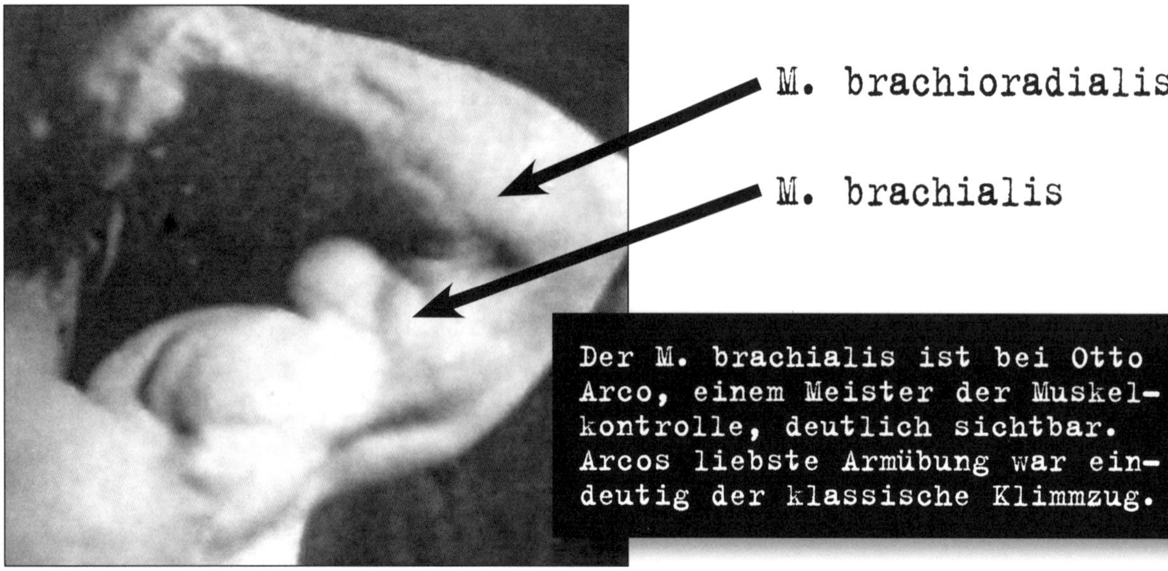

Der M. brachialis ist bei Otto Arco, einem Meister der Muskelkontrolle, deutlich sichtbar. Arcos liebste Armübung war eindeutig der klassische Klimmzug.

Während eine Trainingsroutine, in der vernünftige Klimmzüge ihren festen Platz haben (wie in *Trainieren wie im Knast* beschrieben), Ihre Hände und Unterarme kräftigt, kann ein wenig zusätzliche Arbeit Ihre Unterarmkraft in eine ganz andere Liga katapultieren. Nach nur sechs Monaten speziellen Handtrainings werden Sie in puncto Handkraft durchschnittlichen Fitnessclubbesuchern um Lichtjahre voraus sein. Und Ihre Unterarme werden dadurch auch noch muskulöser. In diesem Kapitel werde ich Ihnen zeigen, wie Sie zu Händen und Unterarmen kommen, die nicht einfach nur stark, sondern übermenschlich stark sind, mit Handgelenken, Fingern, Daumen und Sehnen, die das volle Potenzial Ihres genetischen Bauplans umsetzen. Dieses Ziel erreichen Sie, indem Sie Ihr Training um eine einzige Grundübung herum aufbauen: um den Hängegriff.

Warum nur eine einzige Kerntechnik? Weil wir zum Abhängen geboren sind, Baby!

Die Evolution und das Abhängen

Unsere Hände sind außerordentlich vielseitige Werkzeuge und bewältigen die unterschiedlichsten Aufgaben: Menschenhände können winzige Uhrwerke zusammenfügen oder gewaltige Steinskulpturen schaffen. Ohne unsere Hände wären wir nie die Beherrscher des Tierreichs geworden, denn selbst ganz einfache Technologien können ohne die beweglichen Finger und die gegenüberstellbaren Daumen einfach nicht angewendet werden.* Die unglaubliche Funktionalität der Hände ist die Frucht ihrer Anatomie. Hände sind extrem komplexe Instrumente. Jede einzelne Hand wird von über 120 Bändern stabilisiert und von mehr als 30 Muskeln kontrolliert. Diese Muskeln und ihre Sehnen sind mit 27 einzelnen Knochen verbunden. (Manche Anatomen sagen sogar, es wären 29.)

* Allerdings möchte ich darauf hinweisen, dass die weitverbreitete Vorstellung, Menschen seien die einzige Art mit gegenüberstellbaren Daumen – der mit dem Zeigefinger einen Pinzettengriff ermöglicht –, ein Mythos ist. Die Besonderheit unserer Hände besteht darin, dass wir Ringfinger und kleinen Finger so rotieren können, dass sie den Daumen berühren, das kann wirklich keine andere Spezies. Opponierbare Daumen dagegen kommen bei vielen Primaten und anderen Tieren vor. Ich schreibe das nur für den Fall, dass hier auch Schimpansen mitlesen. (Hört sofort auf zu lesen, und tippt weiter Shakespeare ab, ihr Faulpelze!)

Trotz dieser Komplexität brauchen auch unsere Hände kein Fitnessclubtraining. Zwar sind in der Hand Dutzende von Muskeln, doch arbeiten sie bei grobmotorischen Bewegungen automatisch alle zusammen. Dies gilt auch für die evolutionsbedingt wichtigste Überlebensfunktion der Hände: sich an etwas anzuhängen. Unsere Spezies ist in der Lage, sämtliche Muskeln von Händen und Fingern einzeln zu aktivieren (z.B. beim Klavierspielen), und Sekundenbruchteile später können die vielen einzelnen Muskeln sofort zusammenarbeiten, um eine unglaubliche Greifkraft zu erzeugen (wenn sich jemand z.B. an ein Seil klammert, um nicht abzustürzen).

Das Phänomen perfekter Muskelsynergie in den Händen kann auch bei vielen anderen Primaten beobachtet werden und ist vermutlich das Ergebnis evolutionsgeschichtlicher Phasen, während derer die Primaten auf Bäumen lebten. Viele Affenarten halten sich überwiegend in den Baumkronen auf, wo sie Futter finden und vor Fressfeinden relativ sicher sind. Auch unsere Spezies ist praktisch zum Abhängen geboren. Allen Neugeborenen gemeinsam ist der instinktive Greifreflex, ein Überbleibsel aus der Zeit, als sich der Nachwuchs im Fell der Mutter festklammern musste, um zu überleben. Der starke Griff war uns aber auch noch später von Nutzen. Mit zunehmendem Alter wird er mangels Übung proportional schwächer, doch Babys und Kleinkinder verfügen über eine im Verhältnis zu ihrer Körpergröße sehr starke Greifkraft. (Die Greifkraft der Babys wird sogar im 55. Vers des Daodejing erwähnt, das vor ungefähr 2500 Jahren geschrieben wurde.)

Selbst unsere Anatomie ist an das Sich-hängen-Lassen angepasst. Ein gutes Beispiel dafür stellen unsere Schlüsselbeine dar. Vermutlich sind sie noch ein Überbleibsel aus einer Zeit, in der Wirbeltiere Exoskelette besaßen. Nur sehr wenige Säugetiere besitzen funktionelle Schlüsselbeine; eine Gruppe davon sind die Primaten, zu denen auch wir Menschen gehören. Dank ihrer Schlüsselbeine können sich Primaten senkrecht herabhängen lassen, ohne dass dies die Schultergelenke überlastet. Viele fortschrittliche Sporttheoretiker vertreten die Ansicht, dass Training auf »natürlichen« Bewegungen aufbauen sollte, um Fortschritte zu begünstigen und Verletzungen zu vermeiden. Und das, was für uns alle am natürlichsten ist, ist tatsächlich der Hängegriff.

Das Ausbalancieren der Hände: Fingerspitzen-Liegestütze

Das Verhältnis des Hängegriff-Trainings zu den konventionellen Methoden für die Stärkung der Unterarme ist vergleichbar mit dem eines Mikrowellenofens zu einem Schongartopf: Hängegriff-Training erzeugt schnell spürbare Ergebnisse, die nicht nur kurzfristig auftreten, sondern bestehen bleiben. Die unsere Hände kontrollierenden Muskeln können unglaubliche Kraft entwickeln, aber dieses Potenzial zutage zu fördern kann viele Jahre dauern, ja sogar eine ganze Athletenkarriere in Anspruch nehmen. Viele Kraftmenschen der alten Schule behaupten, die Kraft der Hände sei »das Letzte, was dahingeht«, und ich glaube ihnen.

Hängegriff-Training entwickelt die Kraft in den die Finger schließenden Muskeln und Sehnen derartig effektiv, dass diese Regionen im Verhältnis zu ihren Antagonisten, den Extensoren (das sind diejenigen Muskeln, die die Finger offen halten) übermäßig stark werden. Diese Extensoren sind im Verhältnis zu den griffkontrollierenden Muskeln relativ klein, doch im Interesse ausgeglichener Kraft und Handgesundheit müssen auch sie trainiert werden.

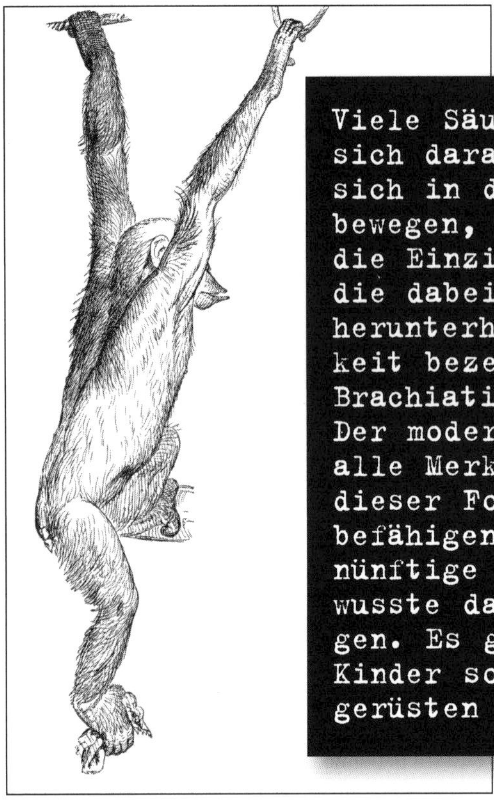

Viele Säugetiere haben sich darauf spezialisiert, sich in den Baumkronen zu bewegen, doch sind Primaten die Einzigen unter ihnen, die dabei an ihren Armen herunterhängen. Diese Fähigkeit bezeichnet man als Brachiation (Schwinghangeln). Der moderne Mensch besitzt alle Merkmale, die ihn zu dieser Fortbewegungsart befähigen, und jede vernünftige Trainingsmethode wusste das zu berücksichtigen. Es gibt Gründe, warum Kinder so gerne an Klettergerüsten herumturnen.

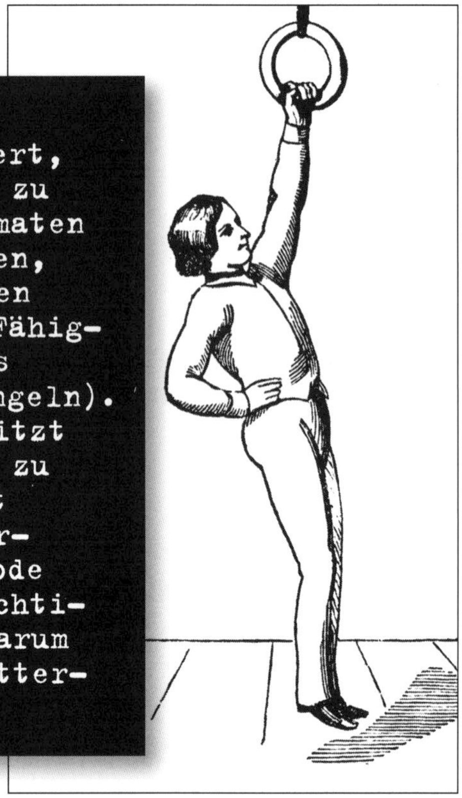

Ich rate nur zu einer einzigen Übung für die Extensoren der Finger: Fingerspitzen-Liegestütze, denn sie verstärken nicht nur die Kraft der Extensoren, sondern auch die der Hände und Handgelenke radikal, weil der Athlet dabei sein Gewicht auf seinen Fingern abstützen muss. Dieser Druck kräftigt nicht nur die Muskeln und Sehnen in der Hand, sondern auch das Knorpelgewebe und sogar die Knochen der Finger und Daumen. Wenn Sie noch keine klassischen Fingerspitzen-Liegestütze schaffen: Keine Panik, ich werde Ihnen zeigen, wie Sie diese Fähigkeit schrittweise erwerben.

Manche Athleten trainieren ihre Extensoren, indem sie um die Finger Gummibänder wickeln und die Finger dann spreizen, aber das ist nicht sehr effektiv und weder funktionell noch angenehm. (Und Spaß macht es auch keinen!) Fingerspitzen-Liegestütze sind die perfekte Ergänzung zum Grifftraining, weil beide Techniken isometrisch sind, d.h., sie erfolgen ohne Beteiligung der Zielmuskeln. Isometrisches Training harmoniert nicht nur mit der Art und Weise, in der Hände funktionieren, es schützt auch die Fingergelenke, die verletzlichsten beweglichen Teile der Hand.

Dies also ist der Ansatz von *Trainieren wie im Knast* für das Training der Hände und Unterarme. Konzentrieren Sie sich auf das Hängetraining, um die Kraft in den Unterarmen aufzubauen, und gleichen Sie diese Kraft mit einem Satz Fingerspitzen-Liegestütze aus. Die beiden Übungen sind alles, was Sie brauchen. Alles andere ist Overkill.

Ferngesteuerte Muskeln und Dieselmotor-Unterarme

Natürlich machen viele wohlmeinende Bodybuilder wesentlich mehr als nur zwei Übungen für ihre Unterarme, doch größtenteils ist das Energieverschwendung. Um mehr Muskelmasse auf ihre Unterarme zu packen, nehmen diese Übereifrigen verschiedene Handgelenk-Curls, Reverse Curls im Obergriff und andere Hebelbewegungen in ihr Trainingsprogramm auf. Dahinter steckt die Vorstellung, dass die Muskeln des Unterarms am Beugen des Handgelenks beteiligt seien, in derselben Weise, in der der Bizeps an den Bewegungen des Ellbogens beteiligt ist. Leider beruht diese Annahme auf lückenhaftem Wissen. Aufgabe der meisten Unterarmmuskeln ist nicht, das Handgelenk zu beugen oder zu strecken; die dafür zuständigen Muskeln sind relativ klein und schwach, und ihre Zahl ist gering. Die großen, mächtigen Muskeln des Unterarms – und besonders diejenigen unterhalb des Ellbogens – sind in erster Linie für den Griff zuständig.

Es mag Ihnen seltsam vorkommen, dass die Unterarmmuskeln dazu da sein sollen, die Finger und nicht die Handgelenke zu bewegen – vor allem dann, wenn Sie glauben, dass Muskeln in erster Linie für das Gelenk zuständig sind, in dessen Nähe sie liegen. Das trifft zwar für Bizepse, Trizepse, Deltamuskeln usw. zu, aber nicht für die Unterarmmuskeln. Gemeinsam mit ein paar Muskeln in der Handfläche bewegen die Muskeln des Unterarms die Finger – so wie Fäden, die an ihnen hängende Marionetten bewegen. Das muss so sein, weil in den Fingern selbst keine Muskeln sind. Das macht die Finger zu einzigartigen Körperteilen, denn alle anderen mobilen Teile unseres Körpers werden von Muskeln bewegt, die in ihrer Nähe liegen. Die Finger dagegen sind im wahrsten Sinne des Wortes »ferngesteuert«.

Leonardo da Vincis Armstudie beweist, dass er um den Fernsteuerungscharakter der Finger wusste. Beachten Sie die Muskelbäuche am Ellbogen und die Übergänge zu den schmalen, zu den Fingern führenden Sehnen.

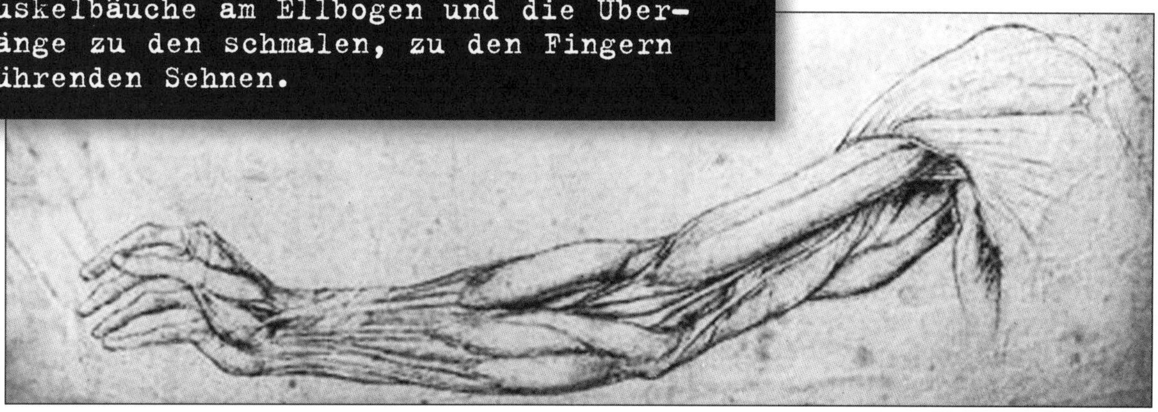

Und was schließen wir daraus? Dass es kompletter Unsinn ist, sich mit Handgelenk-Curls, Reverse Curls im Obergriff, Handgelenkrollern und anderen angeblichen Handgelenksübungen abzumühen. Warum? Weil die großen starken Muskeln des Unterarms das Handgelenk ohnehin nicht kontrollieren. Sie sind dazu da, die Finger zu bewegen. Wenn Sie also die Muskeln Ihrer Unterarme aufbauen wollen, dann vergessen Sie den ganzen Quatsch, und fangen Sie an, Ihren Griff vernünftig zu trainieren.

Warum ausgerechnet der Hängegriff?

Die Leute in den Fitnessclubs versuchen ihren Griff mit den unterschiedlichsten Hilfsmitteln zu trainieren – mit Hanteln, Langhanteln oder mit federbewehrten Griffgeräten. Mein Rat ist: Die natürliche Art ist die beste. Trainieren Sie Ihren Griff durch Hängen und somit einzig und allein durch Ihr Körpergewicht. Wenn Sie nichts dagegen haben, stelle ich Ihnen hier verschiedene Griffe vor und erkläre, warum der Hängegriff der beste von allen ist.

Im Kraftsport sind mindestens ein Dutzend Grifftechniken gebräuchlich. Wir schauen uns hier die sieben am häufigsten verwendeten an und untersuchen ihre Vor- und Nachteile.

Obergriff

Zum Heben oder Halten einer Stange mit dem Daumen über den Fingern.

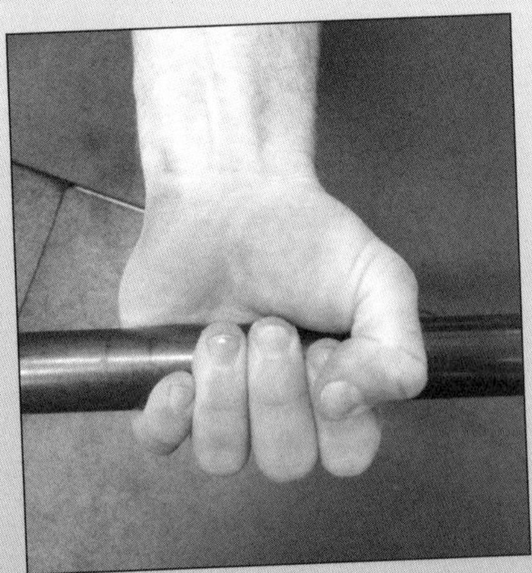

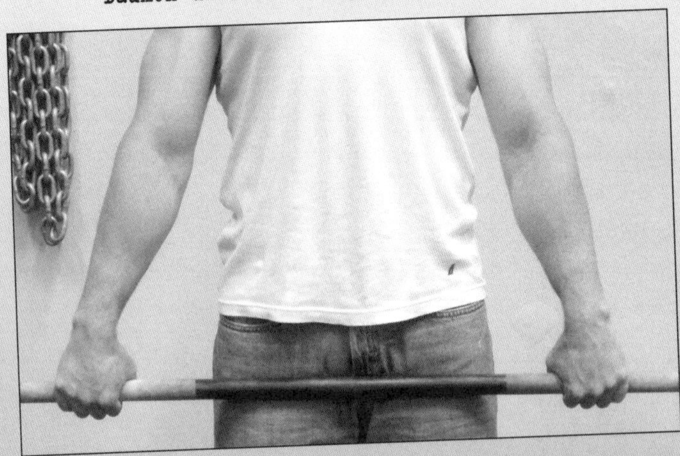

Pro: Ein sehr funktioneller Griff für Gewichtheber. Beim Training mit schweren Gewichten (z. B. einarmiges Kreuzheben) werden die Finger und Unterarme gekräftigt. (Schauen Sie sich mal die Unterarme eines Gewichthebers an!)

Kontra: Um das Kraftpotenzial der Hände auszuschöpfen, müssen sehr schwere Gewichte verwendet werden, was wiederum Wirbelsäule, Hüften und andere Gelenke stark belastet. Der Daumen dagegen bekommt hierbei wenig zu tun.

Hakengriff

Zum Heben oder Halten einer Stange mit den Fingern über dem Daumen.

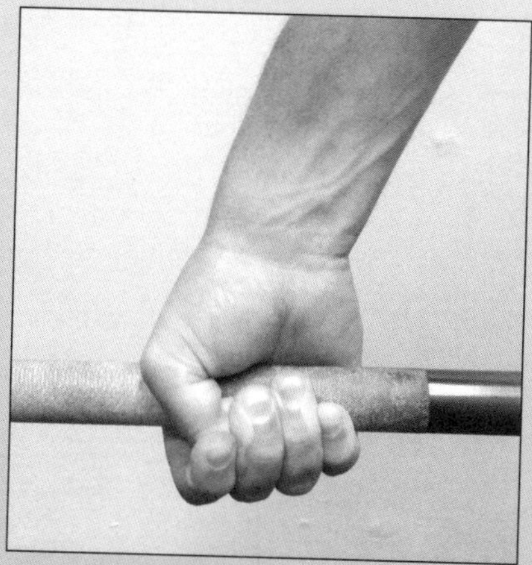

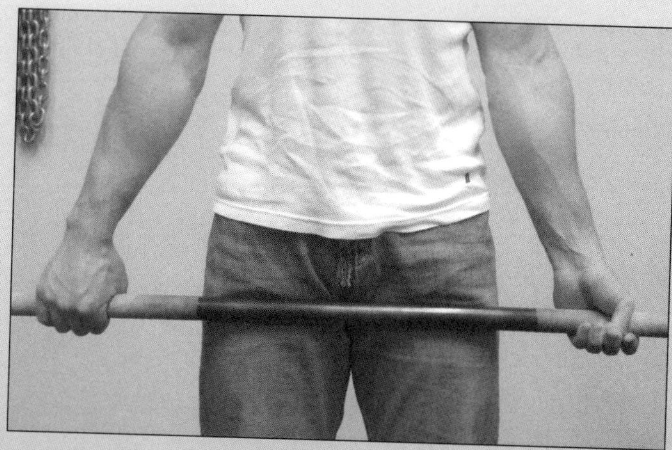

Pro: Dieser wenig bekannte Griff wird überwiegend nur von olympischen Gewichthebern angewendet. Durch das »Einklemmen« des Daumens unter den Fingern bleibt die Stange auch bei plötzlichen Temposchwankungen fixiert.

Kontra: Der Hakengriff ist wenig mehr als ein Trick, der bei Schnellkraftbewegungen verhindern soll, dass die Stange aus der Hand rutscht. Außerdem kommt der Daumen dabei in eine sehr unnatürliche Position. Ein für unsere Trainingszwecke nutzloser Griff.

False Grip

Die Stange wird in der Krümmung von Handfläche und Fingern (ohne Daumen) gehalten.

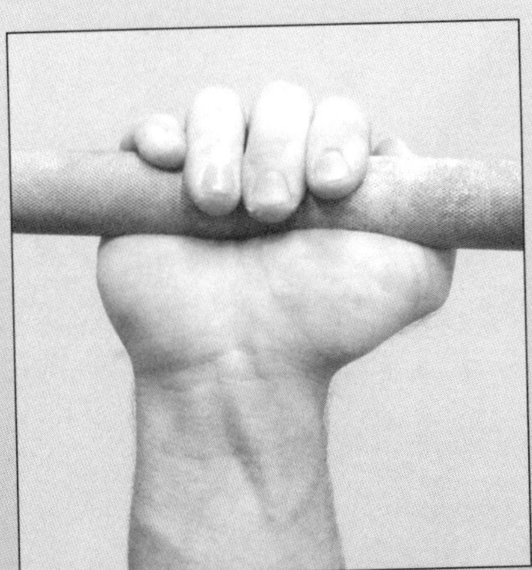

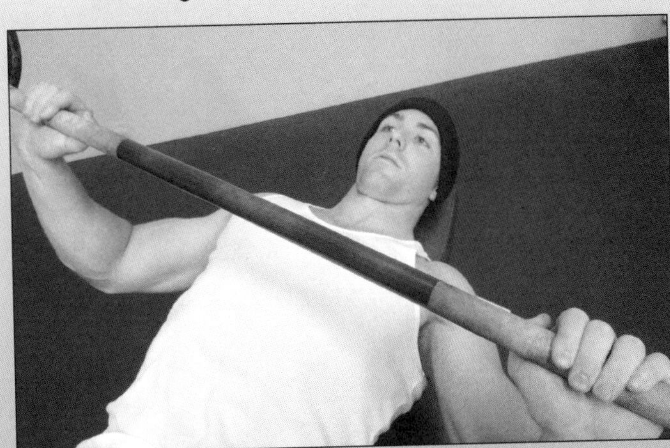

Pro: Dieser Griff wird oft von Bodybuildern angewendet, die glauben, dass das Reißen oder Stoßen ohne Daumen die Unter- und Oberarme aus der Bewegung herausnimmt und dadurch die Brust- und Deltamuskeln sowie den Latissimus stärker beansprucht.

Kontra: Beim Grifftraining wird der False Grip nur selten eingesetzt. Er ist instabil, beteiligt die Daumen nicht und trainiert die Unterarme kaum.

Affengriff

Zum Heben oder Hängen an den Spitzen der gebeugten Finger (ohne Daumen).

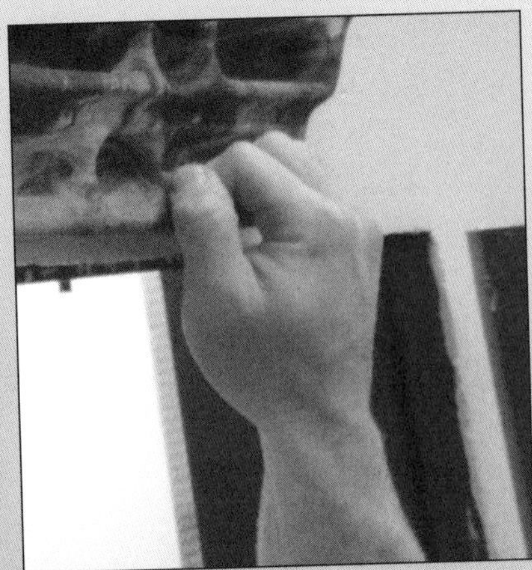

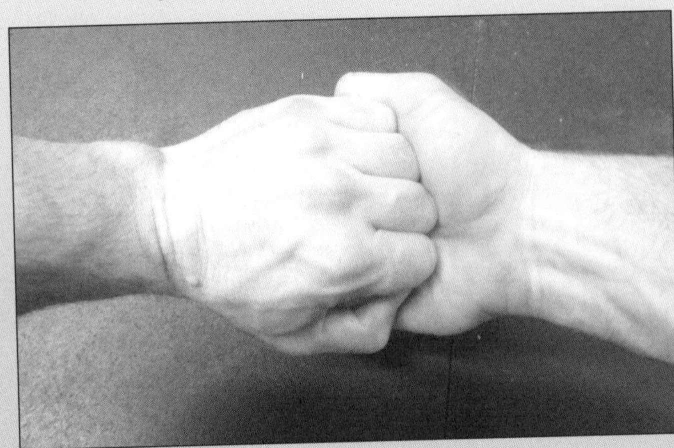

Pro: Es ist ganz lustig, sich mit diesem Griff oben am Türrahmen festzuhalten, und er kräftigt tatsächlich die Finger. Er ist auch ziemlich funktionell und erinnert an die Griffe beim Klettern oder an Situationen, in denen man unhandliche Gegenstände heben muss.

Kontra: Ebenso wie die weiter oben besprochenen Griffe trainiert auch dieser die Daumen nicht. Aufgrund des Winkels, in den die Finger kommen, werden die Muskeln der Handfläche weniger gefordert als beim Obergriff.

Pinzettengriff

Das Halten eines schmalen Objekts mit Fingerspitzen und Daumen.

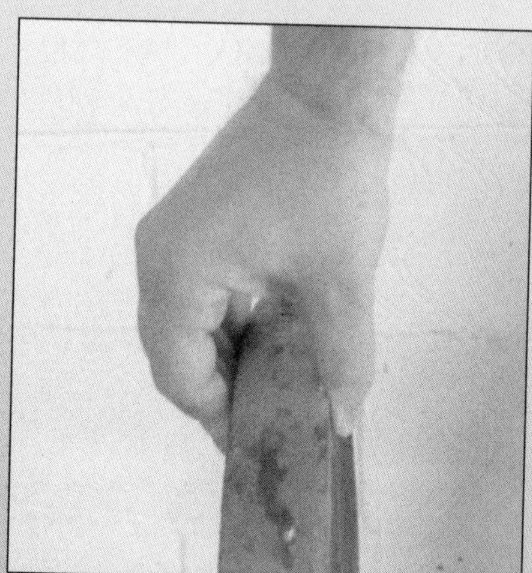

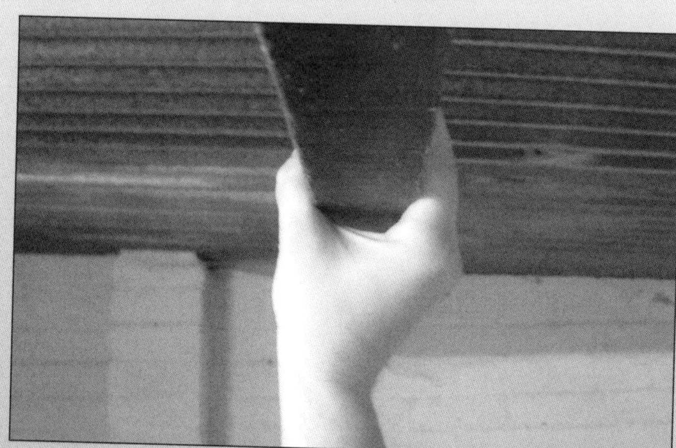

Pro: Das Schöne am Pinzettengriff ist, dass er dem Daumen schwere Arbeit aufbürdet. Allein schon aus diesem Grund bauen alle Fans von Langhanteln diesen Griff in ihr Trainingsprogramm ein.

Kontra: Da die meisten Gewichtheber diesen Griff mit ziemlich gerade gehaltenen Fingern und Daumen anwenden, muss das Gewicht, anders als bei anderen Grifftechniken, aufgrund der Hebelkräfte radikal reduziert werden.

Quetschgriff

Dynamisches Zusammendrücken eines Gegenstands.

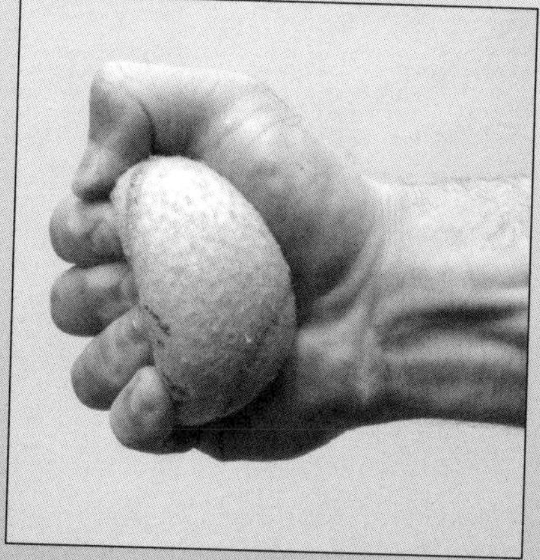

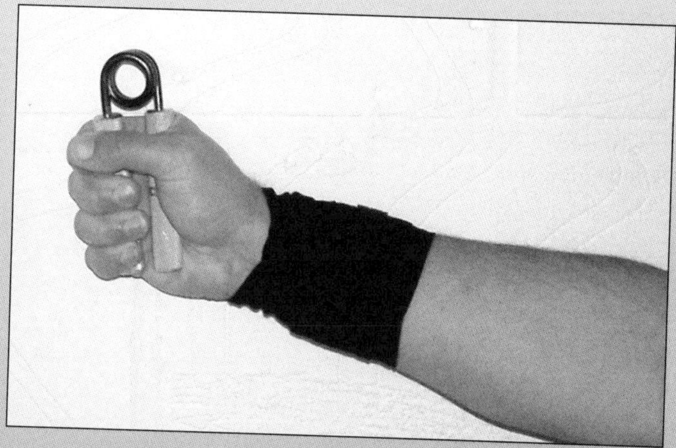

Pro: Angestrengtes Greifen veranlasst die Finger, sich isotonisch zu bewegen, anstatt wie bei anderen Griffen isometrisch still zu halten.

Kontra: Der Quetschgriff beansprucht die Fingergelenke sehr stark, weil sie dabei unter hoher Spannung stehen. Auch die Funktionalität dieses Griffs erscheint fraglich, denn die meisten athletischen Bewegungen erfordern einen guten statischen Griff und keinen kontrahierenden Quetschgriff.

Hängegriff

Das Greifen eines Objekts über dem Kopf bei gleichzeitigem senkrechtem Herabhängen.

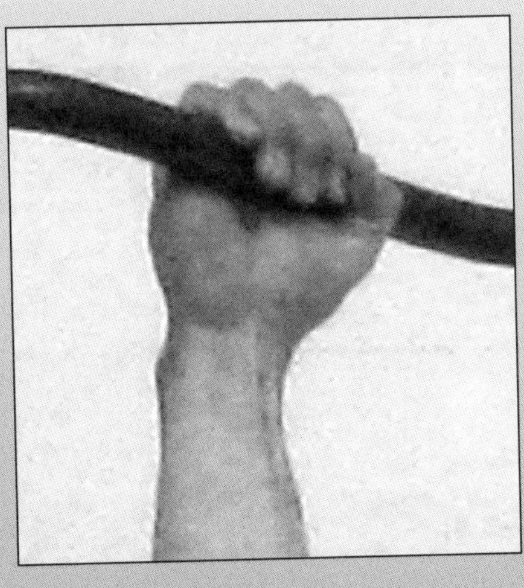

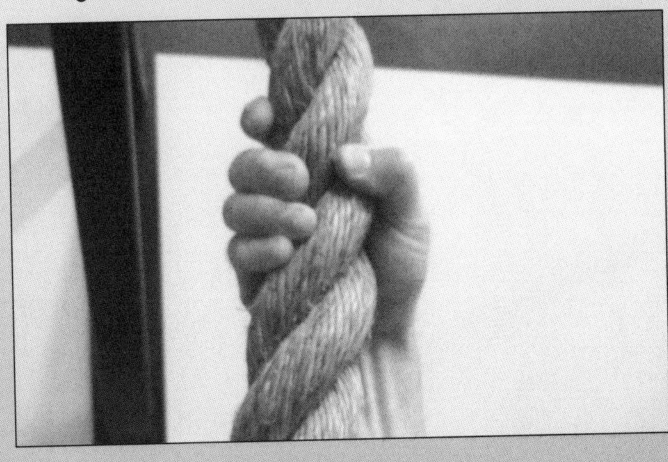

- Mit dem Hängegriff kann man sich an einer waagerechten Stange halten, am produktivsten (und schwierigsten) ist dieser Griff aber, wenn man ein senkrecht hängendes Tau oder ein Handtuch ergreift.

(Fortsetzung auf der nächsten Seite)

HÄNGEGRIFF

Fortsetzung

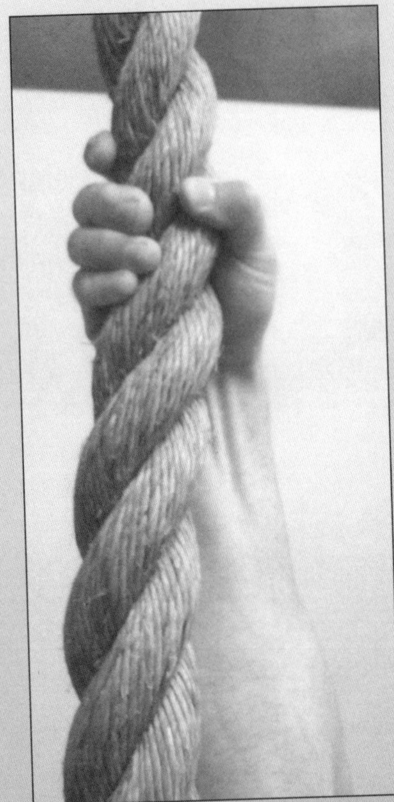

- Das Hängen von einer Stange trainiert zwar die Finger, aber so gut wie gar nicht den Daumen. Das fortgeschrittene senkrechte Grifftraining mit Tau oder Handtuch zwingt den Athleten, den Daumen einzusetzen, sodass sämtliche Muskeln der Hand extrem gefordert werden.
- Anders als beim Gewichtheben wird beim Hängegriff keinerlei Druck auf Wirbelsäule, Hüften oder Knie ausgeübt. Allein schon deshalb ist diese Form des Grifftrainings jenen Übungen vorzuziehen, an denen Gewichte beteiligt sind.
- Weil das Handtuch weich ist, müssen sich Finger und Daumen extrem fest darum schließen, um dem Körper Halt zu geben. Dadurch entstehen dieselben Vorteile wie beim Quetschgriff (z. B. bei hart eingestellten Grifftrainingsgeräten), jedoch ohne die von diesen ausgehende Verletzungsgefahr.
- Anhänger des Langhantelsports finden, dass das Grifftraining beim Gewichtheben dem der Eigengewichtsübungen überlegen ist, weil sich der progressive Widerstand in dem Maße, in dem der Athlet stärker wird, ganz einfach durch das Hinzufügen von Gewichten steigern lässt. Ich halte dagegen, dass beim Grifftraining ebenso wie bei den Eigengewichtsübungen sehr wohl in progressiven Schritten trainiert werden kann.

Einarmiger Hängegriff am Handtuch

Der einarmige Hängegriff an einem Handtuch ist die ultimative Grifffübung. Selbst wenn Sie bereits dazu in der Lage sind, an einem Arm von einer Stange zu hängen, werden Sie diese Übung als Herausforderung erleben. Ich kenne einige unglaublich starke Gewichtheber, die mit dieser Variante Probleme haben. Selbst Athleten, die sich mehr als sechs Scheiben auf eine olympische Langhantel schrauben, sind an ihr gescheitert.

Es gibt mehrere Gründe dafür, warum sogar fortgeschrittene Kraftsportler mit dieser einfachen Variante nicht zurechtkommen. Zum einen sind die meisten Fitnessclub-Gewichtheber daran gewöhnt, Stangen hochzuheben – nämlich die von Langhanteln, Kurzhanteln, Griffe an Maschinen usw. All diese Stangen sind maschinell gefertigt, zylindrisch und relativ schmal, damit sie sich gut halten lassen. Leider ist etwas, das sich gut halten lässt, nicht das Richtige für jemanden, der einen wirklich monstermäßig starken Griff anstrebt. Ein doppelt gelegtes, fest gedrehtes Handtuch dagegen ist wesentlich schwieriger zu halten als ein schmaler Metallzylinder.

Weil das Handtuch senkrecht herunterhängt (anstatt waagerecht zu liegen), »ruht« es nicht einfach brav in der gekrümmten Handfläche, sondern Sie müssen es regelrecht zusammenquetschen, um den Griff zu erhalten. Das strengt die Muskeln der Handfläche ganz schön an! Wenn Sie nach einer schweren Stange greifen, arbeiten die Finger, indem sie sich um die Stange krümmen. Umgreifen Sie dagegen das gedrehte Handtuch, muss auch der Daumen ran. Wer keine starken Daumen und dicke Handflächenmuskeln hat, für den ist das Hängen von einem Handtuch fast unmöglich. Die dafür erforderliche Kraft, die vollständige Griffkraft, ist genau das, was den meisten Gewichthebern fehlt. Greifen Sie zum Handtuch, um sich diese Kraft anzutrainieren.

Licht aus!

Wenn Sie all das, was ich hier über das Hängen am Handtuch geschrieben habe, nicht glauben können, probieren Sie es doch einfach mal aus. Ja, gleich jetzt! Suchen Sie sich ein großes Handtuch aus, wie z. B. ein Duschtuch; es sollte auf jeden Fall das dickste sein, das Sie im Schrank haben. Gehen Sie damit zu der Stange oder dem Ast, an der bzw. dem Sie gewöhnlich hängen. Legen Sie das Handtuch so darüber, dass die beiden Hälften gleich lang herunterhängen, umfassen Sie beide Hälften, und lassen Sie sich hängen. Wohlgemerkt nur an einer Hand bzw. einem Arm. Wenn Sie sich überhaupt halten können, versuchen Sie, eine Minute lang so zu bleiben.

Haben Sie die vollen 60 Sekunden geschafft? Herzlichen Glückwunsch! In diesem Fall gehören Sie mit Ihrer Griffkraft bereits zu dem einen Prozent der Bevölkerung – und damit zur Elite! (Versuchen Sie als Nächstes, zwei Handtücher übereinander über die Stange zu legen und mit einer Hand beide zu umfassen.) Sollte es Ihnen dagegen nicht gelungen sein: Willkommen bei den übrigen 99 Prozent! Im nächsten Kapitel bringe ich Ihnen bei, wie Sie es schaffen.

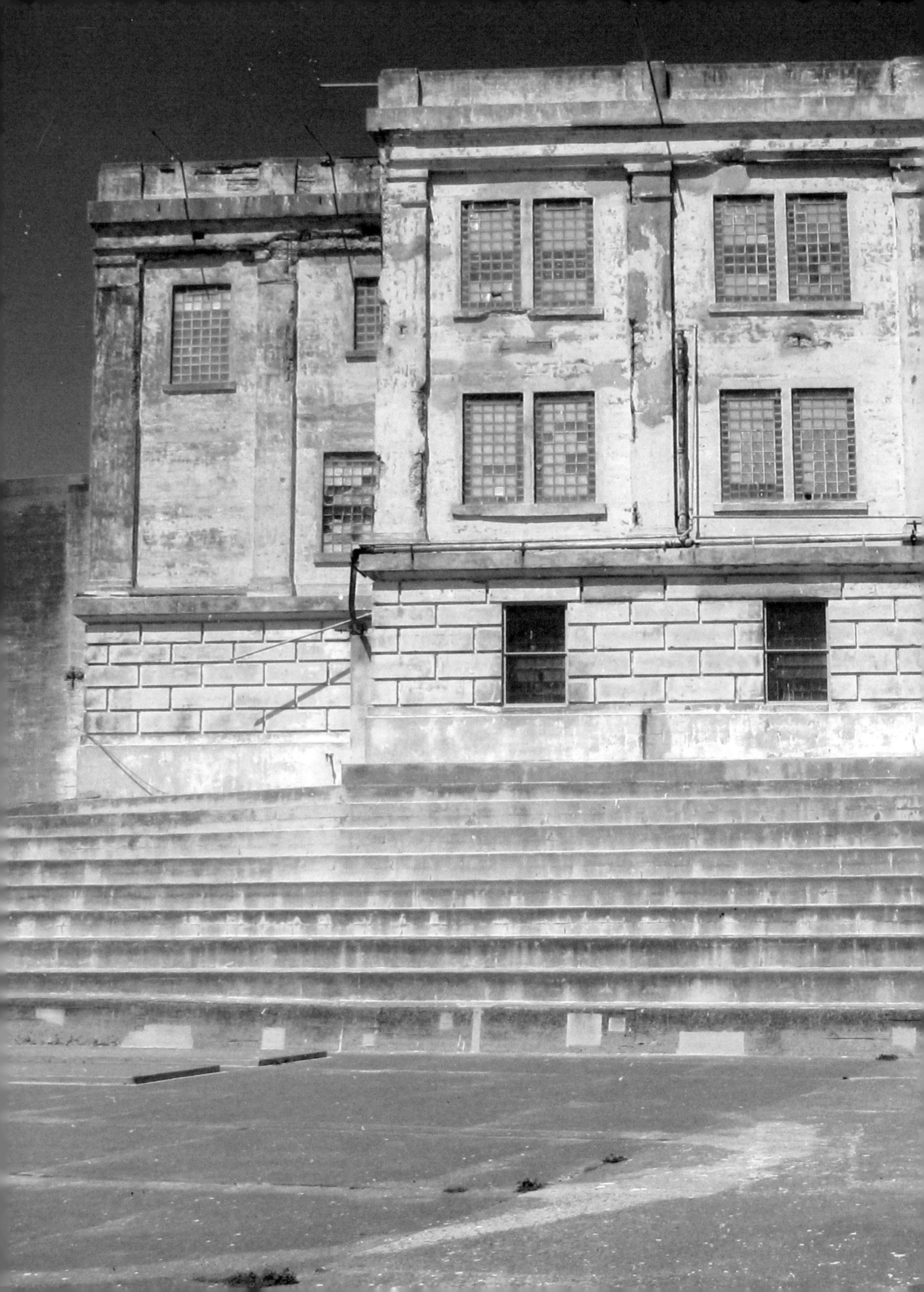

So wird Ihr Griff zur Schraubzwinge

Der Schlüssel zum Erfolg, nämlich zu gewaltiger Griffkraft und zum Meistern des einarmigen Hängegriffs am Handtuch, liegt in progressivem Training. Dieses Prinzip ist für alle Sparten des Kraftsports universell gültig. Der schrittweise Kraftaufbau ist leicht, wenn man eine Langhantel und Gewichtsscheiben hat. Stehen sie nicht zur Verfügung und stellt der eigene Körper das einzige zugängliche Trainingsgerät dar, so muss man lernen, dieselben Grundübungen (Liegestütze, Klimmzüge usw.) schrittweise anstrengender zu gestalten. Dazu muss man sich ein Programm überlegen, eine Serie zunehmend härter werdender Übungen, die nacheinander zu bewältigen sind.

Jeder, der mein Buch *Trainieren wie im Knast* kennt, ist bereits mit derartigen Programmen vertraut, den »Progressionen«. Für all jene, die sich dieses vorliegende Buch zulegten, ohne dessen »älteren Bruder« zu kennen, folgt hier eine kurze Erklärung.

Um ein sinnvolles Programm zu planen, muss man sich erst einmal die zur Verfügung stehende »Ausrüstung« anschauen – Geräte wie Stangen sowie die Besonderheiten der ins Auge gefassten Übung – und überlegen, ob diese die Übungen eher erleichtern oder erschweren. Mit diesen Grundvoraussetzungen im Hinterkopf entwerfen Sie eine Liste von Übungen, die mit der leichtesten beginnt und in der härtesten gipfelt. Alles klar?

Beim Hängegriff-Training sind sechs Grundvoraussetzungen zu berücksichtigen:

1: Zweiarmiger Hängegriff – 2: Einarmiger Hängegriff: Das ist die einfachste Methode, um das Hängen leicht oder schwer zu gestalten. Das Hängen an einer Hand ist doppelt so anstrengend wie das Hängen an beiden Händen. Das wird Ihnen jedes Kind, das jemals auf einem Klettergerüst war, gerne bestätigen.

3: Hängen an der Stange – 4: Hängen am Handtuch: Eine noch raffiniertere Art, die Übung leichter oder schwerer zu gestalten. Wie bereits erläutert, ist das Hängen am Handtuch nicht nur anstrengender als das Hängen von der Stange, sondern es fordert zusätzlich zu den Fingern auch Daumen und Handfläche.

5: Normales Handtuch – 6: Zusammengefaltetes Badetuch: Je dicker das Objekt ist, das Ihre Hand umfasst, desto schwerer wird das Halten. (Aus diesem Grund trainieren viele Grifffans ausschließlich mit besonders dicken Langhanteln und Hanteln.) Und ein zusammengelegtes Handtuch ist eine größere Herausforderung als ein schmales.

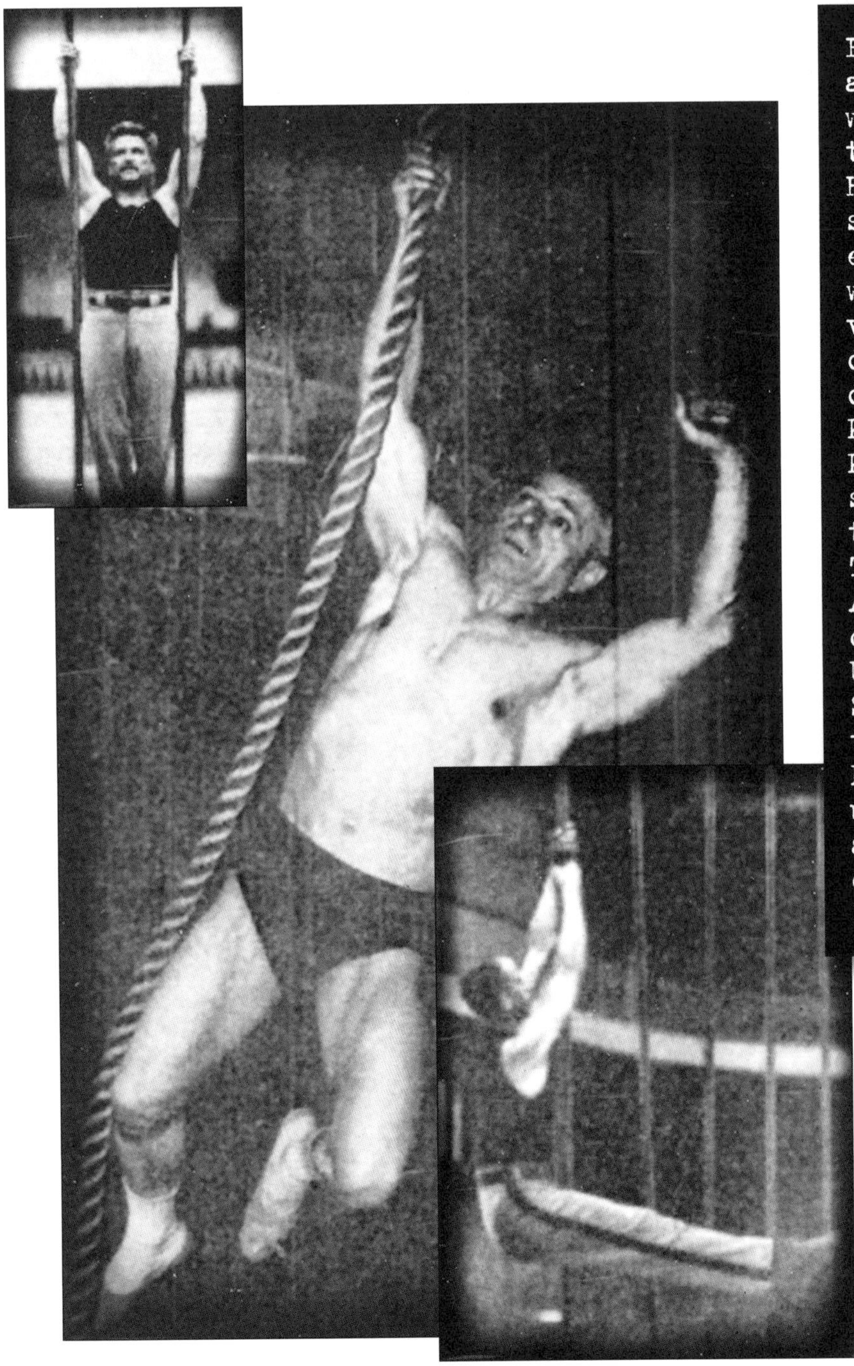

Bodybuilder der alten Schule wussten das Grifftraining durch Hängeübungen zu schätzen. Wo immer es möglich war, wurden anstelle von Handtüchern dicke Taue verwendet. Der legendäre Kraftmensch Sig Klein besaß dank seines konsequenten Trainings am Tau noch im hohen Alter beeindruckend muskulöse Unterarme. Auch Soldaten trainierten am Tau. Die kleinen Fotos oben und unten stammen aus einem Handbuch der US-Armee von 1914.

Wie Sie sehen, lässt sich das Training, auch wenn man nur ein paar Handtücher und eine Stange zur Verfügung hat, schrittweise immer anspruchsvoller gestalten. Mit etwas Kreativität können Sie weitere Variationen einbauen – z. B. indem Sie mit einer Hand von der Stange hängen, während die andere Hand ein über der Stange hängendes Handtuch umfasst usw. Das Ziel besteht darin, aus unterschiedlichen Kombinationen eine progressive Reihe zusammenzubauen, sodass man mit den leichtesten, die Finger und Unterarme fördernden Übungen beginnt und sich allmählich zu den schwierigeren Übungen vorarbeitet. Wer diese beherrscht, kann sich an den ultimativen, schwersten Schritt wagen: den einarmigen Hängegriff am Handtuch.

Es kommt Ihnen, meine lieben Leser, natürlich zugute, dass Gefängnisathleten seit vielen Jahren progressive Übungen für das Grifftraining entwickeln und erproben. Es empfiehlt sich, mit dem Griff- und Hängetraining an einer Stange zu beginnen und es zwischendurch immer mal wieder mit einem Handtuch zu versuchen, bis man schließlich so weit ist, dass man durchgängig mit dem Handtuch trainieren kann. Für die Gestaltung dieses Trainings gibt es mehrere Möglichkeiten. Im Folgenden stelle ich Ihnen die von mir bevorzugte Progressionsreihe vor.

Trainingstipps fürs Abhängen

Bevor es mit dem Grifftraining ernst wird, möchte ich Ihnen noch ein paar gute Ratschläge mitgeben, die Ihnen helfen, Ihre Übungseinheiten wesentlich effektiver zu gestalten:

- **Die acht Schritte:** Ich habe die Progressionsreihe, die zum Meistern des einarmigen Hängegriffs am Handtuch führen soll, in acht aufeinander aufbauende Übungen zerlegt – die acht Schritte. Die Zahl selbst ist nicht bindend. Manche Fortgeschrittene der Eigengewichtsübungen brauchen vielleicht gar nicht so viele Schritte, vorsichtigere Athleten zerlegen die Schritte vielleicht in Unterschritte. Wie Sie das handhaben, liegt ganz bei Ihnen.
- **Gehen Sie es langsam an:** Wie trainiert Sie auch sein mögen: Widerstehen Sie der Versuchung, mit dem härtesten Schritt zu beginnen, den Sie gerade noch schaffen. Wenn Sie noch nie ein Grifftraining betrieben haben, fangen Sie mit Schritt 1 an, führen die Übungen sorgfältig aus und arbeiten sich hoch. Nur so können sich Gelenke und Bindegewebe an die neuen Anforderungen anpassen, und Sie bauen langfristig wesentlich mehr Kraft auf.
- **Vorher aufwärmen:** Selbst wenn Sie eine riesige, muskulöse Bulldogge von Mann sind, haben Sie in den Händen und Unterarmen trotzdem relativ zarte Sehnen. Bereiten Sie sich auf das Grifftraining stets mit einigen Fingerspitzen-Liegestützen vor (Kapitel 5), um den Blutkreislauf in Händen und Handgelenken in Schwung zu bringen. Nach ein paar leichten Hängeübungen dehnen Sie Ihre Finger, bis diese geschmeidig sind. Eine gute Strategie ist es auch, das Grifftraining nach Klimmzügen oder Beinheben durchzuführen.
- **Nutzen Sie die Sekunden:** Bei den meisten Calisthenics-Übungen kontrollieren Sie Ihre Fortschritte, indem Sie die Wiederholungen zählen. Hängen ist eine isometrische Übung: Weil Sie sich dabei nicht bewegen, können Sie auch keine Wiederholungen zählen. Stattdessen zählen Sie die Sekunden. Die meisten Fitnessclubs und Turnhallen haben große Uhren an der Wand, die Sie dafür nutzen können. Zu Hause stellen Sie sich eine Uhr mit großem Zifferblatt so hin, dass Sie den Sekundenzeiger beim Trainieren im Blick haben.

- **Zählen Sie mit:** Wenn Sie keine geeignete Uhr finden, müssen Sie eben mitzählen. Aber Vorsicht! Die Wahrnehmung von Zeit wird unzuverlässig, wenn Schmerzen einsetzen. Ich kenne Athleten, die beim Trainieren ein Metronom laufen lassen, um nicht aus dem Takt zu kommen. Wenn Sie an einem Arm hängen, können Sie natürlich auch in der freien Hand Ihre Armbanduhr halten und auf diese schauen.
- **Progressionsniveau:** Jeder Schritt bedeutet ein Progressionsniveau. Sobald Sie so lange hängen können, wie es das Progressionsniveau vorgibt, wird es Zeit, zum nächsten Schritt überzugehen.

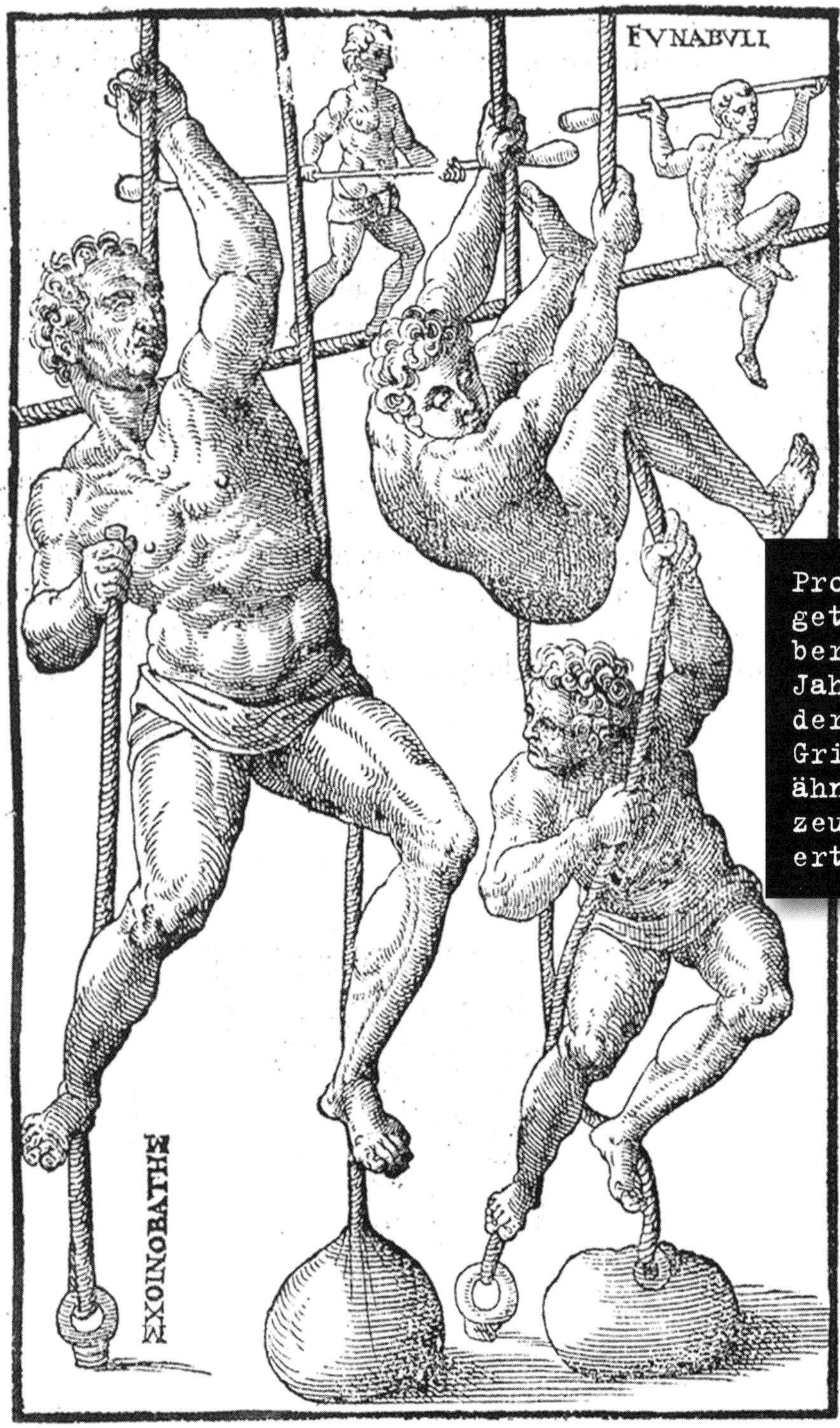

Progressives Hängetraining diente bereits viele Jahrhunderte vor der Erfindung von Grifftrainern und ähnlichem Spielzeug der Körperertüchtigung.

- **Progressionstempo:** Versuchen Sie, von Trainingseinheit zu Trainingseinheit die Dauer des Hängens zu verlängern, bis Sie das Progressionsniveau erreicht haben. Sie können bei jeder Trainingseinheit ein oder zwei Sekunden zugeben. Anfänger mit »jungfräulichem« Griff werden bei den ersten Schritten schnellere Fortschritte machen als fortgeschrittene Athleten bei den letzten Schritten einer Serie. Was auch immer Ihr Niveau sein mag – das Tempo, in dem Sie fortschreiten, spielt keine Rolle; es kommt einzig und allein darauf an, dass Sie sich beständig verbessern. Die Muskeln und Sehnen von Hand und Unterarm werden sich anpassen und sehr, sehr stark werden – aber in ihrem eigenen Tempo.
- **Vermeiden Sie Misserfolge:** Geben Sie Ihr Bestes, aber gehen Sie nicht bis zum Äußersten, denn sonst könnte es passieren, dass Ihre Hände einfach aufgeben.
- **Fest angespannte Schultern:** Beim Hängen sollten Sie die Muskeln Ihrer Schultern anspannen, um Verletzungen und eine Überbelastung der Gelenke zu vermeiden. Spannen Sie die Lats an, und pressen Sie die Arme in die Schultergelenkpfannen. Lassen Sie sich nie mit entspannten Schultern herunterhängen. (Mehr dazu in *Trainieren wie im Knast*, S. 127).
- **Lockere Ellbogen:** Aus ähnlichen Gründen sollten Ihre Ellbogen beim Hängen locker bleiben. Das bedeutet, dass Sie Ihre Arme ganz leicht anwinkeln. Auf keinen Fall sollten die Arme durchgestreckt sein. Auch wenn die Beugung so geringfügig ist, dass ein Zuschauer sie nicht bemerken würde, schützt sie dennoch Ihre Ellbogengelenke und die sie umgebenden Sehnen vor Belastung und Hyperextension.
- **Pausen zwischen den Sätzen:** Wenn Sie mehrere Sätze von Hängeübungen machen, hetzen Sie bitte nicht von Satz zu Satz! Lassen Sie Ihrem Körper Zeit, Säuren und Abfallprodukte aus Händen und Fingern zu schwemmen. Manche Athleten dehnen zwischen den Sätzen Hände und Handgelenke, was natürlich auch hilft, Verspannungen zu lösen. Gönnen Sie sich so viel Erholungszeit, wie Sie brauchen, aber lassen Sie die Unterarme auch nicht auskühlen. Denken Sie stets daran, dass die Unterarme (ähnlich wie die Unterschenkel) über sehr dichte Muskeln verfügen, die sich von Anstrengung schneller erholen als große Muskeln wie Quadrizeps oder Latissimus. Länger als fünf Minuten zu pausieren wäre kontraproduktiv.
- **Die schwächste Seite zuerst:** Einige Übungen der folgenden acht Schritte sind nicht symmetrisch. Trainieren Sie bei diesen Übungen zuerst Ihre schwächere Seite, und schränken Sie das Hängen auf/an Ihrer stärkeren Seite zeitlich ein. Dies ist eine hervorragende Strategie, um Ungleichheiten zu beseitigen.
- **Konsequenz:** Bleiben Sie bei Ihrer Trainingsausrüstung. Versuchen Sie, stets dieselbe Stange, dieselbe Handtuchgröße, -dicke usw. zu verwenden. Wenn Sie verschiedene Stangen- und Handtuchtypen benutzen, wird es Ihnen schwerfallen, Ihre Fortschritte zu beurteilen.
- **Behalten Sie das Handtuchtraining bei:** Die folgende Serie beginnt mit Übungen für die Finger, und erst bei Schritt 3 kommt das Handtuch zum Einsatz. Sobald Sie angefangen haben, es zu nutzen, müssen Sie die dadurch entwickelte Kraft von Daumen und Handfläche erhalten. Wenn Sie im Laufe Ihrer Fortschritte zu Übungen übergehen, für die man kein Handtuch braucht (z. B. einarmiges senkrechtes Hängen), erhalten Sie die Kraft von Handfläche und Daumen, indem Sie am Schluss Ihres Grifftrainings noch kurz mit dem Handtuch arbeiten.

So, genug der Theorie. Jetzt brauchen Sie nur noch eine Stange, um sich daranzuhängen, eine Uhr und ein paar Handtücher – und es kann losgehen mit einem Grifftraining, von dem Sie nicht nur ein Leben lang profitieren werden, sondern das Ihnen auch viel Spaß machen wird. Außerdem wird es Ihre Gelenke schützen und Ihnen einen Griff schenken, wie ihn sonst nur Schraubzwingen aus Titan haben.

Jetzt geht es los mit den acht Schritten des Grifftrainings.

Schritt 1 Waagerechtes Hängen

Durchführung

Legen Sie sich unter einen stabilen Tisch. Greifen Sie nach oben und halten Sie sich mit einem Obergriff an der Tischkante fest. Strecken Sie Ihren Körper durch, und heben Sie ihn vom Boden, sodass sich das Körpergewicht auf Finger und Fersen verteilt.

Übungsanalyse

Waagerechtes Hängen *(Horizontal hang)* ist ein guter Einstieg in das Handtraining, weil es die Finger beansprucht, ohne ihnen jedoch gleich das gesamte Körpergewicht aufzubürden. Wenn Ihnen diese Übung anfangs schwerfällt, versuchen Sie es mit einem höheren Tisch. Um die Übung zu erschweren, wählen Sie einen niedrigeren Tisch, oder heben Sie die Fersen vom Boden.

Trainingsziele

- **Anfänger:** **1 x 10 Sekunden**
- **Fortgeschrittene:** **4 x 30 Sekunden**

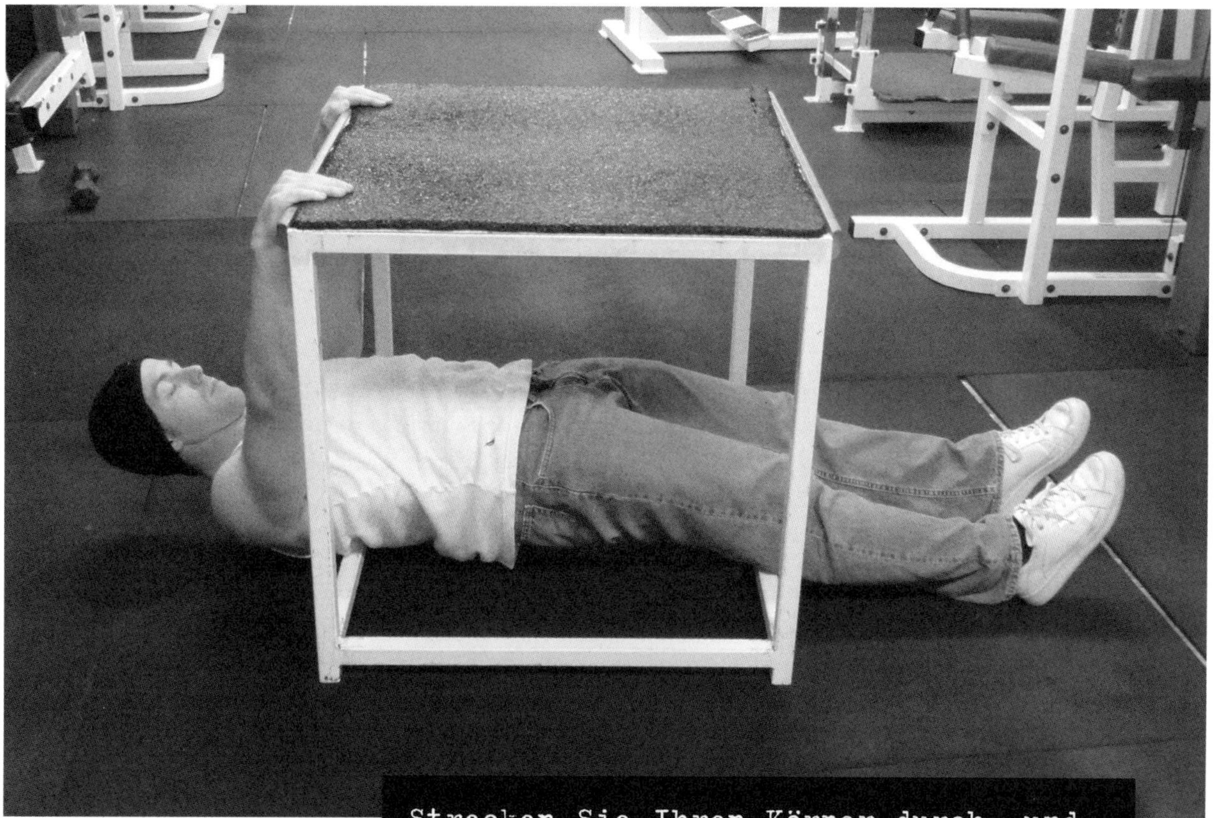

Strecken Sie Ihren Körper durch, und heben Sie ihn vom Boden, sodass sich das Körpergewicht auf Finger und Fersen verteilt.

Schritt 2 Senkrechtes Hängen

Durchführung

Springen Sie hoch, und greifen Sie mit beiden Händen nach der Stange. Verwenden Sie einen breiten Obergriff, und stellen Sie sicher, dass Ihre Füße über dem Boden hängen. Halten Sie die Schultern angespannt und Arme, Rumpf und Beine symmetrisch.

Übungsanalyse

Senkrechtes Hängen *(Bar hang)* ist eine klassische Grifffübung. Es macht da weiter, wo das Waagerechte Hängen aufhört, denn der Athlet muss nun sein gesamtes Gewicht mit den Fingern halten. Diese Übung kräftigt und mobilisiert auch die Schultern und bereitet auf intensivere Hängeübungen vor.

Trainingsziele

- **Anfänger:** **1 x 10 Sekunden**
- **Fortgeschrittene:** **4 x 1 Minute**

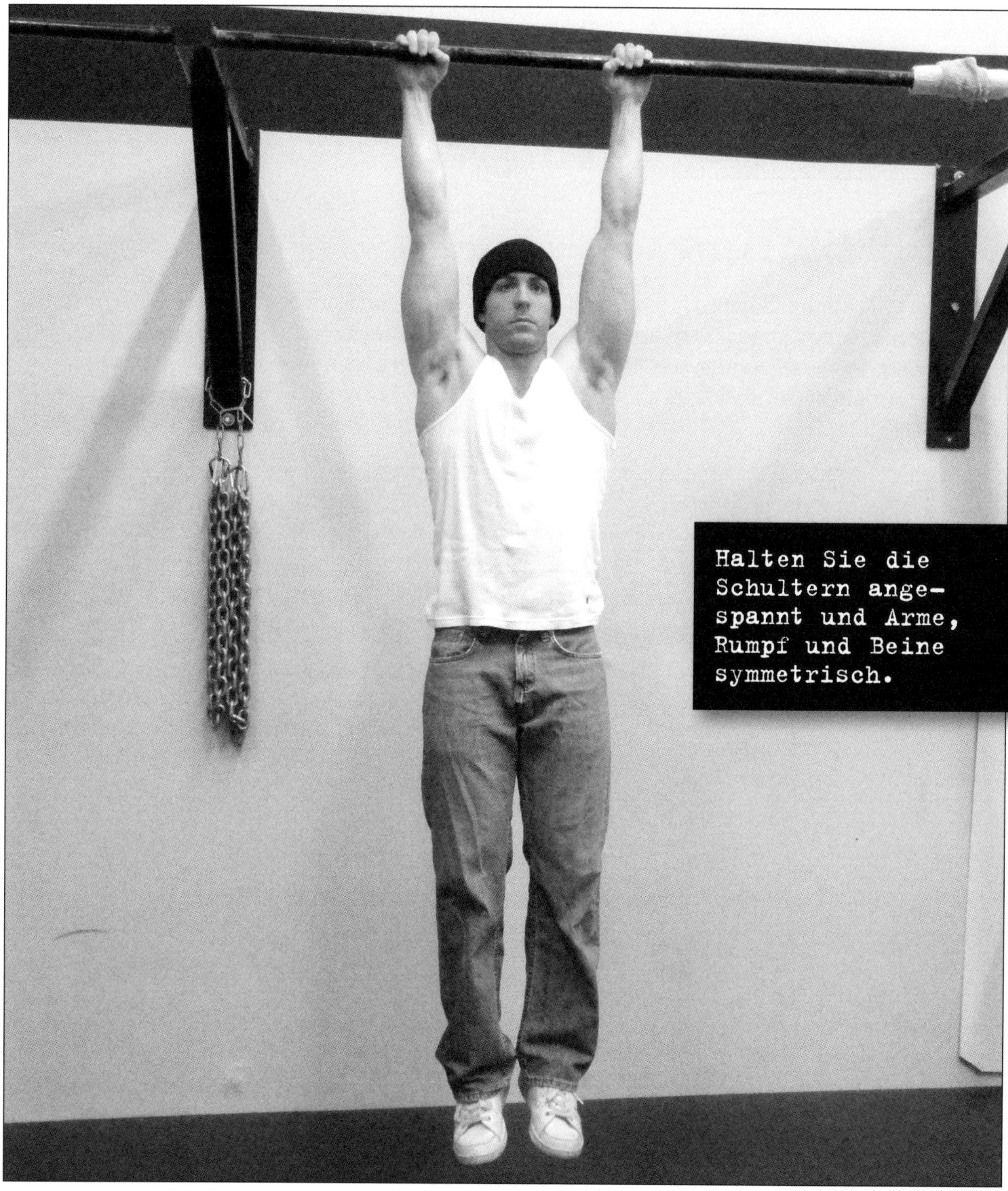

Halten Sie die Schultern angespannt und Arme, Rumpf und Beine symmetrisch.

Schritt 3 Ungleiches Hängen

Durchführung

Legen Sie ein Handtuch über die Stange. Springen Sie hoch, und greifen Sie mit einer Hand mit Obergriff nach der Stange und mit der anderen Hand das Handtuch. Verteilen Sie Ihr Gewicht gleichmäßig auf beide Hände. Die Hände sind schulterbreit auseinander, der Körper sollte symmetrisch mit angespannten Schultern hängen.

Übungsanalyse

Sobald Sie sich mit dem Fortgeschrittenenniveau des senkrechten Hängens rundum wohlfühlen, wird es Zeit, die Daumen zu trainieren. Ungleiches Hängen *(Uneven hang)* führt Sie schonend an das Umgreifen des Handtuchs heran.

Trainingsziele

- **Anfänger:** **1 x 10 Sekunden (beide Seiten)**
- **Fortgeschrittene:** **3 x 1 Minute (beide Seiten)**

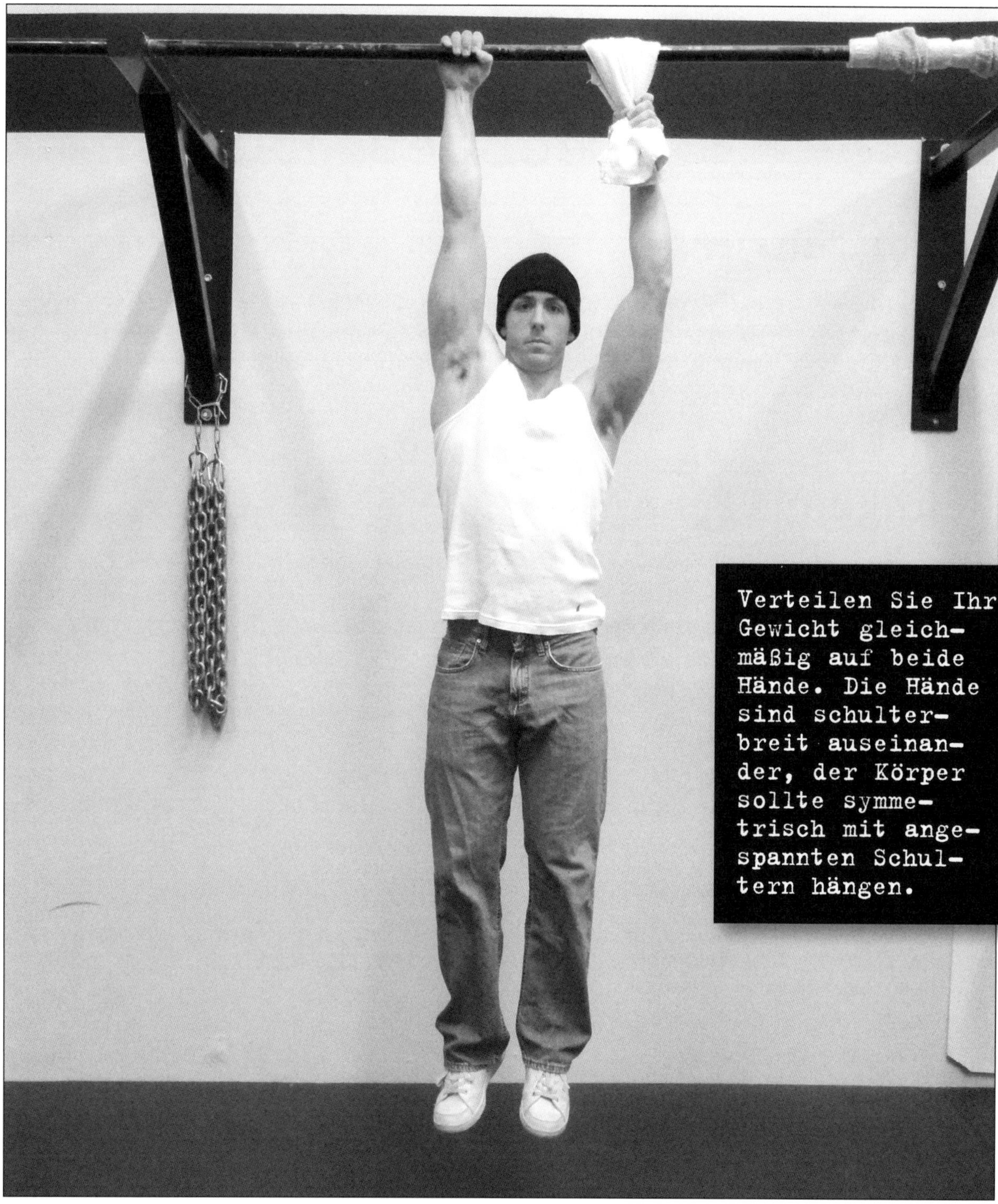

Verteilen Sie Ihr Gewicht gleichmäßig auf beide Hände. Die Hände sind schulterbreit auseinander, der Körper sollte symmetrisch mit angespannten Schultern hängen.

Schritt 4 Einarmiges senkrechtes Hängen

Durchführung

Führen Sie das senkrechte Hängen (Schritt 2) mit Obergriff aus. Sobald Sie sich »angekommen« fühlen, lassen Sie eine Hand los und hängen nun nur noch an der anderen. Lassen Sie die arbeitende Schulter angespannt, und bringen Sie den nicht arbeitenden Arm in eine bequeme, neutrale Position (in der Luft oder hinter dem Rücken).

Übungsanalyse

Einarmiges senkrechtes Hängen *(One-arm bar hang)* ist eine sehr wichtige Phase des Trainings, die Arme und Schultergürtel in Form bringt und für das einarmige Hängen bereit macht. Weil die Daumen hier weniger zu tun bekommen als die Finger, sollten auf diese Übung ein bis zwei Sätze ungleiches Hängen mit Handtuch folgen.

Trainingsziele

- **Anfänger:** **1 x 10 Sekunden (beide Seiten)**
- **Fortgeschrittene:** **3 x 1 Minute (beide Seiten)**

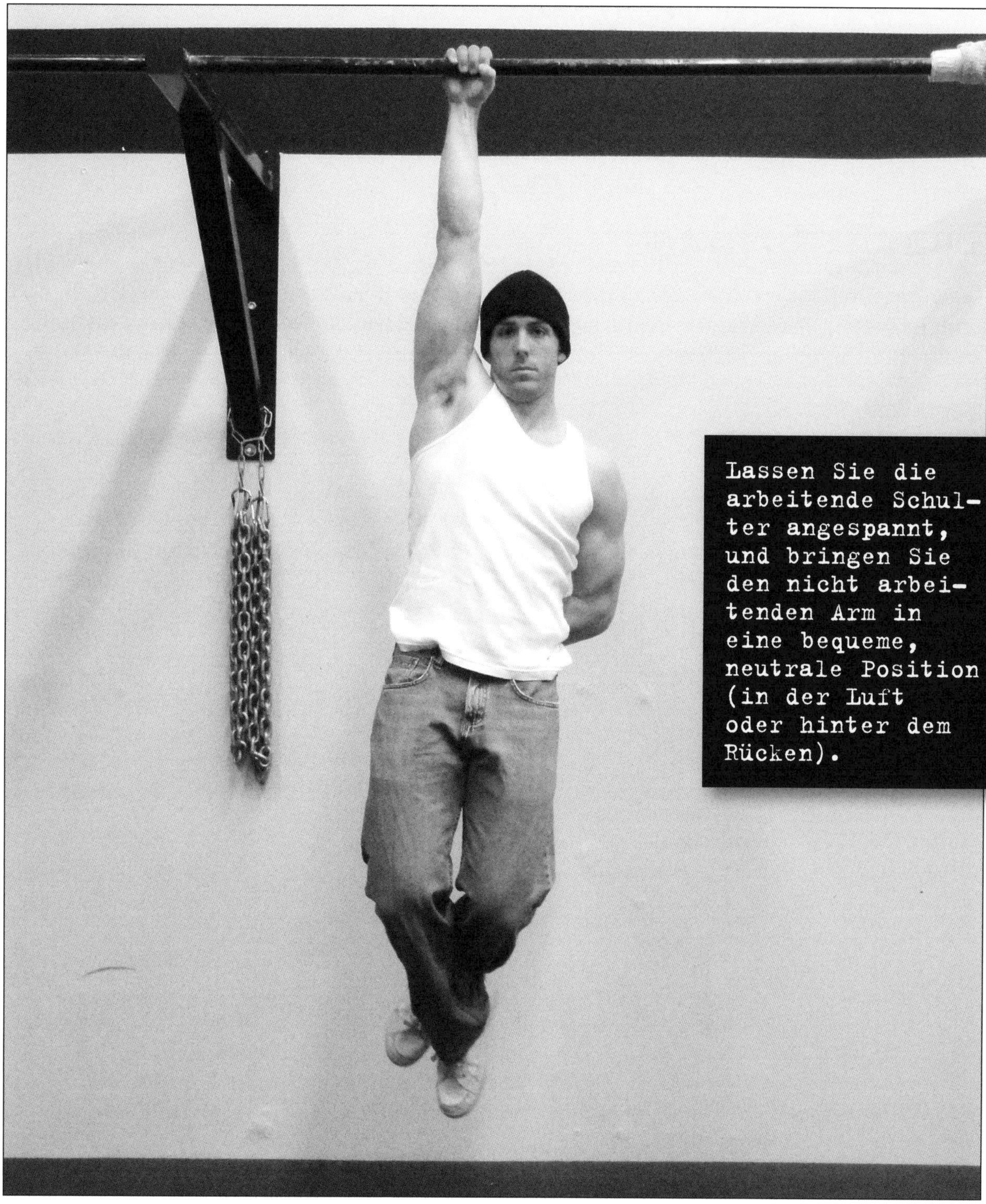

Lassen Sie die arbeitende Schulter angespannt, und bringen Sie den nicht arbeitenden Arm in eine bequeme, neutrale Position (in der Luft oder hinter dem Rücken).

Schritt 5 Handtuch-Hängen

Durchführung

Legen Sie ein Handtuch über die Stange. Ergreifen Sie mit jeder Hand jeweils ein Ende des Handtuchs, und lassen Sie Ihren Körper frei hängen. Ihre Hände sollten nahe beieinander sein, ohne sich zu berühren. Halten Sie die Schultern angespannt.

Übungsanalyse

Beim ungleichen Hängen (Schritt 3) kann die Hand am Handtuch eventuell weniger als die Hälfte des Körpergewichts tragen. Beim Handtuch-Hängen *(Towel hang)* aber sind Sie gezwungen, das Gewicht gleichmäßig auf beide Hände zu verteilen, sodass Handflächen und Daumen mehr zu tun bekommen.

Trainingsziele

- **Anfänger:** **1 x 10 Sekunden**
- **Fortgeschrittene:** **3 x 1 Minute**

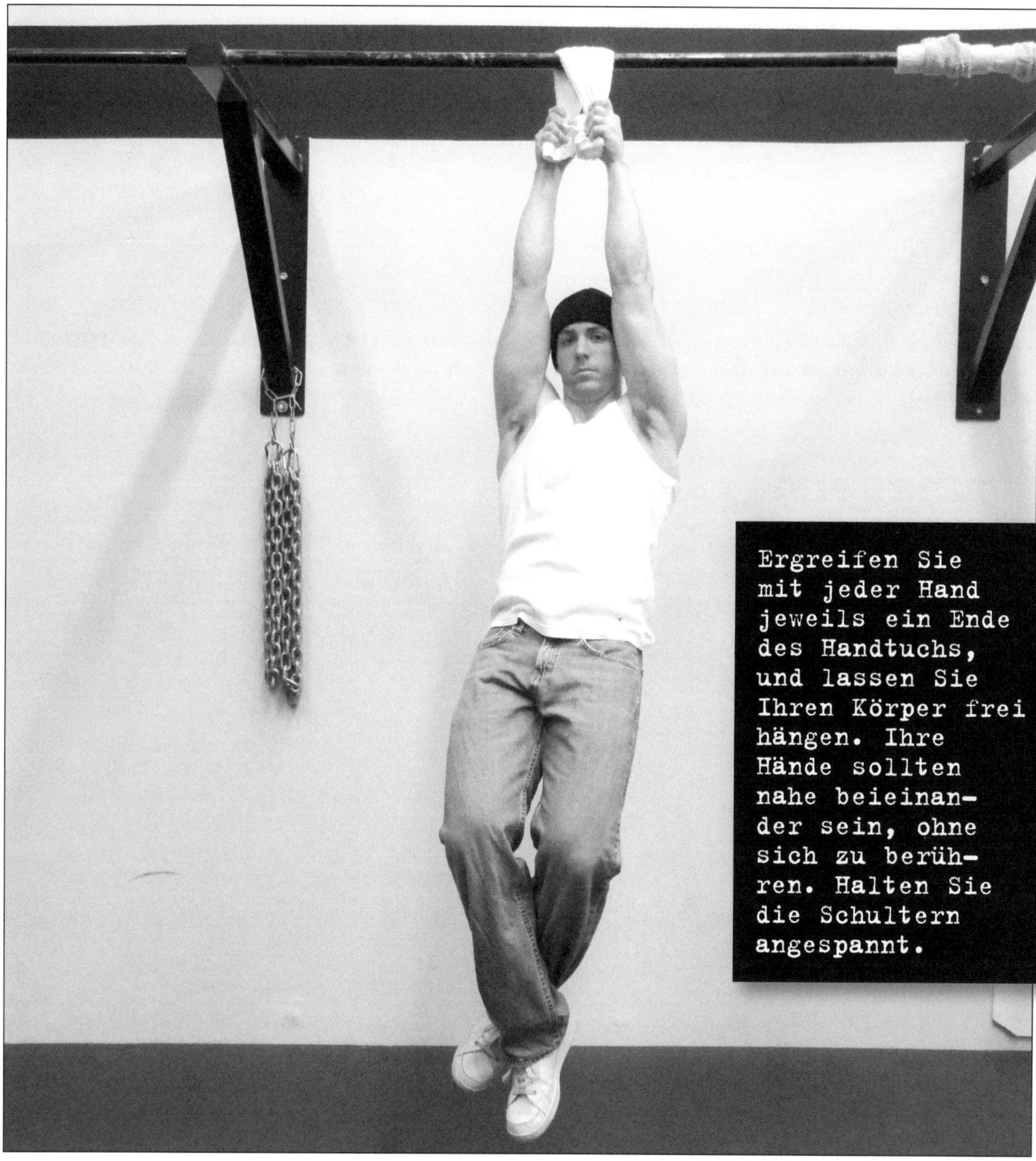

Ergreifen Sie mit jeder Hand jeweils ein Ende des Handtuchs, und lassen Sie Ihren Körper frei hängen. Ihre Hände sollten nahe beieinander sein, ohne sich zu berühren. Halten Sie die Schultern angespannt.

SCHRITT 6 Beidarmiges Handtuch-Hängen

Durchführung

Legen Sie zwei Handtücher über eine Stange. Ergreifen Sie mit jeder Hand je ein Handtuch, und lassen Sie sich frei herunterhängen. Ihre Hände sollten ungefähr schulterbreit auseinander sein, die Schultern angespannt und der Körper symmetrisch.

Übungsanalyse

Beim Handtuch-Hängen (Schritt 5) greifen die Hände nach den beiden Enden eines Handtuchs. Beim beidarmigen Handtuch-Hängen *(Twin towel hang)* dagegen hält jede Hand ein doppelt gefaltetes Handtuch, was die Übung entsprechend erschwert. Diese Variante hilft, die gesamte Kraft der Hände aufzubauen, die für die weiteren Übungen erforderlich wird.

Trainingsziele

- **Anfänger:** **1 x 10 Sekunden**
- **Fortgeschrittene:** **3 x 1 Minute**

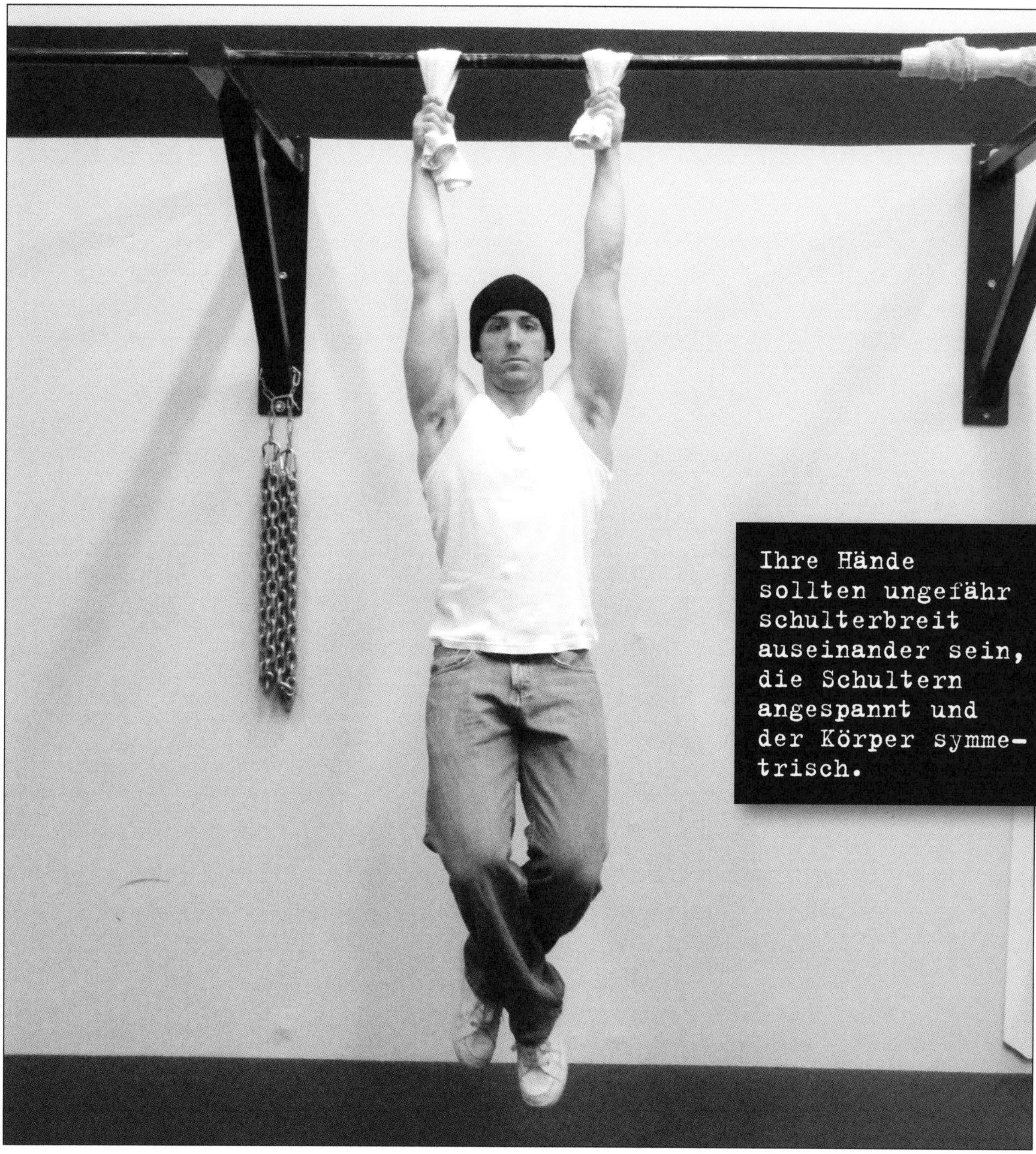

Ihre Hände sollten ungefähr schulterbreit auseinander sein, die Schultern angespannt und der Körper symmetrisch.

Schritt 7 Ungleiches Handtuch-Hängen

Durchführung

Legen Sie ein Handtuch über die Stange. Ergreifen Sie das Handtuch mit beiden Händen, aber so, dass dabei eine Hand über die andere kommt. (Je größer der Abstand zwischen den Händen, desto schwieriger die Übung.) Lassen Sie sich mit angespannten Schultern frei hängen.

Übungsanalyse

Inzwischen sollten Sie sich beim symmetrischen Hängen an einem Handtuch ganz gut fühlen. Beim Ungleichen Handtuch-Hängen *(Uneven towel hang)* wird der Griff asymmetrisch, wodurch die obere Hand gezwungen wird, mehr Kraft einzusetzen. Deshalb stellt diese Übung einen wichtigen Schritt zum einarmigen Handtuch-Hängen dar.

Trainingsziele

- **Anfänger:** **1 x 10 Sekunden (beide Seiten)**
- **Fortgeschrittene:** **2 x 1 Minute (beide Seiten)**

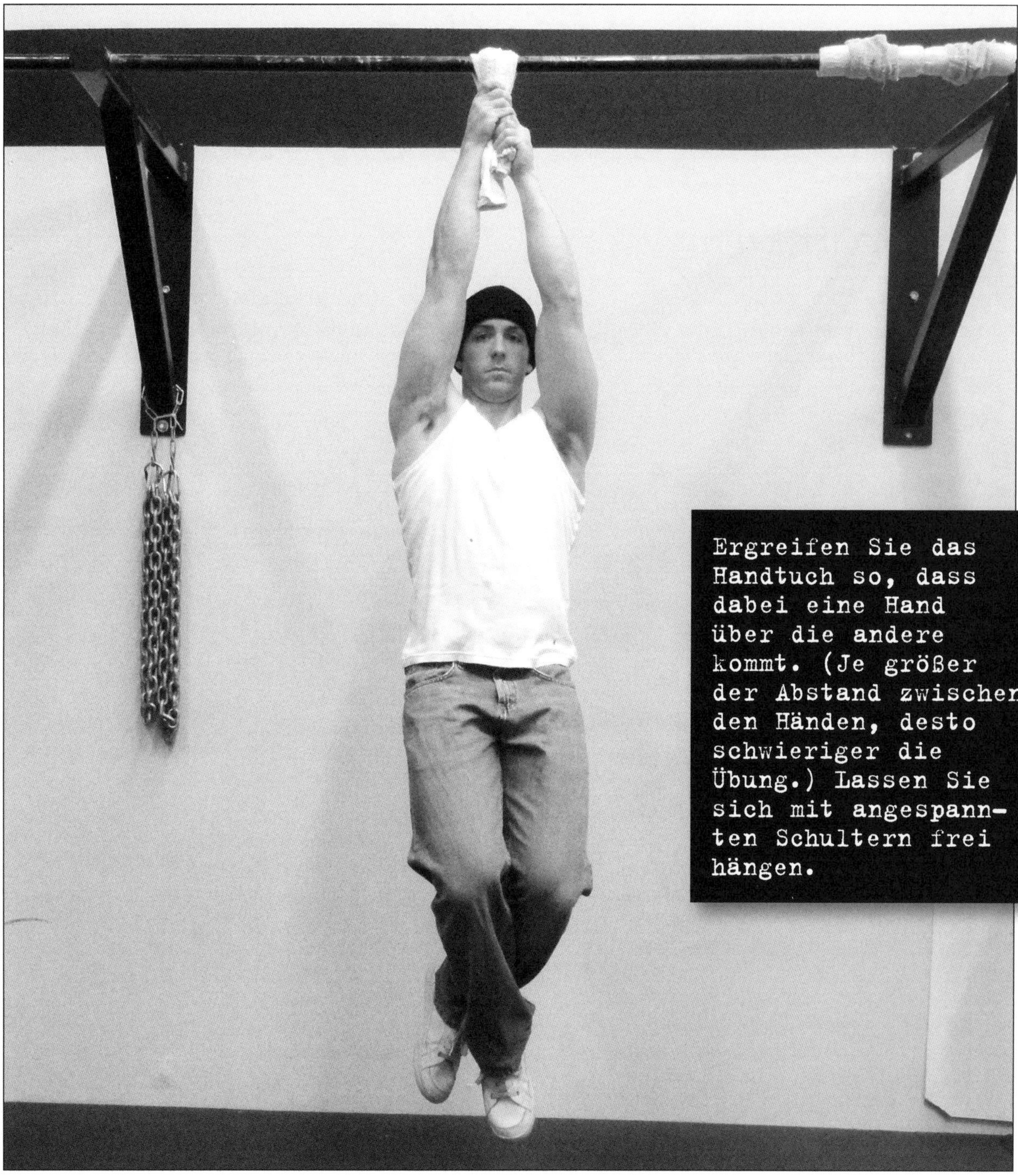

Ergreifen Sie das Handtuch so, dass dabei eine Hand über die andere kommt. (Je größer der Abstand zwischen den Händen, desto schwieriger die Übung.) Lassen Sie sich mit angespannten Schultern frei hängen.

MEISTER-SCHAFT

Einarmiges Handtuch-Hängen

Durchführung

Legen Sie ein Handtuch über die Stange. Ergreifen Sie beide Handtuchenden mit einer Hand, und lassen Sie sich frei hängen. Halten Sie die arbeitende Schulter angespannt und den nicht arbeitenden Arm neutral.

Übungsanalyse

Das einarmige Handtuch-Hängen *(One-arm towel hang)* ist die ultimative Greifleistung. Es verwandelt die Sehnen Ihrer Finger in Stahlkabel und – anders als andere Greifübungen – Ihre Daumen in bionische Zangen. Jeder Griffathlet sollte diese Übung, sobald er sie gemeistert hat, noch eine Weile trainieren, bevor er zu einer anderen Übung wechselt.

Trainingsziele

- **Anfänger:** **1 x 10 Sekunden (beide Seiten)**
- **Fortgeschrittene:** **5 Minuten halten (beide Seiten)**

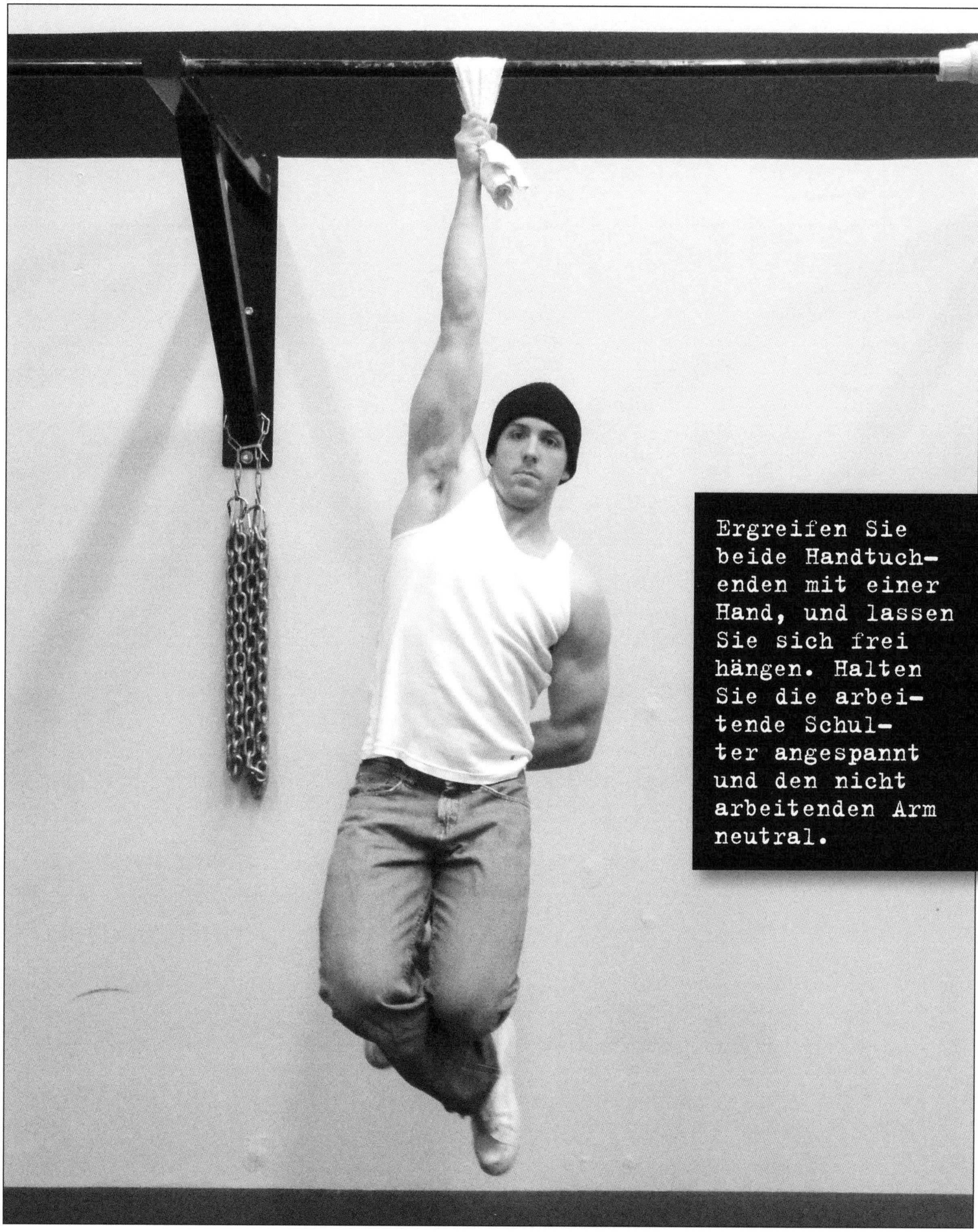

Ergreifen Sie beide Handtuchenden mit einer Hand, und lassen Sie sich frei hängen. Halten Sie die arbeitende Schulter angespannt und den nicht arbeitenden Arm neutral.

Progression Hängen

Schritt 1	Waagerechtes Hängen Seiten 40–41	Bis zu 30 Sekunden x 4 Sätze, dann Schritt 2
Schritt 2	Senkrechtes Hängen Seiten 42–43	Bis zu 1 Minute x 4 Sätze, dann Schritt 3
Schritt 3	Ungleiches Hängen Seiten 44–45	Bis zu 1 Minute x 3 Sätze, dann Schritt 4
Schritt 4	Einarmiges senkrechtes Hängen Seiten 46–47	Bis zu 1 Minute x 3 Sätze, dann Schritt 5

Progression Hängen

Schritt 5	Handtuch-Hängen Seiten 48-49	Bis zu 1 Minute x 3 Sätze, dann Schritt 6
Schritt 6	Beidarmiges Handtuch-Hängen Seiten 50-51	Bis zu 1 Minute x 3 Sätze, dann Schritt 7
Schritt 7	Ungleiches Handtuch-Hängen Seiten 52-53	Bis zu 1 Minute x 2 Sätze, dann Schritt 8
Meister-schaft	Einarmiges Handtuch-Hängen Seiten 54-55	Ultimativer Griff 5 Minuten halten

Licht aus!

Gleichgültig, ob Sie einfach nur Ihre Finger kräftigen oder auch am Unterarm Muskeln spielen lassen wollen – vergessen Sie Handgelenk-Curls und Grifftrainingsgeräte. Trainieren Sie Ihre Unterarme auf natürliche Weise, indem Sie Ihr Körpergewicht dranhängen. Wer sich einfach von einer Stange hängen lässt, trainiert dabei allerdings noch nicht die ganze Hand, denn der Daumen und die tiefe Muskulatur der Handfläche bleiben dabei praktisch untätig. Manche Athleten versuchen, sie durch einen Pinzettengriff bei Klimmzügen von Balken zu aktivieren. Das ist selbstverständlich eine beeindruckende Leistung, aber es ist schwierig, daraus eine progressive Übung zu machen (es sei denn, man findet immer dickere Balken). Der einfachste Weg, die gesamte Hand zu trainieren (einschließlich des Daumens), besteht darin, von einem senkrechten Zylinder zu hängen. Ein Seil ist gut, aber Handtücher sind wesentlich vielseitiger.

Sobald Sie sich mithilfe der Handtücher eine grundlegende Griffkraft antrainiert haben ... Ja, was kommt dann? Manche Athleten streben keine weiteren Herausforderungen jenseits des Handtuch-Hängens an, denn diese Übung bietet auch dem ambitionierten Meister der Eigengewichtsübungen bereits alles, was er braucht.

Sollten Sie jedoch zu jenen Spezialisten gehören, die einen monströs starken Griff benötigen, finden Sie im folgenden Kapitel einige Vorschläge für fortgeschrittenes Grifftraining.

Aber Vorsicht! Was jetzt kommt, ist nichts für Anfänger!

Schnellkraft + Titanfinger

Das einarmige Handtuch-Hängen unterscheidet sich auf vielfache Weise von anderen Meisterschritten kalisthenischer Übungen. Zum einen sieht es nicht besonders sensationell aus, sondern – wie viele andere Kraftleistungen – wesentlich einfacher, als es tatsächlich ist. Viele starke Jungs denken, sich an einem Arm von einem Handtuch hängen zu lassen wäre total easy – bis sie es selbst versuchen. Mit einarmigen Klimmzügen ernten Sie in allen Fitnessclubs der Welt Applaus, aber mit einem einarmigen Hängen an einem über die Stange gelegten Handtuch? Die meisten Leute werden nicht einmal begreifen, was Sie da eigentlich tun.

Ein weiterer Aspekt ist das unglaubliche Kraftpotenzial, über das Ihre am Greifen beteiligten Muskeln verfügen werden. Viele fortgeschrittene Eigengewichtsübungen erfordern jahrelanges Training, das Hängen am Handtuch aber kann schneller bewältigt werden. Nur sehr wenige untrainierte Menschen schaffen beim ersten Versuch gleich eine volle Minute, doch trainierte Athleten bewältigen es relativ rasch, besonders dann, wenn sie nicht viel wiegen.

Wenn Sie so weit sind, dass Ihnen das einarmige Hängen am Handtuch leicht erscheint, was dann? Viele Athleten geben sich damit zufrieden. Wenn Ihre Finger und Handflächen stark genug sind, um Ihr Körpergewicht zu halten, wird es wohl nicht mehr viele Übungen geben, die Ihnen Schwierigkeiten bereiten. Wenn Sie dann aber immer noch stärker werden wollen, bis Ihr Griff sozusagen Stein und Eisen bricht, dann finden Sie auf den folgenden Seiten einige Anregungen dazu.

Die erste Idee, auf die man kommen könnte, wäre, beim Handtuch-Hängen Gewicht hinzuzufügen, z. B. indem man in der freien Hand eine Gewichtsscheibe oder eine Hantel hält. Ich rate davon ab, weil dabei die Gefahr besteht, dass Ihnen der Zusatzballast aus der Hand gleitet, oder aber, dass Sie sich nicht mehr halten können. Außerdem gibt es bei allen Eigengewichtsübungen keinen Grund, zusätzliches Gewicht dazuzunehmen, um die Übung härter zu machen.

Abgesehen davon, ist es ziemlich einfallslos, einfach nur Gewichte dazuzunehmen. Wenn Sie Ihr Köpfchen und Ihre Kreativität einsetzen, finden Sie sicherlich bessere Wege, Ihre athletischen Fähigkeiten durch Eigengewichtsübungen auszutesten.

Wenn Sie mit Ihren Handtuchübungen gut vorankommen und gerne etwas Schwierigeres in Ihr Trainingsrepertoire aufnehmen möchten, finden Sie auf den folgenden Seiten vielleicht ein paar nachahmenswerte Anregungen. Was ich im Folgenden beschreibe, habe ich selbst hinter Gittern ausprobiert oder zumindest beobachtet. Auf dem Gebiet des Grifftrainings existieren wirklich sehr viele Methoden und Techniken, um aus den eigenen Fingern auch noch das Letzte herauszuholen. Hier lernen Sie einige der besten kennen.

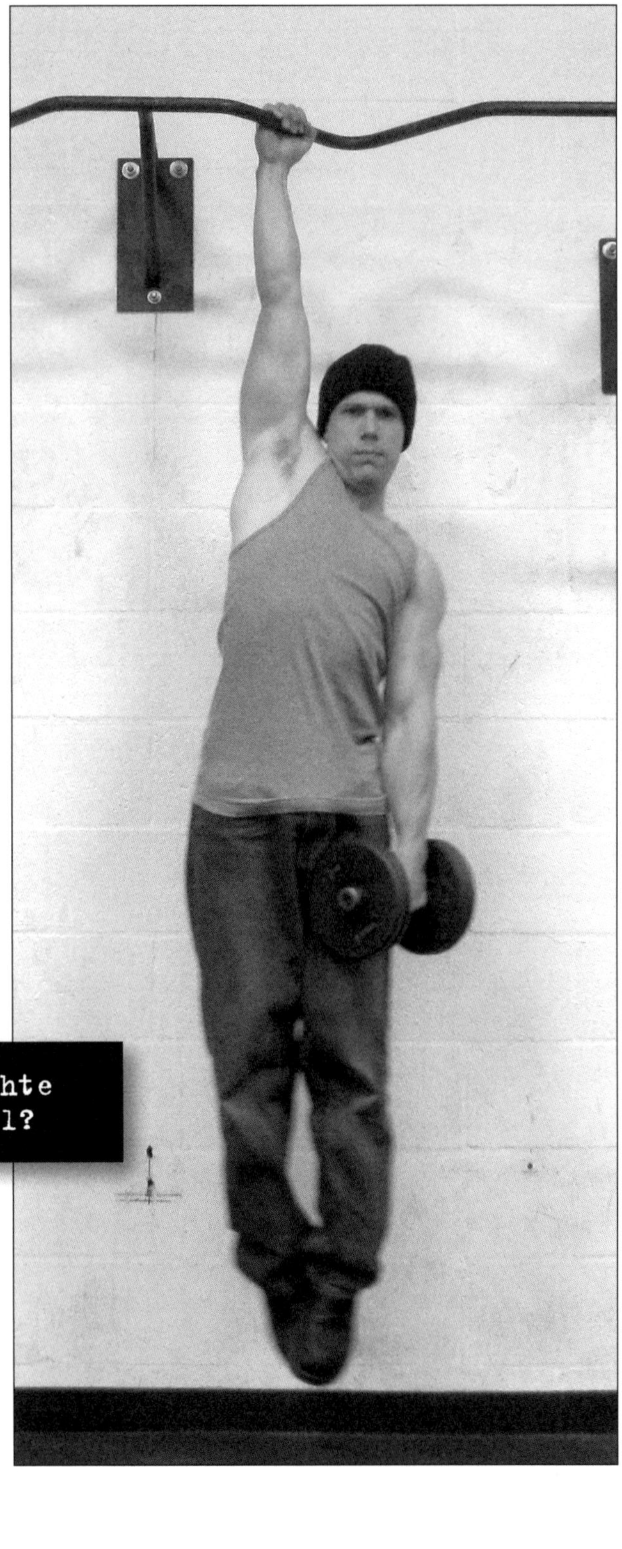

Sind Zusatzgewichte wirklich sinnvoll?

Fortgeschrittenes Grifftraining 1: Immer härter

Wenn Sie sich das Hängen erschweren wollen, brauchen Sie nur die Hebelkraft zu verändern. Beim Handtuch-Hängen geschieht das ganz einfach, indem man es mit immer dickeren Handtüchern versucht, denn: Je dicker das Objekt, desto schwerer wird es, sich daran festzuhalten. Sie brauchen auch nicht in teure, exotische Gerätschaften zu investieren: Wenn Sie so weit sind, dass Sie von einem doppelt gelegten Handtuch hängen können, machen Sie es einfach dicker, indem Sie nach und nach Lagen hinzufügen. Legen Sie über Ihr Standardhandtuch zuerst ein dünnes Geschirrtuch, dann zwei Geschirrtücher, anschließend ein Handtuch, ein Handtuch und ein Geschirrtuch ... Ich denke, Sie haben verstanden. Es gibt Greif-Giganten, die an zwei doppelt und übereinandergelegten Handtüchern hängen können. (Versuchen Sie es, um Ihre Grenzen auszuloten!) Werden Sie eines Tages drei Handtücher schaffen?

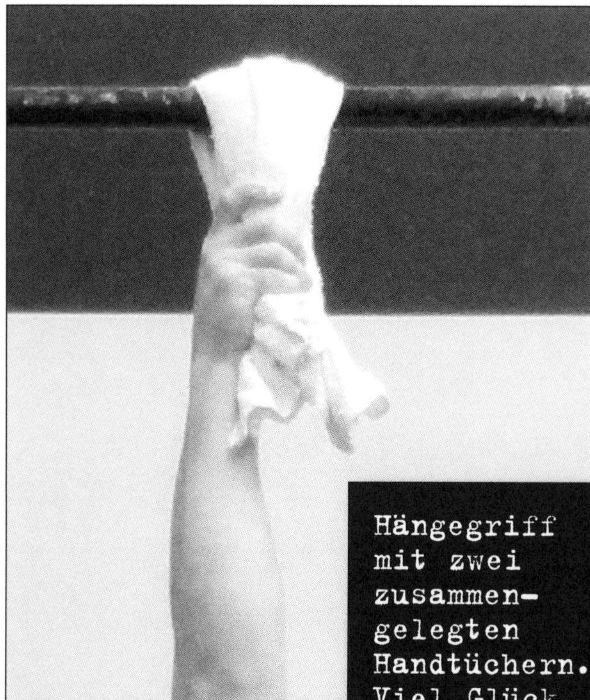

Hängegriff mit zwei zusammengelegten Handtüchern. Viel Glück, Jack!

Wenn Sie es sich immer noch schwerer machen wollen, dann probieren Sie mal Folgendes aus: Fingerhalten und Schnellkraft-Grifftraining.

Fortgeschrittenes Grifftraining 2: Fingerhalten

Wenn Ihnen das Grifftraining Spaß macht und Sie in puncto Handkraft das nächste Level erreichen wollen, sollten Sie mal bei denjenigen Athleten vorbeischauen, die von allen die stärksten Finger haben. Nein, ich meine nicht Gewichtheber, sondern ... Kletterer.

Warum haben Kletterer stärkere Finger als Gewichtheber? Es hängt mit der Biomechanik der Hand zusammen. Wenn Sie ein Gewicht mit der Handfläche umfassen, dann um dieses Gewicht zu heben. Aber wenn Sie ein Gewicht mit Ihren Fingerspitzen halten, muss die von den die Finger beugenden Muskeln erzeugte Kraft mindestens viermal größer als dieses Gewicht sein. Kletterer greifen selten mit ihren Handflächen, sondern müssen ihr Körpergewicht meist mit ihren Fingerspitzen halten, und mitunter nur mit denen von zwei oder drei Fingern. Deshalb verfügen sie über atemberaubende Kraft in den Fingern. Die brauchen sie auch, um zu überleben.

Die wenigsten Leute wissen, dass man sich Geräte kaufen kann, um das Fingerhalten zu trainieren. Kletterer benutzen gelegentlich Fingerbretter mit speziellen Löchern und Kanten sowie an der Wand anzubringende Mulden und Vorsprünge. Aber nicht alle Kletterer verwenden diese Dinge, und auch Sie brauchen sie nicht unbedingt. Wenn Sie so weit sind, dass Ihnen das einarmige Handtuch-Hängen leicht vorkommt, dann gehen Sie einfach dazu über, an einer waagerechten Stange das Fingerhalten zu üben.

Beginnen Sie mit beidarmigem Hängen an Zeige-, Mittel- und Ringfinger.

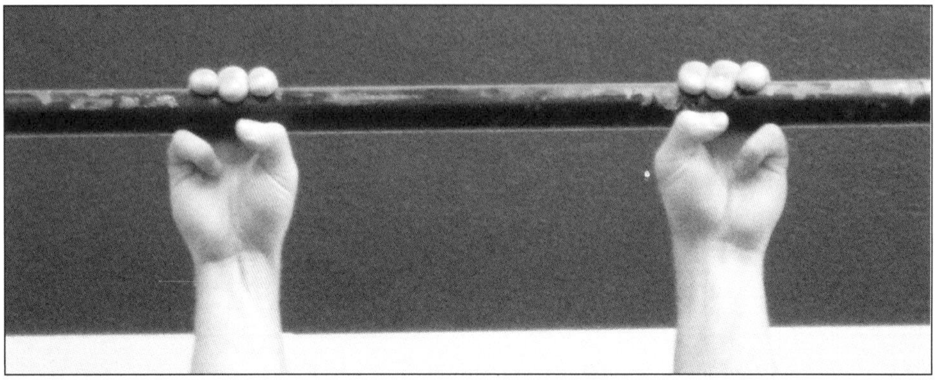

Wenn Sie 40 Sekunden in dieser Position aushalten, versuchen Sie es mit nur zwei Fingern.

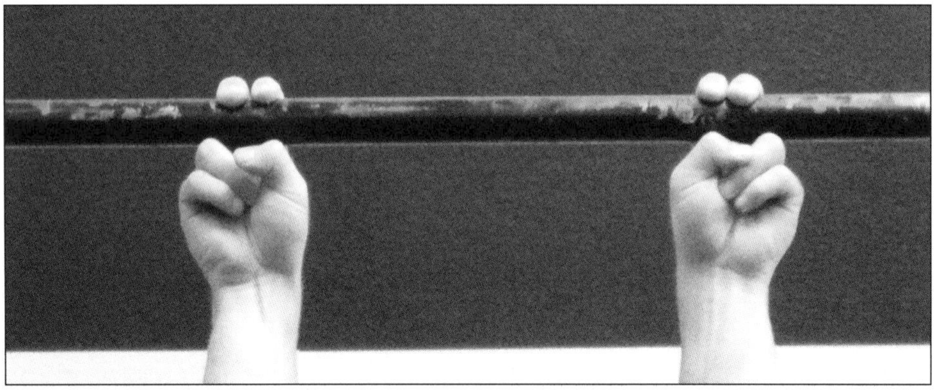

Ihr Ziel ist es, 20 Sekunden lang so zu hängen. Das ist schwer, aber noch schwerer wird es, wenn Sie dafür den kleinen Finger und den Ringfinger einsetzen:

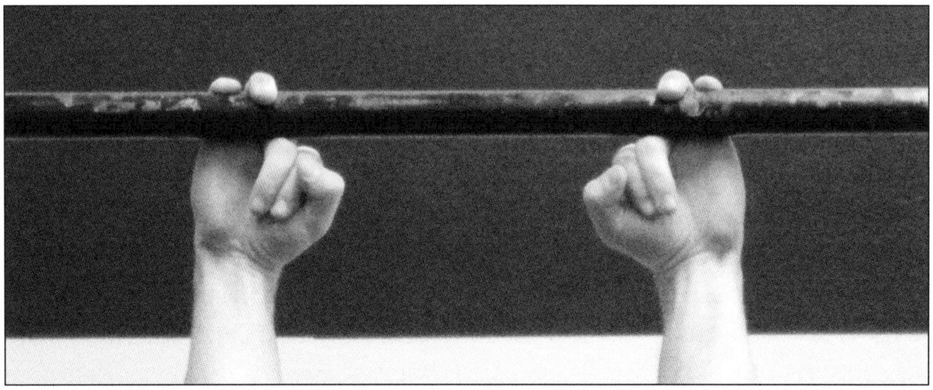

Das ist wichtig, um alle Finger maximal zu kräftigen, aber es ist auch sehr schwer, und es gelingt nur, wenn die Stange dünn ist. Ich habe gesehen, wie Männer an ihrer Stange kleine Ringe angebracht haben, um sich das Fingerhalten zu erleichtern. Das Halten des Körpergewichts ist für die Finger sehr anstrengend, und Sie könnten die Stange mit gefaltetem Stoff polstern, um es sich angenehmer zu machen.

Sobald Sie dieses Niveau erreicht haben, machen Sie diese Art von Klimmzügen ungefähr einmal pro Woche. Ich habe ältere Häftlinge dabei beobachtet, u. a. meinen Mentor Joe Hartigen, der noch mit über 70 Jahren Finger-Klimmzüge machte. Er behauptete immer, die Kraft der Hände sei das Letzte, was man im Alter verliere, und er war der lebende Beweis dafür.

Wenn Ihnen das Hängen an zwei Fingern leicht vorkommt, wird es Zeit, es mit dem Hängen an einzelnen Fingern zu versuchen (probieren Sie die einzelnen Finger durch). Beenden Sie Ihr Finger-Haltetraining stets mit je einem Satz einarmigem Handtuch-Hängen pro Hand, um die symmetrische Kraft in Fingern und Daumen zu erhalten.

Fortgeschrittenes Grifftraining 3: Schnellkraft-Grifftraining

Eine weitere Möglichkeit, Ihr Grifftraining zu verschärfen, besteht darin, mit Schnellkraft-Grifftraining zu experimentieren. Dafür brauchen Sie keine komplizierten Geräte. Es geht so: Sie hängen sich einfach an etwas, lassen los und greifen dann schnell wieder hin, bevor Sie abrutschen. Sie können es beim Handtuch-Hängen tun, wenn Sie in dieser Übung fortgeschritten genug sind, aber ich persönlich trainiere lieber an einer einfachen waagerechten Stange. Weil man, um sie wieder »einzufangen«, weniger Technik und Geschick braucht, ist es auch ein bisschen sicherer. Aber beide Methoden funktionieren.

Das Schnellkraft-Greifen stellt an die Sehnen, Muskeln und Faszien der Hände besondere Anforderungen und eignet sich deshalb auf keinen Fall für Anfänger. Es kann auch die Ellbogen stark beanspruchen. Ich rate, es erst dann zu versuchen, nachdem man Schritt 7 (ungleiches Handtuch-Hängen) erreicht hat. Selbst dann wird nicht jeder das Bedürfnis verspüren, sich an Schnellkraft-Griffübungen zu versuchen. Doch manche Athleten müssen in ihrem Sport kraftvoll und schnell greifen können und werden diese Übungen zu schätzen wissen. Zu diesen Sportarten zählen z. B.:

- Kampfsportarten (Aikido, Qin Na, Hapkido usw.)
- American Football (Ergreifen und Halten des Balls)
- Judo (Ergreifen und Werfen des Gegners)
- Hindernislauf (Ergreifen von Seilen und Kanten im Sprung)

Um mit Schnellkraft zu greifen, müssen Sie das Kipping an der Stange beherrschen. Wenn Sie diesen Begriff noch nicht kennen: Er bedeutet, dass Sie beim Hängen an der Stange die Knie anziehen und sich hochschnellen, statt sich hochzuziehen wie bei einem normalen Klimmzug.

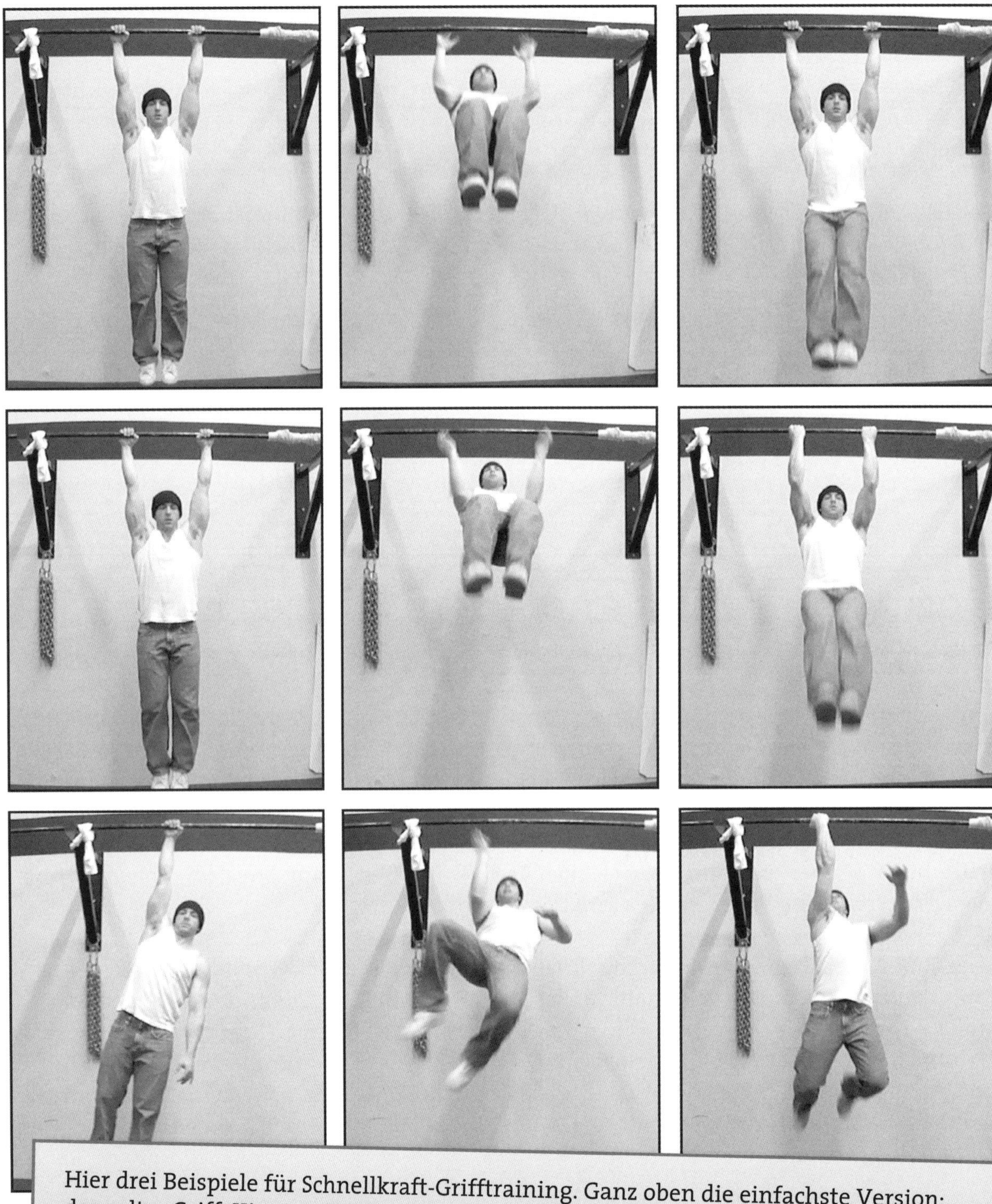

Hier drei Beispiele für Schnellkraft-Grifftraining. Ganz oben die einfachste Version: doppelter Griff, Kipping, Einfangen der Stange. In der mittleren Reihe wird es etwas schwieriger: Übergang vom Obergriff zum Untergriff. Die unterste Reihe zeigt die einarmige Übung für Fortgeschrittene. Die möglichen Varianten sind zu zahlreich, um sie alle hier aufzuführen. Wer seinen Schnellkraft-Griff trainieren will, sollte mit den Varianten experimentieren. Das Klatschen beim Kipping erschwert die Übung ebenso wie das Wechseln der Griffart (Untergriff/Obergriff/unterschiedliche Griffe, breiter Abstand der Hände). Sparen Sie an Wiederholungen und Sätzen, und konzentrieren Sie sich dafür auf saubere Bewegungsabläufe.

Kipping ist also kein Klimmzug, sondern eine Griffübung. Auf dem höchsten Punkt der Bewegung angelangt (wenn Sie praktisch gewichtslos sind), lassen Sie los und ergreifen sofort wieder die Stange. Dieses explosive »Fangen« der Stange, bevor Sie fallen, fördert die Reflexe der Hand und den kraftvollen Griff. Manche Athleten klatschen sogar in die Hände, bevor sie wieder nach der Stange greifen.

Achten Sie aber stets auf Ihre Sicherheit. Machen Sie diese Übungen nur, wenn Ihre Unterarme warm und geschmeidig sind. Konzentrieren Sie sich darauf, die Stange wieder einzufangen, seien Sie aber auch jederzeit bereit dafür, richtig zu landen.

Licht aus!

In der schönen bunten Welt der Grifftrainingsaccessoires wird vermutlich mehr angeboten als in allen anderen Bereichen des spezialisierten Krafttrainings. Da gibt es Grifftrainer, speziell geformte Stangen, Handgelenkroller, Greifmaschinen, Dinge, von denen man an einem Arm hängen kann, und vieles mehr.

Lassen Sie sich nicht verleiten zu glauben, nur weil es dafür viele Geräte gibt, brauchten Sie auch welche. Das Zeug wurde von Herstellern erfunden und ist in erster Linie dazu gedacht, verkauft zu werden. Lassen Sie sich keine Gewichte, Grifftrainer und anderes Spielzeug aufschwatzen. Natürlich lieben Männer Werkzeug, so wie Menschen insgesamt Besitztümer lieben und Dinge, die sie benutzen und mit denen sie spielen können. Das gilt im Kraftsport ebenso wie in allen anderen Bereichen des Lebens. Doch wenn Sie beste Ergebnisse erzielen wollen, ignorieren Sie diese Gimmicks besser und konzentrieren sich auf das Wesentliche. Eine waagerechte Stange, Handtücher und Ihre bloßen Hände sind alles, was Sie brauchen, um einen wahrhaft kräftigen Griff zu entwickeln.

Und falls Sie doch einmal eine Wand raufklettern wollen: Wenn Sie gewissenhaft mit Eigengewichtsübungen trainiert haben, müssten Sie dazu auch ohne Weiteres in der Lage sein.

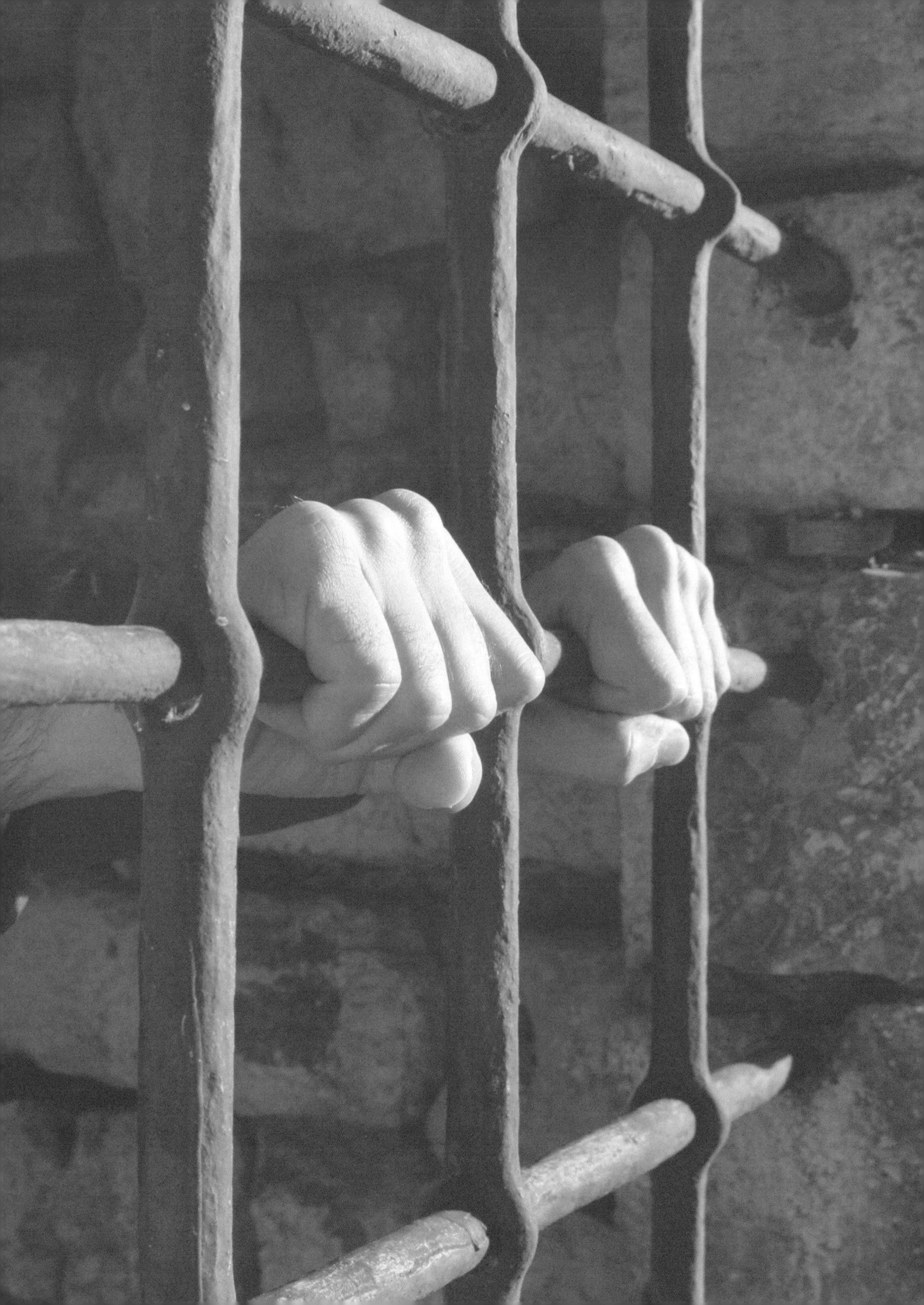

Ausbalancierte Hände

In Kapitel 2 erklärte ich, dass Sie das Kraftpotenzial Ihrer Hände und Unterarme mit nur zwei Grundübungen erschließen können. Die erste und auch wichtigste Übung war der Hängegriff. Wenn Sie sich das durchgelesen haben, sind Sie inzwischen so etwas wie ein Hängegriffexperte und wissen alles über Grundübungen, progressives Training und fortgeschrittene Übungen wie Fingerhalten und Schnellkraft-Griffe. Somit wird es nun Zeit für das zweite Grundübungsprogramm, ein weiterer Klassiker der Eigengewichtsübungen: der Fingerspitzen-Liegestütz.

Trainieren der Antagonisten

Das Greifen der Hände kommt größtenteils über »Fernsteuerung« seitens der Unterarmmuskeln zustande. Ein wesentlicher Teil der Muskeln von Unterarm und Handfläche sind Flexoren (beugende, und in diesem Fall greifende Muskeln). In der Vergangenheit leisteten sie unseren Primatenvorfahren, die sich in den Baumkronen von Ast zu Ast bewegten (Brachiation), hervorragende Dienste. Und genau aus diesem Grund sollte jegliches Trainingsprogramm für Hände oder Unterarme auf Grifffübungen aufbauen. Die in diesem Kapitel gezeigten Techniken verhelfen Ihnen zu einem superstarken Griff und zu dicken Unterarmen, sodass Sie Ihr genetisches Potenzial in dieser Hinsicht optimal ausschöpfen können. Allerdings sollte man die für das Greifen zuständigen Muskeln nicht aufbauen, ohne gleichzeitig ihre Antagonisten zu kräftigen, sonst gibt es Ärger.

Mehrere Gründe sprechen dafür, dass Sie das Grifftrainingsprogramm für den Unterarm durch Übungen für die Extensoren ergänzen sollten (das sind die Muskeln, die die Finger strecken). Da wäre zum Ersten das Argument der Vollständigkeit. Unsere Hände sind so angelegt, dass sie sich öffnen und schließen können. Wenn Sie starke Hände haben wollen, sollten Sie nicht nur (im Griff) geschlossen trainieren, sondern auch offen. Das fördert zum einen die Extensoren und

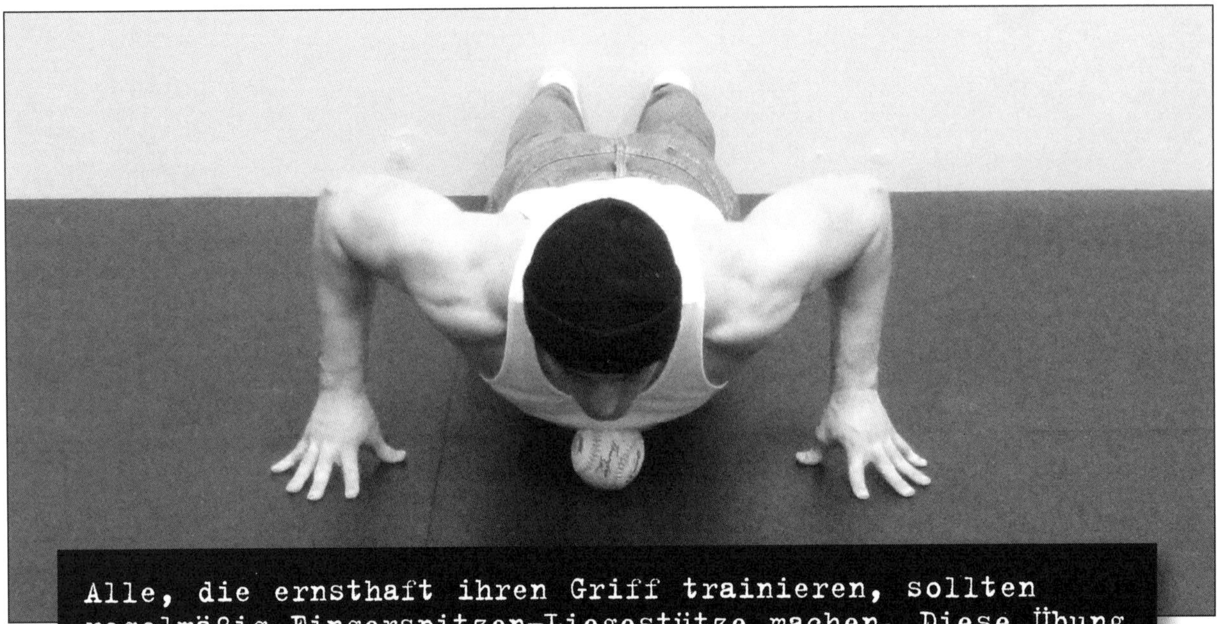

Alle, die ernsthaft ihren Griff trainieren, sollten regelmäßig Fingerspitzen-Liegestütze machen. Diese Übung ist weder eine Kraftprotzerei noch ein cooler Trick, sondern eine ernsthafte Übung, die hilft, Verletzungen zu vermeiden.

zum anderen auch all das ansonsten vernachlässigte Gewebe und die Sehnen an Handrücken und rings um die Fingerknöchel. Außerdem wollen Sie ja Ihr Potenzial maximieren, und dabei dürfen Sie nicht vergessen, dass unser Muskelsystem von Natur aus ausbalanciert ist. Wenn man eine Seite eines Arms oder Beins trainiert, die andere Seite jedoch nicht, kann auch die trainierte Seite niemals ihr wirkliches Potenzial erreichen. Eine Kette ist immer nur so stark wie ihr schwächstes Glied. Wer durch Grifftaining seine Fingerflexoren trainiert und die Extensoren vernachlässigt, wird niemals so stark greifen können wie jemand, der beide Muskelgruppen gefördert hat.

Wohl aber der wichtigste Grund, das Grifftraining durch Arbeit mit den Extensoren zu ergänzen, ist die Verletzungsverhütung. Denn wenn Sie nur eine Seite Ihrer Unterarme entwickeln, wird Ihre Kraft unsymmetrisch, und Verletzungen sind programmiert. Ein extrem kräftiger Griff bei schwachem Handrücken ist ein bisschen so, als ob Sie ein Auto fahren würden, das links aus Stahl und rechts aus Holz gemacht ist: Sobald Sie scharf bremsen, bricht es auseinander, denn die schwächere Hälfte kann mit der stärkeren nicht mithalten. So ähnlich müssen Sie sich auch die Funktionsweise eines nicht ausbalancierten Muskelapparats vorstellen.

Es gibt zahlreiche Geräte für das Training der offenen Hand (Gummibänder, Seile, spezielle Geräte usw.), und die meisten von ihnen sind schlicht und einfach Müll. Nichts, was Fabriken herstellen, kommt der Wirkung von Fingerspitzen-Liegestützen gleich, denn diese zwingen den Athleten, unter hoher Belastung auf natürliche Weise die Hand offen und die Finger gespreizt zu halten. Das schützt und kräftigt nicht nur das Bindegewebe, sondern entwickelt auch die Kraft der Hände auf sehr effektive Weise. Fingerspitzen-Liegestütze lernen sich leicht, können progressiv trainiert werden und erfordern keinerlei Ausrüstung.

Korrekte Positionierung der Finger

- Der Name dieser Übung ist irreführend, denn man stützt sich dabei nicht auf den Fingerspitzen, sondern auf den Fingerkuppen ab.

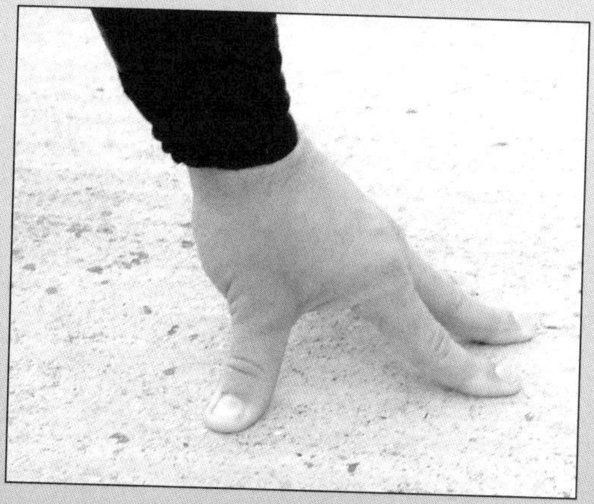

- Lassen Sie die Kraft gleichmäßig durch Finger, Daumen und Handgelenke fließen; der gesamte Unterarm sollte angespannt sein.
- Spreizen Sie die Finger, um das Körpergewicht gleichmäßig zu verteilen.
- Auch Ihr Daumen sollte gerade oder leicht nach hinten gebogen sein und hinter Ihrem Mittelfinger aufliegen.

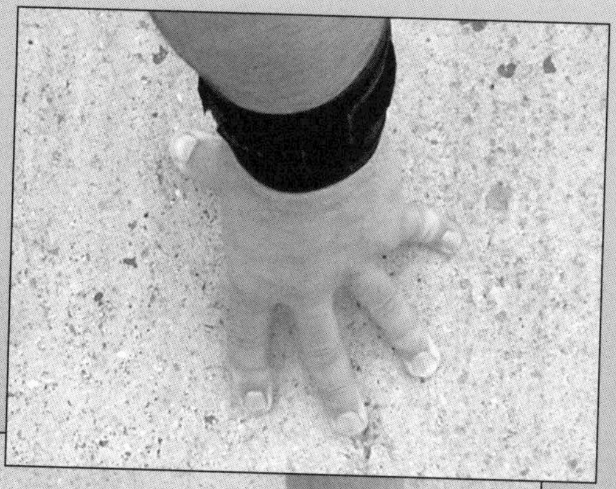

- Stellen Sie die Finger unter starker Spannung auf, indem Sie sie fest gegen den Boden drücken. Sie sollten sich während des Satzes weder bewegen noch stärker durchbiegen.

Die Kunst der leeren Hand

Fingerspitzen-Liegestütze kräftigen die Hände, weil sie jene Muskeln und Sehnen der »offenen« Hand fordern, die beim Grifftraining keine Arbeit übernehmen. Sie müssen die Übung allerdings von Anfang an sehr sorgfältig ausführen und ganz besonders darauf achten, wie Sie Ihre Finger strecken.

Beim Ausführen der Fingerspitzen-Liegestütze bemerken Sie eventuell, dass sich Ihre Finger leicht durchbiegen. Das ist normal und sieht bei jedem ein bisschen anders aus. Trotzdem sollten Sie bei jeder Wiederholung die Fingerkuppen voll belasten und die Finger dabei so gerade wie möglich halten. Vergessen Sie nicht, dass Sie die gewünschten Ergebnisse nur bei gerade durchgestreckten Fingern erreichen. Lassen Sie nicht zu, dass sich Ihre Finger stark überstrecken.

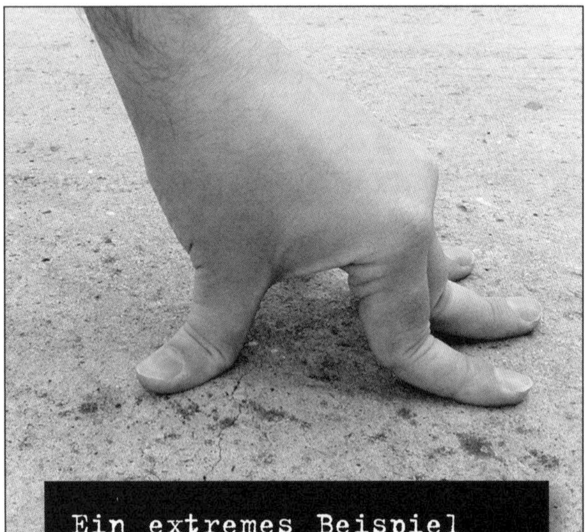

Ein extremes Beispiel für hypermobiles Überstrecken.

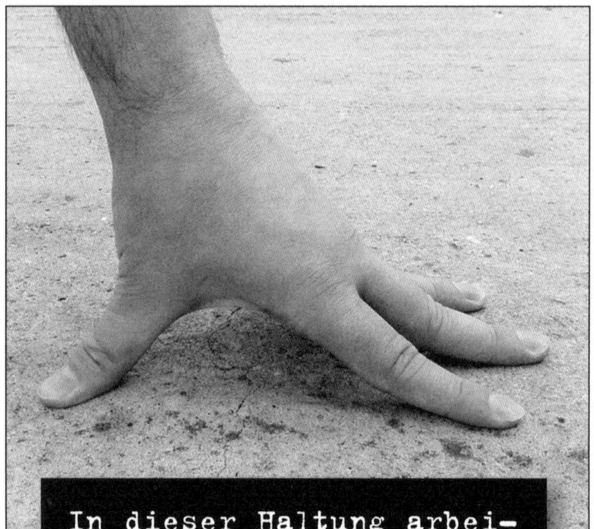

In dieser Haltung arbeiten Muskeln und Sehnen wesentlich besser.

Bei überstreckten Fingern mag Ihnen die Übung leichter erscheinen – aber das kommt daher, dass dann die Fingergelenke Ihr Gewicht aufnehmen und es dadurch nicht über die Muskeln verteilt wird. Das ist nicht nur für Finger- und Daumengelenke schädlich, sondern nimmt auch den Muskeln und Sehnen diejenige Arbeit ab, die sie eigentlich kräftigen sollte.

Manchen Leuten fällt es sehr schwer, ihre Daumen und Finger am Überstrecken zu hindern, besonders wenn sie sehr biegsame (oder sogar hypermobile) Gelenke besitzen. Für alle, die damit Probleme haben, fand Eigengewichtsübungen-Legende Brad Johnson die Lösung: Fingerspitzen-Liegestütze. Ich stelle sie hier nicht vor, weil Pavel Tsatsouline sie in Abschnitt 8 seines Buchs *Beyond Bodybuilding* bereits besser erklärt hat, als ich das jemals könnte. (Ein hervorragendes Buch über Eigengewichtsübungen für Fortgeschrittene. Ich bekomme keine Prozente dafür, dass ich es anpreise; aber wenn Sie ernsthaft an Calisthenics interessiert sind, ist es genau das richtige Buch für Sie.)

Fingerspitzen-Liegestütze: die Philosophie, die dahintersteckt

Es gibt viele Herangehensweisen an diese Übung. Bei meinem eigenen Training stellte ich fest, dass es besser ist, die Fingerspitzen-Liegestütze zu machen, bevor ich mit den Hängeübungen beginne. Finger sind verhältnismäßig zarte Gebilde, und das Grifftraining ermüdet die Hände. Ich habe bei den Fingerspitzen-Liegestützen aus Sicherheitsgründen sozusagen lieber frische Finger – die Muskeln sind dann noch ausgeruht und stark. Außerdem gelingen die Hängeübungen besser, wenn man vorher Fingerspitzen-Liegestütze gemacht hat. Letztere helfen dem Kopf zu fokussieren und stellen eine ausgezeichnete Aufwärmübung für die Unterarme dar.

Ich mache lieber weniger Wiederholungen und Sätze. 10 bis 15 Wiederholungen in der Aufwärmphase sind okay, aber bei der eigentlichen Arbeit sollten fünf Sätze genügen. Bei den Fingerspitzen-Liegestützen profitieren Sie mehr von der ausgestreckten Fingerposition als vom Bewegungsablauf. Viele Wiederholungen ermüden nur die Muskeln von Brust, Schultern und Armen und kompromittieren Ihr normales Liegestütz-Training. Außerdem wollen Sie die Sehnen und Muskeln der Extensoren gar nicht kräftiger oder ausdauernder werden lassen, sondern es geht Ihnen um den Ausgleich, das Ausbalancieren von Kraft. Und deshalb ist dies eine Kraftübung.

Bei Klimmzügen, hängendem Beinheben, Liegestützen und Brücken leisten Ihre Hände viel. Kommt noch das Grifftraining dazu, ist dies für so kleine Gelenke wie die der Finger schwere Arbeit. Überanstrengen Sie sie nicht, indem Sie täglich Fingerspitzen-Liegestütze absolvieren. Eine kurze und konzentrierte progressive Trainingseinheit zweimal die Woche führt bereits zu den gewünschten Ergebnissen. (Wenn Sie Neuling sind, wenig Zeit haben oder viel mit den Händen arbeiten, sollte eine einzige Fingerspitzen-Liegestütze-Trainingseinheit pro Woche genügen.)

Ihre Finger wollen stark sein. Sie sind gar nicht dafür gebaut, nur auf Tastaturen und Knöpfen herumzutippen. An der Hand eines Höhlenmenschen waren sie sogar gefährliche Waffen. Arbeiten Sie sparsam, aber regelmäßig und konzentriert und mit gestreckten, aber nicht überstreckten Fingern. Doch gönnen Sie Ihren Händen bei Bedarf auch Ruhe. Wenn Sie all das tun, werden Sie bald bemerken, wie Ihre Finger immer kräftiger werden.

Progressive Kraft

Ebenso wie alle anderen Eigengewichtsübungen müssen auch Fingerspitzen-Liegestütze progressiv trainiert werden, um Wirkung zu zeigen. Wenn Sie nicht laufend anspruchsvollere Varianten dieser Übung finden, stagnieren Ihre Kräfte. Im gleichen Maße, wie Ihre Greifkraft wächst, sollten auch die Fingerspitzen-Liegestütze härter werden – allerdings in einem langsameren Tempo, weil die Extensoren kleiner als die Greifmuskeln sind.

Wenn Sie mein erstes Buch *Trainieren wie im Knast* kennen, sind Sie mit dem Prinzip der progressiven Liegestütze vertraut. Im fünften Kapitel stellte ich die perfekte, von den Trainingsprogrammen von Häftlingen inspirierte progressive Liegestütze-Serie vor. Ich rate allen Athleten, die mit Fingerspitzen-Liegestützen beginnen wollen, diese Serie von zehn Schritten als Vorlage für ihr Fingerspitzen-Liegestütze-Programm zu nutzen. Sie fangen ganz am Anfang an, indem Sie Fingerspitzen-Liegestütze an der Wand machen, und erarbeiten sich dann nach und nach die härteren Varianten. Wer so vorgeht, sorgt nicht nur dafür, dass er laufend stärker wird, sondern gibt seinen Gelenken und dem Gewebe auch die Möglichkeit, sich an die wachsende Belastung anzupassen. Dies ist beim Trainieren der Finger besonders wichtig, weil sie klein und sehr verletzlich sind. Gerade schwergewichtige Athleten, die nicht spontan Fingerspitzen-Liegestütze schaffen können, sollten diese schonende Vorgehensweise wählen. Wer die Kraft seiner Finger immer weiter steigert, wird eines Tages sogar die einarmigen Fingerspitzen-Liegestütze bewältigen. Wenn Sie sorgfältig und konzentriert trainieren, werden Ihre Finger und Daumen eines Tages so hart und kraftvoll wie Titanstangen sein!

AKTIONSBEREIT

Vermeiden Sie bei Fingerspitzen-Liegestützen »Kaltstarts«. Bevor Sie anfangen, muss das Blut in Ihren Fingern, Handgelenken und Unterarmen rege zirkulieren. Hier ein paar Aufwärmstrategien, die sich bewährt haben:

1. Es ist sinnvoll, die Fingerspitzen-Liegestütze nach anderen Oberkörperübungen zu machen (z.B. nach Klimmzügen), sodass die Unterarme bereits »eingearbeitet« sind.

2. Danach lassen Sie Schultern, Ellbogen und Handgelenke ungefähr eine Minute lang kreisen, damit die Gelenkflüssigkeit in den Gelenken stark zirkuliert.

3. Anschließend kommen die Adlerkrallen dran: Ballen Sie die Hände zu festen Fäusten und öffnen Sie sie dann ganz langsam, Gelenk um Gelenk und unter maximaler isometrischer Spannung. Sobald Ihre (nun zitternden!) Finger maximal ausgestreckt sind, kehren Sie die Bewegung um und kehren zur festen Faust zurück. Das ist eine Wiederholung. Gönnen Sie sich zwei Sätze zu je zehn Wiederholungen, und schütteln Sie die Hände nach jedem Satz locker aus.

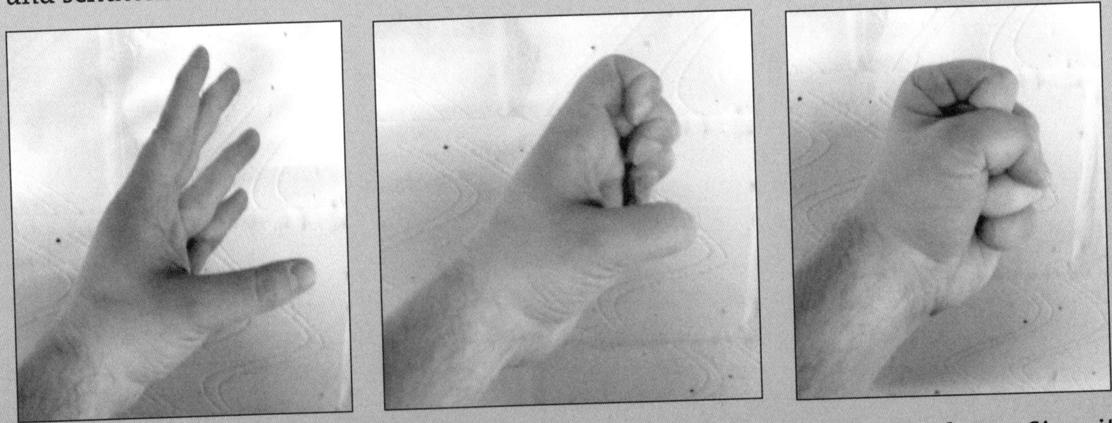

4. Führen Sie stets einen Satz einfacherer Fingerspitzen-Liegestütze aus, bevor Sie mit denen beginnen, die Sie eigentlich trainieren. Suchen Sie sich eine Übung aus, die eine Stufe unter dem aktuell erreichten Schritt liegt. Ein Satz von fünf bis zehn Wiederholungen bringt Ihr Nervensystem in Schwung und bereitet die Muskeln und Sehnen auf die bevorstehende Aufgabe vor.

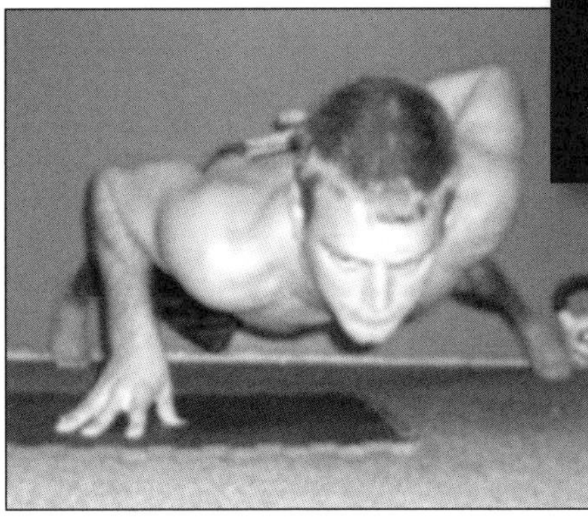

Einarmige Fingerspitzen-Liegestütze sind erst dann möglich, wenn Sie zuvor die Gelenke und das Bindegewebe Ihrer Finger optimal gekräftigt haben.

Ich will in diesem Buch nicht sämtliche technischen Anleitungen für jeden Schritt der Liegestütze-Serie wiederholen. Deswegen finden Sie hier unten eine Tabelle mit einer kurz gefassten Übersicht. Sollten Sie mehr Informationen benötigen, finden Sie diese in meinem ersten Buch.

Fingerspitzen-Liegestütz-Serie

1. Fingerspitzen-Liegestütz an der Wand:	Stehend mit den Fingern gegen die Wand
2. Schräger Fingerspitzen-Liegestütz:	Diagonal nach vorne gelehnt mit den Fingern an der Tischkante
3. Fingerspitzen-Liegestütz auf den Knien:	Kniend mit den Fingern auf dem Boden
4. Halber Fingerspitzen-Liegestütz:	Normaler Fingerspitzen-Liegestütz, jedoch nur halb hoch ausgeführt
5. Vollständiger Finger-spitzen-Liegestütz:	Klassischer Liegestütz, jedoch auf den Fingerspitzen anstatt auf den Handflächen abgestützt
6. Enger Fingerspitzen-Liegestütz:	Vollständiger Fingerspitzen-Liegestütz mit eng beieinanderstehenden Händen
7. Ungleicher Fingerspitzen-Liegestütz:	Liegestütz mit einer Hand auf einem unter Ihnen liegenden Ball und den Fingerspitzen der anderen Hand auf dem Boden
8. Halber einarmiger Fingerspitzen-Liegestütz:	Einarmiger Fingerspitzen-Liegestütz, jedoch nur halb hoch ausgeführt
9. Hebel-Liegestütz:	Liegestütz mit einer Hand auf einem neben Ihnen liegenden Ball und den Fingerspitzen der anderen Hand auf dem Boden
10. Einarmiger Finger-spitzen-Liegestütz:	Fingerspitzen-Liegestütz mit einem Arm hinter dem Rücken (Sie können dabei auch die Füße spreizen und den arbeitenden Arm seitlich abspreizen. Wenn Sie die Füße zusammenlassen, werden nicht die Finger, sondern die Schultern stärker belastet.)

PROGRESSION – SO GEHT'S

Bei vielen Eigengewichtsübungen ist es sinnvoll, zu schwierigeren Varianten überzugehen, sobald man die angestrebte Anzahl von Wiederholungen bewältigt (10 Wdh., 20 Wdh. usw.). Bei Fingerspitzen-Liegestützen ist das jedoch nicht notwendig, im Gegenteil: Die doch sehr zarten Fingergelenke könnten Schaden nehmen. Stattdessen:

- Führen Sie in jeder Trainingseinheit nur ungefähr fünf Wiederholungen aus.
- Arbeiten Sie die Schritte durch, bis Sie eine Übung erreichen, die Ihnen schwerer fällt.
- Sobald Sie Ihnen leichter vorkommt, probieren Sie den nächsten Schritt aus.
- Überanstrengen Sie sich bei dieser Übung nie. Behalten Sie stets volle Kontrolle über Ihren Körper!
- Behalten Sie in den Sätzen ein gleichmäßiges Tempo bei. Trainieren Sie nie mit Schwung, und vermeiden Sie auf jeden Fall Varianten wie Fingerspitzen-Liegestütze mit Klatschen.
- Sobald Ihnen einarmige Fingerspitzen-Liegestütze leichtfallen, probieren Sie Varianten mit weniger Fingern oder im Handstand aus.

Sobald Sie einarmige Fingerspitzen-Liegestütze kinderleicht finden, können Sie zu Handstand-Liegestütz-Varianten übergehen, bei denen die Finger das Körpergewicht tragen. Das sollten aber nur so erfahrene Athleten wie Justin P. ausprobieren!

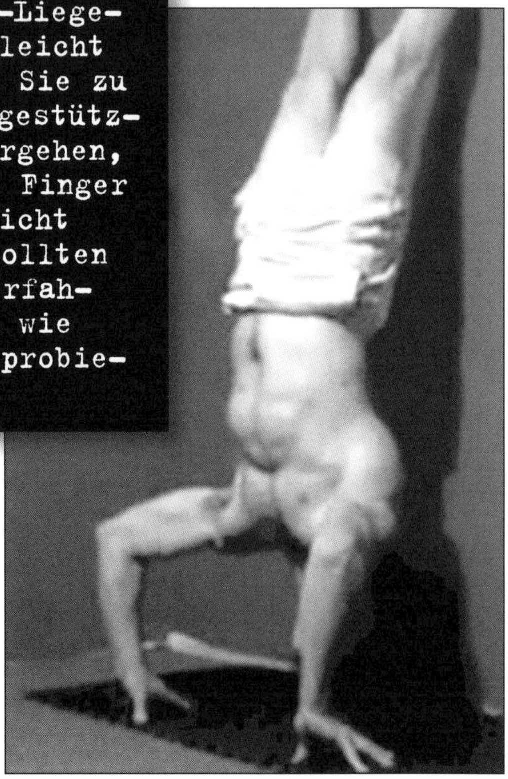

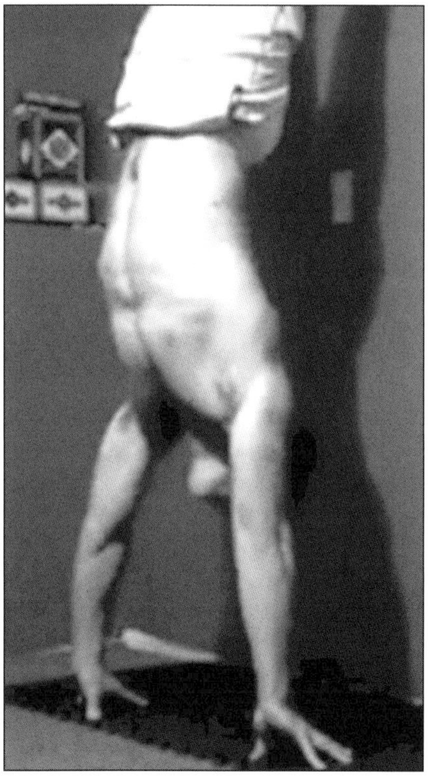

Licht aus!

Manche Leute denken, Fingerspitzen-Liegestütze seien eher ein lustiger Trick als eine echte Kraftsportübung. Richtig ausgeführt, stellen sie in Wirklichkeit eine der sichersten und effektivsten Methoden zur Kräftigung der Extensoren im oberen Bereich des Unterarms dar. Für Athleten, die ihre Greifmuskulatur – die Flexoren an der Unterseite des Unterarms – ernsthaft trainieren wollen, sind Fingerspitzen-Liegestütze außerordentlich wertvoll. Sie verhindern, dass sich die Kraft der Hände ungleich entwickelt, und runden das Training von Fingern und Händen perfekt ab.

Wenn Sie sinnvolles Grifftraining betreiben, sollten Sie Fingerspitzen-Liegestütze wirklich ernst nehmen und sie so konzentriert und sorgfältig ausführen wie jede andere kraftaufbauende Calisthenics-Übung auch. Wärmen Sie sich gründlich auf, beginnen Sie schonend mit einfachen Varianten der Übung, trainieren Sie hart, aber sauber und kontrolliert, und gehen Sie mit der Zeit allmählich zu schwierigeren Varianten über.

Die Kraft der Hände: Überblick und Herausforderung

In den letzten vier Kapiteln ging es um das Trainieren von Griff, Fingern und Unterarmen. Alles war sehr dicht und komplex beschrieben, und ich habe Sie mit Anregungen und Vorsichtsmaßnahmen überhäuft. Für den Fall, dass Sie vorhaben, einige der hier beschriebenen Übungen in Ihre Trainingsroutine aufzunehmen, gebe ich Ihnen hier noch einmal einen kurzen Überblick:

- Um die Kraft Ihrer Hände und Unterarme zu maximieren, brauchen Sie nur zwei Grundübungen: Hängegriff-Training und Fingerspitzen-Liegestütze.
- Beim Hängegriff-Training kann man durchaus von einer waagerechten Stange hängen. Allerdings trainiert dies nur die Finger. Damit die ganze Hand etwas davon hat, sollten Sie senkrecht hängen. Sie können es an einem Seil versuchen, doch ein Handtuch ist vielseitiger und effektiver.
- Beginnen Sie Ihr Handtraining mit Fingerspitzen-Liegestützen, aber vergessen Sie nie, die Hände vorher aufzuwärmen (siehe S. 72).
- Beschränken Sie sich bei Fingerspitzen-Liegestützen auf zwei oder drei Sätze mit nur wenigen Wiederholungen (niemals mehr!). Zwei Sätze zu je fünf Wiederholungen sind ideal.
- Trainieren Sie die Fingerspitzen-Liegestütze progressiv (siehe S. 73), aber überanstrengen Sie sich nie, und wagen Sie sich an den nächsten Schritt erst, wenn Ihnen der aktuell trainierte zu leicht wird.
- Es empfiehlt sich, das Grifftraining nach den Fingerspitzen-Liegestützen zu machen. (Trainieren Sie Ihren Griff niemals vor Hängeübungen wie Klimmzügen oder hängendem Beinheben!)

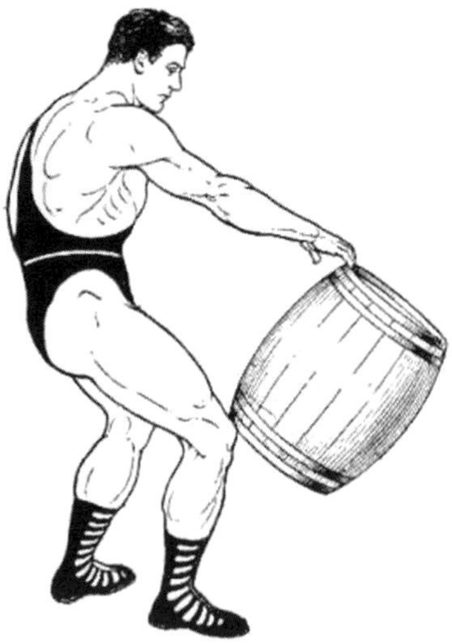

> Die Kraftmenschen alter Schule wussten, dass man schöne dicke Unterarme nicht über Nacht bekommt. Sie können sich Ihr genetisches Potenzial nur durch harte und auch oft schmerzhafte Arbeit erschließen, durch Beharrlichkeit und intelligente Trainingsplanung.

- Trainieren Sie konsequent, aber machen Sie niemals zu viele Sätze. Das würde nur Ihre Hände ermüden, ohne deren Kraft schneller zu entwickeln. Mehr als vier Hängegriff-Sätze pro Hand sind kontraproduktiv!
- Gönnen Sie sich zwischen den Sätzen so lange Erholungsphasen, wie Sie brauchen. Warten Sie aber auch nicht, bis Ihre Unterarme abkühlen.
- Die Länge der Hängephasen hängt von Ihrem Progressionsniveau ab. Wenn Sie jedoch länger hängen als eine Minute, bauen Sie eher Ausdauer als Kraft auf.
- Bei den meisten Übungen für die obere Körperhälfte bekommen die Hände genug zu tun; deshalb sollten Sie übermäßiges Handtraining vermeiden. Einmal pro Woche ist ausreichend, zweimal pro Woche ist optimal. Dreimal pro Woche sollte nur trainieren, wer sich außergewöhnlich schnell erholt.

Programmvorschlag

Anhand meiner oben aufgeführten Tipps können Sie ein Programm für Ihr Hand- und Unterarmtraining gestalten. Ein Trainingsplan ist wichtig, denn schließlich sind Sie ja Ihr eigener Trainer.

Wer sofort anfangen will, kann erst einmal meinen Vorschlag auf der rechten Seite übernehmen. Wärmen Sie sich vorher gut auf, seien Sie streng mit sich, konzentrieren Sie sich auf die Hängegriffe, trainieren Sie zum Ausgleich ein paar Fingerspitzen-Liegestütze, und arbeiten Sie sich konsequent Schritt für Schritt weiter. Das ist das Unterarmtraining à la Knast – und glauben Sie mir: Sie können damit gar nichts falsch machen!

Programmvorschlag

Sinnvolles Unterarmtraining mit Eigengewichtsübungen sollte aussehen wie folgt.

Im Anschluss an eine Einheit Training für den Oberkörper:
Gelenke kreisen: 1 Minute

1. ADLERKRALLEN:	Satz 1: 10 Wdh. Hände ausschütteln Satz 2: 10 Wdh. Hände ausschütteln
2. FINGERSPITZEN-LIEGESTÜTZE:	Satz 1: 5–10 Wdh. (Aufwärmphase) Satz 2: 5 Wdh. (Trainingssatz) Satz 3: 5 Wdh. (Trainingssatz)
3. HÄNGEGRIFF:	Satz 1: 25 Sekunden (Aufwärmphase) Satz 2: max. 1 Minute (Trainingssatz) Satz 3: max. 1 Minute (Trainingssatz) Satz 4: max. 1 Minute (Trainingssatz)

- Die für die Aufwärmphase gewählte Übung sollte sich wesentlich leichter anfühlen als die Übung, die Sie aktuell trainieren.
- Dieser Vorschlag kann an so gut wie jedes Kraftniveau angepasst werden. Wenn Sie kräftiger sind, wählen Sie einfach dementsprechend härtere Übungen aus.

Mein eiserner Fehdehandschuh

Ich weiß, dass viele Griffmeister ihre Hände lieber mit Gewichten trainieren. Mir erzählen diese Jungs gerne, die Handübungen von Calisthenics seien nicht anspruchsvoll genug.

Also, Leute: Wenn ihr eure Hände mit Gewichten trainieren wollt, ist mir das auch recht. Ich will diese Methode gar nicht kritisieren. Ich kenne viele, die es lieben, den Stahl zwischen ihren Fingern zu spüren, und habe dafür auch wirklich Verständnis. Doch wenn es immer noch jemanden gibt, der meint, Eigengewichts-Kraftübungen für die Hände wären viel zu leicht ... dann werfe ich ihm meinen »eisernen Fehdehandschuh« zu und fordere ihn heraus.

Dafür habe ich mir einen Test ausgedacht, der aus vier – ja, nur vier – Übungen besteht. Wenn Sie die vorangegangenen Kapitel gelesen haben und immer noch meinen, Eigengewichtsübungen für die Hände seien »voll leicht«, dann versuchen Sie sich mal an den folgenden vier Aufgaben. Sie müssen nacheinander bewältigt werden, mit höchstens fünf Minuten Pause zwischen den einzelnen Aufgaben.

1. Hängen am dreifachen Handtuch: 60 Sekunden einhändig

Legen Sie drei dickere Handtücher über einer waagerechten Stange übereinander. Wickeln Sie Ihre Hand um deren Enden, oder jedenfalls so weit herum, wie es geht. (Damit umgreifen Sie praktisch sechs Handtücher, weil die Tücher ja doppelt hängen. Es ist ziemlich unwahrscheinlich, dass sich Finger und Daumen dabei noch berühren.) Drücken Sie die Handtücher fest zusammen, und lassen Sie sich an einer Hand daran hängen. Bleiben Sie 60 Sekunden so. Wechseln Sie dann, um die Übung mit der anderen Hand auszuführen.

2. Klimmzüge am Zeigefinger: 10 Wiederholungen

Machen Sie zehn vollständige Klimmzüge, bei denen Sie sich nur mit Ihren Zeigefingern an der Stange (oder aber auch an Ringen oder Riemen) halten.

3. Einarmige Fingerspitzen-Liegestütze: 5 Wiederholungen

Legen Sie sich bäuchlings auf den Boden, und machen Sie fünf vollständige Liegestütze, bei denen Sie sich nur auf die vier Finger und den Daumen einer Hand stützen. Die Füße können Sie dabei gespreizt halten. Wiederholen Sie die Übung mit der anderen Hand.

4. Greifen und umgreifen: 10 Wiederholungen pro Hand

Lassen Sie sich an einer Hand mit Obergriff von einer Stange hängen. Führen Sie ein Kipping durch, und wechseln Sie in der Luft zum Untergriff. Legen Sie hängend vor dem nächsten Kipping und Umgreifen eine Pause ein. Nach zehn Wiederholungen wechseln Sie die Hand.

Hört sich hart an? Schön. Die Hängegriffe an Handtuch sind natürlich mörderisch, aber keine dieser Aufgaben ist undurchführbar. Der Kraftmensch Sandow schaffte einarmige Klimmzüge mit jedem beliebigen einzelnen Finger – sogar mit dem kleinen Finger und dem Daumen! Er liebte auch Schnellkraft-Griffübungen und konnte eine schräg stehende Leiter an nur einer Hand »hinaufhüpfen«, mittels Kipping und dem »Einfangen« der Stange in der Luft. Viele erfahrene Kampfsportler wissen Eigengewichtsübungen zu schätzen und stützen sich bei Liegestützen nur auf ihre Zeigefinger und Daumen. Die oben beschriebenen Aufgaben sind also keineswegs Elite-Übungen.

Trotzdem machen auch sehr starke Männer, die ihre Hände mit Gewichten trainieren, bei diesen Aufgaben schnell schlapp und reagieren darauf mit Entsetzen. Sie hatten gedacht, ihre Hände und Finger seien durch das Gewichtheben und das Zusammendrücken von Federn unglaublich stark, scheiterten dann aber an schlichten Eigengewichtsübungen.

Hier noch die kurze Zusammenfassung:

Der eiserne Fehdehandschuh

1. Hängen am dreifachen Handtuch: 60 Sekunden einhändig
2. Klimmzüge am Zeigefinger: 10 Wiederholungen
3. Einarmige Fingerspitzen-Liegestütze: 5 Wiederholungen
4. Greifen und umgreifen: 10 Wiederholungen pro Hand

Wenn Sie die Herausforderung angenommen und die Übungen bewältigt haben, dann verneige ich mich hiermit vor Ihnen. Sie sind ein Jedimeister der Eigengewichts-Handkraftübungen. Heben Sie ruhig weiter Gewichte, wenn Ihnen der Sinn danach steht, und lassen Sie sich von Kraftsportlegenden wie Adam T. Glass, John Brookfield oder Samuelsson inspirieren.

Aber wenn Sie die Aufgaben nicht geschafft haben, dann behaupten Sie bitte nie mehr, Eigengewichtsübungen seien leicht. Sie könnten auch durch die Grundübungen noch viel lernen!

Licht aus!

Nichts zeugt so eindeutig von beachtlicher Kraft wie ein Paar starker Hände. Hände, die so mächtig sind, dass sie Metall verbiegen, eine ungeöffnete Cola-Dose zum Platzen bringen oder Baumwurzeln aus der Erde reißen, beeindrucken stärker als dicke Bizepse oder breite Schultern. Starke Hände verschaffen Respekt und sind nützlich, doch leider nicht durch die meisten heute gebräuchlichen Formen des Unterarmtrainings zu erzielen.

Wenn Ihre Unterarme wirklich so stark sein sollen, wie sie aussehen, dann vergessen Sie die modernen Methoden und kehren zu den guten alten Eigengewichtsübungen zurück. Diejenigen Übungen, die Ihnen tatsächlich mehr Muskeln auf die Unterarme packen, sind nicht Handgelenk-Curls und all ihre Varianten. Um den M. brachioradialis und den M. brachialis wirklich aufzubauen, eignen sich Klimmzüge tatsächlich am besten, denn bei ihnen müssen Unterarme und Ellbogen in den für den Muskelaufbau günstigsten Positionen arbeiten.

Beim Trainieren der Unterseite des Unterarms erzielt man weder mit Gewichten noch mit anderen Trainingshilfen maximale Ergebnisse. Folgen Sie Ihrer Natur und dem Beispiel von Athleten und Kriegern vergangener Jahrhunderte, und trainieren Sie das Hängen. Das Hängen von einer waagerechten Stange ist eine sehr einfache Übung, von der man bald zum senkrechten Hängen

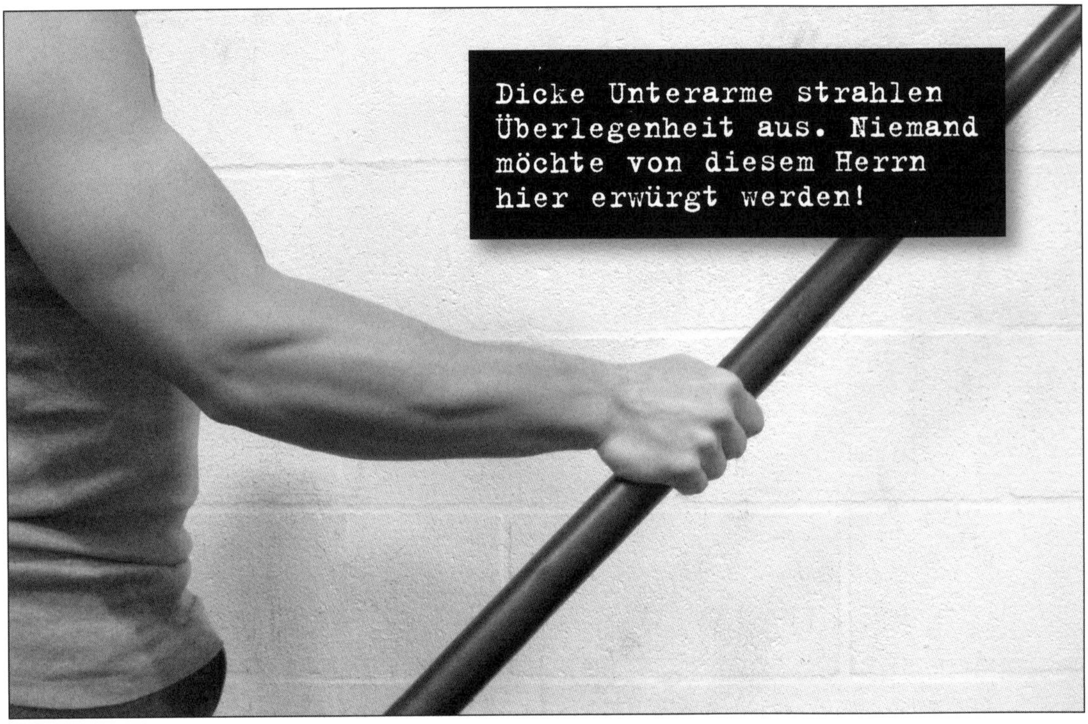
Dicke Unterarme strahlen Überlegenheit aus. Niemand möchte von diesem Herrn hier erwürgt werden!

an einem Tau oder Handtuch übergehen sollte. Sie bauen dadurch eine Kraft in den Daumen auf, die mittels Gewichtheben niemals zu erreichen wäre.

Im Gefängnis gibt es Männer, für die das Training von Hand, Griff und Unterarm schon beinahe eine Religion ist. Sie hängen an einem oder zwei Fingern an ihren Zellentüren, bis sie am ganzen Körper Krämpfe haben, und sie machen Fingerspitzen-Liegestütze, bis ihre Finger stark wie Stahldübel sind. Viele von ihnen trainieren den ganzen Tag hindurch und bis in die Nacht hinein, so lange, bis ihre wunden Hände im eigenen Blut abrutschen. Man erkennt diese Typen sofort an ihren gigantischen tätowierten Unterarmen mit enormen Muskelklumpen und dicken Venen.

Diese Typen sind extrem, und das ist wohl mit ein Grund dafür, dass sie im Gefängnis gelandet sind. Ich rate Ihnen keinesfalls dazu, mit demselben Eifer zu trainieren. Aber wenn Sie auch nur einige der in diesem Kapitel beschriebenen Übungen in Ihr Trainingsprogramm einbauen, werden Ihre Unterarme bald die Ärmelnähte sprengen!

Die Flagge kapern

Es kommt einem vor, als wolle derzeit jeder seine schrägen Bauchmuskeln trainieren. Diese kleinen Muskeln, die eng übereinander seitlich am Bauch verlaufen, haben einen schieren Fitnessrausch ausgelöst – zumindest gewinnt man diesen Eindruck, wenn man in einer Muskelzeitschrift oder einer Kraftsportanleitung blättert oder aber in einen Werbespot für Trainingsgeräte hineinzappt. So notwendig, wie eine Torte angeblich einen Zuckerguss braucht, braucht Ihr Bauchmuskeltrainingsprogramm Extraübungen für die »Schrägen«.

Wenn Sie so etwa auf meiner Linie liegen, geht Ihnen diese übertriebene Fokussierung einer tatsächlich weniger wichtigen Körperregion aus ästhetischen Gründen möglicherweise ebenso auf den Keks wie mir. Es hat viel mit der Narzissisierung unserer Spezies zu tun sowie mit unserer Fähigkeit, kostbare Zeit und Energie auf wertlosen Mist zu verschwenden. Noch viel alberner als diese Fixierung an sich aber sind die von Sportfexen und Trainern dafür auserwählten Trainingsmethoden: Seit-Crunches, Twisting Crunches, seitliche Kabelzug-Crunches und ähnlicher Kram.

Diese beliebten Übungen sind ebenso unangebracht wie ineffektiv. Unangebracht deshalb, weil sie eine kleine Muskelgruppe durch isolierende Bewegungen fördern sollen, während sich diese Muskeln im Zuge ihrer Evolution dazu entwickelten, als Glied einer größere Gruppe zu funktionieren. Und ineffektiv, weil Übungen wie Crunches keine Kraftübungen sind, sondern Bewegungen gegen geringen Widerstand. Zwar entsteht dabei das Gefühl, man würde arbeiten, doch die Ergebnisse bleiben gleich null. (Spannen und entspannen Sie Ihre Quadrizepse dreimal die Woche in drei Sätzen zu je 20 Wiederholungen. Werden sie dadurch größer? Nein, und auch nicht stärker. Es fühlt sich zwar wie Arbeit an, aber es fördert die Quadrizepse nicht – es sei denn, Sie beugen gleichzeitig auch Ihre Knie und machen Kniebeugen!)

Wenn Sie Ihre schrägen Bauchmuskeln tatsächlich kräftigen wollen, müssen Sie sie nach denselben altbewährten Grundsätzen trainieren wie jede andere Muskelgruppe, nämlich:

- mit dem eigenen Körpergewicht als Widerstand
- mit Techniken, die den gesamten Körper als Einheit miteinbeziehen
- mit konsequentem Training
- mit progressiv schwierigeren Übungen

Mit dieser Philosophie werden Sie tatsächlich großartige Ergebnisse erzielen, und zwar bei jeder anvisierten Muskelgruppe. Haben Sie keine Angst davor, stärker zu werden!

Die schrägen Bauchmuskeln – ein moderner Mythos

Haben Sie keine Angst davor, stärker zu werden – diese Warnung ist ernst gemeint. Ob Sie es glauben oder nicht: Es gibt jede Menge Athleten beiderlei Geschlechts, die Angst davor haben, ihre schrägen Bauchmuskeln zu stark zu trainieren, weil sie befürchten, dass ihre Taille dadurch dicker wird und sie ihre schöne, V-förmige Figur verlieren. Das ist natürlich völliger Quatsch!

Es gibt nur zwei Dinge, die in der Lage sind, die Taille dicker werden zu lassen: Das eine ist Körperfett, und das andere ist der Missbrauch von Anabolika und Wachstumshormonen, der zur Folge hat, dass alle Muskeln des Körpers vermehrt Wasser aufnehmen und sich, ebenso wie die Organe, ausbreiten und anschwellen. Funktionelles Krafttraining macht Ihre Taille keineswegs dicker, im Gegenteil: Es bewirkt, dass Sie Körperfett verlieren und schlanker werden.

Die »Schrägen« sind kleine dichte Muskeln, die durch intensives Training natürlich kräftiger und plastischer werden, jedoch wenig Einfluss auf die Bundweite haben. Schauen Sie sich einmal Fotos von Kraftsportlern näher an: Diese Männer und Frauen müssen für ihre Disziplinen unglaublich starke schräge Bauchmuskeln haben, und dennoch sind ihre Taillen schlank – und stahlhart.

Moderne Fitnessclubbesucher könnten sich von ihnen eine Scheibe abschneiden. Aber auch wenn Sie jahrelang sinnlose Übungen für Ihre »Schrägen« gemacht haben sollten: keine Panik! Auf den folgenden Seiten zeige ich Ihnen, wie Sie zu einer wahren Bruce-Lee-Taille kommen – und zwar ohne Crunches oder angeblich wundertätige Trainingsmaschinen.

Müssen Sie Ihre Schrägen überhaupt extra trainieren?

Bevor wir anfangen, sollten wir uns eine einfache Frage stellen: Müssen Sie überhaupt gesonderte Übungen für Ihre schrägen Bauchmuskeln machen?

Wenn Sie die entsprechenden Artikel und Kapitel in der aktuellen Muskelliteratur lesen, werden Sie natürlich glauben, die Antwort auf diese Frage sei »Ja«. Sie dürfen jedoch nicht vergessen, dass alle Muskeln der Körpermitte zusammenarbeiten. Sie müssen sich diese Gruppe als einen dicken breiten Muskelgürtel vorstellen. Wenn sich einer dieser Muskeln wirklich anstrengt, bekommen alle zu tun – selbst wenn es nur auf isometrische Weise sein sollte. Und die schrägen Bauchmuskeln sind davon nicht ausgenommen. Wenn Sie Brücken oder Kniebeugen machen, arbeiten auch die schrägen Bauchmuskeln, und je härter Sie diese Übungen trainieren, desto stärker müssen Ihre »Schrägen« ran.

Diese Wirkung verstärkt sich bei speziellen Bauchmuskelübungen wie z. B. Beinheben. Es stählt nicht nur Ihre anteriore Kette, sondern auch die schrägen Bauchmuskeln (vor allem, wenn diese die Hüften dort halten, wo sie bleiben sollen). Im ersten Buch *Trainieren wie im Knast* beschreibe ich für alle Athleten, die die Wirkung des Beinhebens auf ihre schrägen Bauchmuskeln verstärken wollen, die zusätzliche Variante »Beinheben mit Drehung« (S. 193).

Wenn Sie intensiv mit Beinheben und den übrigen in *Trainieren wie im Knast* beschriebenen *Big Six* arbeiten, benötigen Ihre schrägen Bauchmuskeln eigentlich kein zusätzliches Spezialtraining, denn sie werden ohnehin ausreichend gefördert.

Es wird aber immer Sportler geben, die aufgrund der von ihnen gewählten Disziplin extrem kräftige schräge Bauchmuskeln brauchen. Die Muskeln der Flanke, zu denen auch die »Schrägen« gehören, bringen den seitlichen Brustkasten und die Hüfte näher zusammen, sind also für alle Sportarten wichtig, die kräftiges Kicken oder seitliches Beinheben erfordern. Sicherlich gibt es auch noch einige Calisthenics-Athleten der Spitzenklasse, denen es nicht genügt, das Beinheben spielend zu bewältigen, weil sie alles spielend bewältigen wollen. Auch diese Fitnessbestien werden wissen wollen, wie man seine »Schrägen« auf Vordermann bringt.

Dazu kommt noch, dass die Übungen, die ich Ihnen im Folgenden vorstelle, extrem cool und sensationell sind. Sie zu meistern ist unglaublich befriedigend – und für eventuelle Zuschauer verdammt beeindruckend. Viele Calisthenics-Athleten wollen aus genau diesen Gründen mit ihnen experimentieren.

Warum auch nicht? Sie zahlen ja schließlich auch Steuern, oder?

Die ultimative Übung für die laterale Kette: die Flagge

Brücken fordern die Rückseite des Körpers: die ischiocrurale und die Wirbelsäulenmuskulatur sowie die Trapezmuskeln, also die posteriore Kette. Beinheben fordert die Vorderseite: die Muskulatur von Bauch und Hüften sowie die tief liegenden Oberschenkelmuskeln – die anteriore Kette. Wenn Sie nach einer Übung für die Seiten Ihres Körpers Ausschau halten, für die laterale Kette, so haben Sie sie soeben gefunden: Es ist die Flagge.

Es gibt viele Varianten der Flagge; die härteste aber besteht darin, von einer senkrechten Basis aus den Körper waagerecht auszustrecken. In dieser Haltung sieht man wie eine im Wind wehende Flagge aus, und daher rührt der gebräuchlichste Name dieser Übung (die auf Englisch *Human flag* heißt).

Die Flagge ist eine Übung, die den ganzen Körper fordert. Das Halten dieser Position beansprucht die gesamte laterale Kette (nicht nur die schrägen Bauchmuskeln, sondern auch die Lats unter den Achselhöhlen, den M. serratus und die Interkostalmuskulatur des Brustkorbs, die Abduktoren der Hüften und die Tensoren an der Außenseite der Oberschenkel). Die Muskulatur von Wirbelsäule und Rumpf muss stahlhart werden, um dem in die Waagerechte gestreckten Körper Halt zu geben. Weil das untere Bein entgegen der Schwerkraft hochgehalten werden muss, trainiert die Flagge auch die Adduktoren des inneren Oberschenkels sowie den Oberkörper, da sich der Athlet mit beiden Händen (und natürlich Armen) an der senkrechten Basis, z. B. einer Stange, festhalten muss. Natürlich tut einem hinterher die seitliche Taille noch tagelang weh.

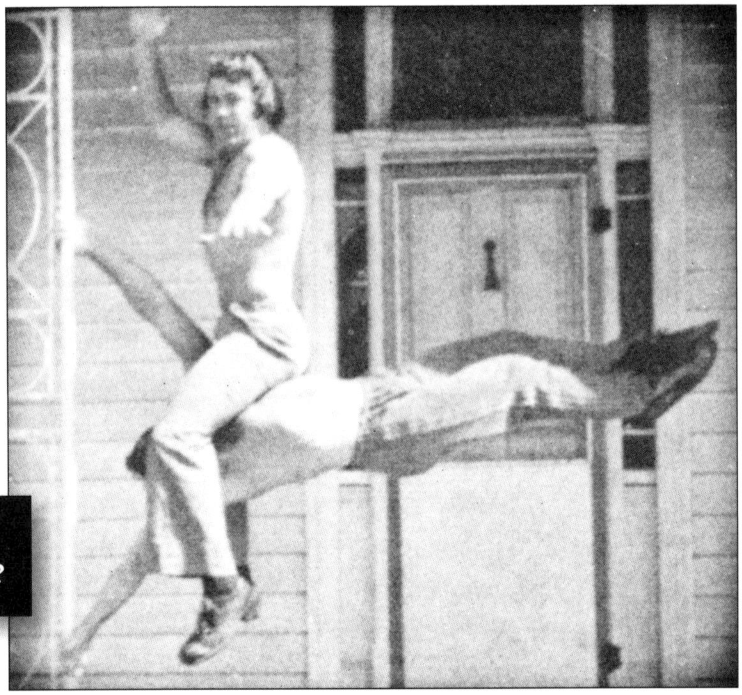

Wie stark ist deine laterale Kette, Süßer?

Von allen Flaggenvarianten beanspruchte laterale Muskelkette

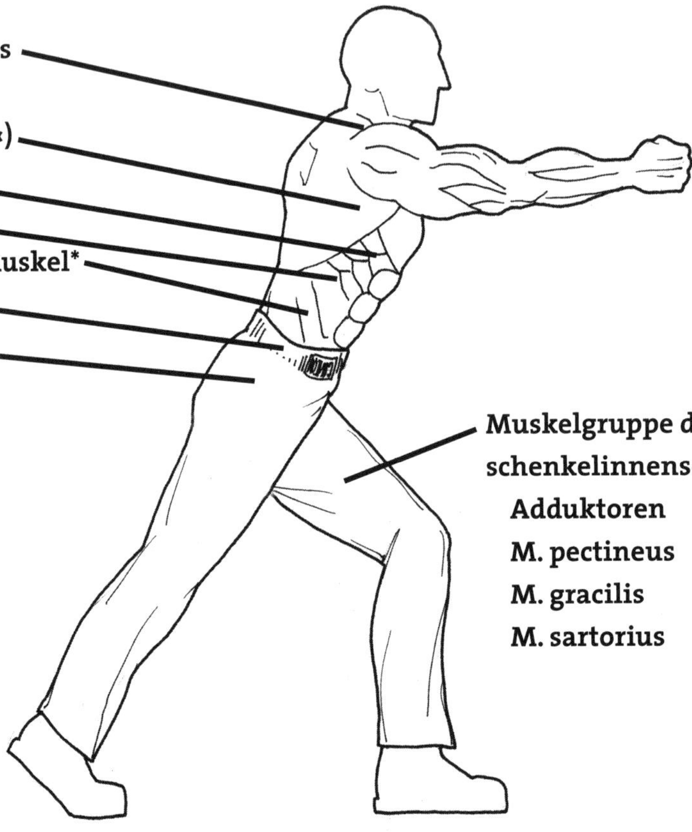

* Nicht jeder weiß, was mit äußeren und inneren schrägen Bauchmuskeln gemeint ist. Um es hier kurz zu erklären: Die äußere Schicht der schrägen Bauchmuskeln zieht den Rumpf zur Seite hin und hält ihn dort – wie bei seitlichem Beugen oder der Flagge. Die innere Schicht der schrägen Bauchmuskeln rotiert den Körper, z. B. bei drehenden Bewegungen. Die Flagge ist die beste Übung zur Kräftigung der äußeren schrägen Bauchmuskeln. Kombiniert mit einer sicheren Calisthenics-Drehung wie die, die ich Ihnen in Kapitel 17 zeigen werde, stellt sie das bestmögliche Training für die »Schrägen« dar.

Die Flagge stammt nicht aus dem Repertoire des modernen Geräteturnens. Sie kennt keine senkrechte Basis, sondern nur die waagerechte (wie Boden, Pauschenpferd, Barren und Ringe). Vielmehr ist sie eine sehr alte Übung, die heute fast nur noch im indischen Stangentraining *(Mallakhamb)* sowie von chinesischen Akrobaten und anderen Zirkusartisten progressiv trainiert wird. Ich lernte sie dort kennen, wo ich mir auch all anderen Standardübungen aneignete: im Knast. Im Gefängnis finden interessierte Athleten Unmengen von Pfosten, Gittern, Rohren und Stangen.

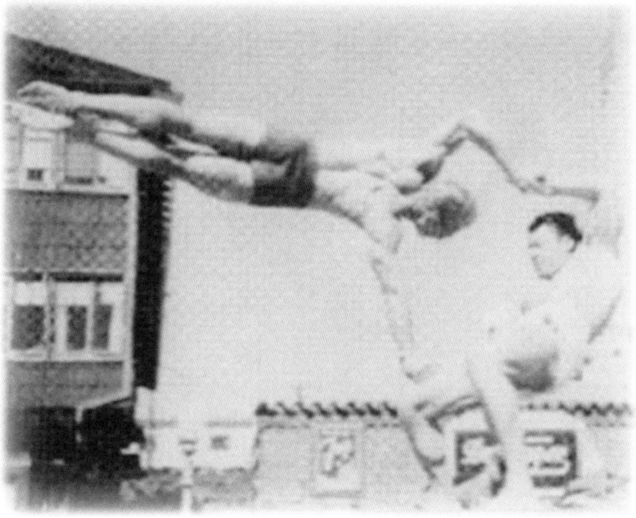

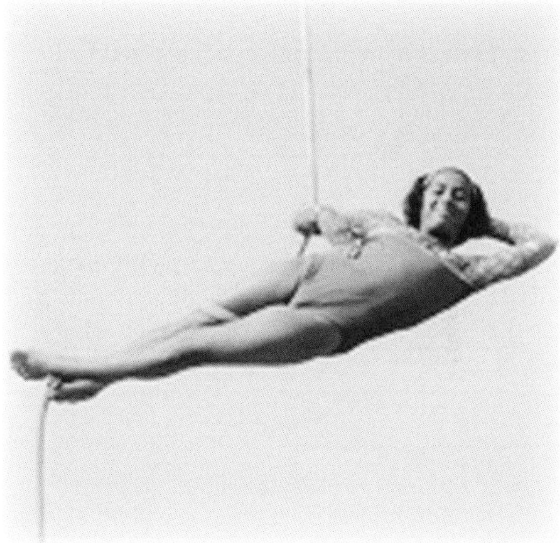

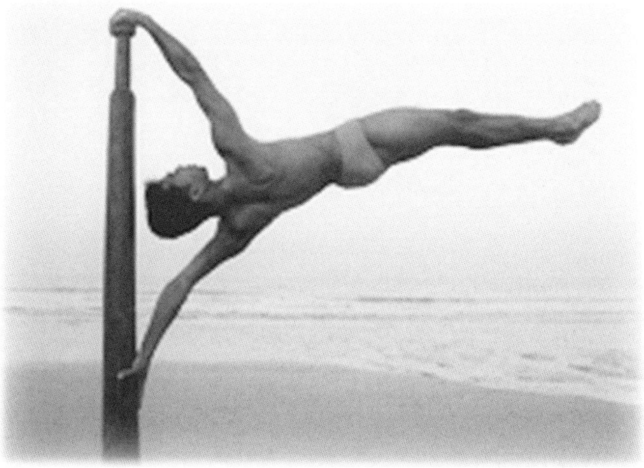

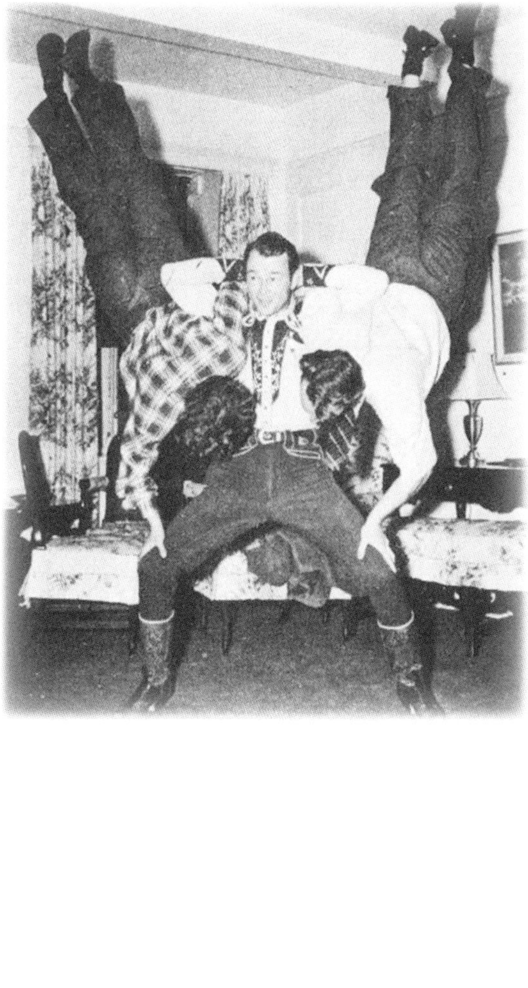

Verschiedene Übungen für die laterale Kette. Von oben links: Partner-Eigengewichtsübung; Hochseilakrobatik; traditionelles Mallakhamb-Training; Zirkustrick, vorgeführt von dem großen Roy Rogers mit zwei Freunden.

Wo auch immer Sie die Flagge erlernen – sie ist und bleibt eine unvergleichliche Kraftleistung, und man sollte Respekt vor ihr haben. Wenn Sie sich nicht durch progressive Übungen an sie heranarbeiten, haben Sie keine Chance, sie eines Tages tatsächlich zu beherrschen.

Zwei Typen von Flaggen

Es existieren zwei Hauptvarianten der Flagge. Die eine nennt man Clutch Flag, die andere Press Flag. Bei der Clutch Flag, der »Greifflagge«, drückt man die senkrechte Basis – z. B. eine Stange oder einen schmalen Baumstamm – gegen die eigene Brust. Für die Press Flag presst man den Körper mithilfe der durchgestreckten Arme an der senkrechten Basis hoch.

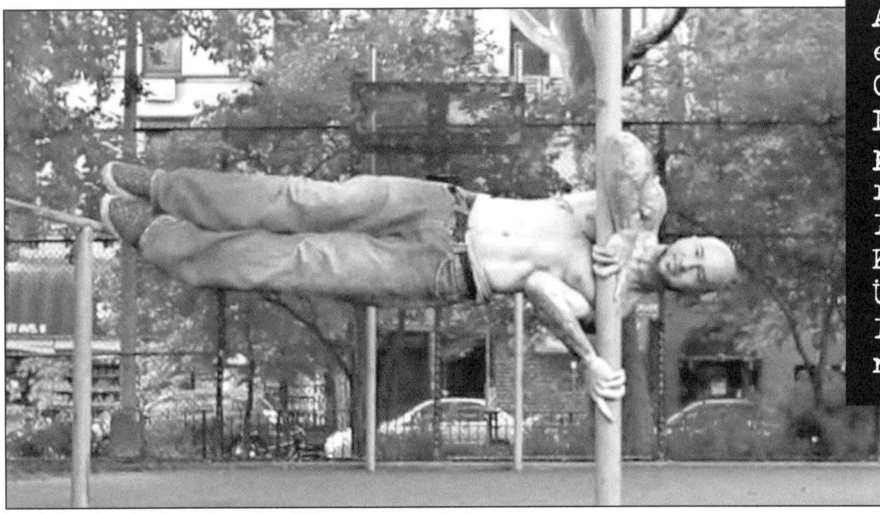

Al Kavadlo zeigt eine klassische Clutch Flag. Der Körper ist perfekt waagerecht. Wie immer lässt Als enorme Körperkraft die Übung kinderleicht erscheinen.

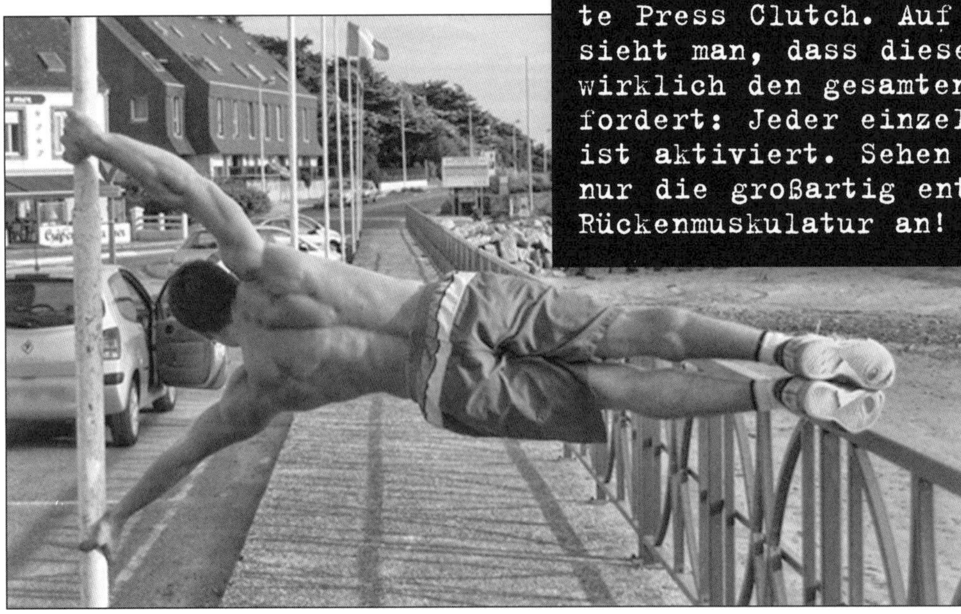

Vassili vollführt eine perfekte Press Clutch. Auf dem Foto sieht man, dass diese Übung wirklich den gesamten Körper fordert: Jeder einzelne Muskel ist aktiviert. Sehen Sie sich nur die großartig entwickelte Rückenmuskulatur an!

Ich werde Ihnen eine Serie progressiver Übungen zeigen, die Ihnen helfen, beide Varianten zu erlernen. Die Clutch Flag ist aufgrund der verminderten Hebelkräfte die signifikant weniger anspruchsvolle Version, sodass sie sich leichter und schneller erlernen lässt. Andererseits trägt die Press Flag in weitaus stärkerem Maße zur Kräftigung der lateralen Kette und damit des ganzen Körpers bei.

Aufgrund der unterschiedlichen Schwierigkeitsniveaus dieser beiden Übungen rate ich meinen Schülern stets, sich zuerst mit den progressiven Übungen für die Clutch Flag zu befassen, bevor sie sich an die Press Flag heranwagen. Das gilt ganz besonders für Athleten, die Übungen wie die Planke, bei denen das gesamte Körpergewicht gehalten werden muss, nicht gewohnt sind. Wenn Sie zuerst auf die Clutch Flag hinarbeiten, kräftigen Sie nicht nur systematisch Ihren Körper und senken gleichzeitig Ihr Verletzungsrisiko radikal, sondern Sie beschleunigen dadurch auch Ihre Annäherung an die Press Flag.

Licht aus!

Echte Kraft entsteht aus Ihrer Fähigkeit, Ihren Körper als Einheit einzusetzen, und wer sich die besten und effektivsten Übungen aussucht, wird dafür mit schnellem Muskelwachstum belohnt. Genau aus diesem Grund ist das heute so moderne, die schrägen Bauchmuskeln isolierende Training in jeder Hinsicht kontraproduktiv.

Ja, tatsächlich ist es schlicht und einfach falsch.

Sie wünschen sich eine kraftvolle und gleichzeitig schöne Taille, wie antike Statuen sie haben? Diese Statuen entstanden Jahrtausende vor der Erfindung des Seit-Crunch. Aber inzwischen wissen Sie ja, was ich von Bauchpressen oder Crunches und Konsorten halte. Ignorieren Sie diesen Unsinn einfach. Suchen Sie sich lieber einen stabilen Pfosten oder Pfahl, und bringen Sie sich die Flagge bei. Nach seitlichen Bauchpressen könnte es im Bäuchlein ein klein wenig brennen; wenn Sie dagegen die Flagge trainieren, werden Sie sämtliche Muskeln an den Seiten des Körpers spüren – von den Halsmuskeln über die Brustkorb- und Bauchmuskulatur bis hin zu den Muskeln der Hüften und Oberschenkel. Dadurch merken Sie, dass diese Muskeln und Sehnen angeregt, gekräftigt und gefestigt werden.

Wenn Sie die Muskeln Ihrer lateralen Kette optimal trainieren wollen, erlernen Sie die Flagge! Aber wie bei allen Übungsserien gilt: Man muss erst gehen lernen, bevor man losrennen kann. Konzentrieren Sie sich zuerst auf die Clutch Flag. Was Sie dafür tun müssen, erkläre ich Ihnen im folgenden Kapitel.

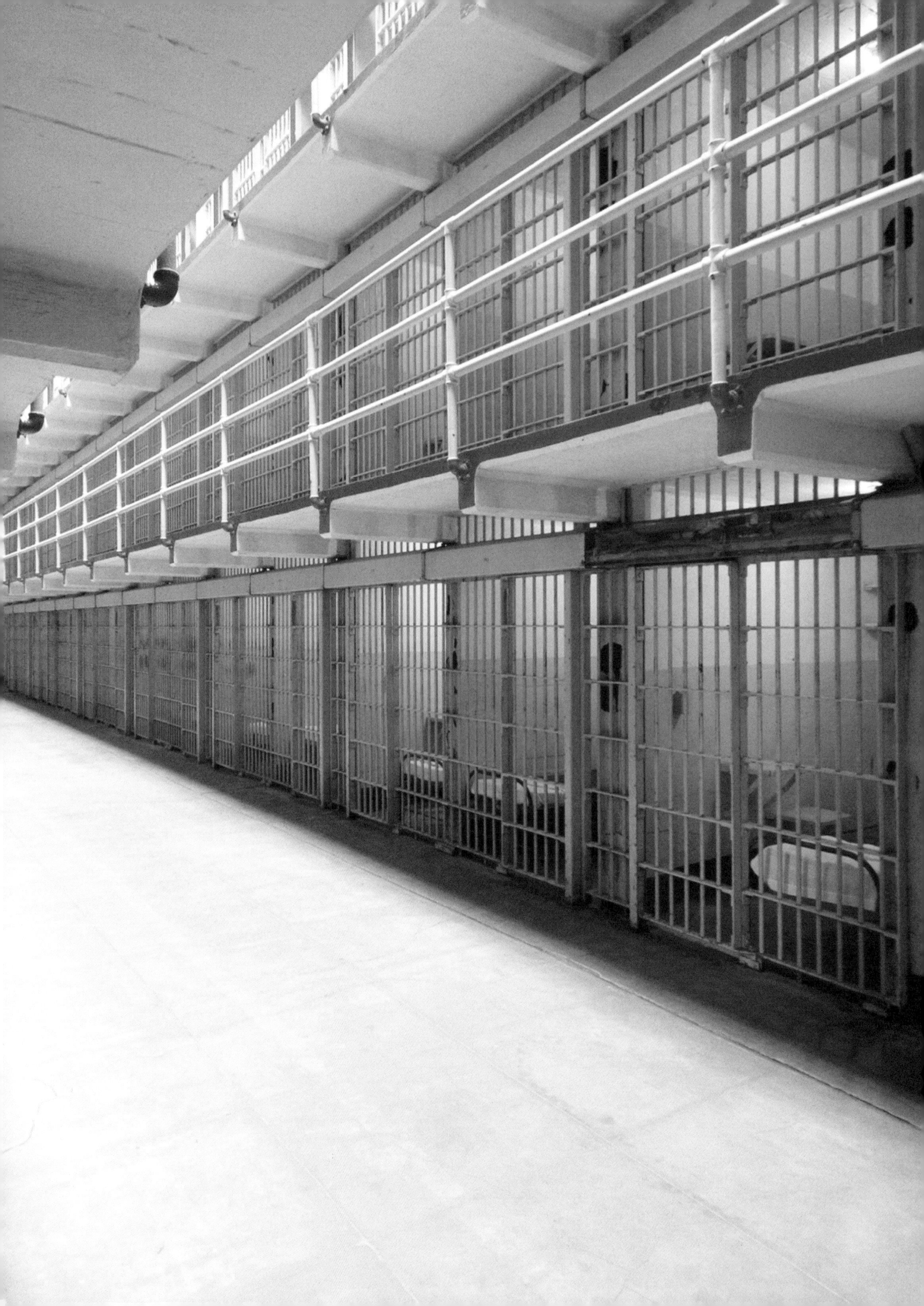

8. Die Clutch Flag

In acht einfachen Schritten

Ernsthaftes Training für die Seiten des Körpers und insbesondere für die seitliche Taille ist nichts Neues. Wenn Sie sich Statuen der antiken griechischen und römischen Helden ansehen, fallen die plastisch hervortretenden schrägen Bauchmuskeln und kraftvollen Taillen auf. Diese Statuen entstanden nach dem Vorbild von Athleten und Kriegern, die als Speer- und Diskuswerfer über beeindruckende laterale Ketten verfügten. In der Antike war athletische Kraft mit Kampfkraft gleichgesetzt. Eine schmale, unterentwickelte Taille war das genaue Gegenteil von dem, was die alten Griechen bewunderten. Wer keine kräftigen schrägen Bauchmuskeln besaß, war kein richtiger Mann.

Das oft erwähnte »griechische Ideal« des Körperbaus beruht im Wesentlichen auf breiten Schultern und schmaler Taille; allerdings war die Vorstellung einer schmalen männlichen Taille keine abendländische, sondern stammt aus der altägyptischen Kunst. Man muss aber bedenken, dass die auf alten Wandmalereien und Reliefs dargestellten Männer Pharaonen und Götter waren, und nicht Krieger oder Athleten, und deshalb keine kräftige Taille brauchten.

Starke Körperseiten sind nicht nur für Krieger wichtig. Ein ringsum muskulöser, starker Rumpf ist Vorbedingung für echte Kraft. Wenn man einen Muskelprotz aus dem Fitnessclub bittet, beim Umzug mitzuhelfen, wird er wohl kaum alleine das TV-Gerät oder den Kühlschrank tragen können. Aber warum ist das so? Weil die Gewichte im Fitnessclub, all die Hanteln und Gewichte an den Maschinen, symmetrisch und somit ausbalanciert sind. Dinge des wirklichen Lebens, wie etwa Möbel, können nicht »gleichmäßig« hochgehoben werden. Eine Seite ist immer schwerer als die andere. Die Muskeln an Körpervorder- und -rückseite des Muskelprotzes sind stark, doch seine seitlichen Muskeln sind das schwache Glied.

Den Kraftmenschen vergangener Tage war dies wohl bewusst. Zu ihren Standardübungen gehörten Bent Press und einarmiges Kreuzheben, die ihnen zu unglaublich starken Flanken verhalfen. Vor über 100 Jahren schaffte der legendäre Arthur Saxon bei einem offiziellen Wettkampf unglaubliche 168 Kilogramm (bei inoffiziellen Gelegenheiten sollen es sogar 175 Kilogramm gewesen sein). Können Sie sich vorstellen, wie stark seine Hüften und Flanken waren? Heutzutage gibt es kaum einen Elite-Gewichtheber, der die Hälfte davon schafft. Eines ist sicher: Jemandem wie Saxon musste niemand beim Umzug helfen!

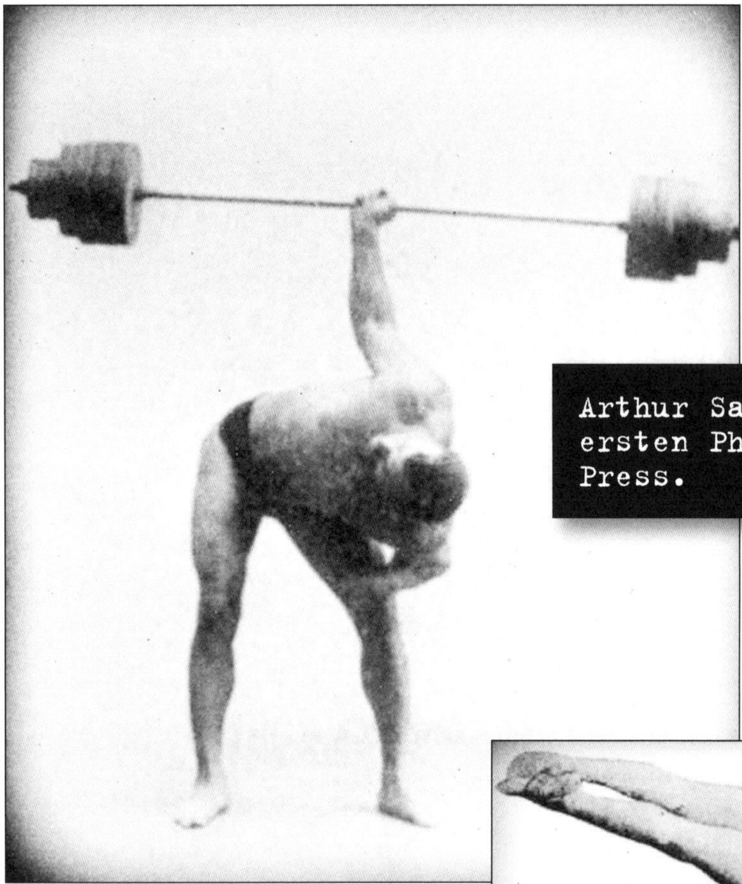

Arthur Saxon in der ersten Phase des Bent Press.

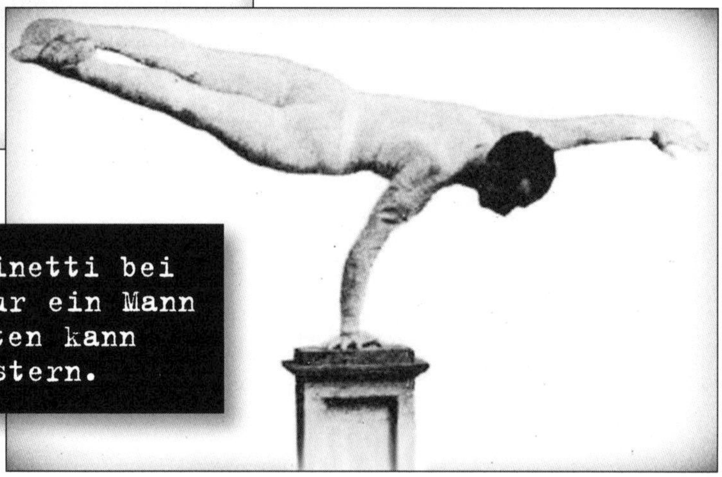

Der große Professor Paulinetti bei der einarmigen Planke. Nur ein Mann mit stählernen Körperseiten kann eine derartige Übung meistern.

Mächtige seitliche Muskeln sind auch für Eigengewichts-Kraftübungen wichtig. Schauen Sie nur einem Zirkusakrobaten zu oder einem Turner am Pauschenpferd. Immer wenn die Beine nach außen geschwungen oder seitlich abgestützt werden, kommen sämtliche Muskeln von Hüfte und Taille ins Spiel. Aufgrund der Länge und des Gewichts der Beine sind kräftige seitliche Muskeln die Grundvoraussetzung dafür.

Wenn Sie dieses hohe Niveau von Eigengewichts-Kraftübungen und Körperkontrolle erreichen wollen, beginnen Sie am besten mit der Clutch Flag.

Wo trainieren?

Bevor Sie richtig loslegen, müssen Sie sich eine senkrechte Basis suchen, an der Sie sich festhalten können. Ideal ist ein stabiler glatter Zylinder von gleichbleibendem Durchmesser, der mindestens dem Ihrer Handfläche entsprechen sollte. Allerdings findet man an dickeren Stangen sogar besseren Halt. Hier ein paar Vorschläge:

- Laternenmast
- Straßenschildpfosten
- Dachstuhlpfeiler
- schmale Säule
- schmaler Baumstamm
- Turngeräte im Park

Diese Objekte stehen überall herum und fallen erst auf, wenn man nach ihnen Ausschau hält. Wenn Sie die Flagge wirklich meistern wollen, müssen Sie anfangen, wie ein Parkourläufer zu denken. Bald werden Sie modernen Städtebau mit anderen Augen sehen und feststellen, dass Sie von Trainingsgeräten umgeben sind. Leider ist der einzige Ort, an dem Sie keine geeignete Basis für die Flagge finden, ausgerechnet das Fitnessstudio. Aber es ist ja gar nicht so schlecht, dass Sie dort mal rauskommen.

Welche senkrechte Basis Sie auch immer wählen: Vergewissern Sie sich, dass sie stabil genug ist, um Ihr Gewicht zu tragen, und dass an ihr keine Splitter und scharfkantigen Risse sind. Schließlich sind Sie mein Kumpel, und ich will nicht, dass Sie sich wehtun ... (Sehen Sie, wie gut ich mich um Sie kümmere?)

Trainingskonzepte für die Clutch Flag

Bevor wir zu den Progressionen der Clutch Flag kommen, möchte ich Ihnen ein paar grundsätzliche Begriffe zum Training erläutern, die Ihnen helfen, effizientere Fortschritte zu machen:

- **Halten:** Die Clutch Flag funktioniert als statische isometrische Technik besser als die isotonische Bewegungstechnik (also geht es ums »Halten«, als Gegensatz zum »Bewegen«). Sie bringen sich so gut Sie können in die Position und halten diese dann. Wenn Sie an die Bewegungsübungen von Calisthenics gewohnt sind, müssen Sie bedenken, dass dieser Unterschied im Tempo eine andere psychologische Wirkung hat. Das Halten ist kurz, der Übergang in die Position technisch, und somit bleibt für Fehler weniger Spielraum als bei Bewegungsübungen. Konzentration und Achtsamkeit sind gefragt!

- **Holistische Kraft:** Sie können die Flagge in Ihre Trainingsroutine einbauen – sie wird Ihre laterale Kette kräftigen und Ihre Fähigkeit stärken, Ihren Körper als Einheit zu gebrauchen. Schnellere Ergebnisse erzielen Sie allerdings, wenn Sie bereits die in Trainieren wie im Knast vorgestellten *Big Six* bewältigt haben, die nicht nur Ihre Körperkoordination verbessern, sondern auch die Kraft Ihrer posterioren und anterioren Kette fördern.

- **Schritte überspringen:** Auf den folgenden Seiten finden Sie eine Anleitung für das Meistern der Flagge in acht progressiven Schritten. Ich gebe gerne so viele Schritte vor, weil dadurch Spielraum entsteht und die Athleten sich den Weg zum Erfolg besser vorstellen können. Das wiederum ist für die Motivation und den Glauben an sich selbst von grundlegender Bedeutung. Aber, wie schon gesagt: Die Acht ist keine magische Zahl – und nicht jeder Athlet wird acht Schritte brauchen. Falls Ihnen ein Schritt leichtfällt (sodass Sie die Position mindestens zehn Sekunden halten können) und der folgende Schritt im Bereich Ihrer Möglichkeiten liegt, dann gehen Sie ruhig zu ihm über. (Das gilt eher für isometrische Halteübungen wie die Flagge und weniger für normale Eigengewichtsübungen wie die *Big Six*.)

Hier noch ein paar nützliche Grundregeln:

So kommt man weiter

Wie lange?

Bei progressiven Halteübungen wie der Flagge können Sie mit flexiblen Standards arbeiten. Für die meisten Schritte ist eine Haltezeit von **zehn Sekunden** angemessen. Sobald Sie die Position perfekt so lange halten können, wird es Zeit für den nächsten Schritt.

Wie viel?

Halten Sie bei der Flagge Ihre beste Position, bis Sie merken, dass Sie absinken oder dass sich Ihre Haltung verschlechtert. Machen Sie anschließend ein paar Minuten Pause, und versuchen Sie es wieder. Wiederholen Sie **fünf- bis sechsmal** pro Trainingseinheit.

Wie oft?

Die Flagge beansprucht Ihre Muskeln sehr stark und kann Ihnen tagelangen Muskelkater bescheren. Trainieren Sie pro Woche an **drei nicht aufeinanderfolgenden Tagen**. Nur wer extrem fit ist, kann es an aufeinanderfolgenden Tagen versuchen. Trainieren Sie die Flagge nie, wenn Ihnen vom letzten Mal her noch alles wehtut – das wäre völlig sinnlos.

Jetzt haben Sie gesehen, worauf Sie sich einlassen. Ich hoffe, Sie wissen schon so ungefähr, wo Sie trainieren wollen und wie Sie Ihr Training strukturieren. Bevor es aber richtig losgehen kann, müssen Sie das fundamentale Element dieser Art von Flagge erlernen: die beste Haltetechnik.

Sie wollen eine Taille, die aussieht, als wäre sie von Ferrari entworfen und von Smith & Wesson geschmiedet? Na, dann mal los!

Haltetechnik für die Clutch Flag

Bevor ich Ihnen die einzelnen Schritte der Progression erläutere, erkläre ich das Fundament der Übung: die Flaggenhaltetechnik, zerlegt in vier einfache Schritte.

1. Stellen Sie sich neben Ihre senkrechte Basis (z. B. eine Stange). Mit ausgestrecktem rechtem Arm drücken Sie Achselhöhle und oberen Lat fest gegen die Basis. So kommen Sie in die Ausgangsstellung.

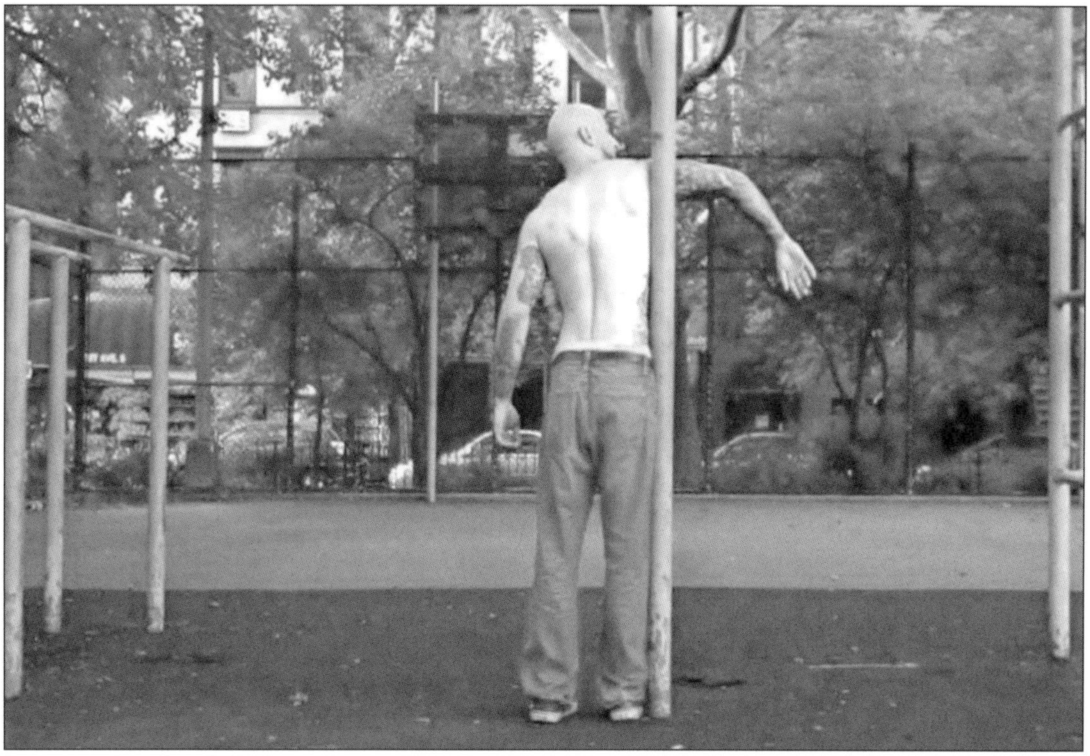

2. Legen Sie Ihren rechten Arm mit gebeugtem Ellbogen nach hinten um die Stange herum und die Hand fest um die Stange. Ihr Zeigefinger sollte nach unten zeigen, die anderen Finger können sich um die Stange legen, sofern das zu deren Form passt. Die Handfläche sollte fest an der Stange anliegen.

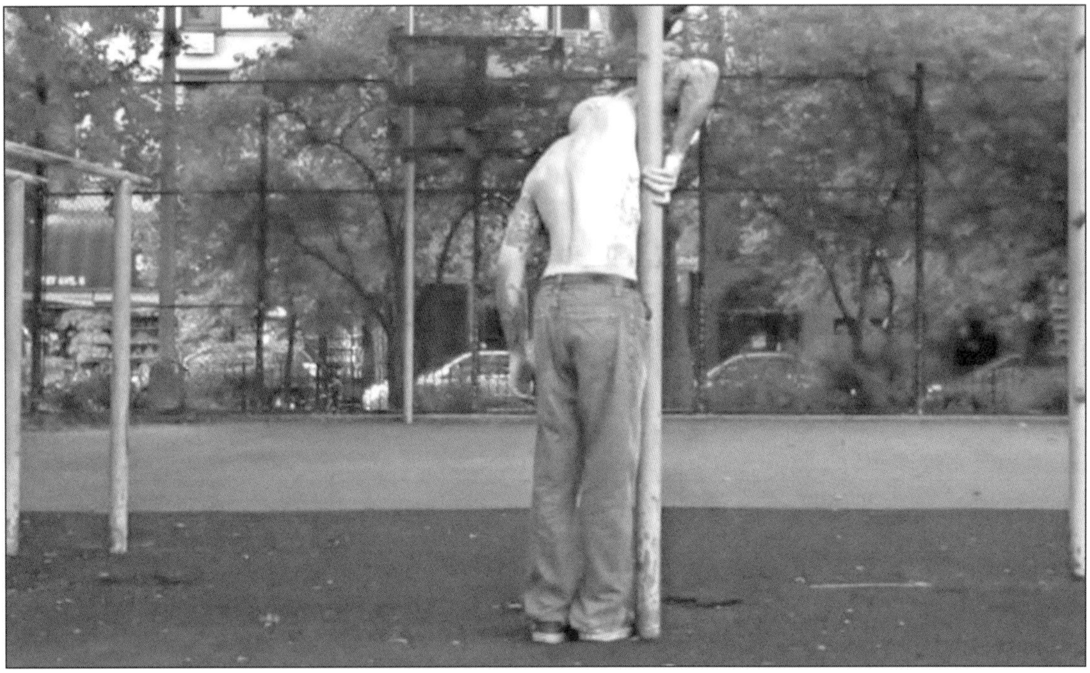

3. Legen Sie Ihre linke Hand ungefähr in Hüfthöhe an die Stange. Dabei wird der linke Ellbogen gebeugt. Drücken Sie mit so viel Spannung, wie Sie zustande bringen, gegen die Stange. Die linke Hand wird verhindern, dass Sie fallen, und muss daher sehr fest zupacken.

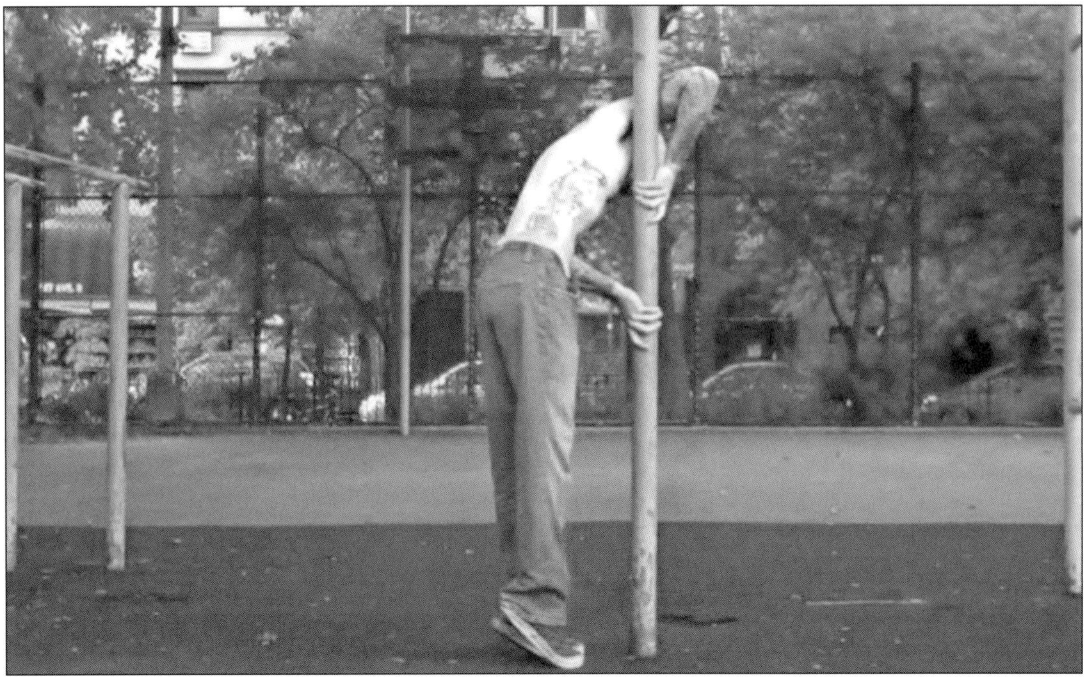

4. Verschaffen Sie sich etwas Platz, indem Sie einen kleinen Schritt nach hinten machen und/ oder sich in der Taille beugen, um Ihren linken Ellbogen etwas oberhalb der linken Hüfte fest in Ihre Taille zu stemmen. Ihr linker Unterarm sollte jetzt knapp vor der Diagonalen sein. Gleich heben Sie ab!

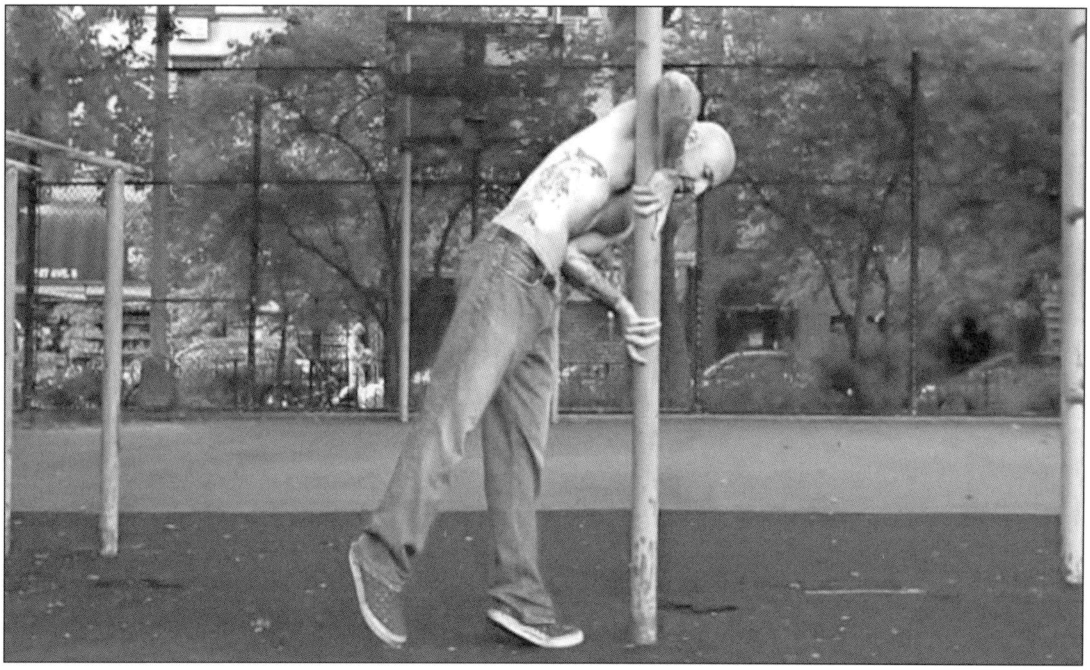

Jetzt kann es losgehen! Dies ist die Haltetechnik, die Sie für alle folgenden Schritte benötigen. (Wenn Sie Linkshänder sind oder es einfach mal andersherum versuchen wollen, ersetzen Sie in dieser Anleitung einfach immer »links« durch »rechts« usw.) Mit der Zeit und etwas Übung werden diese vier Bewegungen flüssig ineinander übergehen. Und Sie werden feststellen, dass Ihre persönliche Haltetechnik von dieser abweichen wird. Aber das ist schon okay, solange sie für Sie funktioniert.

Schritt 1 Halten und Hängen

ÜBERBLICK

Gehen Sie zu Ihrer Stange, und wenden Sie die Haltetechnik an (S. 95–97). Halten Sie die Stange fest umfasst, drücken Sie so fest Sie können dagegen, und setzen Sie den Ellbogen in der Taille als Hebel ein. Sobald Sie merken, dass Sie genügend Spannung erzeugt haben, heben Sie langsam die Füße vom Boden, anfangs noch nacheinander. Versuchen Sie jetzt noch nicht, die Beine seitlich anzuheben. Entspannen Sie die untere Körperhälfte, und lassen Sie die Beine bei gebeugten Knien herunterhängen. Ziel dieses Schritts ist es, genügend Kraft und Selbstvertrauen aufzubauen, um das ganze Körpergewicht mittels Haltetechnik zu halten.

TIPP

Heben Sie die Füße vom Boden, indem Sie die Knie beugen und die Füße leicht anheben, anstatt die Knie aus der Hüfte heraus anzuheben. Dieser erste Schritt ist eine Übung für den Oberkörper, nicht für die Bauchmuskeln.

Ziel dieses Schritts ist es, genügend Kraft und Selbstvertrauen aufzubauen, um das ganze Körpergewicht mittels Haltetechnik aufzunehmen.

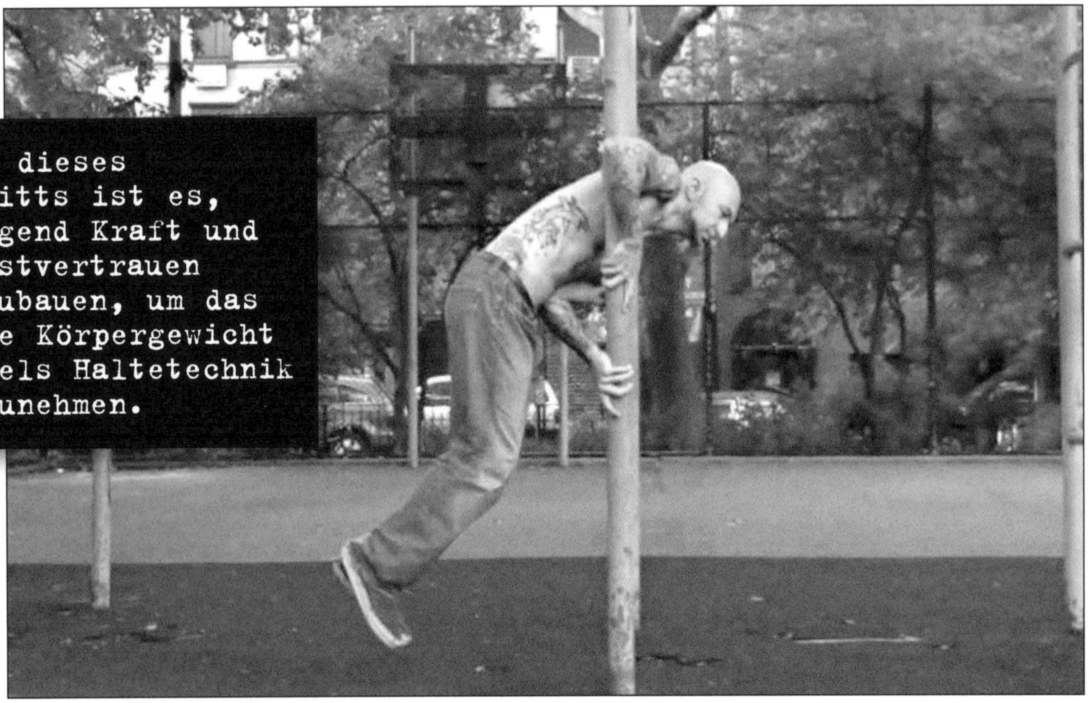

Schritt 2 Diagonales Halten in Schrittstellung

ÜBERBLICK

Gehen Sie zu Ihrer Stange, und wenden Sie die Haltetechnik an (S. 95–97). Ihr Ellbogen sollte über der Hüfte an der Taille anliegen. Diese Ellbogenposition wird Ihre Hüften von der Mitte weg und leicht zur Seite drücken. Hüpfen Sie nun zur Seite, während Sie das rechte Knie beugen und es so hoch wie möglich ziehen. Gleichzeitig strecken Sie das untere Bein aus. Kontrollieren Sie die Ausrichtung Ihres Körpers: Rumpf und unteres Bein sollen eine Diagonale bilden. Halten Sie die Position, und atmen Sie dabei normal.

TIPP

Das Anziehen des oberen Knies erleichtert es Ihnen, den Körper in die Diagonale zu bringen; es könnte aber sein, dass der Körper sich dabei absenkt. Ursache dafür ist die Schwäche der lateralen Kette. Hier hilft nur trainieren!

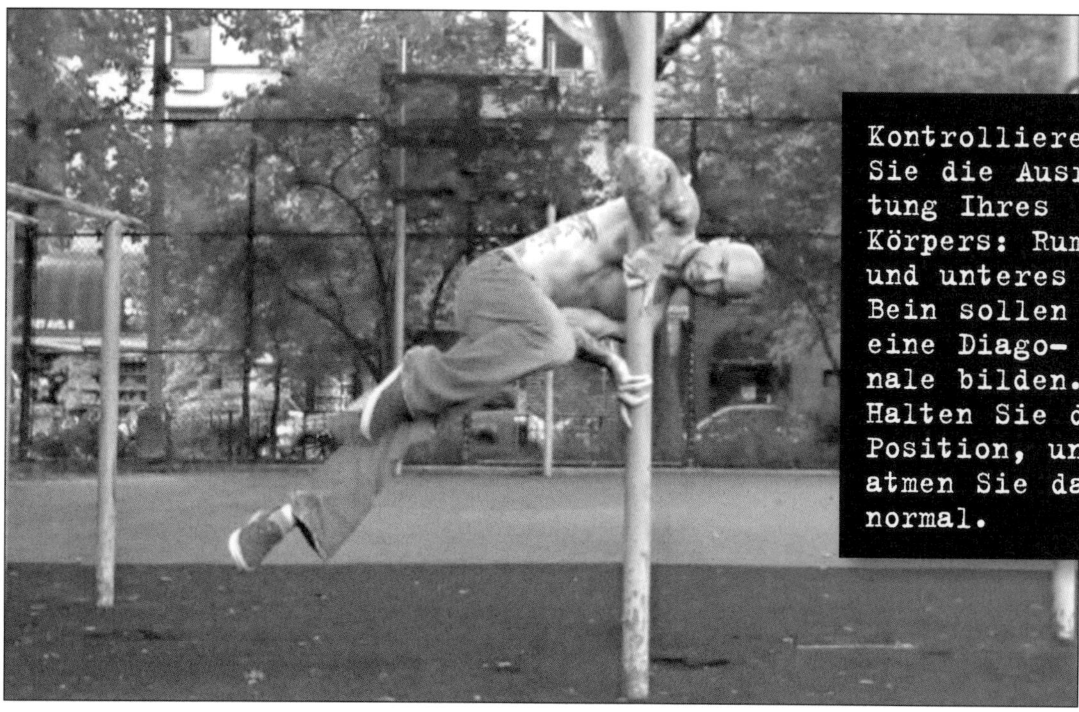

Kontrollieren Sie die Ausrichtung Ihres Körpers: Rumpf und unteres Bein sollen eine Diagonale bilden. Halten Sie die Position, und atmen Sie dabei normal.

Schritt 3 Diagonales Halten mit angezogenen Beinen

ÜBERBLICK

Gehen Sie zu Ihrer Stange, und wenden Sie die Haltetechnik an (S. 95–97). Gehen Sie nun in das diagonale Halten in Schrittstellung über (Schritt 2). Sobald Ihr rechtes Knie möglichst nah am Rumpf ist, ziehen Sie Ihr linkes Bein hoch, sodass es neben das andere kommt. Beide Beine sollten jetzt angewinkelt sein, sodass Rumpf und Schienbeine eine Diagonale bilden. Halten Sie die Position, und atmen Sie dabei normal.

TIPP

Wenn Sie das diagonale Halten in Schrittstellung fleißig trainiert haben, wird Ihnen der Übergang zu diesem Schritt leicht vorkommen. Dennoch ist er eine wichtige Stufe auf dem Weg zum waagerechten Halten mit angezogenen Beinen. Fällt Ihnen das Anziehen der Knie schwer, hilft das Trainieren des Knieanziehens (siehe *Trainieren wie im Knast*, S. 166–167).

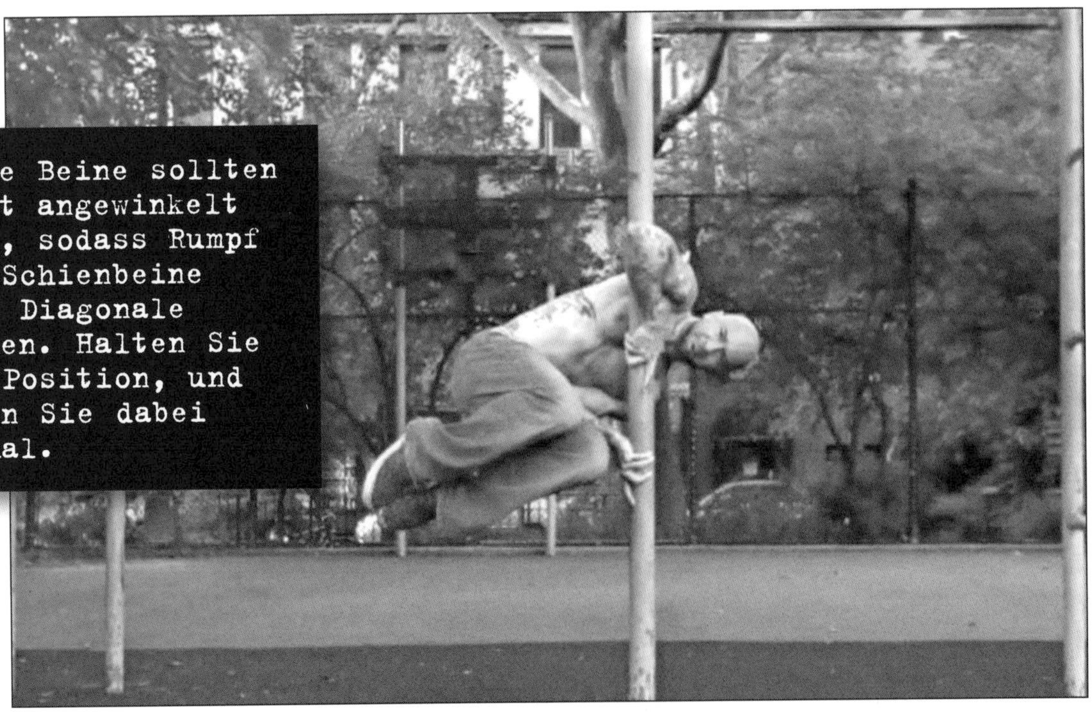

Beide Beine sollten jetzt angewinkelt sein, sodass Rumpf und Schienbeine eine Diagonale bilden. Halten Sie die Position, und atmen Sie dabei normal.

SCHRITT 4 Diagonales Halten

ÜBERBLICK

Gehen Sie zu Ihrer Stange, und wenden Sie die Haltetechnik an (S. 95–97). Gehen Sie nun in das diagonale Halten mit angezogenen Beinen (Schritt 3) über. Halten Sie in dieser Position Ihren Rumpf diagonal, und strecken Sie beide Beine aus, bis sie ganz gerade sind. Jetzt sollten Rumpf und Beine eine Diagonale bilden. Halten Sie die Position, und atmen Sie dabei normal. Dieser Schritt bereitet auf die Clutch Flag vor, denn die weniger anstrengende diagonale Position kann auch von Athleten durchgehalten werden, die für die richtige Clutch Flag in waagerechter Haltung noch nicht genügend Kraft haben.

TIPP

Dies ist ein entscheidender Schritt, den Sie nicht überspringen sollten. Wenn Ihnen das diagonale Halten noch allzu schwerfällt, gehen Sie es schrittweise an: Halten Sie sich zuerst zehn Sekunden lang mit angezogenen Beinen, und strecken Sie die Beine mit der Zeit in dem Maße aus, in dem Ihre Kraft zunimmt.

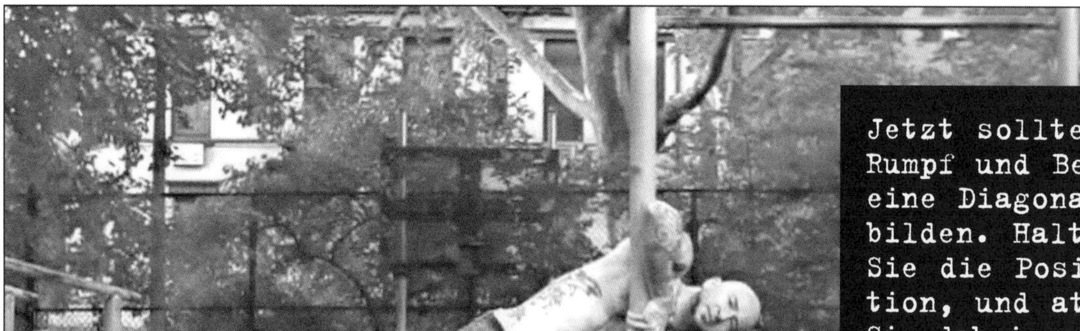

Jetzt sollten Rumpf und Beine eine Diagonale bilden. Halten Sie die Position, und atmen Sie dabei normal.

Schritt 5 Waagerechtes Halten mit angezogenen Beinen

ÜBERBLICK

Gehen Sie zu Ihrer Stange, und wenden Sie die Haltetechnik an (S. 95–97). Springen Sie so hoch, dass Ihr unterer Unterarm Ihr Gewicht aufnimmt; gleichzeitig ziehen Sie die Knie an den Rumpf. Jetzt sollten Rumpf und Schienbeine eine waagerechte Linie bilden. Halten Sie die Position, und atmen Sie dabei normal. Sie haben eine gewaltige Leistung vollbracht: Jetzt sind Sie zum ersten Mal in einer waagerechten Halteposition. Es geht aufwärts!

TIPP

Dies ist ein großer Schritt auf die schwierigen waagerechten Haltepositionen zu. Bis jetzt haben Sie den unteren Unterarm als Hebel eingesetzt. Bei diesem Schritt hier wurde er, in die Taille gestemmt, zu einer Art Winkeleisen. Der obere Unterarm sollte eng an der Stange anliegen und, fest dagegengepresst, Ihr Gewicht aufnehmen.

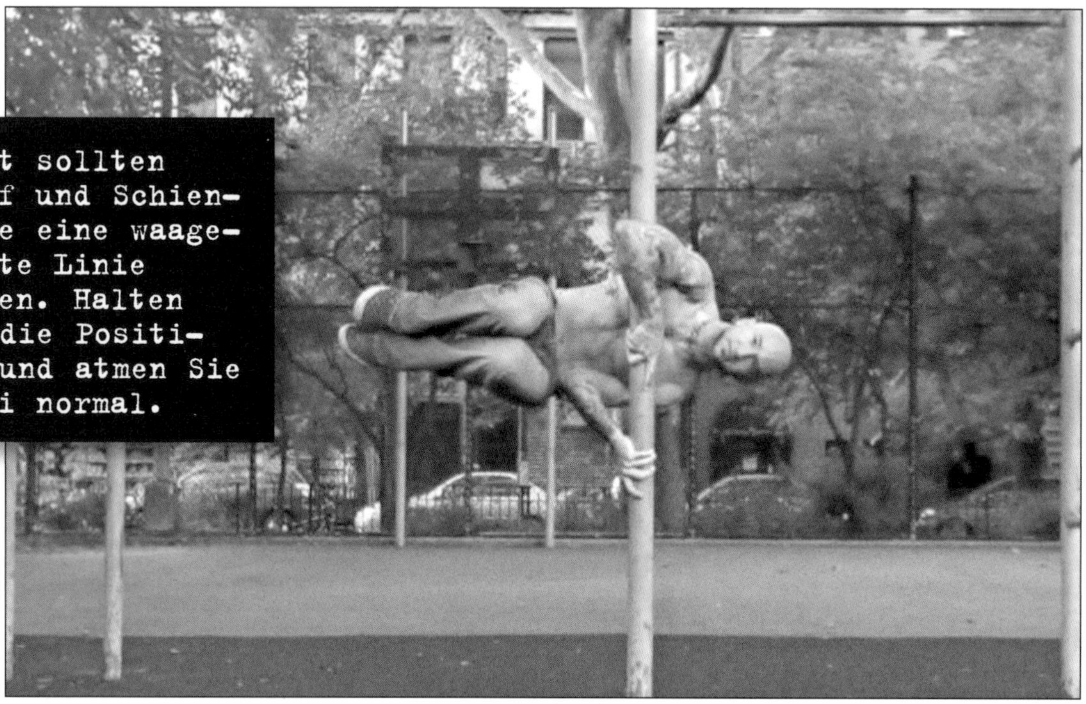

Jetzt sollten Rumpf und Schienbeine eine waagerechte Linie bilden. Halten Sie die Position, und atmen Sie dabei normal.

Schritt 6 Waagerechtes Halten in Schrittstellung

ÜBERBLICK

Gehen Sie zu Ihrer Stange, und wenden Sie die Haltetechnik an (S. 95–97). Gehen Sie zunächst in das waagerechte Halten mit angezogenen Beinen (Schritt 5) über. Halten Sie das obere Knie gebeugt und so, dass es vor die Hüfte kommt. Gleichzeitig strecken Sie das untere Bein aus. Halten Sie diese Position Ihres Körpers, sodass Rumpf und unteres Bein eine waagerechte Linie bilden, und atmen Sie dabei normal.

TIPP

Nun, da Sie sich mit angezogenen Beinen in der Waagerechten halten können, müssen Sie es nur noch schaffen, die Beine auszustrecken, und Sie sind in der Clutch Flag angekommen! Die Schritte 6 und 7 stellen die schonendste Art der Progression dar. Wer jedoch mit dem waagerechten Halten in Schrittstellung gut klarkommt, erreicht bald die Meisterschaft. Der Großteil der Arbeit ist bereits getan!

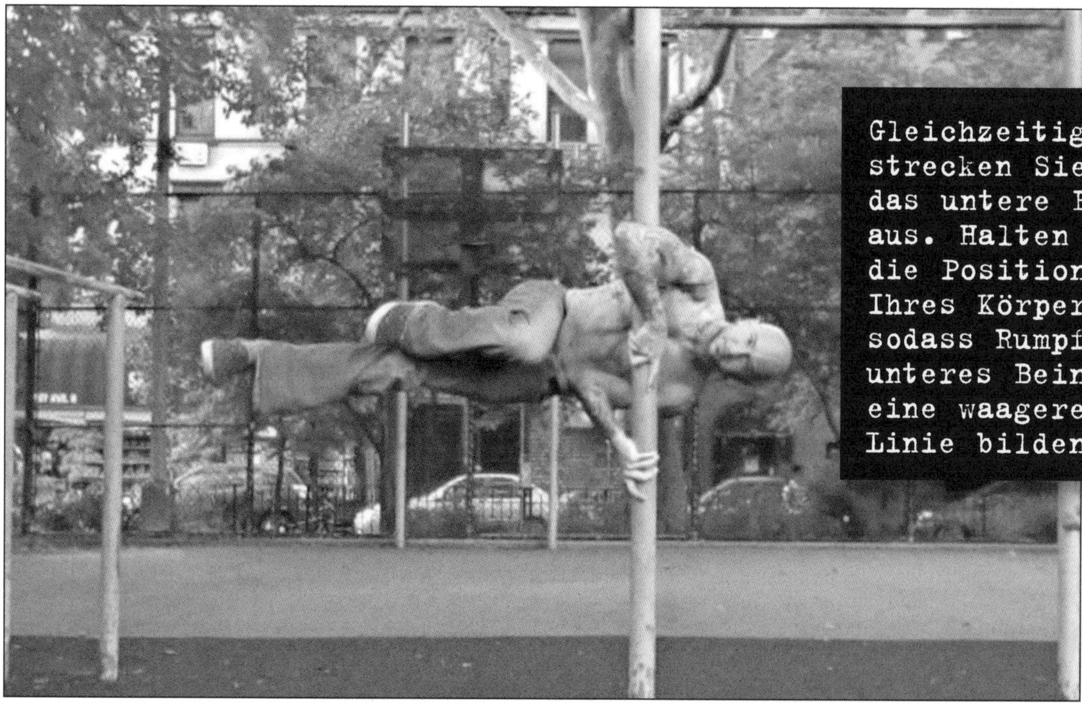

Schritt 7 Clutch Flag mit gebeugten Beinen

ÜBERBLICK

Gehen Sie zu Ihrer Stange, und wenden Sie die Haltetechnik an (S. 95–97). Weiter geht es mit dem waagerechten Halten in Schrittstellung (Schritt 6). Sobald Sie in Position sind, beugen Sie das untere Bein langsam in Hüfte und Knie nach hinten. Gleichzeitig strecken Sie das angezogene Bein, bis sich beide Füße berühren. Jetzt sollten die Knie zu drei Vierteln oder weniger gestreckt sein und Beine und Rumpf aber trotz der gebeugten Gelenke eine waagerechte Linie bilden. Halten Sie die Position, und atmen Sie dabei normal.

TIPP

Das Wegstrecken der Beine von der Körpermitte steigert den Schwierigkeitsgrad aller Flaggen-Übungen; deshalb ist dies ein sehr nützlicher Schritt. Außerdem lässt sich seine Intensität ganz einfach regulieren: Je stärker die Beine gebeugt sind, desto leichter ist es, je gerader Sie die Beine strecken, desto anspruchsvoller wird die Übung.

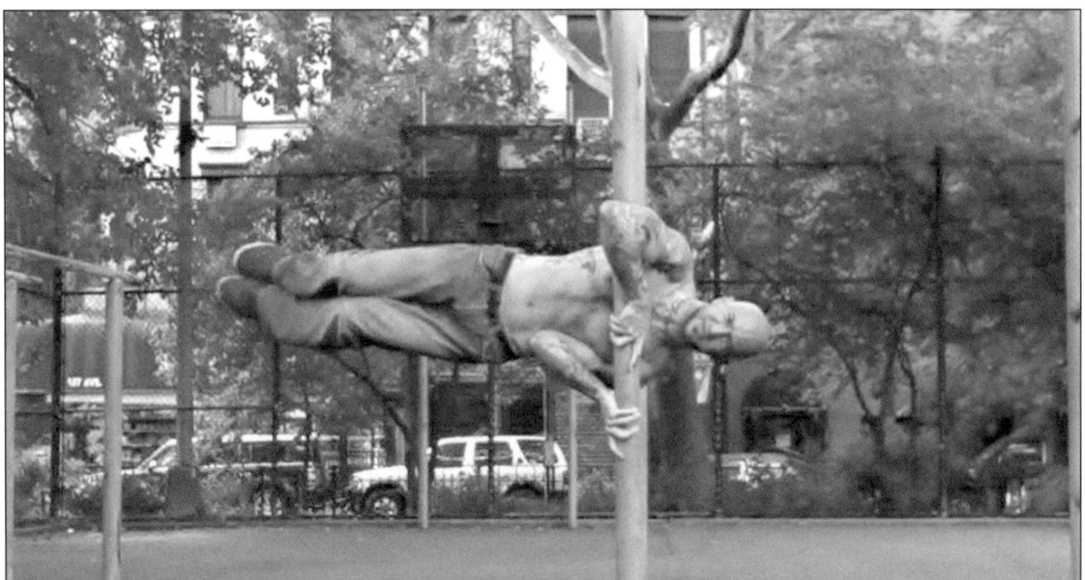

Sobald Sie in Position sind, beugen Sie das untere Bein langsam in Hüfte und Knie nach hinten. Gleichzeitig strecken Sie das angezogene Bein, bis sich beide Füße berühren. Jetzt sollten die Knie zu drei Vierteln oder weniger gestreckt sein.

MEISTER-SCHAFT

Clutch Flag

ÜBERBLICK

Gehen Sie zu Ihrer Stange, und wenden Sie die Haltetechnik an (S. 95–97). Gehen Sie nun in das waagerechte Halten mit angezogenen Beinen (Schritt 5) über. Sobald Sie in Position sind, strecken Sie flüssig die Beine aus, bis diese ganz gerade sind. Jetzt sollten Rumpf und Beine eine perfekte Waagerechte bilden. Halten Sie die Position, und atmen Sie dabei normal.

TIPP

Bei der Clutch Flag sollten Sie nach vorne schauen, nicht nach oben. Wenn sich Ihr Bauch dabei nach oben dreht, bedeutet dies, dass Ihre laterale Kette noch schwach ist und Ihre Bauchmuskeln (anteriore Kette) das zu kompensieren versuchen. Sobald Sie die Flagge besser beherrschen, merken Sie, dass Sie sie nicht mehr aus dem Halten mit angezogenen Beinen heraus machen müssen, sondern dass Sie gleich mit gestreckten Beinen starten und diese dank der Kraft Ihrer lateralen Kette anheben können.

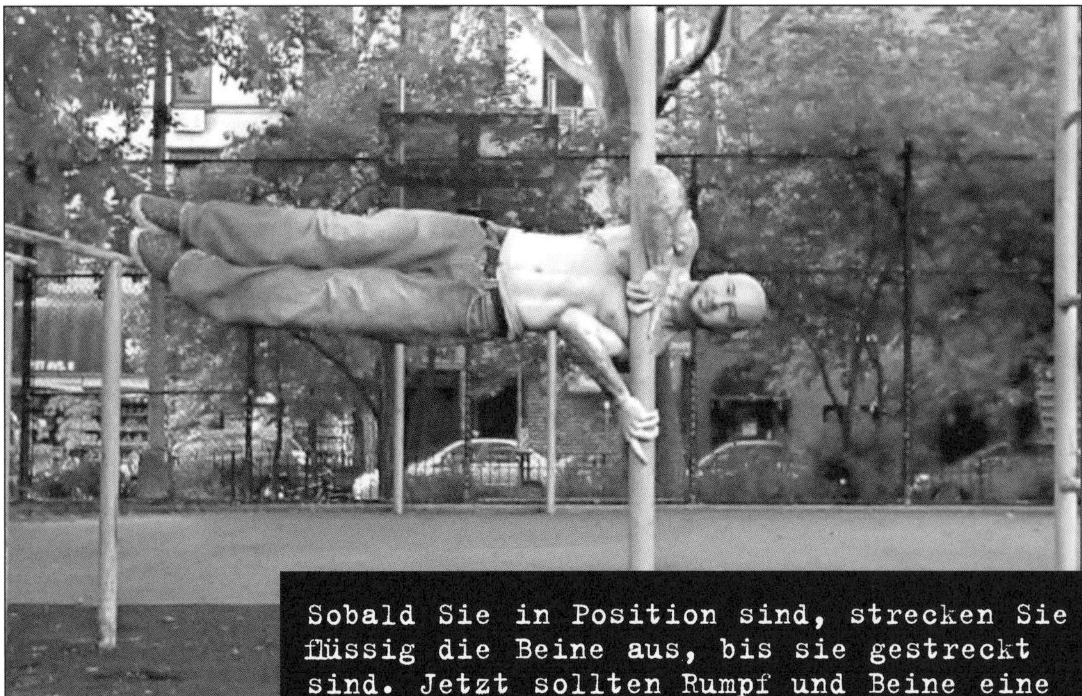

Sobald Sie in Position sind, strecken Sie flüssig die Beine aus, bis sie gestreckt sind. Jetzt sollten Rumpf und Beine eine perfekte Waagerechte bilden.

PROGRESSION CLUTCH FLAG

SCHRITT 1	HALTEN UND HÄNGEN Seite 98	BIS ZU 10 SEKUNDEN HALTEN, dann Schritt 2
SCHRITT 2	DIAGONALES HALTEN IN SCHRITTSTELLUNG Seite 99	BIS ZU 10 SEKUNDEN HALTEN, dann Schritt 3
SCHRITT 3	DIAGONALES HALTEN MIT AN-GEZOGENEN BEINEN Seite 100	BIS ZU 10 SEKUNDEN HALTEN, dann Schritt 4
SCHRITT 4	DIAGONALES HALTEN Seite 101	BIS ZU 10 SEKUNDEN HALTEN, dann Schritt 5

Progression Clutch Flag

Schritt 5	Waagerechtes Halten mit angezogenen Beinen Seite 102	Bis zu 10 Sekunden halten, dann Schritt 6
Schritt 6	Waagerechtes Halten in Schrittstellung Seite 103	Bis zu 10 Sekunden halten, dann Schritt 7
Schritt 7	Clutch Flag mit gebeugten Beinen Seite 104	Bis zu 10 Sekunden halten, dann Schritt 8
Meister-schaft	Clutch Flag Seite 105	Ultimative Kraft 1 Minute halten

Licht aus!

Ich erzähle Ihnen, wie es in Wirklichkeit ist: Auch wenn Sie noch so viele Crunches jeden beliebigen Typs machen, entwickelt Ihre Körpermitte nicht mehr Kraft. Ein Athlet, der seine Zeit mit diesen und ähnlich sinnlosen modernen Übungen vergeudet, wird niemals die Flagge schaffen, denn dafür sind echte Kraft und athletisches Geschick Bedingung.

Dennoch wird es den meisten Athleten relativ leichtfallen, die Flagge zu erlernen – vorausgesetzt, sie sind engagiert und vernünftig und wiegen nicht allzu viel. Fangen Sie an, indem Sie sich ein gutes, festes Halten erarbeiten, und machen Sie von dort aus so weiter, wie ich es Ihnen gezeigt habe. Viele von Ihnen werden nicht alle acht Schritte machen müssen, aber das ist auch kein Problem. Manche werden vielleicht ihre eigenen Progressionsschritte erfinden und sie an andere weitergeben – noch viel besser!

Sobald Sie so weit sind, dass Sie eine starke, gerade Flagge hinbekommen, können Sie sicher sein, dass in Ihrer lateralen Kette kein schwaches Glied mehr ist. Trainieren Sie das Halten zwei- oder dreimal die Woche, eventuell als Teil Ihrer normalen Trainingsroutine, und Sie werden merken, dass die Seiten Ihrer Taille hundertmal schneller fest und muskulös werden als nach täglichen Crunches.

Viele Athleten hören bei der Flagge auf. Das ist in Ordnung, denn mit ihr beherrschen sie eine Übung, an der die meisten Bodybuilder scheitern. Für all jene aber, die zur Elite der Eigengewichtsathleten gehören wollen, gibt es nach der Clutch Flag ein weiteres Ziel: die Press Flag. Wenn Sie den dafür erforderlichen Mumm haben, zeige ich Ihnen gleich, wie sie geht.

9. Die Press Flag

In acht nicht ganz so leichten Schritten

Manche Athleten sehen die Clutch Flag als Krönung ihrer sportlichen Karriere. Andere werden nicht ruhen, bis sie auch noch die legendäre Press Flag beherrschen.

Diese Version der Flagge ist der ultimative Prüfstein für die Kraft der lateralen Kette. Vergessen Sie Crunches und ähnlichen Firlefanz: Dieser Kraftakt gehört zu einer ganz anderen Liga. Seriöse Gewichtheber (das sind die, die wenigstens schon mal von der lateralen Kette gehört haben) trainieren vielleicht Seitbeugen mit Hanteln oder anderen Gewichten, aber auch diese Übungen stärken die Körperseiten nicht annähernd so effektiv wie die Press Flag.

Die Press Flag ist gut für Balance und Körperkoordination und sicherer als das Stemmen schwerer Gewichte. Beugt man sich mit schweren Gewichten seitlich, biegt sich die Wirbelsäule unter Druck, und Sie riskieren Verletzungen von Bandscheiben und Hüften. Bei der Press Flag dagegen wirkt sich die Spannung nur auf den gestreckten Körper aus, die Wirbelsäule bleibt gerade.

Und die Moral dieser Geschichte? Wenn Sie sich eine laterale Kette wünschen, die wesentlich stärker ist als die des Durchschnittsathleten, und kräftige, harte schräge Bauchmuskeln, die schön plastisch hervortreten, dann wird es Zeit, die Press Flag zu trainieren.

Varianten für den Oberkörper

Für das Platzieren der Hände gibt es drei Grundmuster:

1. **Senkrechter Griff:** Legen Sie die obere Hand im Obergriff um die Basis und die untere Hand im Untergriff oder im seitlichen Griff mit nach unten weisenden Fingern um die Basis. Das geht bei einer stehenden Stange am besten, Akrobaten beherrschen dies auch am Seil.

2. **Waagerechter Griff:** Ergreifen Sie zwei waagerechte, übereinanderliegende Stangen; der Griff des höheren Arms kann ein Ober- oder ein Untergriff sein, der untere sollte ein Untergriff sein.

3. **Griff im Griff:** Akrobaten verwenden mitunter diese Variante: Anstelle einer Stange o.Ä. greifen Sie die Hand eines Trainingspartners.

Dies sind nur drei Grifftypen. Je nach Ausrüstung können Sie auch mischen: Die obere Hand ergreift eine senkrechte Basis, die untere Hand eine waagerechte usw. Was Sie letztlich wählen, hängt von Ihren Vorlieben und Ihrem Material ab. Geeignet sind die Pfosten von Schildern, dicke Gitterstäbe und Geländer oder sogar ein Laternenmast, wenn Ihre Finger dafür stark genug sind (je dicker der Zylinder, desto schwerer ist es, sich daran festzuhalten). Für den waagerechten Griff eignen sich Turngeräte auf dem Spielplatz ... schauen Sie sich einfach um, vielleicht entdecken Sie einiges Interessantes. Die folgenden Seiten liefern Ihnen ein paar Anregungen dazu.

Die Athleten auf unseren Fotos verwendeten den senkrechten Griff, doch für die folgenden Anleitungen können Sie jeden Grifftyp Ihrer Wahl anwenden. Welche Version Sie auch immer wählen: Behalten Sie diese bei, bis Sie die Press Flag tatsächlich beherrschen.

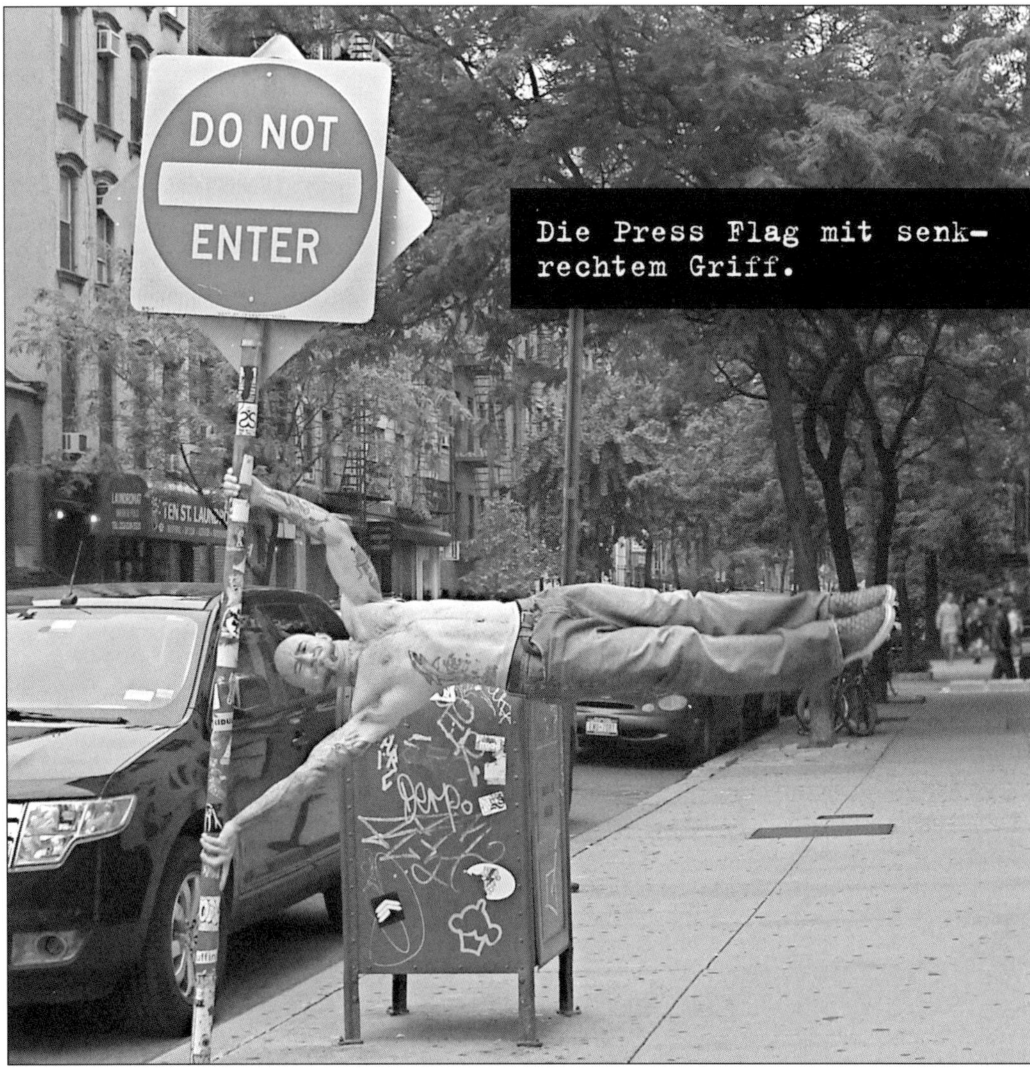

Die Press Flag mit senkrechtem Griff.

Al Kavadlo und sein Markenzeichen, die Press Flag mit horizontalem Griff.

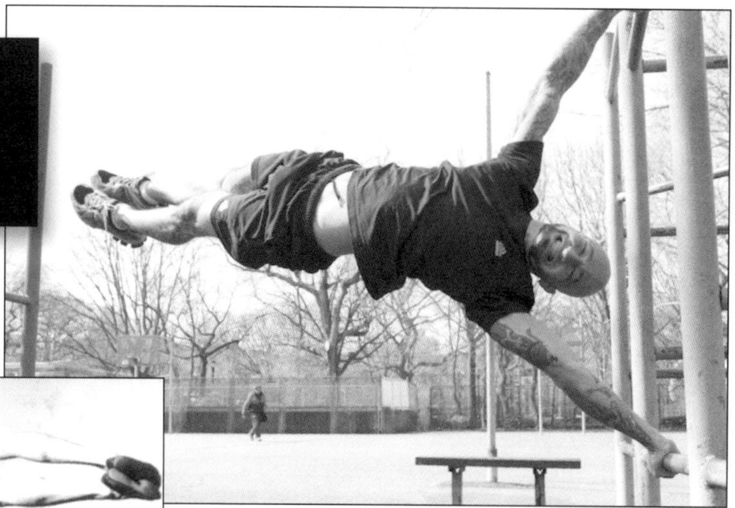

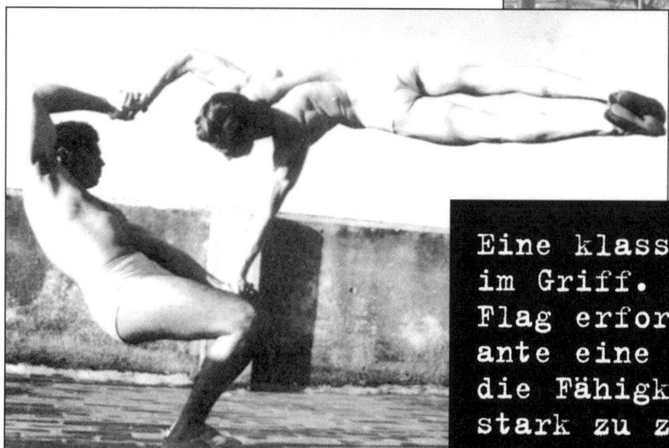

Eine klassische Press Flag mit Griff im Griff. Wie alle Versionen der Press Flag erfordert auch die Partnervariante eine hervorragende Balance sowie die Fähigkeit, mit dem oberen Arm stark zu ziehen, während man mit dem unteren Arm fest schiebt.

Lust auf ein Workout, und weit und breit kein Fitnessclub? Kein Problem! Superathlet Danny Kavadlo macht New York zur Turnhalle. Er führt die Press Flag mit unterschiedlichen improvisierten Griffen vor. (Rechts: Kombination von diagonalem Griff und flacher Hand auf Telefonzelle. Genial!)

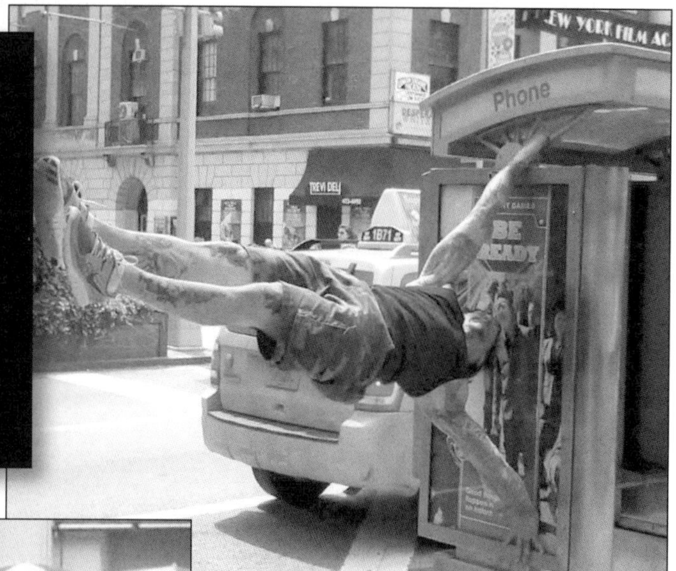

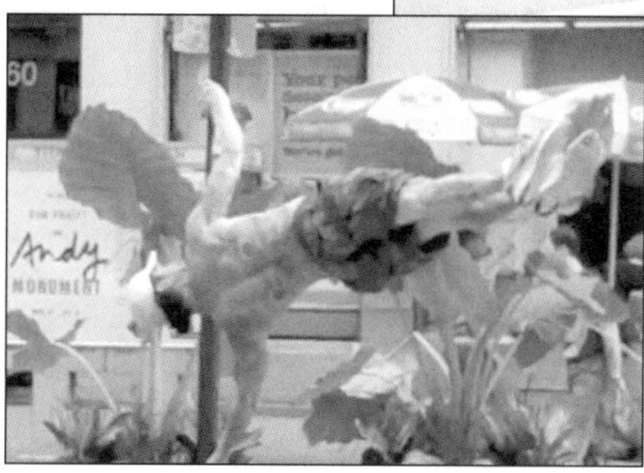

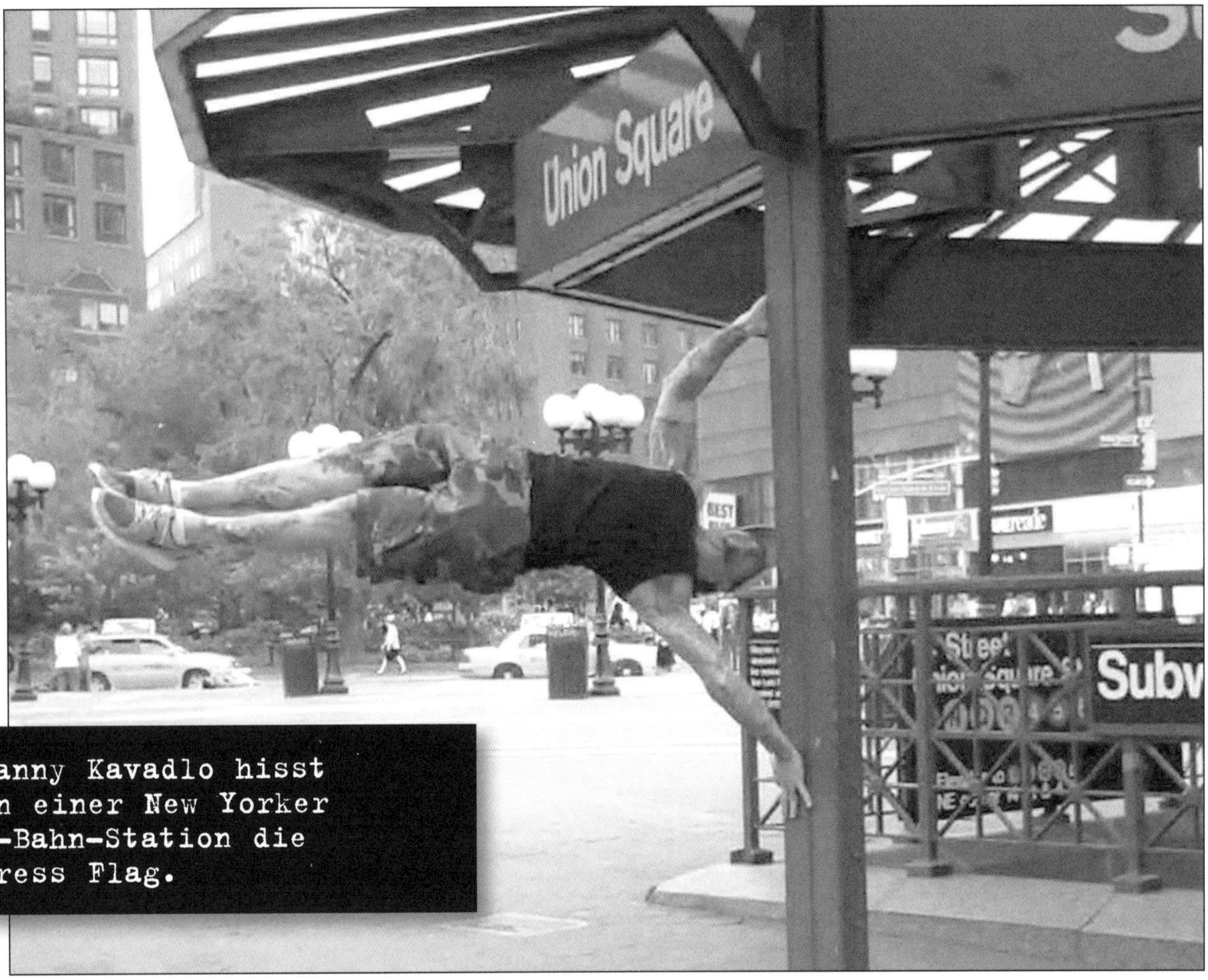

Danny Kavadlo hisst an einer New Yorker U-Bahn-Station die Press Flag.

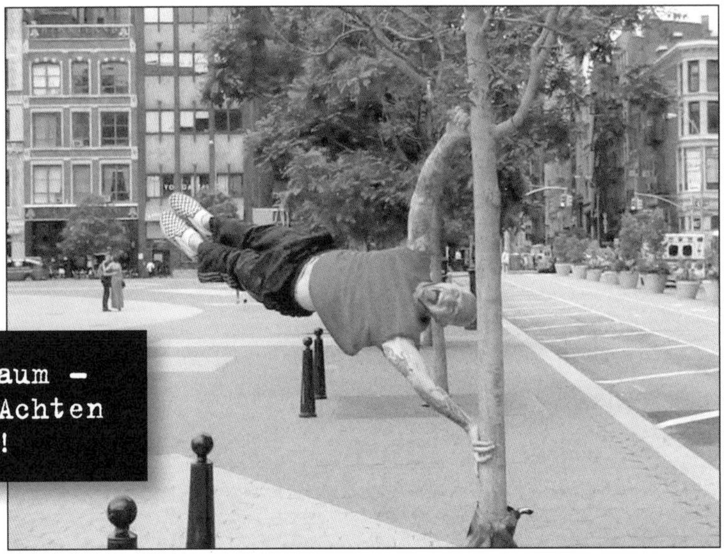

Al umarmt einen Baum – auf seine Weise. Achten Sie auf den Griff!

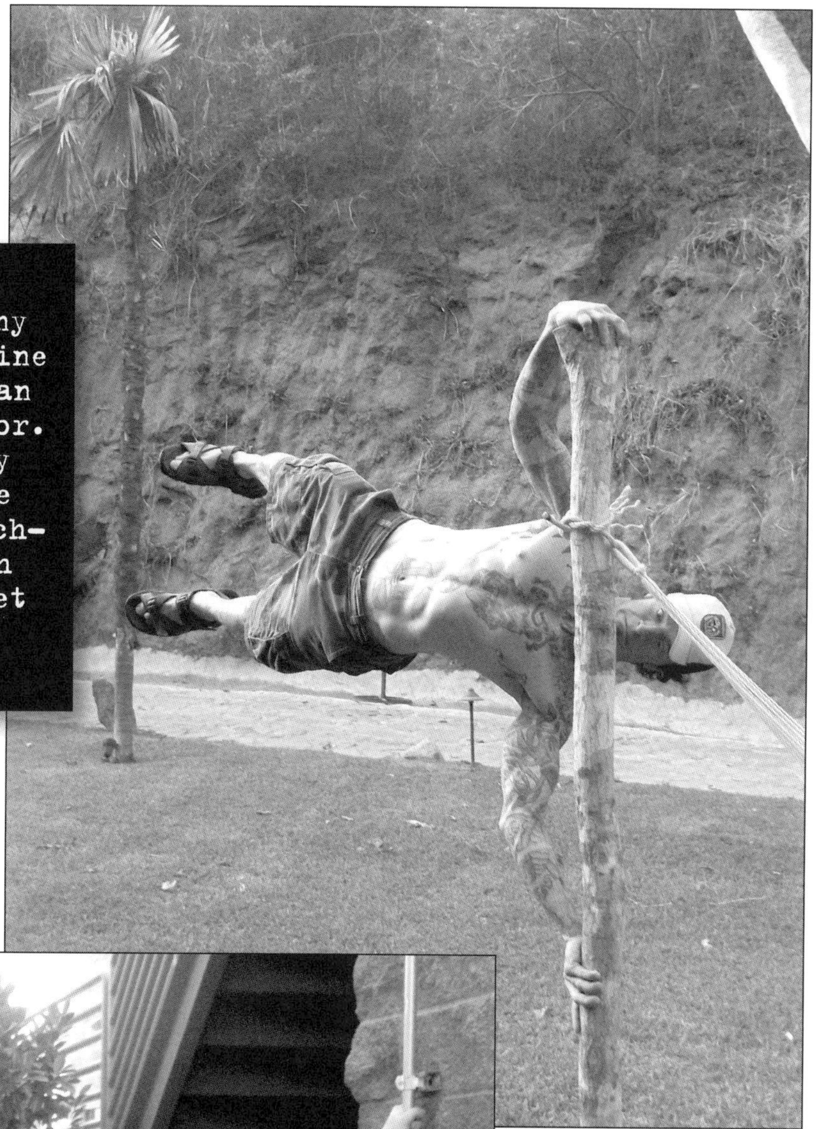

Allein zu Hause? Parkour-Athlet Anthony Ruiz (unten) führt eine gedrehte Press Flag an einem Leitungsrohr vor. Rechts probiert Danny an einem Pfosten eine einzigartige Grifftechnik aus. Wer wirklich trainieren will, findet immer eine geeignete Basis.

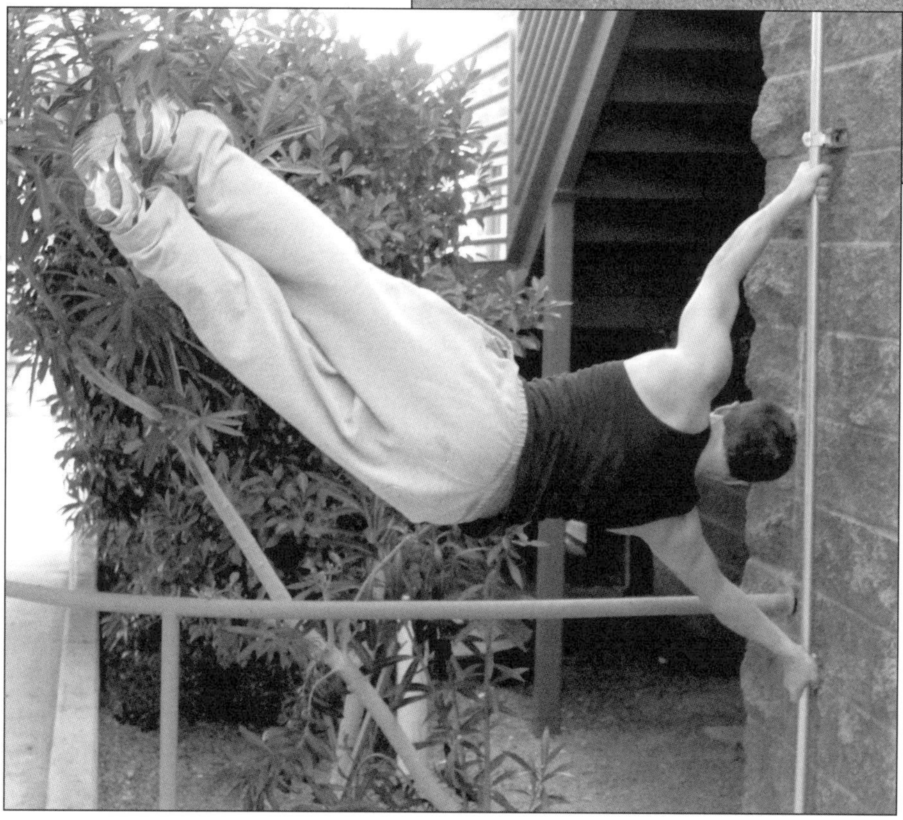

Das Halten bei der Press Flag

Das Erlernen der Clutch Flag ist anfangs relativ leicht. Das hat wenig mit der Kraft der lateralen Kette zu tun und rührt einfach daher, dass die Clutch Flag an den Oberkörper keine so hohen Anforderungen stellt wie die Press Flag. Für die Clutch Flag ist vor allem Kraft in Brustkorb und Bizeps wichtig, denn diese tragen das Gewicht von Hüften und Beinen. Bei den meisten Athleten sind diese Körperregionen ohnehin kräftig genug, sodass für die Clutch Flag nur noch ein wenig Training erforderlich wird. Die Press Flag dagegen erfordert enorme Kraft in Schultern und Armen. Dies hat mit den wirkenden Hebelkräften zu tun (der ganze Körper wird nach außen gestemmt, nicht nur Hüften und Beine). Die eigentliche Schwierigkeit bei der Press Flag aber ist das asymmetrische Halten. Bei der Clutch Flag übernehmen die Arme einen großen Teil der Last, doch bei der Press Flag muss der untere Arm das Körpergewicht halten, das durch Hebelkräfte verstärkt wird.

Ich brauche Ihnen nicht zu erklären, wie stark die Press Flag den Oberkörper belastet. Wenn Sie sich nicht mit einem angespannten Arm halten können, wird Ihr unterer Arm nachgeben. Und wenn Sie nicht an einer Hand hängen können, wird der obere Arm an dieser Aufgabe scheitern. Zum Glück können Sie die Kraft Ihrer Arme rasch aufbauen: Trainieren Sie die Handstand-Liegestütz-Serie, und Sie erlangen in den Schultern maximale Kraft. Zusätzliches Grifftraining, und Sie können sich wieder an der Press Flag versuchen.

Neuraler Take-off: der Rauf-und-runter-Trick

Als ich mich in San Quentin an die Flagge heranwagte, meisterte ich die Clutch Flag relativ schnell (ich will damit nicht angeben – ich war zuvor über die einarmige Planke zum einarmigen Handstand gekommen, und das hatte meine laterale Kette ordentlich aufgebaut). Dennoch wollte es mit der Press Flag einfach nicht klappen: Ich versuchte, meinen Körper flüssig parallel zum Boden hochzustemmen, aber irgendwie bekam ich den Kniff nicht raus: Mein Körper sackte jedes Mal ab.

Eines Tages kam ein Häftling auf dem Hof zu mir und zeigte mir einen Trick, der sich als die Lösung meines Problems erweisen sollte. Das »Geheimnis« war die senkrechte Flagge. Anstatt meinen gestreckten Körper langsam in die Flagge hochzuheben, lernte ich, meine gebeugten Beine mit Schnellkraft in eine schräg aufwärts gerichtete, angezogene Position zu bringen (siehe S. 122–123), aus der heraus ich meinen Körper so streckte, dass die Füße nach oben zeigten (S. 124). Diese schräg aufwärts gerichtete Haltung bezeichnet man als senkrechte Flagge, und sie ist wesentlich leichter durchzuhalten als die standardmäßige waagerechte Flagge. Aus dieser Position senkte ich meinen Körper flüssig nach unten in die klassische waagerechte Press Flag (S. 127) ab und – Bingo! Nach Wochen anstrengenden Trainings bekam ich gleich beim ersten Versuch eine annehmbare Press Flag hin.

Wie kam es, dass ich meinen Körper in die korrekte waagerechte Flaggenposition absenken konnte, obwohl ich es nicht geschafft hatte, ihn in diese Position hochzustemmen? Es gab dafür mehrere Gründe. Zum einen ist es einfacher, ein Gewicht zu kontrollieren, das man absenkt, als eines, das man aufrichtet, weil man beim Absenken nicht gegen die Schwerkraft zu kämpfen hat. (Stellen Sie sich vor, bei Curls ein sehr schweres Gewicht zu senken und es dann parallel zum Boden zu halten – und vergleichen Sie diese Übung mit dem Heben dieses Gewichts mit geradem Arm.) Außerdem glaube ich, dass das Schnellkraft-Kicken in die senkrechte Flagge hinauf die Nervenäste der lateralen Kette aufweckt und dadurch sozusagen einen Kickstart der lateralen Kette auslöst.

Was auch immer der Grund dafür sein mag: Dieser clevere Trick, sich in die senkrechte Flagge zu schwingen, bevor man sich in die waagerechte Flagge absenkt, funktioniert überraschend einfach, sobald man fortgeschritten genug ist, ihn anzuwenden. Ich habe ihn als Teil der Flaggen-Progression in die zweite Hälfte dieses Kapitels aufgenommen.

Trainingsstrategien für die Press Flag

Inzwischen sind Sie also mit der Theorie vertraut. Bevor Sie loslegen, kommen hier noch ein paar Tipps für Sie:

- Fangen Sie auf keinen Fall an, die Press Flag zu trainieren, wenn Sie die Clutch Flag noch nicht perfekt beherrschen (S. 105), denn das wäre unsinnig – ungefähr so, als würden Sie versuchen, 100 Liegestütze zu machen, bevor Sie mit 50 Liegestützen klarkommen.
- In den ersten Schritten zur Press Flag geht es zunächst darum, einen guten Halt aufzubauen, und noch nicht darum, in der lateralen Kette maximale Kraft zu entwickeln. Deshalb sollten Sie Ihr Training für die Press Flag stets mit ein oder zwei Clutch Flags beenden, um die bereits aufgebaute Kraft der lateralen Kette zu erhalten. Tun Sie das mindestens bis Schritt 5.
- Bei der Press Flag wird Ihr Körpergewicht vervielfacht. Ich habe noch nie einen dicken Mann gesehen, dem diese Übung gelang. Manche Athleten, die bei ihr nicht weiterkamen, schafften es, nachdem Sie zwei bis vier Kilogramm abgespeckt hatten.
- Die Press Flag ist eine ungleichmäßige Halteübung, bei der beide Körperseiten auf sehr unterschiedliche Weise beansprucht werden. Das ist der Grund, warum sie schwache Glieder der Kette entlarvt und warum viele Athleten sie nur auf einer Seite beherrschen. Trainieren Sie sie deshalb von Anfang an auf beiden Seiten, und beginnen Sie stets mit der schwächeren Seite.
- Sobald Sie die Positionierung der Arme gemeistert haben, merken Sie, dass das Ausbalancieren des gestreckten Körpers bei der Press Flag wesentlich schwieriger ist als bei der Clutch Flag. Besonders wenn die Bauchmuskeln schwach oder nicht angespannt sind oder die Stange nicht genau lotrecht ist, kann der Körper nach hinten wegschwingen. Seien Sie bereit, das zu kompensieren!
- Sicherheit ist bei allen Eigengewichtsübungen oberstes Gebot! Deshalb sollten Sie, sobald Sie sich an der Press Flag versuchen, auch üben, sicher wieder runterzukommen. Bewegen Sie sich dabei kontrolliert, und lassen Sie sich niemals einfach nur fallen.

- Die Press Flag ist hart, und sie zu meistern dauert Wochen. Fortschritte erzielen Sie, indem Sie die Haltezeit alle ein bis zwei Wochen um ein oder zwei Sekunden verlängern. Das hört sich wenig an, stellt aber tatsächlich eine große Leistung dar!

So kommt man weiter

Wie lange?

Ebenso wie bei der Clutch Flag sind die Progressionsniveaus bei der Press Flag flexibel. Ich rate Ihnen Folgendes:

- Streben Sie bei den Schritten 1 und 2 eine Haltezeit von ungefähr **zehn Sekunden** an.
- Bei den Schritten 4 bis 7 genügt ein perfekter Halt von **fünf Sekunden**, um zum nächsten Schritt überzugehen. Sobald Sie die vorgestellte Position fünf Sekunden lang perfekt beherrschen, geht es weiter.

Wie viel?

Halten Sie beim Üben der Flagge Ihre beste Position, bis diese sich verschlechtert oder Sie absinken. Machen Sie ein paar Minuten Pause, und versuchen Sie es dann wieder – fünf- bis sechsmal pro Trainingseinheit.

Wie oft?

Die Press Flag ist anstrengender als die Clutch Flag, und das sollte im Trainingsprogramm auch berücksichtigt werden:

- Die Schritte 1 bis 5 können an bis zu **drei nicht aufeinanderfolgenden Tagen pro Woche** trainiert werden.
- Die Schritte 6 bis 8 sollten nicht öfter als **zweimal pro Woche** trainiert werden.

Haltetechnik für die Press Flag

Allein schon für die Haltetechnik braucht es einiges an Übung. Also machen wir es wie weiter oben bei der *Clutch Flag* (S. 95–97) und befassen uns gründlich mit der Haltetechnik, bevor wir mit den einzelnen Schritten beginnen.

1. Mindestens einer Ihrer Arme bleibt bei der Press Flag angespannt, und wenn Sie näher als auf Armlänge an Ihre Basis herangehen, müssen Sie Ihr Körpergewicht nach außen drücken. Machen Sie es sich nicht so schwer! Stellen Sie sich in drei Vierteln Armlänge vor die Stange.

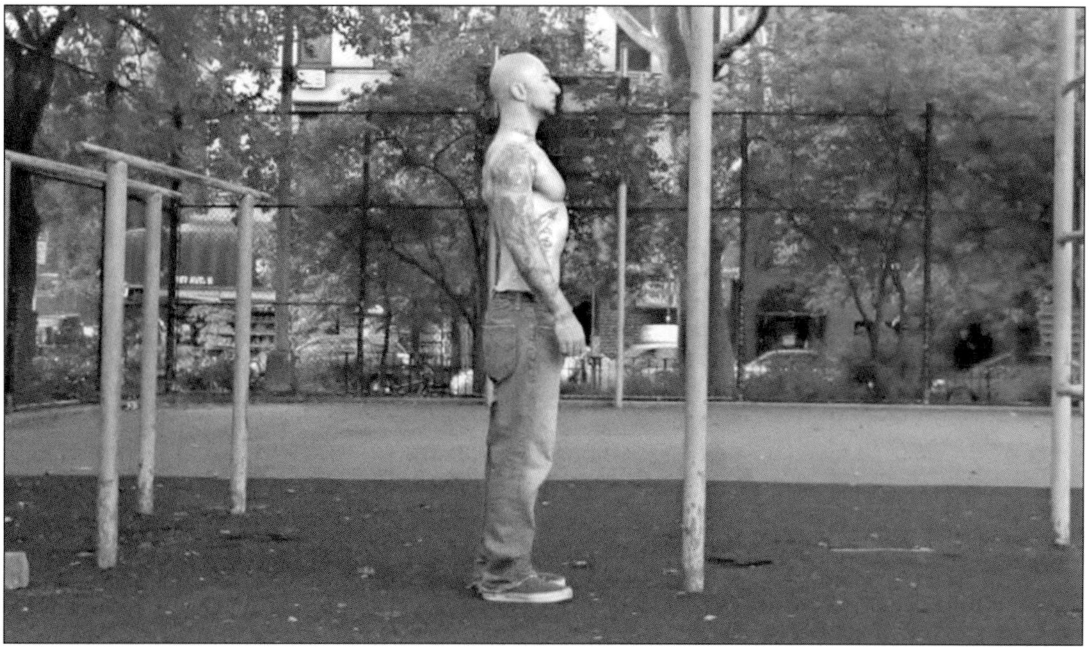

2. Umgreifen Sie die Basis auf der Höhe von Hüfte oder Oberschenkel mit der linken Hand so, dass der Handballen nach oben zeigt und der Zeigefinger nach unten. Spannen Sie den Arm gestreckt an.

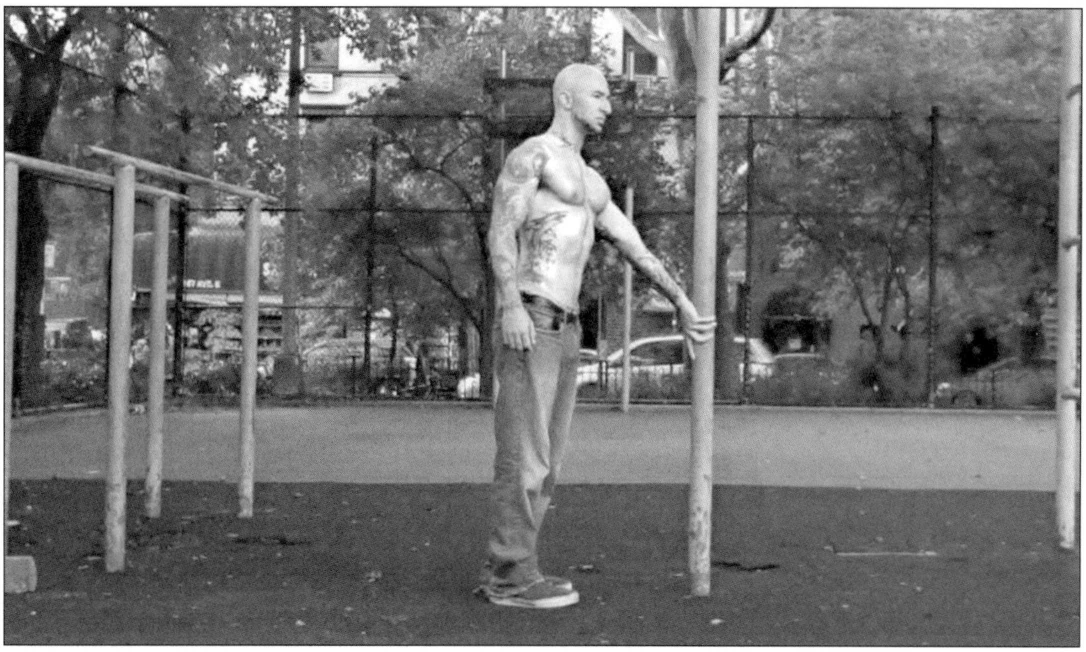

3. Richten Sie sich gerade auf, und umgreifen Sie die Basis mit der rechten Hand irgendwo über Ihrem Kopf. Ihr Daumen sollte unter der Handfläche sein. Wenden Sie entweder den daumenlosen Griff an, oder legen Sie Ihren Daumen um die Stange, je nachdem, was sich natürlicher anfühlt.

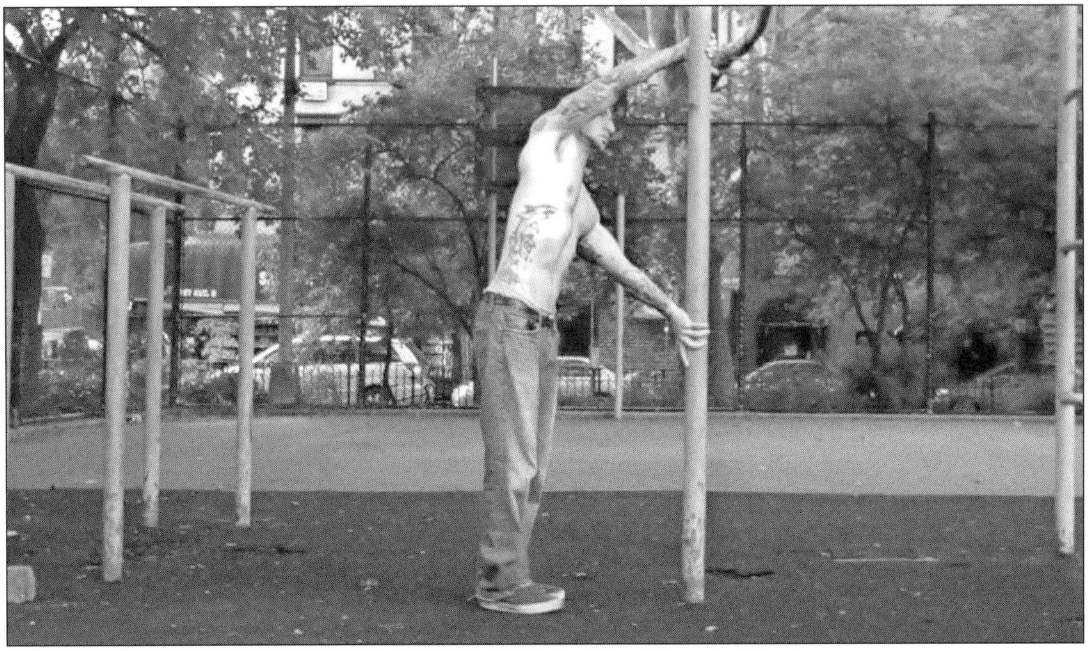

4. Jetzt wird es Zeit, sich seitlich zur Stange zu stellen. Wenn nötig, können Sie auch die Füße bewegen. Ihr oberer Arm muss noch nicht ganz gerade sein, doch Sie sollten anfangen, mit diesem Arm fest zu ziehen und mit dem anderen zu schieben, um Spannung aufzubauen.

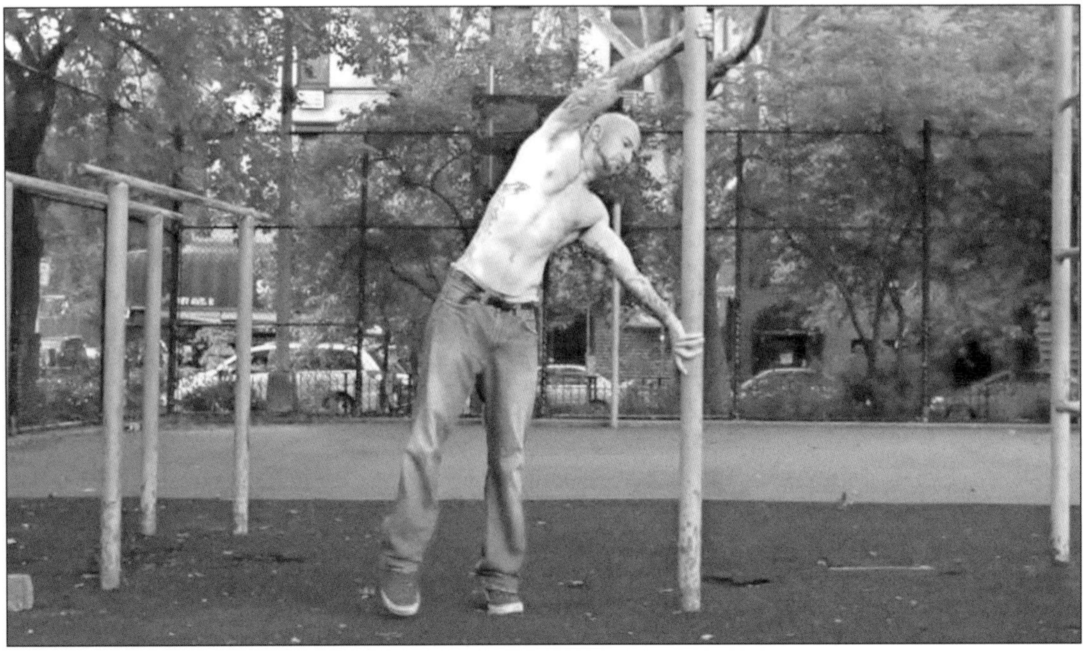

Ich habe diese Anleitung absichtlich nicht allzu präzise formuliert, weil die individuelle Technik auch immer von den eigenen Proportionen abhängt. Probieren Sie einfach aus, was für Sie am besten passt. Sobald Sie die Schritte ernsthaft trainieren, entwickeln Sie ohnehin Ihre eigenen Positionierungen. Wenn Sie sich auf die andere Seite der Stange stellen, ersetzen Sie lediglich »links« durch »rechts«.

Alles klar? Dann kann es ja losgehen!

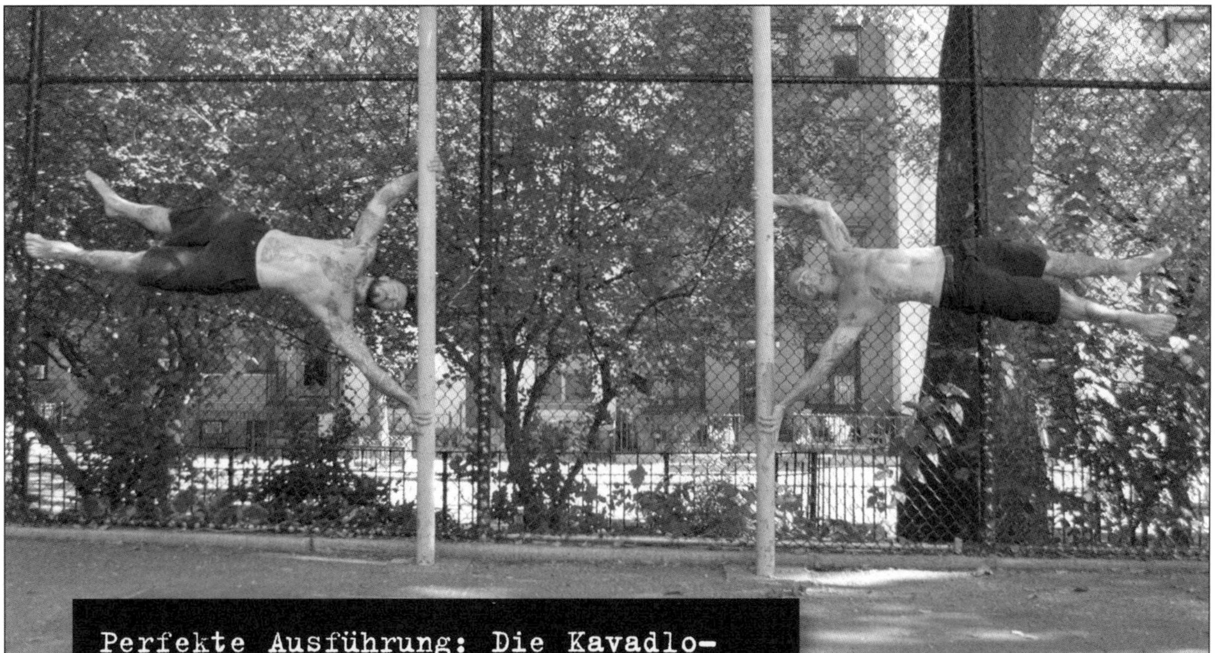

Perfekte Ausführung: Die Kavadlo-Brüder beweisen, dass übermenschliche Kraft und Körperkontrolle mithilfe der einfachsten, alltäglichsten Dinge erreicht werden können. Senkrechte Stangen gibt es schließlich überall, oder?

SCHRITT 1

Stützpressen

ÜBERBLICK

Das Stützpressen *(Support press)* dient zur Vorbereitung auf die Press Flag. Auf diese Weise testen oder trainieren Sie die Kraft Ihres Oberkörpers, bevor Sie sich an das Presshängen wagen. Sie brauchen dafür eine waagerechte Stange neben einer Wand oder einer senkrechten Basis. Eine für Klimmzüge benutzte Stange würde sich z. B. eignen. Hängen Sie sich mit Obergriff an die Stange, lassen Sie mit der Hand, die der senkrechten Basis am nächsten ist, los, und legen Sie sie flach auf die senkrechte Oberfläche. Strecken Sie diesen Arm, bis er gerade angespannt ist. Dadurch wird Ihr Körper nach außen gedrückt. Halten Sie Ihren Körper gerade, und atmen Sie normal.

TIPP

Um diese Halteübung progressiv zu gestalten, rücken Sie mit der Hand, an der Sie hängen, zur anderen rüber. Wenn beide fast auf einer Linie sind, wird es Zeit für den nächsten Schritt.

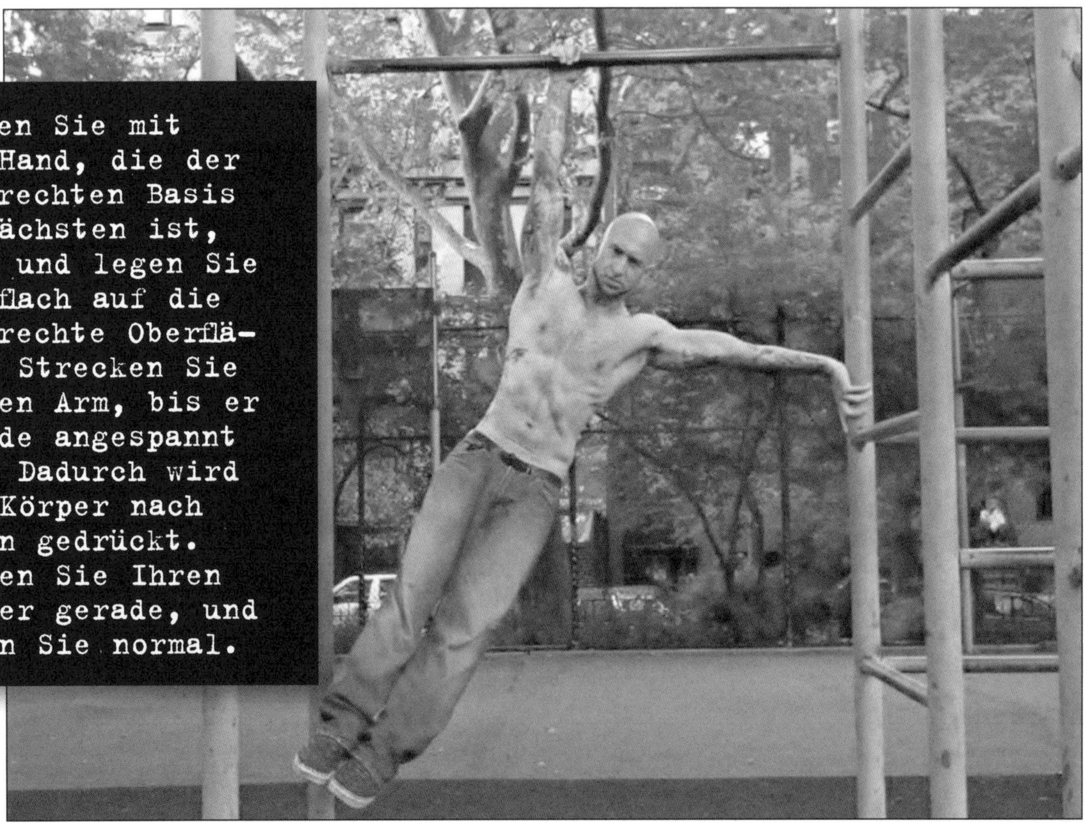

Lassen Sie mit der Hand, die der senkrechten Basis am nächsten ist, los, und legen Sie sie flach auf die senkrechte Oberfläche. Strecken Sie diesen Arm, bis er gerade angespannt ist. Dadurch wird Ihr Körper nach außen gedrückt. Halten Sie Ihren Körper gerade, und atmen Sie normal.

Schritt 2 Presshängen

ÜBERBLICK

Gehen Sie zur senkrechten Basis, und wenden Sie die Haltetechnik an (S. 116–119). Spannen Sie den Oberkörper an, indem Sie mit dem oberen Arm ziehen und dem unteren drücken. Beim Presshängen *(Press hang)* sollte der ziehende Arm angespannt sein. Wenn Sie merken, dass Sie genügend Spannung erzeugt haben, hüpfen Sie leicht zur Seite und versuchen, die Füße über dem Boden zu halten. Wenn es hilft, beugen Sie leicht die Knie. Lassen Sie die untere Körperhälfte herabhängen. Halten Sie die Position, und atmen Sie dabei normal.

TIPP

Zweck dieses Schritts ist es, eine Spannung zu erzeugen, die Ihr Gewicht halten kann. Weil Sie jetzt noch nicht in die Waagerechte übergehen, unterdrücken Sie den Impuls, die Beine zur Seite zu schnellen oder den Körper gerade auszurichten. Lassen Sie Ihre gesamte Energie in den Oberkörper fließen.

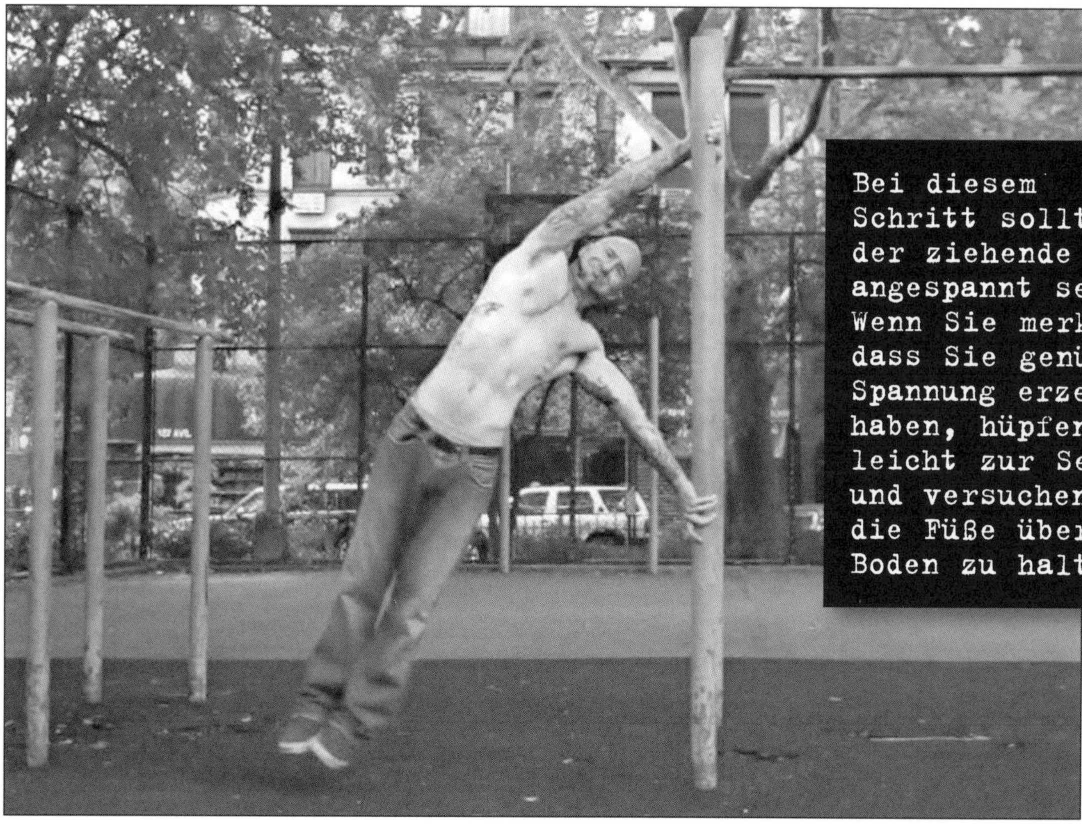

Bei diesem Schritt sollte der ziehende Arm angespannt sein. Wenn Sie merken, dass Sie genügend Spannung erzeugt haben, hüpfen Sie leicht zur Seite und versuchen, die Füße über dem Boden zu halten.

SCHRITT 3

Kickpresse

ÜBERBLICK

Gehen Sie zur senkrechten Basis, und wenden Sie die Haltetechnik an (S. 116–119). Ihre Hüfte steht jetzt nach außen, die Füße haben zueinander Abstand. Stoßen Sie sich mit Kraft vom Boden ab, sodass Ihr oberes Bein durch Schnellkraft seitlich nach oben kommt (A). Ziehen Sie mit dem oberen (gebeugten) Arm, und drücken Sie mit dem unteren Arm. Der Sprung soll Ihren Oberkörper über die Waagerechte bringen (B). Auf dem höchsten Punkt drehen Sie Ihre Hüften nach oben. Ziel ist, die Knie über den Rumpf zu bringen (C). Dies ist die einzige Schnellkraftbewegung der gesamten Serie: Bei der Kickpresse *(Kick press)* geht es darum, sich diesen Bewegungsablauf anzueignen. Schnellen Sie die Knie kraftvoll, aber kontrolliert nach oben. Wenn Sie das zehnmal schaffen, sind Sie bereit, sich auf dem höchsten Punkt zu halten: Das ist schon der nächste Schritt.

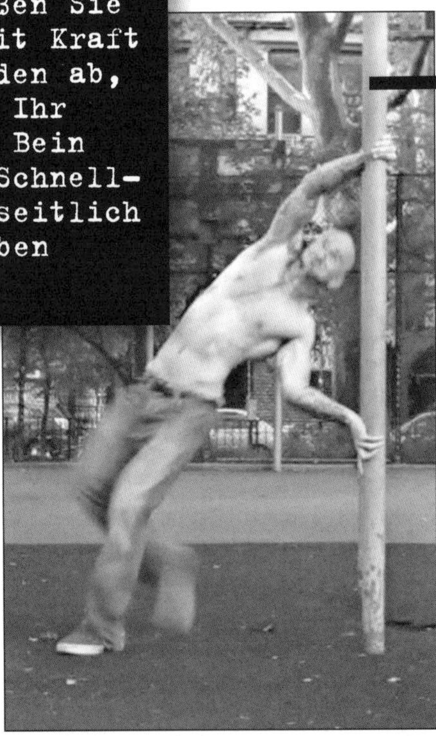

A. Stoßen Sie sich mit Kraft vom Boden ab, sodass Ihr oberes Bein durch Schnellkraft seitlich nach oben kommt.

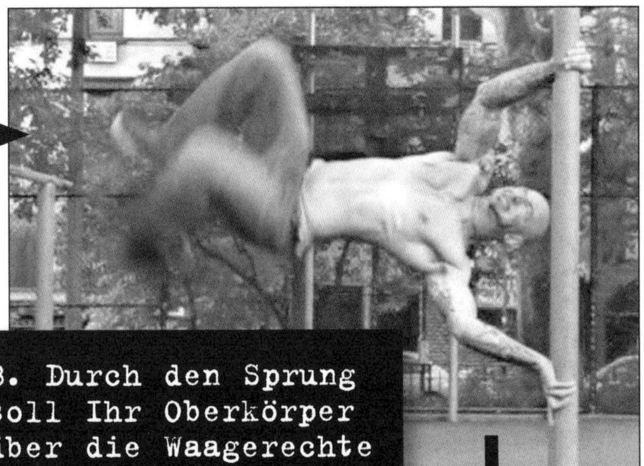

B. Durch den Sprung soll Ihr Oberkörper über die Waagerechte kommen.

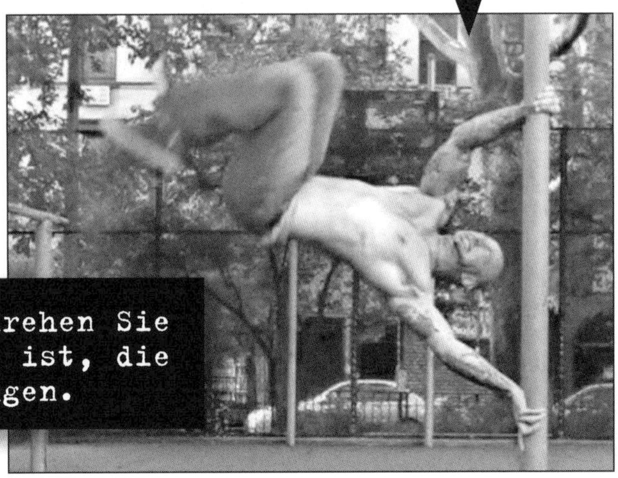

C. Auf dem höchsten Punkt drehen Sie Ihre Hüften nach oben. Ziel ist, die Knie über den Rumpf zu bringen.

Schritt 4 Senkrechtes Pressen mit angezogenen Beinen

ÜBERBLICK

Wenn Sie die Kickpresse gemeistert haben, wird es Zeit, die Schnellkraftbewegung in ein Halten zu verwandeln. Ab hier gelangen Sie in die senkrechten Presspositionen, aus denen Sie sich später in die waagerechte Press Flag *(Vertical press)* absenken. Wenden Sie an der senkrechten Basis die Haltetechnik an (S. 116–119). Schnellen Sie sich mit der Kickpresse hoch, und versuchen Sie, die höchste Position zu halten. Dabei sind beide Knie nahe beim höchsten Ellbogen. Halten Sie die Position, und atmen Sie dabei normal.

TIPP

Diese Position ist die Vorstufe für die senkrechte Presse (Schritt 5). Sie müssen die Knie dabei nicht eng an den Rumpf holen, sie sollen einfach nur angezogen sein. Ihr Körper muss auch nicht ganz in die Senkrechte kommen. Die korrekte Position ist im Winkel zur Basis, wie auf dem Foto.

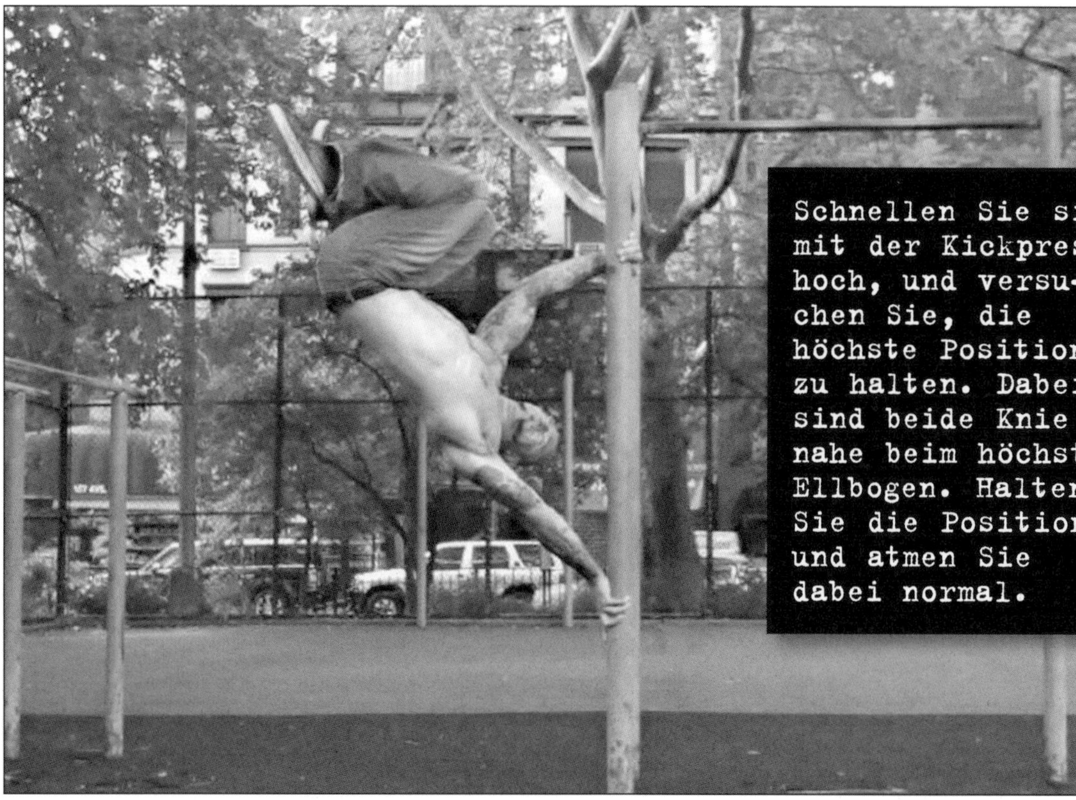

Schnellen Sie sich mit der Kickpresse hoch, und versuchen Sie, die höchste Position zu halten. Dabei sind beide Knie nahe beim höchsten Ellbogen. Halten Sie die Position, und atmen Sie dabei normal.

Schritt 5 Senkrechte Presse

ÜBERBLICK

Gehen Sie zur senkrechten Basis, und wenden Sie die Haltetechnik an (S. 116–119). Kicken Sie sich in das senkrechte Pressen mit angezogenen Beinen *(Vertical chamber press)* (Schritt 4) hoch. Sobald Sie in dieser Position sind, strecken Sie die Beine flüssig nach oben und spannen die Beinmuskeln an. Nun bilden Beine und Körper eine relativ gerade Linie. Sie sind noch nicht vollkommen senkrecht, aber das Halten ist leichter, wenn Sie über der Diagonalen bleiben können. Halten Sie die Position, und atmen Sie dabei normal.

TIPPS

Wenn es Ihnen schwerfällt, in einem Schritt vom senkrechten Pressen mit angezogenen Beinen zur senkrechten Presse überzugehen, versuchen Sie es, indem Sie zuerst nur ein Bein ausstrecken (senkrechtes Pressen in Schrittstellung). Sobald Sie diese Position halten können, versuchen Sie es mit dem zweiten Bein. So gelangen Sie zur vollständigen senkrechten Presse.

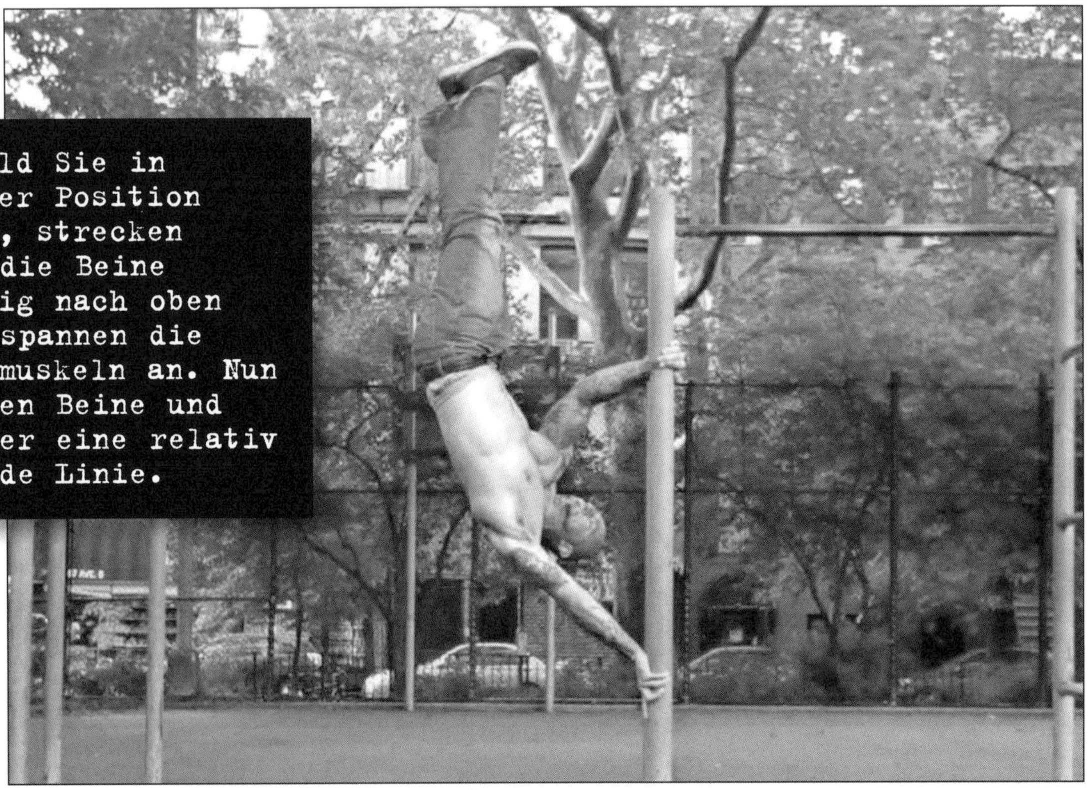

Sobald Sie in dieser Position sind, strecken Sie die Beine flüssig nach oben und spannen die Beinmuskeln an. Nun bilden Beine und Körper eine relativ gerade Linie.

Schritt 6 Press Flag in Schrittstellung

ÜBERBLICK

Jetzt, wo Sie die senkrechte Presse *(Vertical press)* geschafft haben, wird es Zeit, zu versuchen, sich in eine waagerechte Position abzusenken. Gehen Sie zur senkrechten Basis, und wenden Sie die Haltetechnik an (S. 116–119). Gehen Sie nun in die senkrechte Presse über (Schritt 5). Beugen Sie das der Basis nächste Bein, bis es im rechten Winkel (90°) steht, indem Sie das Knie beugen, während Sie es leicht nach vorne bringen (A). Halten Sie es in dieser Position, und senken Sie sich flüssig in die Waagerechte. Rumpf und unteres Bein sollten eine perfekt gerade waagerechte Linie bilden (B). Halten Sie die Position (wenn auch nur für ein Sekundenbruchteil), und atmen Sie dabei normal.

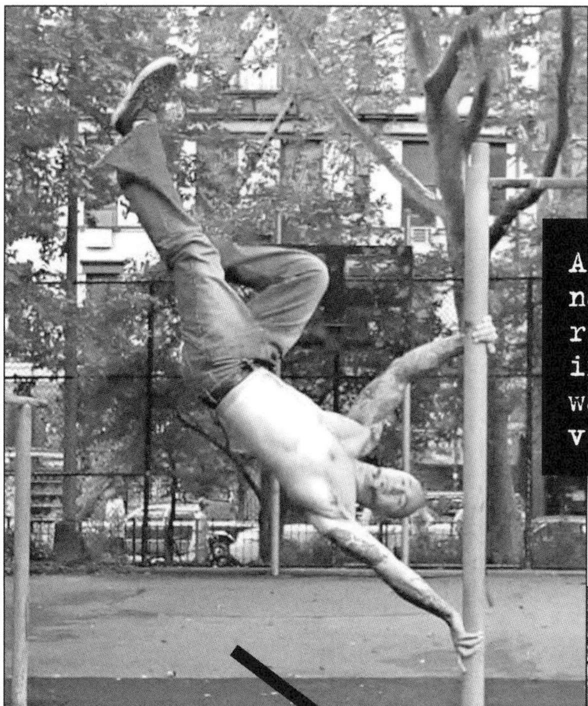

A. Beugen Sie das der Basis nächste Bein, bis es im rechten Winkel (90°) steht, indem Sie das Knie beugen, während Sie es leicht nach vorne bringen.

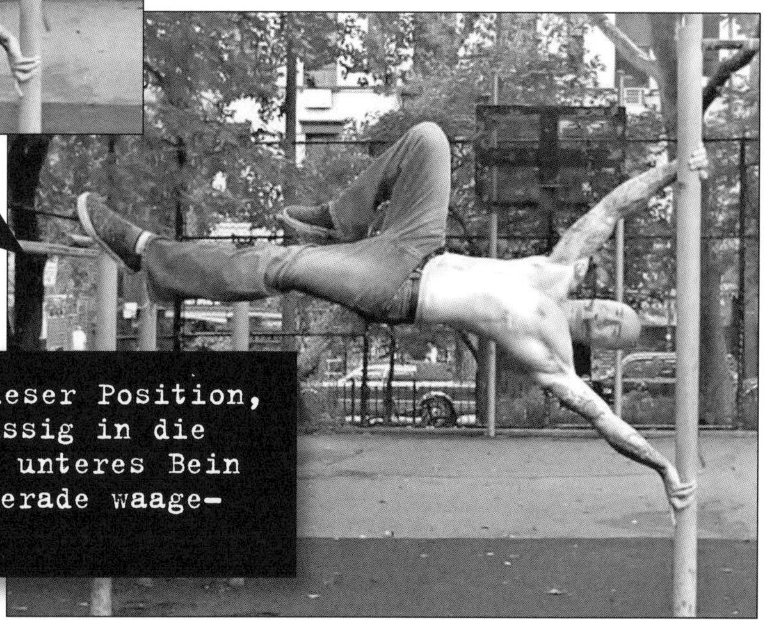

B. Halten Sie es in dieser Position, und senken Sie sich flüssig in die Waagerechte. Rumpf und unteres Bein sollten eine perfekt gerade waagerechte Linie bilden.

SCHRITT 7 Press Flag mit gebeugten Beinen

ÜBERBLICK

Gehen Sie zur senkrechten Basis, und wenden Sie die Haltetechnik an (S. 116–119). Kicken Sie sich in die senkrechte Presse *(Vertical press)* (Schritt 5). Senken Sie Ihren Körper aus dieser Position in die Waagerechte, und beugen Sie dabei die Beine an den Knien oder den Knien und Hüften. Beides geht, aber bedenken Sie, dass das Bewegen der Beine Sie aus dem Gleichgewicht bringen kann. Rumpf und gebeugte Beine sollten jetzt eine perfekte waagerechte Linie bilden. Halten Sie die Position, und atmen Sie dabei normal.

TIPP

Wenn Sie sich aus der senkrechten Presse (Schritt 5) in eine waagerechte Position absenken, hilft es, vor dem Absenken die korrekte Position der unteren Körperhälfte einzunehmen. Das baut schneller Kraft auf, als wenn Sie die Beine im letzten Moment in Position bringen.

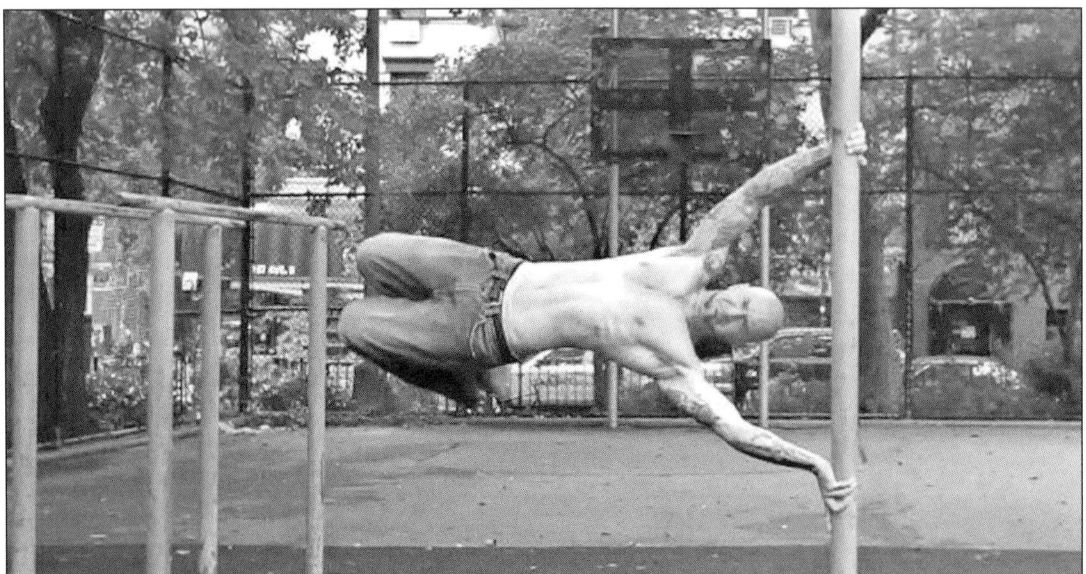

Senken Sie Ihren Körper aus dieser Position in die Waagerechte, und beugen Sie dabei die Beine an den Knien oder an Knien und Hüften. Beides geht, aber bedenken Sie, dass das Bewegen der Beine Sie aus dem Gleichgewicht bringen kann.

Meister-schaft

Press Flag

Überblick

Gehen Sie zur senkrechten Basis, und wenden Sie die Haltetechnik an (S. 116–119). Kicken Sie sich in die senkrechte Presse *(Vertical press)* (Schritt 5). Ihre Beine müssen jetzt gerade ausgestreckt und angespannt sein. Sobald Sie in Position sind, senken Sie Ihren Körper flüssig in die Waagerechte. Rumpf und Beine sollten eine perfekt gerade waagerechte Linie bilden. Halten Sie die Position so lange wie möglich, und atmen Sie dabei normal.

Tipp

Meister der Eigengewichtsübungen, die eine gute Flagge hinbekommen, sind erstaunlicherweise dünn gesät. Noch seltener sieht man die Flagge bei Bodybuildern. Aber eigentlich sollte das gar nicht so sein. Jeder durchtrainierte Athlet unter 70 sollte diese Kraftleistung vollbringen können, wenn er die richtigen Progressionsübungen macht.

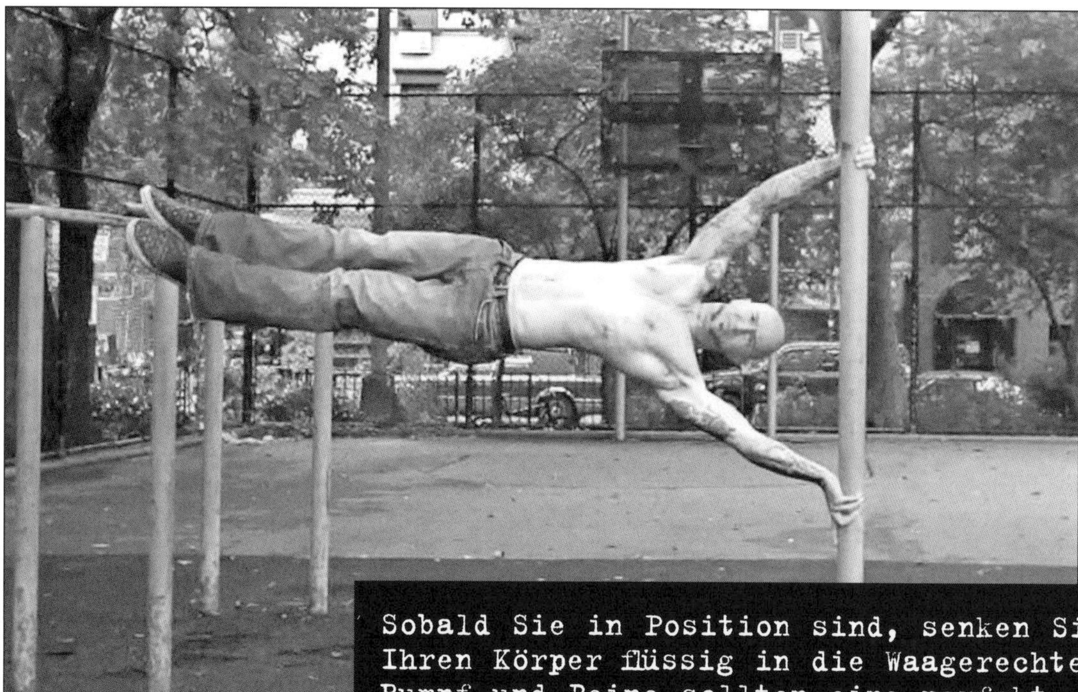

Sobald Sie in Position sind, senken Sie Ihren Körper flüssig in die Waagerechte. Rumpf und Beine sollten eine perfekt gerade waagerechte Linie bilden.

Progression Press Flag

Schritt 1	Stütz-Pressen Seite 120	Bis zu 10 Sekunden halten, dann Schritt 2
Schritt 2	Presshängen Seite 121	Bis zu 10 Sekunden halten, dann Schritt 3
Schritt 3	Kickpresse Seite 122	Bis zu 10 Wiederholungen, dann Schritt 4
Schritt 4	Senkrechtes Pressen mit angezogenen Beinen Seite 123	Bis zu 5 Sekunden halten, dann Schritt 5

Progression Press Flag

Schritt 5	Senkrechte Presse Seite 124	Bis zu 5 Sekunden halten, dann Schritt 6
Schritt 6	Press Flag in Schrittstellung Seite 125	Bis zu 5 Sekunden halten, dann Schritt 7
Schritt 7	Press Flag mit gebeugten Beinen Seite 126	Bis zu 5 Sekunden halten, dann Schritt 8
Meisterschaft	Press Flag Seite 127	Ultimative Kraft 10 Sekunden halten

Noch ein paar Schritte weiter

Wenn Sie jetzt so weit sind, dass Sie eine Press Flag ein paar Sekunden lang halten können: Herzlichen Glückwunsch! Jetzt haben Sie nicht bloß eine Kraftleistung vollbracht, die nur wenige Athleten schaffen, sondern Sie haben sich auch eine laterale Kette aus Titan erarbeitet. Und was kommt jetzt?

Wie bei jeder anderen Meisterschaft können Sie von hier aus auch zu weiteren, noch unglaublicheren Leistungen voranschreiten. Trainieren Sie die Press Flag jedoch immer wieder, um das Erreichte nicht zu verlieren. Halten Sie sie schön waagerecht, ohne durchzuhängen oder zu schwanken. Wenn Sie das drei Sekunden lang schaffen, versuchen Sie, ob sie nicht auch vier Sekunden durchhalten. Wenn Sie es zehn Sekunden lang können, dürfen Sie sich ruhig als Flaggenexperte bezeichnen.

Sie können mit der Kraft Ihrer lateralen Kette zufrieden sein und die Press Flag einfach in Ihrer Trainingsroutine belassen. Die meisten Häftlinge investieren ihre Energie lieber in Muskelmasse und machen viele Klimmzüge, Liegestütze und Handstand-Liegestütze, anstatt sich allzu sehr auf ihre laterale Kette zu konzentrieren, und ich glaube, auch viele Typen in der Welt jenseits der Gitterstäbe halten das so. Sie machen natürlich nichts falsch, wenn Sie nach dem Beinheben noch ein paar statische Press Flags hissen. Das Beinheben wärmt den Rumpf und die Arme auf (wenn Sie dabei hängen), und somit wären Sie für die Flagge bereits ideal vorbereitet. Dehnen Sie nach dem Beinheben drei bis vier Minuten lang schonend die Taille, um sich zu entspannen, und gehen Sie dann zur Flagge über. Durch zwei Flaggen, die Sie jedoch nicht über die maximale Haltezeit durchzuhalten brauchen, erhalten Sie die Kraft, die Sie so mühevoll aufgebaut haben.

1. Beinheben:	**2–3 Sätze (Aufwärmsätze)** **2–3 Sätze (Trainingssätze)**
3–4 Minuten Hüftrollen/leichtes Dehnen	
2. Press Flag:	**2–3 Flaggen pro Seite (nicht mit maximaler Haltedauer)**

So bin ich lange Zeit, nachdem ich sie erlernt hatte, mit der Flagge umgegangen, und es ist eine großartige, unglaublich effiziente Trainingsmethode. In weniger als 20 Minuten trainiert man die Taille besser, als wenn man stundenlang Sit-ups oder Crunches macht oder sich im Fitnessclub mit diesen blöden Maschinen herumärgert. Wenn Sie allerdings noch nicht lange Press Flags machen und das Beinheben Sie allzu stark ermüdet, können Sie sich die Flaggen auch in separaten Trainingseinheiten vornehmen.

Aber was, wenn Ihnen das nicht reicht? Was, wenn Ihnen selbst die Press Flag mit der Zeit leicht und langweilig vorkommt?

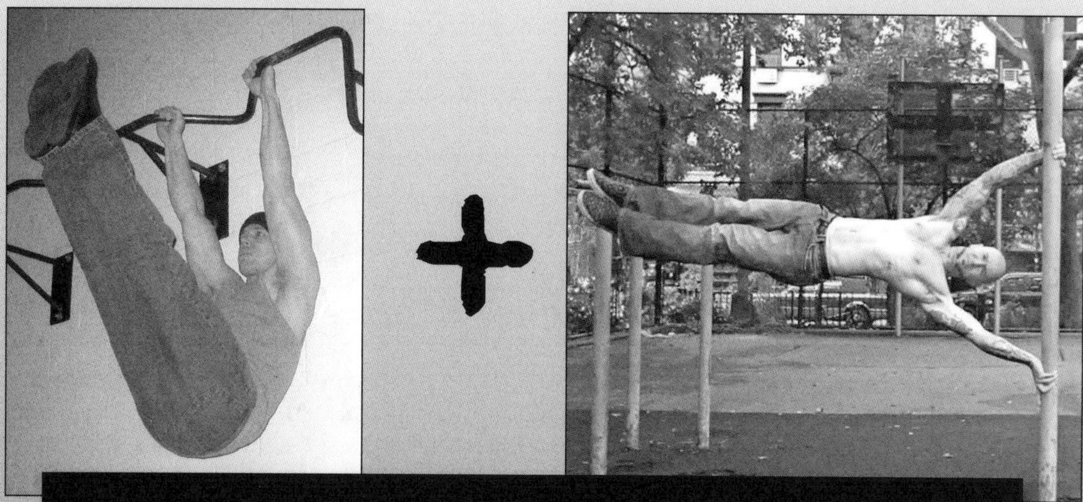

Die Kombination von Beinheben und Press Flag ergibt ein fantastisches Training, von dem man sein Leben lang etwas hat: minimalistisch, zeitsparend und höllisch effektiv.

Eine Möglichkeit besteht darin, die Haltezeit der Press Flag zu verlängern. Ich habe es selbst versucht, fand es aber nicht wirklich befriedigend. Zum einen verbessert es vor allem die Ausdauer und weniger die Kraft. Außerdem ist es wahnsinnig hart, länger als zehn Sekunden in der Press Flag zu bleiben, und es kann monatelanges Training erfordern, die Haltezeit um ein paar wenige Sekunden zu verlängern. (Das Guinnessbuch der Rekorde verzeichnet 39 Sekunden als längste Haltezeit; Rekordinhaber ist der übermenschliche Dominic LaCasse.)

Wenn Sie eine noch stärkere Press Flag aufbauen wollen, dann lernen Sie, Ihren gerade gestreckten Körper vom Boden hoch in die waagerechte Position zu stemmen, anstatt aus der senkrechten Flagge in die waagerechte Flagge abzusinken. Sobald Sie das beherrschen – und es ist wesentlich schwieriger, als es sich anhört –, verwandeln Sie die Flagge in eine Bewegungsübung. Nun können Sie wieder anfangen, an Sätze und Wiederholungen zu denken. Drücken Sie Ihren geraden Körper nach oben und seitwärts, machen Sie oben eine Sekunde Pause, und kehren Sie sodann zum Boden zurück: Das ist eine Wiederholung. Arbeiten Sie auf zwei Sätze zu je drei Wiederholungen hin, und bauen Sie das aus. Versuchen Sie, mit der Zeit so viel Schwung wie möglich herauszunehmen. Aber trainieren Sie das nicht nach dem Beinheben, das wäre zu viel. Üben Sie die Flagge frisch, an anderen Tagen.

Die Flagge als Bewegung anstatt als Halteübung zu behandeln erfordert großes Geschick, doch der Lohn in Form von schierer Körperkraft ist unglaublich hoch. Außerdem steigert sich dadurch auch die Muskeldichte erheblich: Wer die Flagge auf diese Weise trainiert, kann mit seiner Taille Baseballschläger knacken.

Licht aus!

Bodybuilder betreiben ihr Training im Patchworkstil, indem sie den Körper in einzelne Sektionen einteilen. Ihre Methoden für das Trainieren der Taille bleiben dieser Devise treu, denn sie isolieren die Muskeln der Körpermitte, indem sie mit ihr vollkommen sinnlose Bewegungen ausführen.

Ernsthafte Kraftsportler wissen es besser. Sie haben begriffen, dass unser Körper dazu gedacht ist, als System zu funktionieren. Gute Trainer fördern nicht den »unteren Rücken«, sondern denken an die gesamte posteriore Kette. Einige Fitnessideologen sind dazu übergegangen, von der anterioren Muskelkette an der Körpervorderseite zu sprechen. Aber wie oft hört man sie von der lateralen Kette sprechen? Von den vernachlässigten Muskeln an der Seite unseres Körpers?

Leider nicht sehr oft. Gefängnisinsassen dagegen kennen den Schlüssel zu einer biegsamen und doch stahlharten Taille, und das schon seit Generationen. Das Geheimnis, das hilft, dieses Ziel zu erreichen, hat mit cleveren Maschinchen und wissenschaftlichen Ansätzen nichts zu tun. Es liegt einzig und allein in einer sehr alten Übung begründet: der Flaggen-Progressionsserie.

Nun kennen auch Sie das Geheimnis. Wenden Sie es an!

10. Bulldoggennacken

Machen Sie Ihr schwächstes Glied kugelsicher

Kein Training kleinerer Muskelgruppen ist so wichtig und lohnend wie das der Halsmuskulatur. Ein dicker, starker Hals vermittelt sofort den Eindruck von Körperkraft. Wenn wir wissen wollen, wie stark ein Typ ist, richten wir unseren Blick instinktiv auf seinen Hals. Reine Körpergröße ist kein sicherer Indikator, denn auch dünne Menschen können in entsprechender Kleidung kräftig wirken. Doch ein mächtiger Bulldoggennacken lügt nicht. Häftlinge, die auf ihren beeindruckenden Hals stolz sind, haben oft vorne an der Kehle oder an der Halsseite ein Tattoo, um auf ihn aufmerksam zu machen. Abgesehen davon, ist der Hals die einzige muskulöse Körperregion, die das ganze Jahr über sichtbar bleibt. Hemd oder Pullover können die Unterarme bedecken, doch der Hals ragt aus dem Kragen. Angesichts dessen erstaunt es, dass Bodybuilder kaum jemals Übungen für die Halsmuskeln in ihr Repertoire einbauen. Gewöhnlich wird diese Körperregion einfach ignoriert.

Ein kräftiger, durchtrainierter Hals kann mehr als nur Furcht einflößend aussehen. Die Halswirbel bilden den obersten Teil der Wirbelsäule, und solide Halsmuskeln bieten ihnen den besten Schutz vor Verletzungen. Die Halswirbelsäule stützt Schädel und Gehirn, und ein starker Hals fungiert als Stoßdämpfer, der das Gehirn bei Unfällen vor Erschütterungen bewahrt. Aus diesem Grund trainieren Boxer ihre Halsmuskeln gewissenhaft: Mächtige Halsmuskeln stabilisieren den Kopf bei Schlägen und verhindern Gehirnerschütterungen. Boxreporter sprechen oft von einem »Glaskiefer«, doch tatsächlich hängt die Fähigkeit, einen Kinnhaken lächelnd einzustecken und hinterher unbeschadet weiterzuboxen, allein von den Halsmuskeln ab. Und dies ist für Knastinsassen ein weiterer Grund, Zeit in Halsmuskeltraining zu investieren.

Leider geht das Wissen um ein sinnvolles Halsmuskeltraining mehr und mehr verloren. Kein Personal Trainer kann Ihnen verraten, wie man diese Körperregion effektiv aufbaut. Die Autoren von Bodybuilding-Büchern empfehlen gewöhnlich lächerliche Übungen mit unglaublich vielen Wiederholungen, bei denen man kleine Hanteln hält – und die zum Aufbau von Hals- und

Nackenmuskulatur leider gar nichts beitragen. In einigen wenigen Fitnessclubs gibt es Geschirre, an die Gewichte zu hängen sind – doch sich schwere Gewichte an den Kopf zu schnallen ist nicht immer eine gute Idee und führt oft zu Kopf- und Nackenschmerzen. Es gibt auch Maschinen für das Halsmuskeltraining, doch die meisten davon sehen eher aus wie Guillotinen als wie etwas, das einem zu einer gesunden Halswirbelsäule verhelfen kann. Halten Sie sich also lieber von ihnen fern!

Die besten Hälse weit und breit

Ich hatte das Glück, von einem echten Experten in das Halsmuskeltraining eingeführt zu werden – von einem Ringer. Bevor er auf die schiefe Bahn geriet, war er auf dem College ein verdammt guter Amateurringer gewesen. Er kam in den Angola Penitentiary, und dort lernte ich ihn kennen. Niemand weiß so viel über Halsmuskeltraining wie ein Ringer. Wenn Sie mal einen guten Ringer zu sehen bekommen – Freistil oder griechisch-römisch –, dann schauen Sie sich den muskulösen, wie aus Granit gemeißelten Hals an! Der olympische Goldmedaillengewinner im Freistilringen Kurt Angle ließ einmal seinen Halsumfang messen und kam auf über 50 Zentimeter! In den späten 1990er-Jahren ging Angle zum Wrestling über, wurde Mitglied im WWE (World Wrestling Entertainment) und stand oft mit gigantischen Typen im Ring, neben denen er wie ein Zwerg wirkte. Sie hatten Beine wie Baumstämme und Oberarme wie Bierfässer, doch keiner seiner Ringgegner hatte einen auch nur annähernd so beeindruckenden Hals wie er.

Es gibt einen vernünftigen Grund dafür, dass Ringer über derart gut entwickelte Hals- und Nackenmuskeln verfügen. Beim Freistilringen umfangen die Arme die meiste Zeit über den Gegner, und der Hals muss als dritter Arm agieren, der Kopf und Rumpf des Gegners in eine günstige Position bringt. Und das erfordert eine enorme Kraft im Hals. Gute Ringer blockieren einander automatisch die Gliedmaßen, und deshalb kommen viele Würfe zustande, bei denen der Rumpf auf der Matte landet, was unglaubliche Kräfte durch Hals und obere Wirbelsäule jagt. Wenn Sie jemals ein Suplex gesehen haben, verstehen Sie, was ich damit meine: Der geworfene Wrestler landet auf dem oberen Schulterbereich und Nacken und wird von dem Gewicht des auf ihn draufknallenden Gegners zusammengepresst. Für jemanden, der keinen stählernen Nacken hat, wäre das tödlich. Doch Wrestler widerfährt dies während eines Matches Dutzende Male, ohne dass sie Schaden davontragen. Das verdanken sie dem Umstand, dass die Kunst des Halstrainings in den Ringerschulen vermittelt wird.

Geheimwaffen

Durch welche »Geheimwaffen«, mit welchen Übungen schützen Ringer ihre Halswirbelsäule? Nun: Ebenso wie die besten Übungen sind dafür keinerlei besondere Maschinen, Gewichte oder andere Ausrüstungen erforderlich. Man braucht dazu lediglich den menschlichen Körper mit seinen von der Natur vorgegebenen Bewegungsabläufen. Das ultimative Programm besteht aus zwei ziemlich einfachen Eigengewichtsübungen: der Ringerbrücke und der Frontbrücke.

Der berühmte Gott des Wrestlings, Karl Gotch, führt einen perfekten Suplex vor, bei dem der zuvor stehende Gegner rücklings zu Boden geworfen wird. Weil Gotch den Bauch-zu-Rücken-Suplex so meisterhaft beherrschte, wurde dieser ihm zu Ehren in deutscher Suplex umbenannt. So einen Wurf überlebt nur, wer die Ringerbrücke trainiert hat! Gotch, ein Anhänger der Eigengewichtsübungen, fand, Gewichtstraining mache Ringer langsamer.

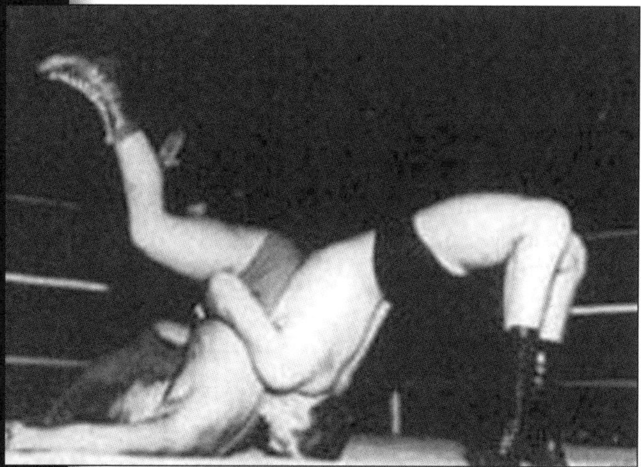

Mehr als diese beiden Übungen brauchen Sie nicht, um beeindruckende und gleichzeitig funktionelle Halsmuskeln aufzubauen, denn sie trainieren die Muskeln vorne, hinten und an den Seiten des Halses. Ebenso wie der Ringkampfsport gehen sie auf das antike Griechenland und Rom zurück. In der modernen Sportwelt gerieten sie in Vergessenheit, doch weil sie so effektiv sind, wurden sie von jenen Sportlern, die am stärksten auf eine gut entwickelte Halsmuskulatur angewiesen sind, in Ehren gehalten: von den Ringern. Wenn Sie recherchieren, wie Ringer vergangener Jahrhunderte trainierten, erkennen Sie, dass diese beiden Brücken lückenlos über die Jahrtausende hinweg geübt wurden. Keine heutige Maschine für das Training der Halsmuskulatur wird in ein paar Dutzend Jahren dagegen noch erhältlich sein, geschweige in ein paar Tausend Jahren – und das ist auch gut so!

Halsmuskeltraining – und was Sie davon haben

Halsmuskeltraining ist nicht unbedingt notwendig. Wenn Sie regelmäßig die *Big Six* durcharbeiten, und insbesondere die Brückenserie, bekommen Sie einen schönen starken Hals, der ein Leben lang seine Funktionen erfüllen wird. Doch wenn Sie Kampfsportarten, Football oder eine andere Sportart betreiben, die eine extrem starke obere Wirbelsäule erfordert, oder aber einfach nur einen coolen Hals haben wollen, der aussieht, als würde ein Python aus Ihrem Hemdkragen kriechen, dann versuchen Sie es mal mit den Übungen dieses Kapitels. Ihr Nutzen lohnt den Einsatz an Zeit und Energie allemal.

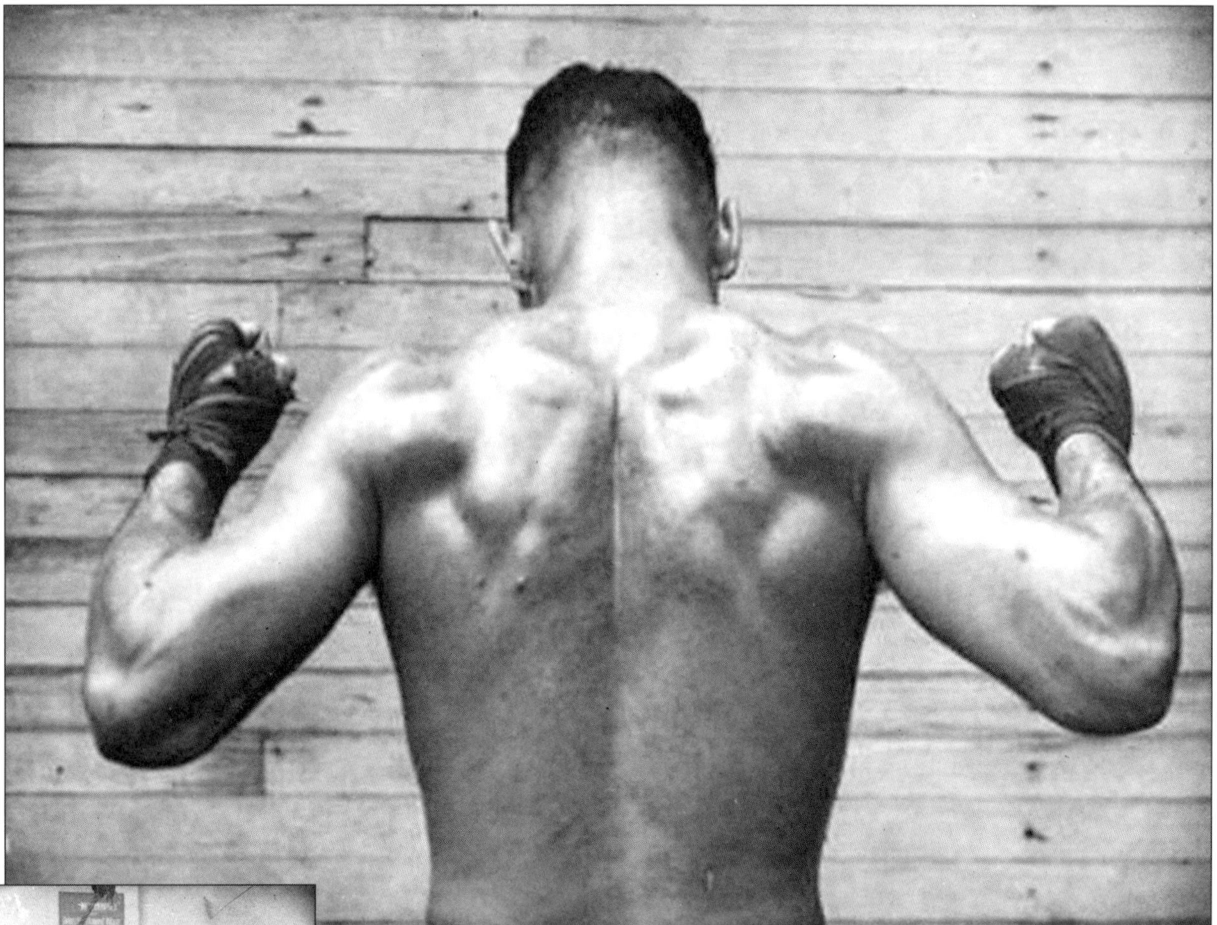

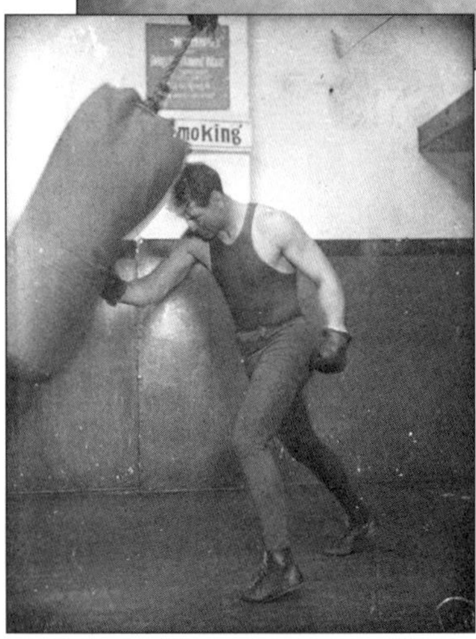

Jack Dempsey besaß weder die dicken Bizepse noch die plastischen Bauchmuskeln heutiger Boxer, baute sich aber mithilfe von Brücken einen muskulösen Hals und oberen Rücken auf. Er glaubte, dass ihn diese Übungen sowie das Kauen von Holz, das die Kiefermuskulatur stärken sollte, unbesiegbar machen würden. In über 80 Kämpfen ging er nur einmal k.o., und dieser eine Kampf war angeblich manipuliert.

Abgesehen davon, wie wertvoll ein starker Hals beim Sport ist, wird Ihnen dieses Training auch viele Schmerzen ersparen. Ein Großteil der Bevölkerung klagt über verschiedene Arten von Nackenschmerzen. Aber ist das ein Wunder? Unsere Hälse entwickelten ihre jetzige Ausprägung, als wir als Jäger und Sammler, nach Beute und Fressfeinden Ausschau haltend, durch die Wälder streiften. Das allein war schon ein fantastisches Halsmuskeltraining. Der heutige Durchschnittsmensch sitzt tagein, tagaus in sich zusammengesunken am Schreibtisch oder am Fließband. Dann schlurft er erschöpft nach Hause, lässt sich aufs Sofa fallen und starrt ein paar Stunden lang in den Fernseher. Bei all diesen Aktivitäten ist der Blick immer auf denselben Punkt gerichtet, und der Hals verhält sich dadurch wie gelähmt. Als Folge davon werden seine Muskeln steif und verkümmern. Dazu kommt allerdings noch, dass sich die Halsmuskeln bei Stress unwillkürlich anspannen – ein Überbleibsel aus der Zeit, als Stress ein untrügliches Anzeichen für bevorstehenden Kampf war –, und daraus ergeben sich die bekannten chronischen Spannungsschmerzen in Nacken und Schulterregion.

Das Trainieren der auf den Aufbau der Halsmuskeln abgestimmten Brücken wird die meisten dieser Schmerzen verschwinden lassen. Ein starker, gut ausbalancierter Hals erträgt wiederholte Belastung wesentlich besser. Eigengewichtsübungen für den Hals optimieren seine Durchblutung, lindern die Folgen alter Verletzungen und verjagen Schmerzen. Machen Sie diese Übungen regelmäßig, und die unbewusst in Nacken und Schultern aufgestauten Verspannungen verschwinden von selbst. Wer einen starken Hals hat, hat auch automatisch eine bessere Haltung, sieht besser aus und fühlt sich auch besser.

Das Old-School-Programm für Hals und Nacken

Nackenbrücken können ziemlich knifflig sein, besonders dann, wenn Sie Ihre Halsmuskulatur lange vernachlässigt haben. Deshalb kann es einige Zeit dauern, bis Sie die Übungen richtig ausführen können. Die Ringerbrücke verlangt der Wirbelsäule schon beim allerersten Versuch einiges ab, und deshalb müssen Sie als Vorbereitung darauf erst einmal die Brücken-Grundübungen trainieren, und als Voraussetzung dafür die Rückenbrücke bewältigen. Wenn Ihnen dazu die Kraft fehlt, halten Sie sich an die Anleitungen für die Brückenserie in Trainieren wie im Knast. Die Frontbrücke stellt ebenfalls hohe Anforderungen an den Athleten, insbesondere an seine Biegsamkeit. Doch zunächst sollten Sie sich deshalb keine Sorgen machen. Auf den folgenden Seiten zeige ich Ihnen, wie Sie mittels Ringer- und Frontbrücken Ihre Hals- und Nackenmuskulatur ausbauen können, und anschließend, wie Sie bei Ihrem Muskeltraining vorgehen sollen. Das Kapitel schließt mit einigen wichtigen Anregungen für das Training von Hals- und Nackenmuskulatur.

So, genug geredet. Wenn ich Sie jetzt noch nicht überzeugt habe, dann wird mir das wohl nie gelingen. Schauen wir uns die Übungen einmal genauer an.

Ringerbrücke

Einsteigerversion

Dies ist die Einsteigerversion der Ringerbrücke. Weil die Arme dabei mithelfen, erfordert diese Übung wesentlich weniger Kraft als die Vollversion rechts.

Durchführung

I. Legen Sie sich auf den Rücken, stellen Sie die Fußsohlen auf dem Boden ab. Legen Sie die Hände so neben dem Kopf ab, dass die Finger Richtung Füße zeigen. Stemmen Sie den Körper hoch, und drücken Sie die Hüften so hoch wie möglich. Rumpf und Glieder bilden dabei einen Bogen. Nur Ihre Hände und Füßen sollten Kontakt zum Boden haben. Dies ist die Brückenhaltung.

II. Während Rumpf und Beine angespannt bleiben, senken Sie sich langsam ab, indem Sie die Ellbogen beugen, bis Ihr Kopf Kontakt zum Boden bekommt. Es ist angenehmer, wenn Sie sich zuvor ein Handtuch oder Kissen bereitgelegt haben. Dies ist die Startposition (Abb. 1).

1

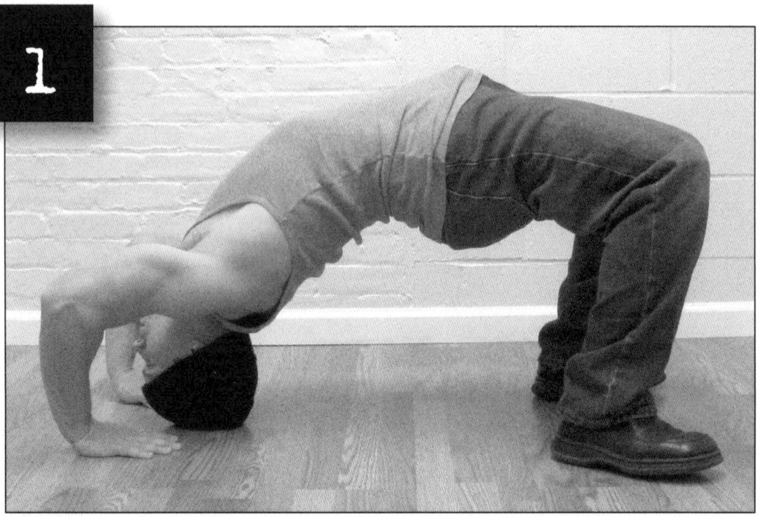

III. Während Kopf und Hände den Kontakt mit dem Boden behalten, beugen Sie den Kopf langsam nach vorne. Dadurch kommt der Oberkörper tiefer. Niemals sollte Ihr Kopf den Bodenkontakt verlieren. Wenn Nacken und obere Schulterregion den Boden berühren, stoppen Sie. Dies ist die Endposition (Abb. 2).

2

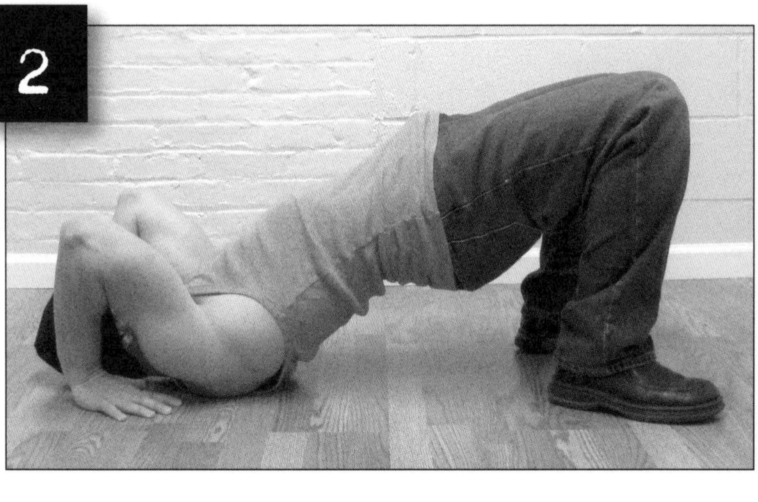

IV. Stemmen Sie sich langsam und flüssig in die Startposition zurück, wobei die Kraft aus Armen und Nacken kommt. Wiederholen Sie die Übung nach kurzer Pause.

Vollversion

Und dies ist die Ringerbrücke auf die harte Tour. Weil die Arme nicht an der Übung beteiligt sind, bewegen allein die Halsmuskeln den Rumpf. Dadurch werden sie rasch dicker und kräftiger.

Durchführung

I. Legen Sie sich auf den Rücken, stellen Sie die Fußsohlen auf dem Boden ab. Legen Sie die Hände so neben dem Kopf ab, dass die Finger Richtung Füße zeigen. Stemmen Sie den Körper hoch, und drücken Sie die Hüften so hoch wie möglich. Rumpf und Glieder bilden dabei einen Bogen. Nur Ihre Hände und Füßen sollten Kontakt zum Boden haben. Dies ist die Brückenhaltung.

II. Während Rumpf und Beine angespannt bleiben, senken Sie sich langsam ab, indem Sie die Ellbogen beugen, bis Ihr Kopf Kontakt zum Boden bekommt. Es ist angenehmer, wenn Sie sich zuvor ein Handtuch oder Kissen bereitgelegt haben. Entlasten Sie allmählich die Hände, bis nur noch Scheitel und Füße das Körpergewicht tragen. Verschränken Sie die Arme über der Brust, oder legen Sie die Hände auf den Bauch. Dies ist die Startposition (Abb. 3).

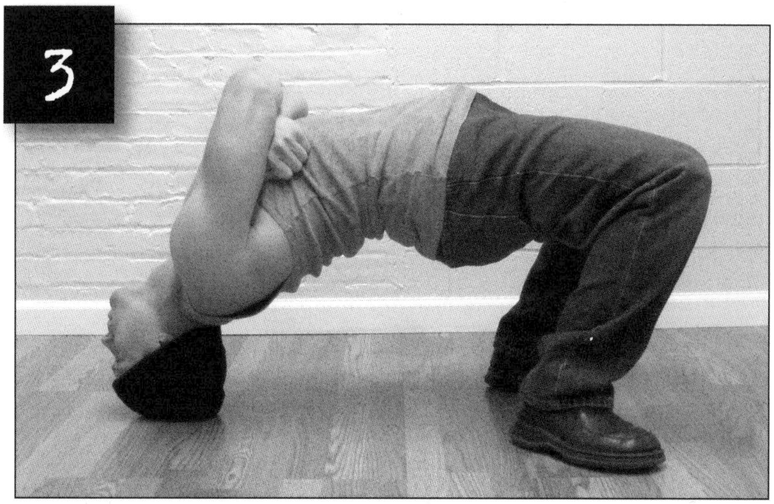

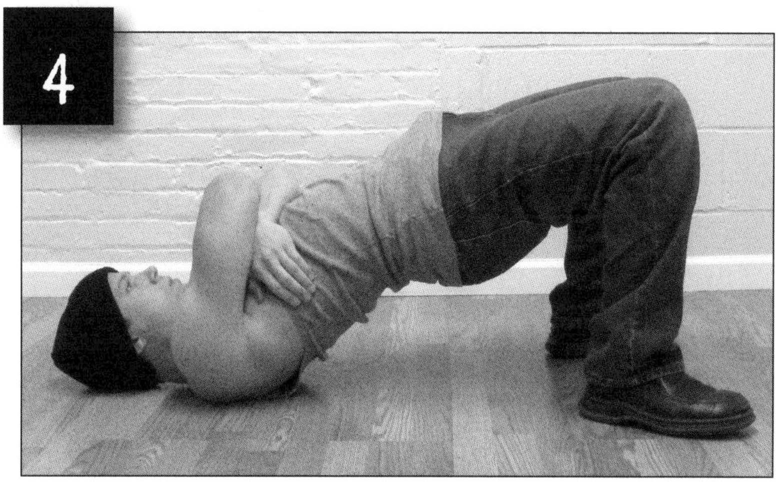

III. Beugen Sie den Kopf langsam nach vorne. Dadurch senkt sich Ihr Oberkörper leicht ab. Wenn Nacken und obere Schulterregion den Boden berühren, stoppen Sie. Dies ist die Endposition (Abb. 4).

IV. Stemmen Sie sich langsam und flüssig in die Startposition zurück, wobei die Kraft nur aus dem Nacken kommt. Wiederholen Sie die Übung nach kurzer Pause.

FRONTBRÜCKE

Einsteigerversion

Dies ist die Einsteigerversion der Frontbrücke. Aufgrund der knienden Position wird ein geringerer Teil des Körpergewichts durch den Nacken übertragen. Leichter wird die Übung, wenn man den Rumpf mittels der Beine vor- und zurückschiebt. Die Vier-Wege-Bewegung fordert alle Muskeln der Kehle und Halsseiten. Diese Version ist wesentlich leichter als die vollständige Frontbrücke (S. 142).

Durchführung

I. Knien Sie mit weit gespreizten Knien auf dem Boden.

II. Richten Sie sich auf, und beugen Sie sich sodann vor. Legen Sie die Handflächen auf den Boden, und stützen Sie Ihren Scheitel dazwischen ab. Ein Handtuch oder dünnes Kissen macht Ihnen die Übung angenehmer.

5

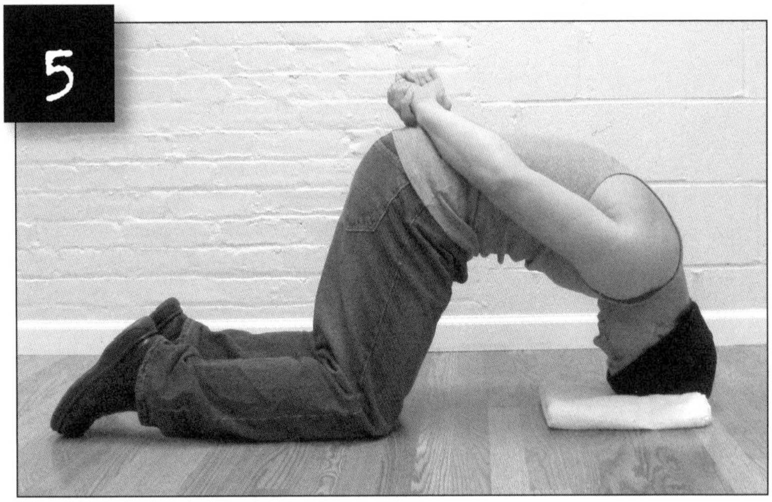

III. Entlasten Sie allmählich die Hände, bis nur noch Knie, Schienbeine, Füße und Scheitel Ihr Gewicht tragen. Verschränken Sie die Hände hinter dem Rücken. Dies ist die neutrale Position (Abb. 5).

IV. Bewegen Sie kontrolliert den Kopf nach hinten, bis Ihre Nase sanften Kontakt zur Unterlage bzw. zum Boden hat (Abb. 6).

Fortsetzung nächste Seite

6

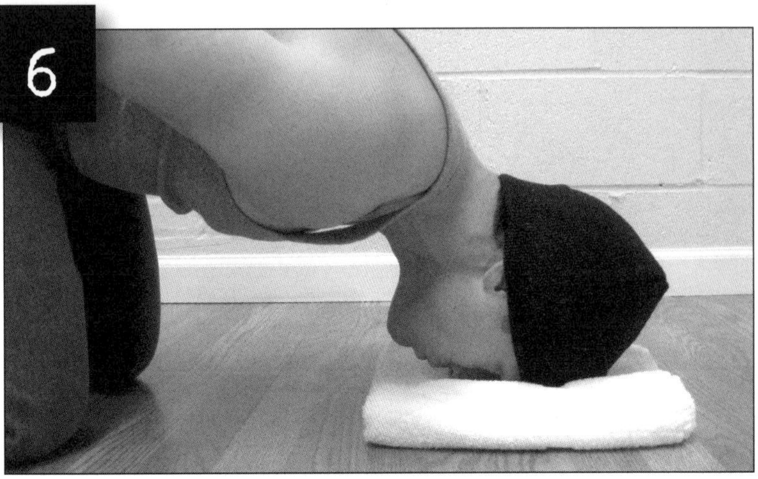

V. Kehren Sie mittels der Kraft Ihrer vorderen Halsmuskeln in die neutrale Position zurück (Abb. 7), und drehen Sie den Kopf sodann nach rechts (Abb. 8).

VI. Kehren Sie mittels der Kraft Ihrer seitlichen Halsmuskeln in die neutrale Position zurück (Abb. 7), und drehen Sie den Kopf sodann nach links (Abb. 9).

VII. Kehren Sie mittels der Kraft Ihrer seitlichen Halsmuskeln in die neutrale Position zurück (Abb. 7). Das war eine vollständige Wiederholung. Kehren Sie zu Schritt IV zurück, und beginnen Sie die nächste Wiederholung.

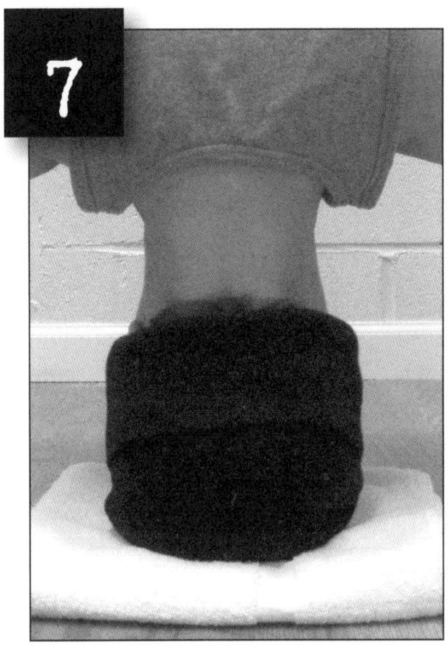

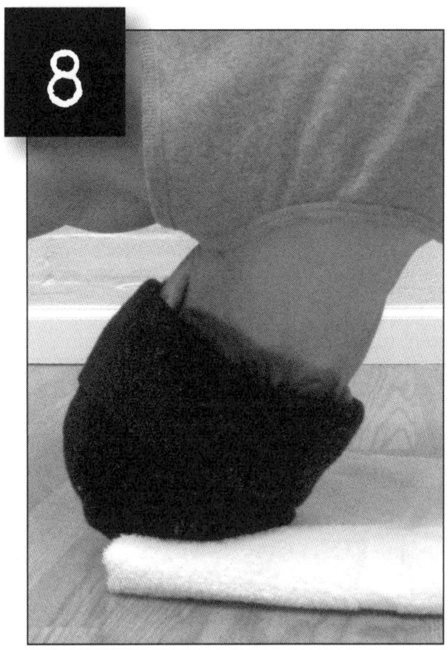

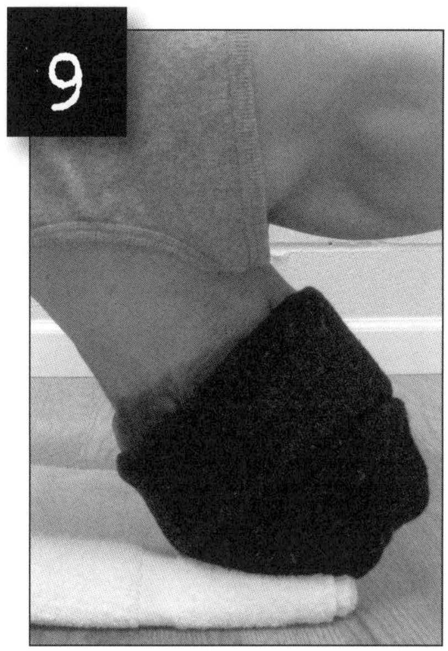

Frontbrücke

Vollversion

Dies ist die harte Version der Frontbrücke. Aufgrund der höheren Position des Körpers lastet ein wesentlich größerer Teil des Körpergewichts auf Kopf und Hals. Bei dieser Technik werden durch vier Grundpositionen alle Bereiche von Hals und Nacken gefordert. Die Beugung nach vorne steigert außerdem die Beweglichkeit von Wirbelsäule, Hüften und Beinen.

Durchführung

I. Stellen Sie sich breitbeinig hin. Die Füße sollten mehr als schulterbreit auseinanderstehen.

II. Beugen Sie sich mit ganz oder fast geraden Beinen aus der Hüfte vor. Legen Sie die Handflächen auf den Boden und den Scheitel dazwischen. Ein Handtuch oder dünnes Kissen macht Ihnen die Übung angenehmer.

10

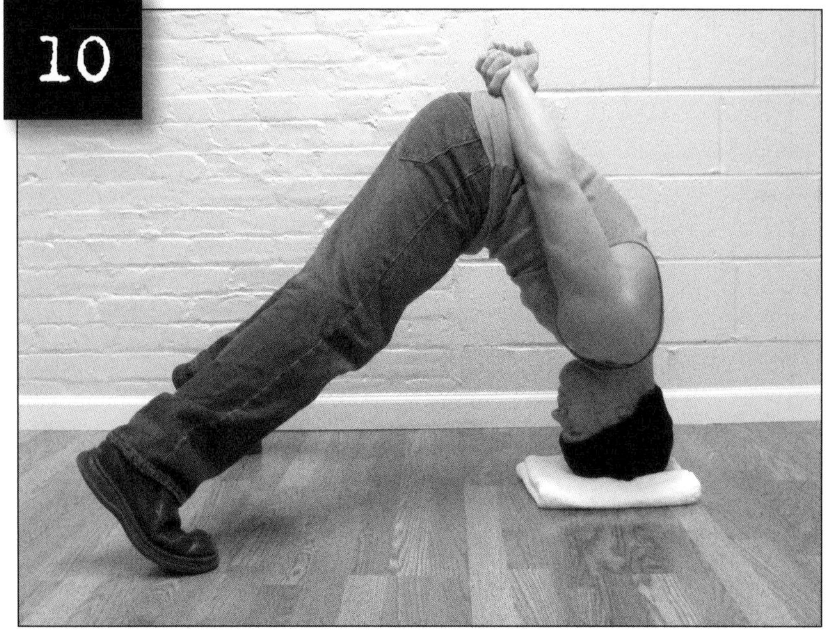

III. Entlasten Sie die Hände, bis Scheitel und Füße Ihr Gewicht tragen. Verschränken Sie die Hände hinter dem Rücken. Dies ist die neutrale Position (Abb. 10).

Fortsetzung nächste Seite

11

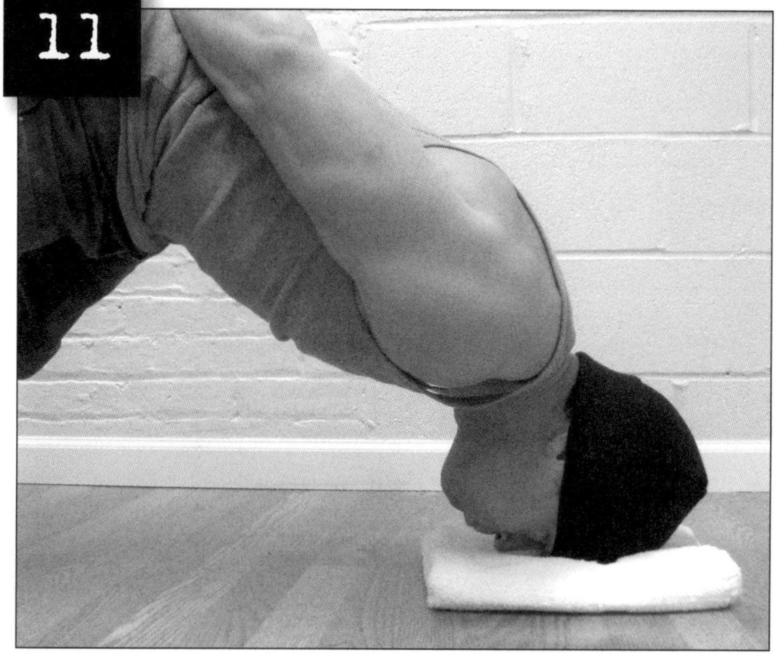

IV. Bewegen Sie kontrolliert den Kopf nach hinten, bis Ihre Nase sanften Kontakt zur Unterlage bzw. zum Boden hat (Abb. 11).

V. Kehren Sie mittels der Kraft Ihrer vorderen Halsmuskeln in die neutrale Position zurück (Abb. 12), und drehen Sie den Kopf sodann nach rechts (Abb. 13).

VI. Kehren Sie mittels der Kraft Ihrer seitlichen Halsmuskeln in die neutrale Position zurück (Abb. 12), und drehen Sie den Kopf sodann nach links (Abb. 14).

VII. Kehren Sie mittels der Kraft Ihrer seitlichen Halsmuskeln in die neutrale Position zurück (Abb. 12). Das war eine vollständige Wiederholung. Kehren Sie zu Schritt IV zurück, und starten Sie die nächste Wiederholung.

12

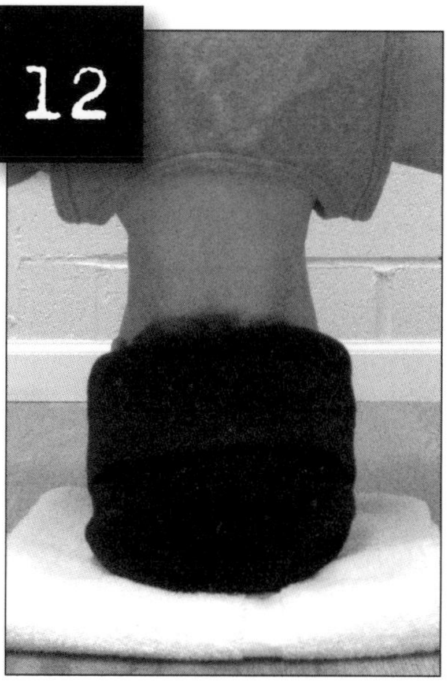

13

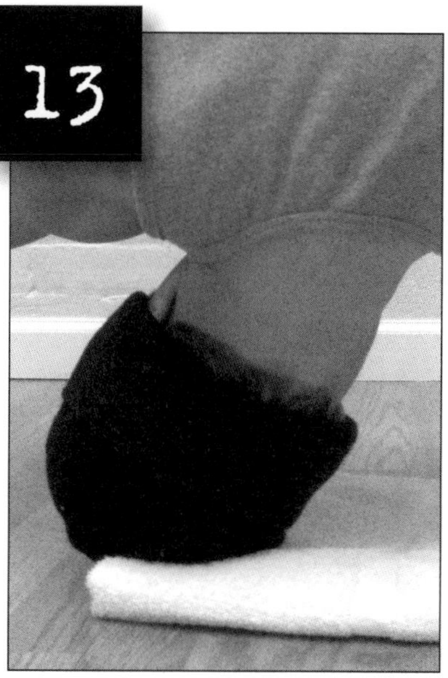

14

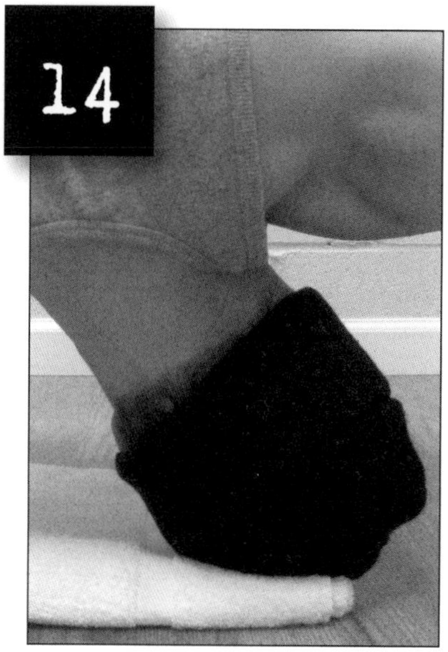

So kommen Sie weiter

Für Ringerbrücke und Frontbrücke braucht man eine starke Wirbelsäule. Nehmen Sie beide Übungen erst in Angriff, wenn Ihnen die vollständige Brücke gelingt (Sie finden sie in *Trainieren wie im Knast*; arbeiten Sie dort die gesamte Brückenserie durch.) Spezielles Training für die Halsmuskulatur kann erst an die Reihe kommen, wenn Ihre Wirbelsäule kraftvoll und geschmeidig geworden ist.

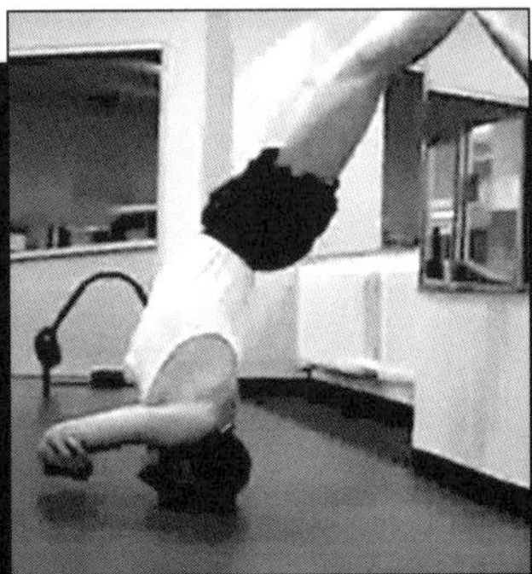

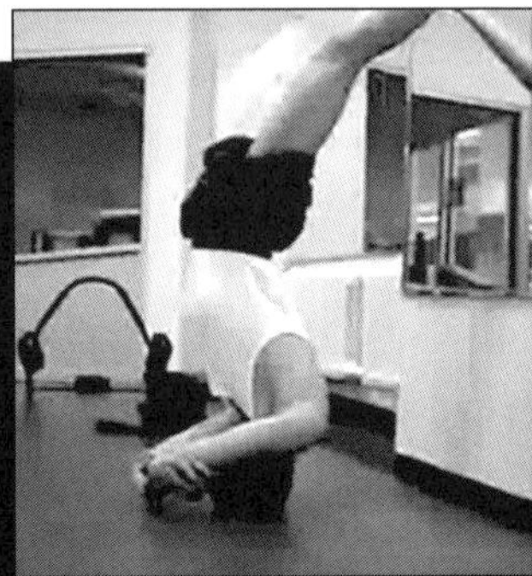

Viele Trainer tun Eigengewichtsübungen als zu leicht ab und raten zum Gewichtheben. Tatsächlich findet man, wenn man sich auskennt, stets Methoden, um Eigengewichtsübungen härter zu machen. Das gilt für das Halstraining ebenso wie für alle anderen Übungen. Der Athlet auf den Fotos trainiert seine Halsmuskeln durch invertierte Brücken: Aus dem Kopfstand an der Wand rollt er von der Stirn zum Hinterkopf und zurück – freihändig. Man vervollständigt diese Übung, indem man auf die Schläfen und den Übergang zum Nacken rollt. Diese Übung ist allerdings nur für sehr, sehr fortgeschrittene Athleten geeignet – und für alle anderen lebensgefährlich!

Sobald Sie die vollständige Brücke gemeistert haben, können Sie die Einsteigerversionen von Ringerbrücke und Frontbrücke trainieren. Damit alle Hals- und Nackenmuskeln drankommen, sollten Sie beide Übungen machen, und zwar während einer Trainingseinheit und abwechselnd. Wenn Sie mit der Grundtechnik beider Übungen vertraut sind, steigern Sie die Anzahl Ihrer Wiederholungen. Zwei Sätze zu je 20 Wiederholungen pro Übung sollten Ihr Ziel sein, doch weil der Hals eine relativ zarte Körperregion ist, dürfen Sie nichts überstürzen. Fangen Sie mit einem Satz pro Übung an, und fügen Sie jede Woche oder alle 14 Tage eine weitere Wiederholung hinzu. Irgendwann werden Sie fortgeschrittene Workouts schaffen, wie z. B. dieses:

SATZ 1: Einsteigervariante Ringerbrücke:	**1 x 20**
SATZ 2: Einsteigervariante Frontbrücke:	**1 x 20**
SATZ 3: Einsteigervariante Ringerbrücke:	**1 x 20**
SATZ 4: Einsteigervariante Frontbrücke:	**1 x 20**

Bevor Sie sich an die Vollversionen der Ringerbrücke wagen können, müssen Sie Ihre Beweglichkeit durch die Einsteigerversion steigern, und dasselbe gilt für die vollständige Frontbrücke. Die vollständige Frontbrücke setzt außerdem eine hohe Beweglichkeit von Rücken und Ischiocruralmuskeln voraus, die bei vielen Athleten fehlt – auch bei solchen, die viel trainieren. Aber auch wenn Sie nicht so geschmeidig sind: keine Panik! In der Zeit, in der Sie die Einsteigerversionen trainieren, können Sie auch Ihre Beweglichkeit steigern. Auf den folgenden Seiten zeige ich, wie das geht.

Beweglichkeitsgrade für die Frontbrücke

Vier progressive Haltungsübungen helfen, die Frontbrücke korrekt zu meistern, indem sie Ihre Beweglichkeit allmählich steigern.

STUFE 1. Stellen Sie sich so breitbeinig hin, wie es gerade noch angenehm ist, und beugen Sie sich aus der Hüfte vor, bis Sie die Dehnung spüren. Beugen Sie, wenn es sein muss, die Knie, und stützen Sie den Rumpf etwas ab, indem Sie Ihre Handflächen auf Oberschenkel oder Knie legen. Halten Sie diese Position immer länger, bis Sie eine Minute lang so stehen können. Auf diese Weise gewöhnen sich die Muskeln von Rücken, Hüften und Oberschenkel an die Beugung nach vorne.

STUFE 1

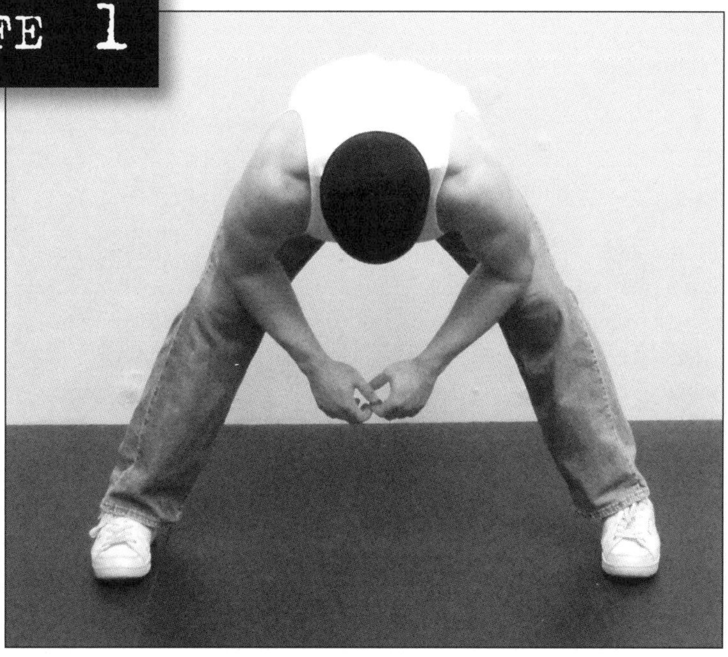

STUFE 2. Stellen Sie sich wieder breitbeinig hin. Inzwischen sollten Ihre Füße mindestens in doppelter Schulterbreite auseinander stehen können. Beugen Sie sich bei durchgestreckten Beinen aus der Taille, und berühren Sie den Boden. Zuerst wird es Ihnen vielleicht nicht genügen, aber lassen Sie sich nicht entmutigen. Eines Tages werden Ihre Fingerspitzen bis zum Boden kommen. Im Laufe der Wochen lockern sich die Sehnen der Beinrückseiten, und Sie kommen mit den Fingerknöcheln auf den Boden, und schließlich sogar mit den Handflächen. Wenn Sie eine Minute mit den Händen am Boden bleiben können, geht es weiter mit Stufe 3.

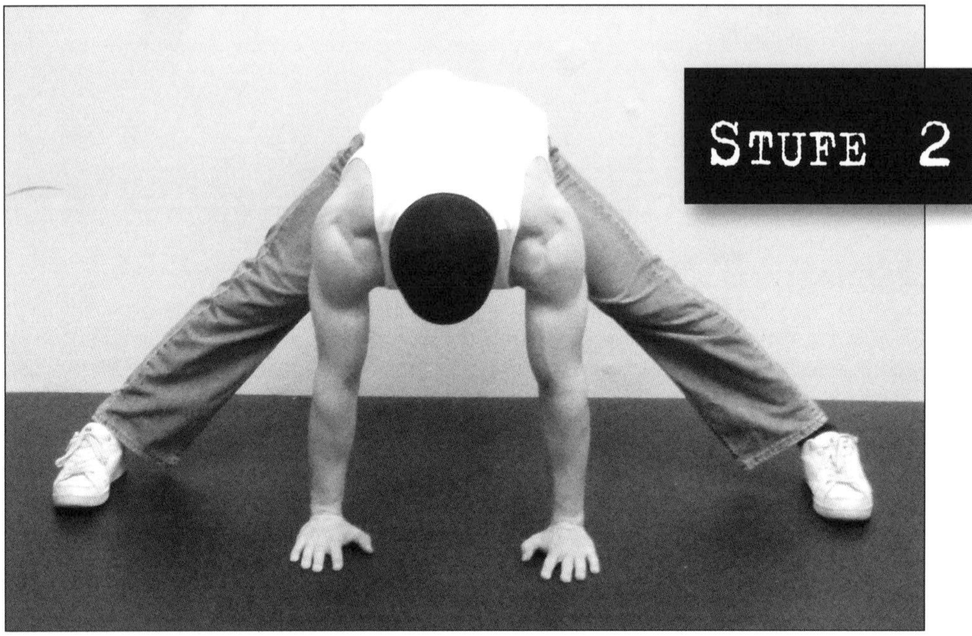

STUFE 3. Sobald sie mit breit gespreizten Beinen die Handflächen auf den Boden legen können, senken Sie den Rumpf noch weiter ab, indem Sie die Ellbogen beugen. Bis Sie so weit sind, kann es dauern, aber schließlich wird es Ihnen gelingen, Unterarme und Ellbogen ein paar Sekunden lang auf den Boden zu legen. Trainieren Sie das, bis sie eine Minute mit den Unterarmen am Boden bleiben können. Dann kommt Stufe 4 dran.

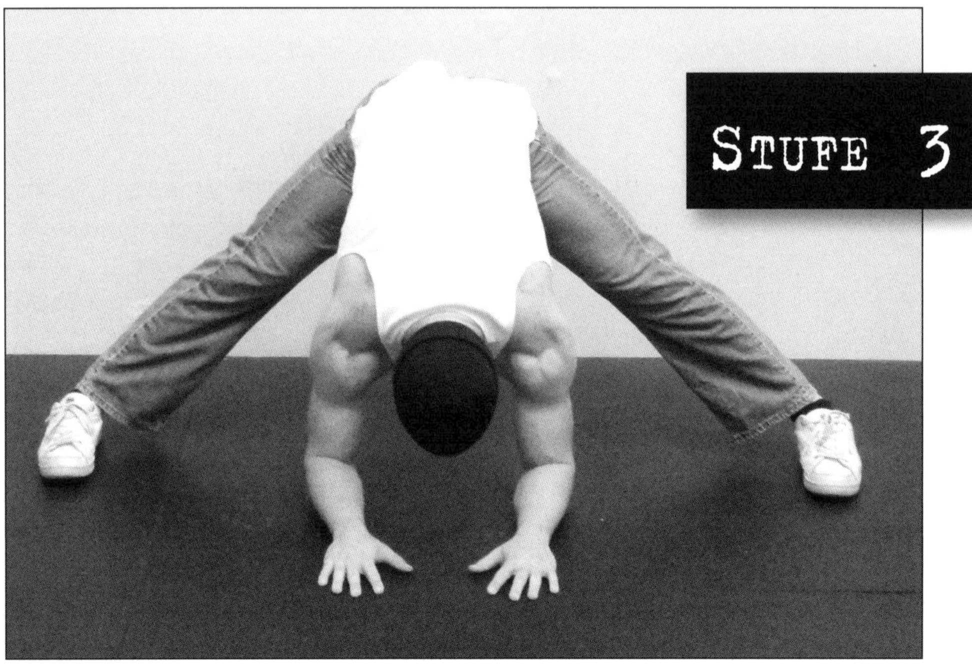

STUFE 4. Beugen Sie sich – immer noch mit durchgedrückten Knien – nach vorne, ohne die Unterarme vom Boden zu nehmen, bis Ihre Stirn sanft den Boden berührt. Legen Sie sodann die Handflächen auf den Boden und den Scheitel dazwischen. Üben Sie, eine ganze Minute lang in dieser Position zu bleiben. Wenn Sie auch Stufe 4 gemeistert haben, sind Sie beweglich genug, um die Grundhaltung der Frontbrücke (Abb. 10) einzunehmen.

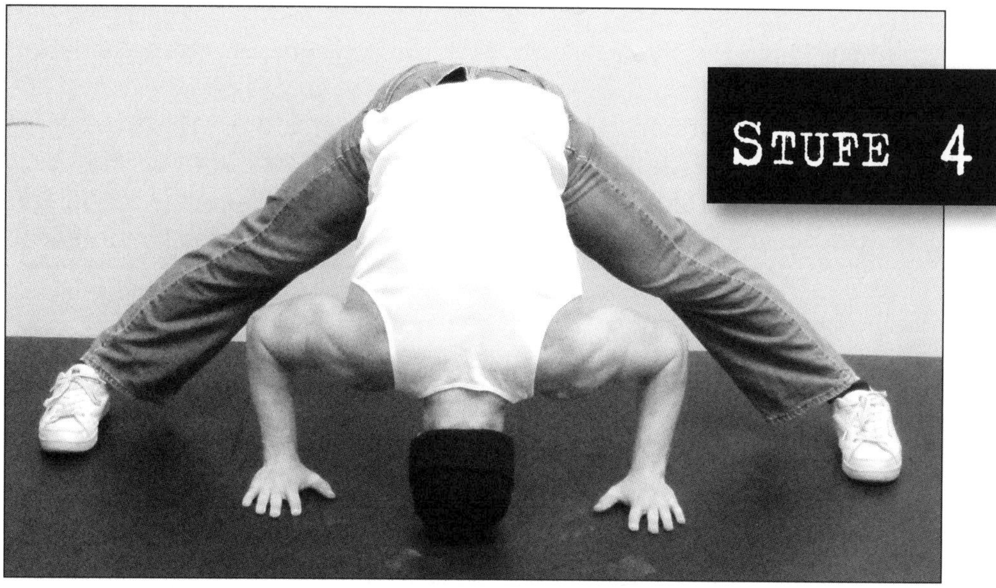

Trainieren Sie diese Techniken eine Weile nach Ihrem Halsmuskeltraining und vielleicht noch an einem zweiten Wochentag. Wenn Ihre Halsmuskeln für die vollständige Frontbrücke bereit sind, werden auch Ihr Rücken und Ihre Beine geschmeidig genug sein, um diese fantastische Übung in Angriff zu nehmen.

Programm für den Hals

Eines Tages werden Sie in der Lage sein, zwei Sätze zu je 20 Wiederholungen der Einsteigervarianten der Ringerbrücke und der Frontbrücke zu machen, und Ihr Hals wird stärker sein als der jedes anderen Athleten in Ihrem Bekanntenkreis. Nun wird es Zeit, voranzuschreiten und die vollständigen Versionen beider Übungen zu trainieren. Machen Sie sich keine Sorgen, wenn Ihnen diese Techniken für Fortgeschrittene anfangs Probleme bereiten. Es gibt viele Wege, es sich etwas einfacher zu machen. Wenn die vollständige Ringerbrücke für Sie zu schwer ist, kehren Sie zur Einsteigerversion zurück, setzen dabei aber nur eine Hand ein (abwechselnd rechte und linke, um die Kraft symmetrisch aufzubauen). Entlasten Sie die Hand nach und nach, und es wird nicht lange dauern, bis Sie die Übung freihändig beherrschen.

Die Frontbrücke ist sehr anspruchsvoll und funktioniert nur, wenn die Halsmuskulatur sehr kräftig ist. Wenn Sie die Einsteigervariante ohne Weiteres beherrschen, die vollständige Frontbrücke aber dennoch zu schwer ist, stützen Sie sich mit den Händen ab. Entlasten Sie die Hände nach und nach, bis Sie die Übung mit schierer Halsmuskelkraft bewältigen.

Aber denken Sie daran: Sie haben nur den einen Hals! Arbeiten Sie deshalb stets langsam und vorsichtig, und halten Sie sich unbedingt an die beschriebenen Einsteigervarianten, wenn Sie mit den fortgeschrittenen Techniken noch nicht klarkommen. Hastige, ruckartige Bewegungen und Drehungen des Halses machen ihn nicht stärker, sondern können ernsthafte Verletzungen verursachen. Sobald Sie die Übungen beherrschen, machen Sie sie zum Mittelpunkt Ihres Halstrainings. Legen Sie eine Aufwärmphase von je einem Satz zu 20 Wiederholungen der Einsteigervarianten von Ringerbrücke und Frontbrücke ein, und lassen Sie darauf je einen Satz zunächst einiger weniger Wiederholungen der vollständigen Ringerbrücke und Frontbrücke folgen. Je kräftiger Sie werden, desto mehr Wiederholungen davon machen Sie, aber gehen Sie auch hierbei langsam vor. Wenn Sie auch von den vollständigen Varianten je 20 Wiederholungen schaffen, haben Sie bereits ein sehr hohes Niveau erreicht. Ihr nächstes Trainingsziel sieht dann so aus:

SATZ 1: Einsteigervariante Ringerbrücke:	**1 x 20**
SATZ 2: Einsteigervariante Frontbrücke:	**1 x 20**
SATZ 3: Vollständige Ringerbrücke:	**1 x 20**
SATZ 4: Vollständige Frontbrücke:	**1 x 20**
SATZ 5: Vollständige Ringerbrücke:	**1 x 20**
SATZ 6: Vollständige Frontbrücke:	**1 x 20**

Unterschätzen Sie dieses Programm nicht, nur weil es so übersichtlich aussieht! Obwohl es weniger als eine Viertelstunde in Anspruch nimmt, ist es ein Profitraining. Vergessen Sie nicht: Muskelkraft entsteht eher durch gesteigerte Intensität (immer besser werden) als durch Volumen (immer länger trainieren).

Von dieser Art von Workout werden Sie lange etwas haben. Aber auch wenn es Ihnen immer leichter fällt, sollten Sie doch der Versuchung widerstehen, es sich durch zusätzliche Gewichte zu erschweren. Zusätzliche Gewichte erhöhen nur die Verletzungsgefahr. Wenn Sie dagegen Ihren Bewegungsradius vergrößern, stärken Sie dadurch progressiv die tieferen Muskelschichten des Halses und erhöhen die Beweglichkeit der Wirbel. Sollten Sie dieses Niveau erreichen – was nicht viele Athleten schaffen –, versuchen Sie, bei den letzten Sätzen (d.h. 5 und 6), bei denen die Muskeln ordentlich durchgewärmt sind, den Bewegungsradius zu vergrößern.

Es wird sehr lange dauern, bis Sie Ihren Bewegungsradius bei der Ringerbrücke vergrößern können, und Sie sollten es erst versuchen, wenn Ihnen die regulären Übungen leichtfallen. Zu Beginn werden Sie es gerade mal in der Startposition schaffen, Ihren Scheitel auf dem Boden abzulegen, doch durch das Üben werden Ihre Muskeln die Kraft entwickeln, Ihren Kopf bei der Ringerbrücke immer weiter nach hinten zu rotieren. Schließlich werden Sie in der Lage sein, Ihren Kopf so weit nach hinten zu rotieren, bis Ihre Stirn auf dem Boden aufsetzt und das Körpergewicht aufnimmt. Das ist eine sehr fortgeschrittene Position, die mit viel Ausdauer aber durchaus erreicht werden kann.

Den Bewegungsradius zu vergrößern ist bei Frontbrücken leichter. Wenn Sie beginnen, diese Übung zu trainieren, wird Ihr Rumpf mehr oder weniger direkt über Ihrem Kopf sein, doch mit zunehmender Kraft können Sie den Abstand zwischen Kopf und Füßen allmählich vergrößern.

Dadurch werden die Muskeln vorne am Hals in allen Positionen der Übung stärker gefordert. Gehen Sie die Sache behutsam an, und stützen Sie sich bei Bedarf mit den Händen ab. Wenn Ihr Kopf ungefähr eine halbe Körperlänge Abstand zu den Füßen hat, werden die seitlichen Halsmuskeln wie Stahlkabel aussehen, und gesunde Muskelplatten werden Ihre Kehle panzern.

Vergessen Sie nicht, Ihre Muskeln gleichmäßig zu entwickeln, indem Sie auch die Zahl der Übungen für die seitlichen Halsmuskeln (mit seitlichem Rotieren des Halses) mit der Zeit steigern. Fangen Sie mit den auf den Fotos gezeigten Beugungen an, und steigern Sie sich allmählich. Ich rolle bei Frontbrücken den Kopf zur Seite, bis ich mit einem Ohr den Boden berühre. Sie müssen es nicht so weit treiben – aber vielleicht ist es auch für Sie ein erstrebenswertes Ziel.

Bye-bye Bleistifthals!

Die in diesem Kapitel beschriebenen Eigengewichtsübungen für die Halsmuskulatur lesen sich verführerisch einfach. Doch wenn Sie ihnen die gebührende Zeit widmen, werden Sie sehen, dass sie tatsächlich die ultimativen Übungen sind, von denen Sie dann ganz sicher ein Leben lang profitieren.

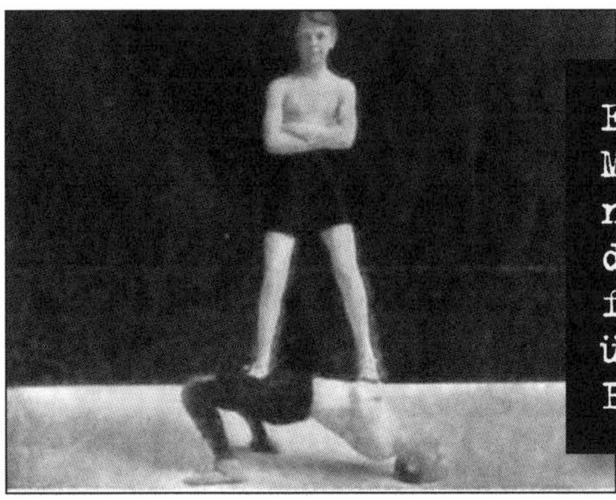

Ein wirklich legendärer Fitnesskurs ist Martin Farmer Burns' Serie von Lektionen für Ringer von 1913. Burns betonte die Bedeutung der Eigengewichtsübungen für den Kraftaufbau. Seine Lieblingsübung war die Nackenbrücke (hier im Bild seine Söhne).

Bevor wir dieses Kapitel abschließen, verrate ich Ihnen noch sechs mörderisch gute Tipps für das Halsmuskeltraining:

Tipps für das Halsmuskeltraining

TIPP 1: AUFWÄRMEN. Wärmen Sie Muskulatur und Sehnen des Halses vor dem Training stets auf. Wenn Ihnen die Einsteigervarianten der Nackenbrücke noch schwerfallen, versuchen Sie es mit Kopfheben gegen Handwiderstand: Verschränken Sie die Hände hinter dem Kopf und drücken Sie leicht gegen Ihren Muskelwiderstand, während Sie mit dem Kopf aufwärts/abwärts nicken und ihn zu den Seiten drehen. Ein Satz von 30 Wiederholungen macht einen steifen Hals geschmeidig.

Fortsetzung nächste Seite

Fortsetzung Halsmuskeltraining

TIPP 2: SUPERSÄTZE. Während Sie die Muskeln vorne und seitlich am Hals trainieren, ruhen sich die hinten im Nacken aus; gleichzeitig bleiben sie warm und gut durchblutet. Ebenso verhält es sich umgekehrt: Während Sie den Nacken trainieren, ruhen sich Halsseiten und Front aus. Deshalb sollten Sie die Regionen stets abwechselnd fordern: erst Ringerbrücke, dann Frontbrücke usw.

TIPP 3: SYMMETRIE. Gleichmäßiges Training aller Regionen des Halses dient der Unfallverhütung und dem effektiven Kraftaufbau. Machen Sie stets so viele Sätze und Wiederholungen von Ringerbrücke wie von Frontbrücke.

TIPP 4: ERHOLUNG. Im Hals sind viele Bänder, und da ihre Blutversorgung nicht sehr gut ist, brauchen Bänder länger als Muskeln, um sich von einer Übung zu erholen. Deshalb sollten Sie Ihren Hals nicht öfter als zweimal pro Woche trainieren. Bei vielen reicht sogar auch nur einmal pro Woche.

TIPP 5: REIHENFOLGE. Sobald Sie sich an das Training für den Hals gewöhnt haben, werden Sie dafür nicht viel Zeit brauchen. Der beste Zeitpunkt dafür ist nach den normalen Brücken, weil die Muskeln der Wirbelsäule dann noch aufgewärmt sind.

TIPP 6: STATISCHES HALTEN. Sobald der Bewegungsapparat des Halses ermüdet, hören Sie sofort auf, um Verletzungen zu vermeiden. Fortgeschrittene können mit statischem Halten Nackenbrücken auf sichere Art intensivieren. Halten Sie nach der letzten Wiederholung der Ringer- oder Frontbrücke unter Spannung ein paar Sekunden lang die Startposition durch, und steigern Sie diese Zeit allmählich auf 60 Sekunden.

Licht aus!

Dieses Kapitel enthält das kondensierte Wissen, das ich in Jahren der Recherche und des Trainierens gesammelt habe. Das Ergebnis all meiner Bemühungen ist nichts Kompliziertes, sondern im Gegenteil sehr einfach (zwei Übungen), schnell (die man ein- bis zweimal pro Woche in einer Viertelstunde absolviert), progressiv (auf den, der sie meistert, warten viele noch härtere Übungen), und es baut einzig und allein auf Eigengewichtsübungen auf. Selbst als ich täglich Liegestütze, Klimmzüge und Kniebeugen machte, war mir noch nicht klar, dass Old School Calisthenics der Schlüssel zum effektiven Halsmuskeltraining ist. Natürlich dachte auch ich, man bräuchte dafür Maschinen, Gurte oder andere Geräte. Erst als ich einen Ringer kennenlernte, erfuhr ich die Wahrheit. Tja, man lernt eben tatsächlich niemals aus.

Im Laufe meiner Athletenkarriere habe ich zwar viel Wissen angesammelt, doch im Grunde bewährt sich immer wieder dasselbe Prinzip: Gleichgültig, welchen Teil des Körpers man trainieren will, ob Waden, Handgelenke, Hals – ja sogar Augen und Mund! –, immer gibt es eine Eigengewichtsübung, die sich als effektiver erweist als jedes denkbare Gerät, immer gibt es Möglichkeiten, sie produktiv und progressiv zu gestalten. Das Wissen ist schon da, man muss nur danach suchen. Glauben Sie mir, ich weiß es, weil ich während meiner Gefängnisaufenthalte gründlich danach gesucht habe.

11. Wadentraining

Ultimative Unterschenkel ganz ohne Maschinen

Die Waden sind sehr wichtig, und dennoch muss ich zugeben, dass trainierende Häftlinge sie stärker vernachlässigen als jede andere Muskelgruppe. Im Gefängnis habe ich wesentlich mehr Training für die Halsmuskulatur als für die Waden gesehen, was sicherlich damit zu tun hat, dass es in den Gefängnissen viele Boxer gibt. Aber wie gesagt: Die Waden sind sehr wichtig und sollten mit dem ihnen gebührenden Respekt behandelt werden.

Starke Waden sind für Athleten unersetzlich. Ohne ausreichende Kraft in Unterschenkeln und Füßen kann man weder schnell laufen noch hoch springen oder den Körper überhaupt flink bewegen. Die Körperkraft kommt in erster Linie aus Rumpf und Becken, doch damit der Körper als Einheit funktionieren kann, muss die in dieser Region generierte Kraft auf die Füße übertragen werden. Schauen Sie sich einen Wettkampf starker Männer an. Sie werden feststellen, dass all die Typen irre dicke Waden haben. Kräftige Waden sind funktional. Wer schon mal ein Auto schieben musste, wird gespürt haben, wie ihm dabei die Waden brannten. In Amerika leiden Hunderttausende an schmerzenden Füßen und Knöcheln, weil ihre Unterschenkel- und Fußmuskulatur zu schwach ist.

Auch für Bodybuilder sind die Waden von zentraler Bedeutung. Bei Wettbewerben werden alle Körperteile in einer Reihe von Standardposen nach einem festgelegten Punktesystem beurteilt. In seiner Autobiografie *Arnold: The Education of a Bodybuilder* unterstreicht Arnold Schwarzenegger die Bedeutung der Waden für den gesamten »Look« der unteren Körperhälfte. Hat ein Mann dicke Oberschenkel und dünne Waden, so schreibt er, würden die meisten sagen, er habe schlechte Beine. Besitzt jemand dagegen schlanke Oberschenkel und ordentliche Waden, wäre wohl jeder von seinen Beinen beeindruckt. Das hat etwas mit geometrischen Gegensätzen zu tun: Da sich die Waden an den Beinen unten befinden, lässt ihre Dicke das ganze Bein kräftiger und besser geformt erscheinen. Sei es aus sportlichen, aus gesundheitlichen oder ästhetischen Gründen: Zusätzliches Wadentraining macht sich immer bezahlt.

Die Rolle spezieller Wadenübungen

Die Waden sollten ebenso ernsthaft trainiert werden wie jeder andere Teil des Körpers, und im Grunde bekommen sie in einem ernsthaften, konsequenten Training ohnehin ihren Teil ab. Wenn Sie korrekte Kniebeugen ausführen, müssen die Waden ordentlich arbeiten. Trainieren Sie Schnellkraftübungen für die untere Körperhälfte wie Sprints, Treppen-/Hügelsprints, Kameradtragen oder Autoschieben, wird die Wadenmuskulatur sinnvoll gefordert (mehr über diese Übungen erfahren Sie im 6. Kapitel von *Trainieren wie im Knast 1*). Weil die Waden an allen Bewegungen der unteren Körperhälfte maßgeblich beteiligt sind, profitieren sie auch vom Training der Oberschenkel, und Sie brauchen nicht unbedingt eigene Wadenübungen in Ihre Trainingsroutine einzubauen.

Es gibt jedoch Umstände, die ein spezielles Wadentraining angebracht erscheinen lassen – z.B. wenn Sie Probleme mit alten Verletzungen an Fuß, Knöchel oder Schienbein haben. Kraftvolle Wadenmuskeln tragen dazu bei, diese Regionen vor neuen Verletzungen zu schützen. Es gibt sogar Footballspieler, denen regelmäßiges und konzentriertes Wadentraining ermöglicht, alte Kreuzbandrisse zu kompensieren. Das ist gar nicht so unwahrscheinlich, wie es sich zunächst anhören mag, denn die Sehnen der Wade kreuzen nicht nur den Knöchel, sondern auch das Knie. Außerdem kann spezielles Wadentraining bei komplexen Bewegungsabläufen wie Schieben oder Springen das gesamte Kraftniveau heben. Und vielleicht auch wichtig: Wenn Ihnen Ihre mickrigen Waden im Sommer peinlich sind, gibt es nur zwei Lösungen: ausschließlich lange Hosen tragen – oder die Waden hart trainieren. Wadentraining ist ein interessanter und dankbarer Bereich der Eigengewichtsübungen, der leicht auszuführen ist und rasch Ergebnisse bringt – vorausgesetzt, man macht alles richtig.

Mythos Maschine

Für keine andere Muskelgruppe scheint Training an Maschinen so selbstverständlich zu sein wie für die Waden. Die meisten Bodybuilder benutzen für ihr Wadentraining ausschließlich Maschinen. Fragt man einen Personal Trainer nach Übungen für die Waden, wird er wahrscheinlich nur zwei nennen: stehendes Wadenheben an der Multipresse und sitzendes Wadenheben. Tatsächlich gibt es Dutzende effektiver Übungen für die Unterschenkel, von denen die meisten besser als die beiden hier genannten sind. Abgesehen davon, ist das Training an der Maschine anderen, einfacheren Übungen unterlegen. Der weltgrößte Hersteller von Trainingsmaschinen ist *Nautilus*, doch sein wichtigster Erfinder und Innovator Arthur Jones weigerte sich lange, eine Maschine für das Wadentraining auf den Markt zu bringen. Er glaubte, keine Maschine könne so effektiv sein wie das schlichte Anheben der Waden von einem Block, bei gleichzeitigem Halten einer Kurzhantel. Denken Sie darüber nach, und Sie werden begreifen, wie sinnvoll Maschinentraining für die Waden ist: Selbst der Mann, der sein Geld mit Trainingsmaschinen verdient, wollte keine Maschine für die Waden bauen, weil er der Ansicht war, sie würde wenig effektiv sein.

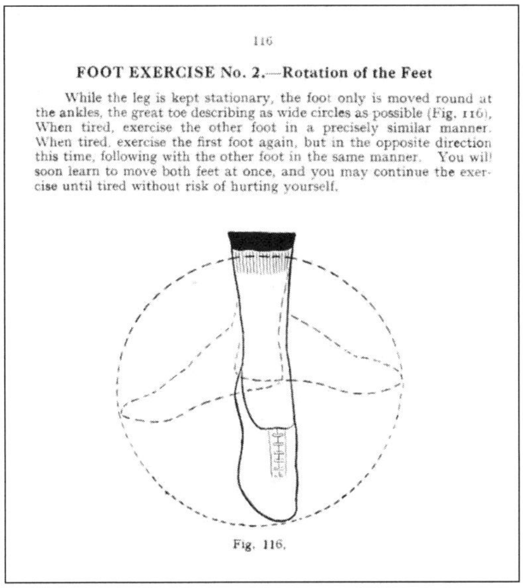
116

FOOT EXERCISE No. 2.—Rotation of the Feet

While the leg is kept stationary, the foot only is moved round at the ankles, the great toe describing as wide circles as possible (Fig. 116). When tired, exercise the other foot in a precisely similar manner. When tired, exercise the first foot again, but in the opposite direction this time, following with the other foot in the same manner. You will soon learn to move both feet at once, and you may continue the exercise until tired without risk of hurting yourself.

Fig. 116.

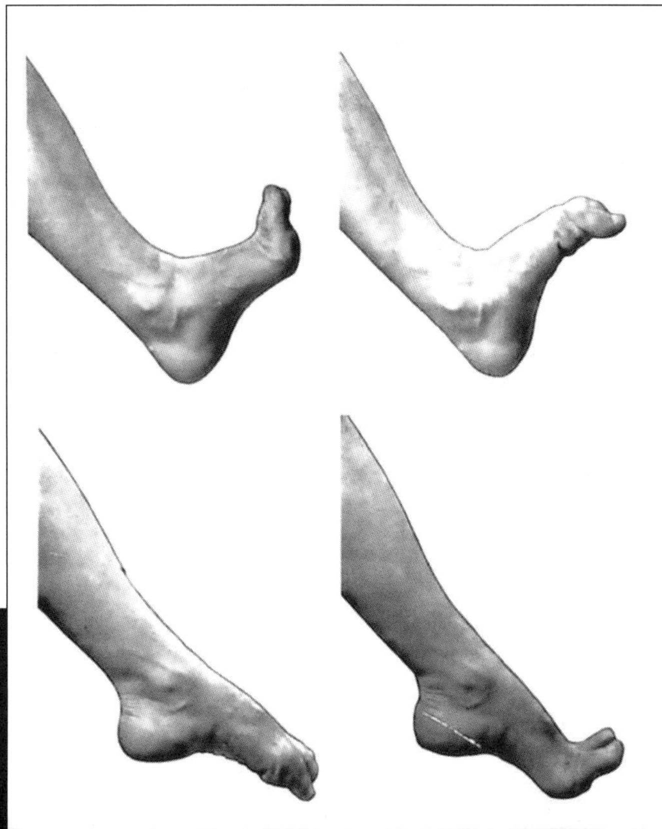

Es gibt auch spezifische Eigengewichtsübungen für Fuß und Unterschenkel. In diesen Auszügen aus J. P. Müllers Trainingshandbuch *Mein System* (1904) sehen Sie Methoden, die auch heute noch anerkannt sind. Oben: aktive Beweglichkeitstechniken für den Fuß. Unten: Fußkreisen zur Steigerung der Sprunggelenkmobilität.

Starkmacher für die Waden

Vergessen Sie die Maschinen. Sie brauchen auch keine Hanteln, um die für Sie maximal erreichbare Wadendicke zu erzielen. Alles, was Sie brauchen, ist Ihr Körpergewicht.

Immer wenn ich Bodybuildern das erzähle, wollen sie es mir nicht glauben. Sie können sich nicht vorstellen, dass es für derartig kleine Muskeln sinnvolle progressive Eigengewichtsübungen gibt. Das hängt damit zusammen, dass sich Fitnessclubfans nur eine einzige Art und Weise, stärker zu werden, vorstellen können. Und die besteht darin, dass man an eine Langhantel oder Maschine immer schwerere Gewichte dranhängt. Tatsächlich ist dies die primitivste Form des Kraftaufbaus. Es bewirkt, dass Muskeln stärker und dicker werden, doch geschieht dies auf Kosten der Gelenke, und ohne dass Körperkoordination und Balance dadurch verbessert werden.

Durch Eigengewichtsübungen stärker werden ist nicht nur intelligenter, sondern auch wirksamer – und zwar bei jedem Muskel, mag er noch so klein sein. Alles, was man braucht, um durch jede beliebige Übung stärker zu werden, ist das, was mein eigener Calisthenics-Lehrer Joe Hartigen als »Starkmacher« einer Übung bezeichnete.

Die Häftlinge, die seit jeher in ihren Zellen Eigengewichtsübungen trainieren, wissen sehr wohl, was mit diesen »Starkmachern« gemeint ist. Ein Starkmacher ist ein Element, das in die Übung eingebaut wird, um sie härter zu machen. Indem man die richtigen Starkmacher einfügt, gestaltet man eine Übung progressiv anspruchsvoller. Die Sportwissenschaftler und Trainer unserer Tage würden vielleicht anstatt von Starkmachern von »Intensitätsvariablen« sprechen, aber so ein Wort hätte mein alter Joe niemals in den Mund genommen.

Kurz nachdem Sie mit Eigengewichtsübungen angefangen haben, werden Sie begreifen, wie diese Übungen funktionieren und wie Sie sie für sich härter gestalten können. Für die Waden gibt es drei grundlegende Starkmacher, mit denen man die Anforderungen mit der Zeit steigern kann. Sie sind:

1. ***Bewegungsradius:*** die Strecke, die die Fersen bei einer Übungswiederholung zurücklegen.
2. ***Bilateralität/Unilateralität:*** Training mit einem oder beiden Beinen.
3. ***Knieflexion:*** Training mit gebeugtem oder gerade gestrecktem Knie.

Auf Fortgeschrittenenniveau gibt es sechs weitere Starkmacher: Volumen, Pausen innerhalb der Sätze, Häufigkeit, Haltung, Tempo und Intensitätstechniken. Einige davon werde ich im Folgenden näher erläutern. Aber befassen wir uns zunächst mit den drei oben genannten Haupt-Starkmachern.

Suchen wir uns die einfachste Wadenübung, die wir mit diesen Starkmachern verbinden können: stehendes Wadenheben. Mit einfachen Worten erklärt, stellen Sie sich dabei einfach nur auf die Zehenspitzen, senken die Fersen wieder ab, bis diese den Boden berühren, und heben Sie sie sodann erneut ein paar Zentimeter weit an. Ein einfaches Konzept, aber es ist ja nur eine einzelne Übung, oder? Nein: Mithilfe der drei Starkmacher wird daraus eine progressive Serie.

Um die Dinge nicht unnötig zu komplizieren, gehen wir zunächst beim Wadenheben von nur zwei Bewegungsabläufen aus. Sie können sich entweder auf Zehenspitzen stellen, oder Sie stellen sich mit dem Vorderfuß auf eine Treppenstufe oder einen Block und heben dann die Fersen an. Wenn Sie anstatt auf dem Fußboden auf die beschriebene Weise auf einer Stufe stehen, verdoppelt sich der Bewegungsradius ungefähr, weil die Ferse – je nach ihrer Beweglichkeit – sehr tief nach unten kommen kann (vergleiche Abb. 15 und 16). Zwischen diesen beiden Extremen gibt es viele unterschiedliche Bewegungsradien, der Einfachheit halber suchen wir uns nur zwei heraus – und erhalten dadurch zwei Übungen:

1. Wadenheben auf dem Fußboden
2. Wadenheben auf einer Stufe

Kommen wir nun zum zweiten Starkmacher: Bilateralität/Unilateralität. Im Klartext: Sie können jede Übung mit beiden Beinen durchführen – was natürlich leichter ist –, aber auch mit nur einem Bein. Da die beiden oben genannten Übungen sowohl mit einem als auch mit zwei Beinen gemacht werden können, haben wir jetzt schon vier Übungen:

1. Beidbeiniges Wadenheben auf dem Fußboden
2. Einbeiniges Wadenheben auf dem Fußboden
3. Beidbeiniges Wadenheben auf einer Stufe
4. Einbeiniges Wadenheben auf einer Stufe

Wir kommen jetzt zur Beugung des Kniegelenks. Ein fundamentales Prinzip der Kinesiologie lautet: Will man die Leistung eines Muskels steigern, der zwei Gelenke kreuzt, so sollte man beim Trainieren dieses Muskels eines dieser Gelenke strecken. Der wichtigste Muskel der Wade, der M. gastrocnemius, kreuzt zwei Gelenke: Knöchel und Knie. Wollen Sie Ihren Waden also richtig harte Arbeit aufbürden, dann führen Sie das stehende Wadenheben mit gestrecktem Knie aus. Wenn Sie das nicht glauben, probieren Sie es einfach aus: Stellen Sie sich mit leicht gebeugtem Knie auf eine Stufe, und fangen Sie mit dem Wadenheben an (siehe Abb. 17). Das fühlt sich leicht an. Aber strecken Sie jetzt das Kniegelenk durch, und schon wird es wesentlich schwerer (siehe Abb. 18). Dank unseres anatomischen Geheimwissens haben wir jetzt also zwei weitere Varianten: mit gebeugtem Knie und mit gestrecktem Knie. Da man alle bisher aufgelisteten Übungen auf beide Weisen machen kann, ist die Liste jetzt doppelt so lang. Es sind somit acht Übungen geworden:

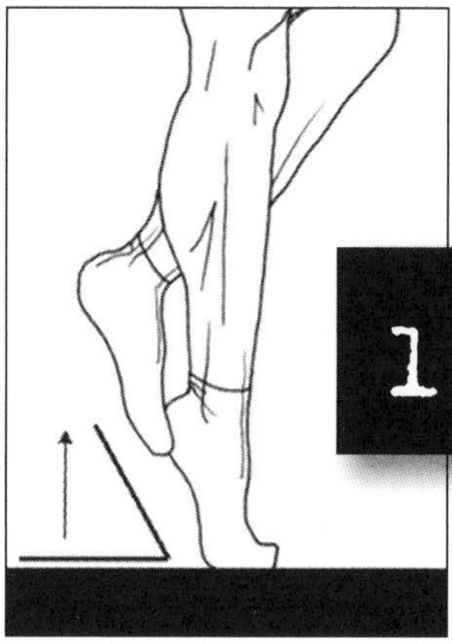

15

1. Beidbeiniges Wadenheben auf dem Fußboden (gebeugte Knie)
2. Beidbeiniges Wadenheben auf dem Fußboden (gestreckte Knie)
3. Einbeiniges Wadenheben auf dem Fußboden (gebeugtes Knie)
4. Einbeiniges Wadenheben auf dem Fußboden (gestrecktes Knie)
5. Beidbeiniges Wadenheben auf einer Stufe (gebeugte Knie)
6. Beidbeiniges Wadenheben auf einer Stufe (gestreckte Knie)
7. Einbeiniges Wadenheben auf einer Stufe (gebeugtes Knie)
8. Einbeiniges Wadenheben auf einer Stufe (gestrecktes Knie)

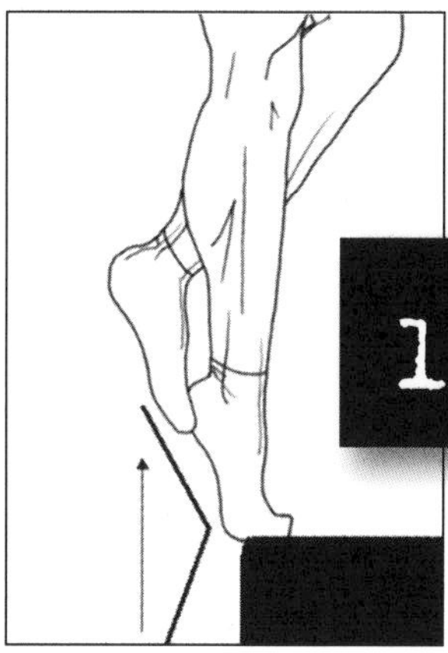

16

Wadenübungen sind ein gutes Beispiel dafür, wie man sein Trainingsrepertoire durch verschiedene Nuancen erweitern kann. Leider sind diese kleinen Nuancen in einer Sportwelt, in der immer nur nach schwereren Gewichten gerufen wird, verloren gegangen. Und das ist sehr schade, weil diese Variationen für Meister der Eigengewichtsübungen alter Schule von hohem Wert sind; wir haben ja gesehen, wie man mit ihrer Hilfe aus einer Übung ganze acht macht. Diese acht Übungen bieten unterschiedliche Schwierigkeitsgrade, also haben wir uns eine Serie von acht progressiven Wadenübungen geschaffen.

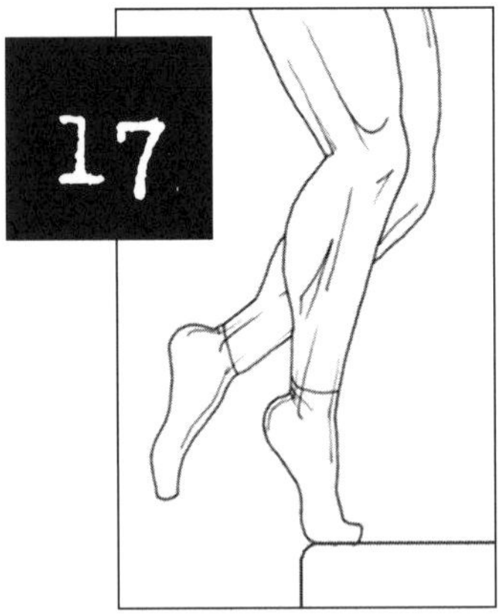

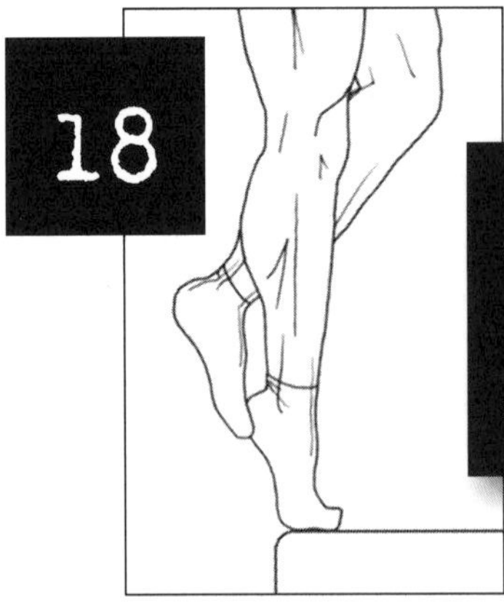

17. Wadenheben mit gebeugtem Knie und ...

18. ... die härtere Version mit gestrecktem Knie.

Beispiel für eine Wadenserie

Nehmen wir einmal an, Sie wollen Ihre Wadenmuskulatur mit den oben genannten acht Übungen kräftigen. Wenn Sie sich dabei Zeit lassen, aus jeder Übung alles herausholen und jede Entwicklungschance nutzen, die sie Ihnen bietet, dann kann dieses Workout Sie jahrelang beschäftigen. Im Folgenden schlage ich Ihnen eine Übungstabelle für eine Progressionsserie vor.

Stufe 1. Beidbeiniges Wadenheben auf dem Fußboden (gebeugte Knie)

Gehen Sie es gemächlich an. Halten Sie sich irgendwo fest, oder legen Sie die Handflächen flach an die Wand, um Halt zu finden. Die Füße haben eine Schulterbreite Abstand. Heben Sie bei leicht gebeugten Knien die Fersen und damit Ihr ganzes Körpergewicht an. Nach einer Sekunde Pause in der höchsten Position senken Sie die Fersen langsam wieder ab. Werden Sie nicht schneller, und versuchen Sie nicht, auf möglichst viele Wiederholungen zu kommen: Lassen Sie sich Zeit. Bei dieser Übung lernen Sie Ihre Wadenmuskeln erst einmal richtig kennen. Nach einigen Sätzen zu je 20 Wiederholungen, dem Anfängerniveau, können die Muskeln ruhig ein bisschen brennen. Dehnen Sie die Waden zwischen den Sätzen behutsam eine Minute lang. Hängen Sie pro Woche einen weiteren Satz an, bis Sie vier Sätze à 20 Wiederholungen machen. Anschließend erhöhen Sie die Anzahl an Wiederholungen. Maximal sollten es fünf Wiederholungen mehr pro Satz und Woche sein, aber wenn Sie langsamer vorankommen wollen, ist das auch okay. Führen Sie über Sätze und Wiederholungen Buch, und setzen Sie sich vier Sätze à 100 Wiederholungen zum Ziel. Wenn Sie jede Woche fünf Wiederholungen hinzufügen, erreichen Sie dieses Ziel in 16 Wochen.

ANFÄNGER:	**2 x 20**
FORTGESCHRITTENE:	**4 x 100**

Stufe 2. Beidbeiniges Wadenheben auf dem Fußboden (gestreckte Knie)

Jetzt wird es anstrengender: Beginnen Sie diese Übung wie die andere, halten Sie die Knie aber dabei gestreckt. Sie merken, dass Sie den Fokus dadurch vom Knöchelbereich (M. soleus) auf den dickeren Teil der Wade weiter oben verlagern (M. gastrocnemius). Kehren Sie zunächst zu Ihren vier Sätzen à 20 Wiederholungen zurück, und bauen Sie nach und nach vier Sätze à 90 Wiederholungen auf. Wenn Sie pro Woche und Satz fünf Wiederholungen dazunehmen, erreichen Sie dieses Ziel in zehn Wochen. Dehnen Sie die Waden zwischen den Sätzen eine Minute lang.

ANFÄNGER:	4 x 40
FORTGESCHRITTENE:	4 x 90

Stufe 3. Einbeiniges Wadenheben auf dem Fußboden (gebeugtes Knie)

Inzwischen haben Ihre Waden sicherlich einen hübschen Tonus. Den Sehnen geht es gut, die Knöchel sind spürbar kräftiger. Zeit, zum einbeinigen Training überzugehen. Heben Sie ein Bein, und legen Sie den Fuß leicht hinter den Knöchel des aktiven Beins. Beugen Sie das Knie leicht, und halten Sie sich irgendwo fest. Machen Sie erst einmal zwei Sätze à 30 Wiederholungen, weil das eine Bein nun das doppelte Gewicht trägt. Wiederholen Sie das Ganze mit dem anderen Bein. Fügen Sie pro Woche einen weiteren Satz hinzu, bis Sie vier Sätze pro Bein machen, und hängen Sie sodann langsam immer mehr Wiederholungen dran, bis Sie vier Sätze à 80 Wiederholungen schaffen. Wenn Sie pro Woche und Satz fünf Wiederholungen mehr machen, ist es nach zehn Wochen so weit.

ANFÄNGER:	2 x 30
FORTGESCHRITTENE:	4 x 80

Stufe 4. Einbeiniges Wadenheben auf dem Fußboden (gestrecktes Knie)

Wiederholen Sie die Prozedur jetzt mit gestrecktem Bein. Mit einer kleinen Beugung im Knie können Sie bei den letzten schmerzhaften Wiederholungen ein bisschen mogeln, indem Sie die gesamte Beinmuskulatur einsetzen. Beginnen und enden Sie jedoch mit gestrecktem Knie, wird das unmöglich, denn Sie können nur die Wadenmuskulatur nutzen. Gehen Sie zurück auf vier Sätze à 30, und erhöhen Sie dann die Anzahl der Wiederholungen wieder. Vergessen Sie nicht das Dehnen zwischen den Sätzen. Wenn pro Woche und Satz fünf Wiederholungen dazukommen, erreichen Sie in acht Wochen das Ziel: vier Sätze à 70. Bei Bedarf können Sie auch langsamer voranschreiten.

ANFÄNGER:	4 x 30
FORTGESCHRITTENE:	4 x 70

Stufe 5. Beidbeiniges Wadenheben auf einer Stufe (gebeugte Knie)

Wenn Sie Ihre Übungen bis jetzt konsequent und kontrolliert gemacht haben, sind Ihre Waden inzwischen wesentlich fitter und ausdauernder geworden. Jetzt wird es Zeit, den Bewegungsradius zu vergrößern. Steigen Sie also auf eine Stufe (oder irgendetwas, wo Ihre Ferse frei in der Luft hängen kann). Wenn Sie dabei Schuhe tragen wollen, wählen Sie ganz leichte Turnschuhe, denn feste Schuhe würden Druck von den Füßen nehmen, und das ist nicht das, was Sie wollen. Sie wollen nämlich durch diese Übung die Fußsohlen, Zehen und Fußgewölbe kräftigen. (Eine Kette ist nur so stark wie ihr schwächstes Glied – also muss *alles* stärker werden!)

Berühmte Bodybuilder und auch Larry Scott, der erste Mr. Olympia, machten diese Wadenübungen barfuß, und sofern Ihnen das angenehm ist, machen Sie das ruhig auch. Halten Sie sich wieder an irgendetwas fest (z.B. an einem Geländer), und stellen Sie sich so hin, dass nur Zehen und Fußballen auf der Stufe stehen. Bei dieser Übung sollten die Füße enger zusammenstehen und einander beinahe berühren, sodass sich der Druck auf die Wadenmuskulatur verstärkt. Beugen Sie die Knie leicht, und lassen Sie sie während der Übung gebeugt. Senken Sie sich jetzt langsam ab, bis die Fersen so tief wie möglich sind, pausieren Sie in dieser Position, und heben Sie die Fersen dann langsam an, bis Sie auf den Zehenspitzen stehen. Pausieren Sie wieder eine Sekunde lang, und spannen Sie die Waden dabei fest an. Wiederholen Sie das Ganze 20-mal.

Jetzt, da Ihre Waden in Form sind, sollten Sie dem Dehnen mehr Aufmerksamkeit schenken. Anstatt nach einem Satz von der Stufe herunterzuhüpfen und sich an die schmerzenden Waden zu greifen, sollten Sie nach dem Satz die niedrigste Position beibehalten und versuchen, noch ein bisschen tiefer zu kommen. Das wird Ihnen anfangs wie Folter vorkommen, doch wenn Sie dranbleiben, wird es die Geschmeidigkeit verbessern und Ihnen helfen, die Schmerzen besser zu ertragen und mehr Wiederholungen zu machen. Dehnen Sie die Muskeln auf diese Weise 60 Sekunden (oder 20 Atemzüge) lang, und beginnen Sie sofort danach mit dem nächsten Satz. Peilen Sie zwei Sätze à 30 Wiederholungen an. Fügen Sie zwei Wochen lang pro Woche einen Satz hinzu, und bauen Sie dann die Zahl der Wiederholungen auf, bis Sie vier Sätze à 60 schaffen. Dehnen Sie sich nach jedem Satz intensiver. Wenn jede Woche zwei Sätze hinzukommen – was in dieser Phase mehr als genug ist –, erreichen Sie Ihr Ziel in 15 Wochen.

ANFÄNGER:	**2 x 30**
FORTGESCHRITTENE:	**4 x 60**

Stufe 6. Beidbeiniges Wadenheben auf einer Stufe (gestreckte Knie)

Wiederholen Sie die vorige Übung, stellen Sie die Füße dabei aber sowohl beim Wadenheben als auch beim Dehnen ganz eng zusammen. Ihnen werden die Waden qualmen! Bei der neuen Position kann es passieren, dass Sie während der Übung immer weiter nach hinten kommen. Das ist okay, aber stellen Sie sich dann wieder in die korrekte stabile Position, bevor Sie fortfahren. Beginnen Sie mit vier Sätzen à 30 Wiederholungen, und steigern Sie sich langsam, bis Sie vier Sätze à 50 Wiederholungen machen. Indem Sie jede Woche ein paar Wiederholungen pro Satz hinzufügen, erreichen Sie das Ziel in zehn Wochen. Korrekt ausgeführt und mit dem richtigen Dehnen zwischen den Sätzen entspricht diese Übung dem Fortgeschrittenenniveau. Wenn Sie pro Woche und Satz nur eine Wiederholung anhängen können, ist das auch in Ordnung. Besser werden Sie, wenn Sie fleißig weitermachen, so oder so. Ein langsames Aufbautempo beeinträchtigt den Erfolg keineswegs, es verlängert nur den Weg zum Ziel.

ANFÄNGER:	**4 x 30**
FORTGESCHRITTENE:	**4 x 50**

Stufe 7. Einbeiniges Wadenheben auf einer Stufe (gebeugtes Knie)

Ab jetzt machen wir die Waden wirklich stark. Legen Sie das ruhende Bein hinter den Knöchel des arbeitenden Beins, beugen Sie das Knie, und führen Sie ein sehr kontrolliertes Wadenheben aus. Das Anheben der Ferse sollte mindestens zwei Sekunden in Anspruch nehmen, die Pausen oben und unten je eine Sekunde, das Absenken wieder zwei Sekunden. So baut man echte Kraft auf. Beginnen Sie mit zwei Sätzen à 15 Wiederholungen, und dehnen Sie die Muskeln dazwischen, indem Sie die Ferse so tief wie möglich hinunterziehen und eine Minute (oder 20 Atemzüge lang) in dieser Position bleiben. Durch die verdoppelte Last wird Ihre Ferse ohnehin tiefer kommen, als wenn beide Beine das Gewicht tragen, und durch das extreme Dehnen wird diese Übung wirklich hart. Trainieren Sie abwechselnd beide Beine, indem Sie mit einem Bein einen Satz machen, dehnen und sofort darauf das andere Bein drannehmen, wieder dehnen usw. Führen Sie, wenn Sie können, zweimal 15 Wiederholungen aus, und steigern Sie sich allmählich, indem Sie alle vier Wochen einen weiteren Satz anhängen. Auf diese Weise bekommen Ihre Wadenmuskeln genügend Zeit, um größer und kräftiger zu werden, und Achillessehnen und Knöchelgelenke können sich an die zunehmende Belastung anpassen. Nach zwei Monaten machen Sie insgesamt vier Sätze à 15 Wiederholungen, die Ihnen – wenn Sie geduldig alle Stufen durchgemacht haben – relativ leichtfallen sollten. Fügen Sie nie mehr als zwei Wiederholungen pro Satz und Woche hinzu, bis Sie das Ziel erreicht haben. Das wird mindestens 15 Wochen dauern.

ANFÄNGER:	**2 x 15**
FORTGESCHRITTENE:	**4 x 45**

Stufe 8. Einbeiniges Wadenheben auf einer Stufe (gestrecktes Knie)

Dieselbe Übung wie vorhin, aber mit gestrecktem aktivem Bein. Das einbeinige Wadenheben auf einer Stufe, auf perfekte Weise mit ganz geradem Bein, maximaler Dehnung in der unteren Position und starker Muskelkontraktion in der oberen Position, ist eine der härtesten bekannten Wadenübungen. Viele Leute denken, die Übung wäre leicht, doch wenn man ihnen dabei zuschaut, sieht man, dass sie die Knie beugen und von der ersten Wiederholung an mit Schwung arbeiten. Der Clou ist, in der untersten Position zu pausieren. Lassen Sie Schwung gar nicht erst entstehen, bewegen Sie sich langsam, und behalten Sie die ganze Zeit über dasselbe Tempo bei. Diese Empfehlungen sind keine Kleinigkeiten, sondern machen eine leichte Übung zu einer Monsterleistung. Beginnen Sie – wenn Sie das können – mit vier Sätzen à 30 Wiederholungen, und fügen Sie nicht mehr als eine Wiederholung pro Woche hinzu, bis Sie pro Bein vier Sätze à 50 Wiederholungen machen. Dieses Ziel zu erreichen dauert 20 Wochen, sofern Sie das Tempo halten können.

ANFÄNGER:	4 x 30
FORTGESCHRITTENE:	4 x 50

Aufwärm- und Ruhephasen

Waden benötigen mehr Erholungszeit als jede andere Muskelgruppe und sollten nur ein- bis zweimal pro Woche trainiert werden. Achten Sie auf Ihren Körper und seine Bedürfnisse. Die Fußknöchel sind meist sehr robuste Gelenke, die durch tägliches Herumlaufen immer warm sind. Falls Sie sie dennoch aufwärmen wollen, beginnen Sie das Training mit vielen Wiederholungen einer leichten Übung, die zwei oder drei Stufen unter Ihrer aktuellen Stufe liegt. Ich mache Wadenübungen immer nach den Kniebeugen, weil die Wadenmuskeln dann schön warm und gut durchblutet sind.

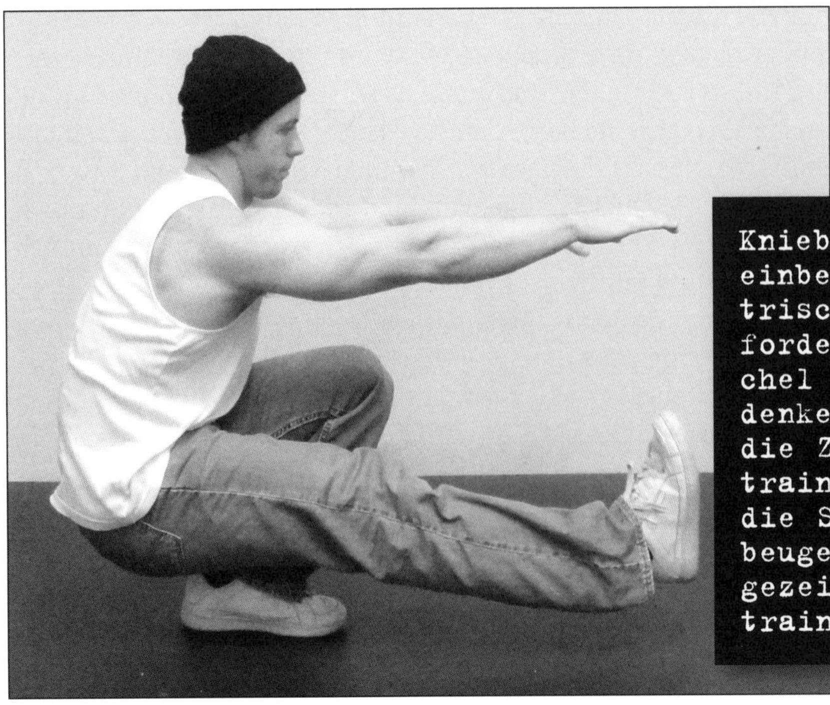

Kniebeugen, besonders einbeinige oder asymmetrische Kniebeugen, fordern Füße und Knöchel stärker, als Sie denken. Wenn Sie dabei die Zehen anziehen, trainiert das auch noch die Schienbeine. Kniebeugen sind ein ausgezeichnetes Aufwärmtraining für Wadenheben.

Zu viele Progressionen?

Wenn ich Leuten draußen zeige, wie man seine Waden mit Eigengewicht trainiert, fragen sie oft: »Warum so viele Übungen mit diesen kleinen Unterschieden? Kann man nicht gleich mit den härtesten anfangen?«

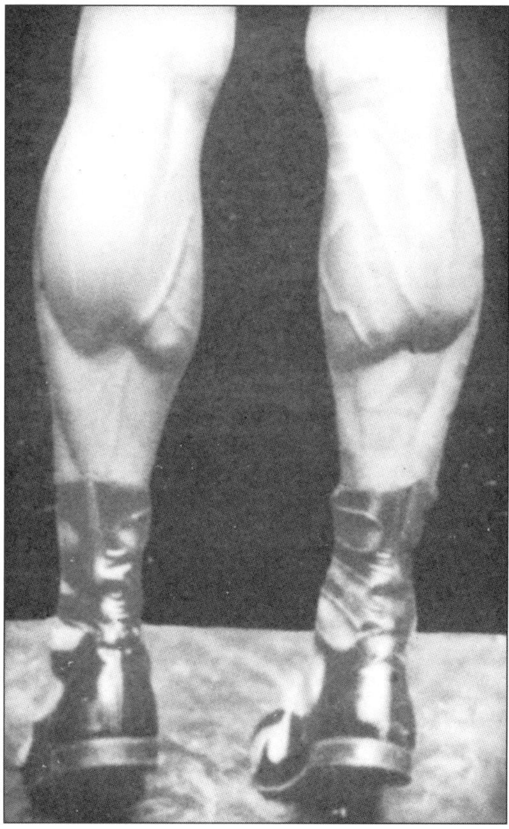

Um zu perfekten Waden zu kommen, braucht man keine schweren Gewichte. Dies sind die Unterschenkel des indischen Experten für Muskelkontrolle Chanchal Prosad (um 1930).

Das ist die falsche Einstellung. Es wäre ein großer Fehler, gleich mit der härtesten Übung loszulegen, die man gerade noch so schafft. Denn das Ziel besteht nicht darin, eine Übung so schnell wie möglich hinter sich zu bringen, sondern im Gegenteil darin, eine Übung so lange auszuführen, wie sie der Kondition zugutekommt. Das ist die Knast-Einstellung. Wenn man seine Waden (oder seine Brust- oder Deltamuskeln) alleine in seiner Zelle drei Jahre lang trainieren kann, warum sollte man dann gleich zur härtesten Übung überspringen? Wenn nach dieser ultimativen Übung nichts mehr kommt?

Auch ist dies nicht nur der Trainingsansatz der Eigengewichtsübungsfanatiker. Auch alle Bodybuilding-Champions trainieren auf diese Weise. Sie nehmen nicht gleich die schwersten Gewichte, die sie heben können. Sie trainieren zwar hart, aber mit »Arbeitsgewichten«, die leichter sind als das, was sie maximal stemmen, und setzen die Gewichte so ein, dass sie schwerer zu heben sind. Sie holen aus jeder Übung nach Möglichkeit alles heraus. Und das sollten Sie auch tun.

Ein Gefängnisathlet ist kein Turner oder Tänzer. Und auch Sie werden nicht nach dem Schwierigkeitsgrad Ihrer Übungen bewertet, sondern nur nach den Ergebnissen. Bei Old School Calisthenics sind schwierige Übungen nicht das Ziel, sondern Mittel, die helfen sollen, die Ziele zu erreichen: Kräftigung und Muskelaufbau. Diese Wadenübungen sollen Ihnen zu kräftigeren Muskeln und Sehnen verhelfen, aber das braucht seine Zeit. Versuchen Sie bitte nicht, Ihren Körper dazu zu zwingen, sich anzupassen. Denken Sie daran: Sie machen diese Übungen, um Kraft aufzubauen, nicht um sie zur Schau zu stellen.

Engagement für die Kraft

Die Kräftigung einer Körperregion, deren Stärke noch zu wünschen übrig lässt – insbesondere der Wadenmuskulatur, die nur langsam darauf reagiert –, ist nichts übermäßig Kompliziertes. Dennoch erfordert sie einiges an Konsequenz und vor allem Engagement. Wenn Sie das von mir vorgeschlagene Programm einhalten, dauert es über zwei Jahre, bis Sie das gesteckte Ziel erreichen, oder vielleicht sogar knapp drei Jahre. Aber so funktioniert richtiges Muskeltraining eben: langsam, mit viel Geduld und auch Verstand. Halten Sie sich an mein Programm, und gehen Sie dabei behutsam vor, und Sie werden immer stärker, ohne es selbst so richtig zu merken. Sie werden das Aussehen Ihrer Unterschenkel verändern, und wenn Sie das Ende des Programm erreicht haben, werden Ihre Waden nicht nur wesentlich muskulöser geworden sein, sondern auch über mehr athletische Eigenschaften wie Ausdauer, Sehnenkraft, Tonus und Geschmeidigkeit verfügen, als Sie vorher jemals für möglich hielten. Fordern Sie jemanden heraus, der von sich glaubt, kraftvolle Waden zu besitzen – z. B. einen Bodybuilder oder sogar einen Läufer oder Berufssoldaten –, vier Sätze von 50 engem einbeinigem Wadenheben auf einer Stufe zu machen. Er wird zu Boden gehen, bevor er mit der Hälfte durch ist, und über brennende, verkrampfte Wadenmuskeln klagen.

Ein langfristiges Engagement für Eigengewichtsübungen ist leichter aufrechtzuerhalten als andere Trainingsformen. Die oben beschriebenen Übungen nehmen nur ein paar Minuten in Anspruch, man braucht dafür keine besondere Ausrüstung. Sie können Ihre Waden überall und jederzeit trainieren.

Tipps für fortgeschrittene Wadenübungen

Wenn Sie erst einmal von Stufe 8 vier Sätze à 50 Wiederholungen schaffen, werden Ihre Waden ziemlich genau so stark und kraftvoll sein, wie Sie es sich gewünscht haben. Doch der Weg ist nie zu Ende. Wenn Sie ein fortgeschrittenes Niveau von Wadenübungen erreicht haben und gerne etwas ausprobieren wollen, das die Fitness Ihrer Unterschenkel noch steigert, dann versuchen Sie es mal mit den folgenden Vorschlägen aus meinem kleinen schwarzen Buch der Wadentrainingsgeheimnisse:

• Intensitätstechniken

Wenn Sie die maximale Zahl an Wiederholungen erreicht und sich verausgabt haben, versuchen Sie, Wadenheben mit halbiertem Bewegungsradius (von der mittleren bis zur höchsten Stellung) zu machen. Wenn Sie damit an den Anschlag gekommen sind, wippen Sie einfach nur noch ein paar Zentimeter auf und ab, bis Ihre Waden vor Erschöpfung gelähmt sind. Steigen Sie sodann von der Treppe herunter, und hüpfen Sie mit eng nebeneinanderstehenden Füßen 20- bis 30-mal auf der Stelle. Danach laufen Sie eine Minute lang auf der Stelle und ziehen die Knie dabei ganz hoch ... wenn Sie das noch können.

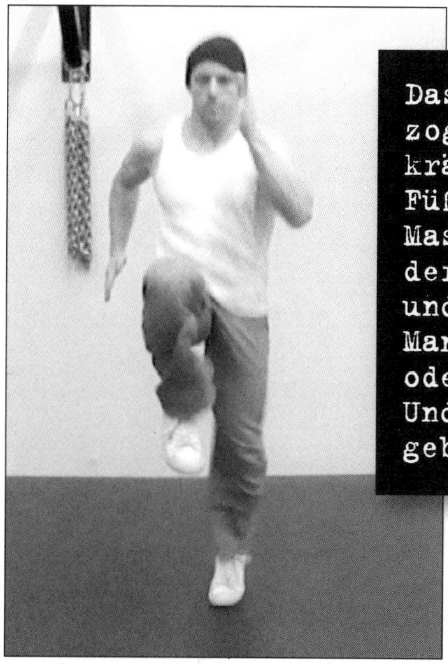

Das Laufen auf der Stelle mit hochgezogenen Knien steigert die Ausdauer und kräftigt, mit Wadenübungen kombiniert, Füße und Unterschenkel. Anders als beim Maschinentraining baut man beim Laufen auf der Stelle Tempo, schnell abrufbare Kraft und die Muskeln des ganzen Körpers auf. Man kann es als sanftes Aufwärmtraining oder als brutale Schlussphase betreiben. Und wenn Sie es Ihren Waden ordentlich geben wollen, laufen Sie auf Zehenspitzen!

• Superviele Wiederholungen

Die Waden scheinen sich bei hohen Anzahlen von Wiederholungen besser zu entwickeln als bei wenigen, was daran liegen könnte, dass sie besonders viele der für die Ausdauer zuständigen roten Muskelfasern enthalten. Natürlich haben sich unsere Waden so entwickelt, dass sie imstande sind, den Körper den ganzen Tag lang herumzutragen. Waden können sehr stark werden, und Bodybuilder trainieren sie an Maschinen mit extrem hohen Gewichten. Leider belasten diese Gewichte auch Schultern, Wirbelsäule und Hüften und ruinieren sowohl den Rücken als auch die natürliche Ausrichtung des Körpers. Denken Sie beim Wadentraining lieber an mehr Wiederholungen als an höheren Krafteinsatz. Peilen Sie immer mal wieder einen Satz mit besonders vielen Wiederholungen an – mit 100, 200 oder sogar mehr. Testen Sie Ihre Grenzen aus –, und nehmen Sie den Muskelkater am folgenden Tag in Kauf.

• Nonstop-Sätze

Die Waden reagieren gut auf viele Wiederholungen, doch mehr als vier Sätze à 50 Wiederholungen zu machen ist in den meisten Fällen übertrieben. Ihre Ausdauer können Sie folgendermaßen besser fördern: Wechseln Sie bei den einbeinigen Sätzen nicht die Beine, sondern trainieren Sie darauf hin, alle vier Sätze mit einem Bein zu machen – mit einer guten harten Dehnpause dazwischen. So bekommen Sie Waden aus Stahl.

• Integrationstraining

Meine hier vorgestellte Übungsserie für die Waden isoliert diese Muskelgruppe. Trainieren Sie Ihre Waden bei Übungen für den ganzen Körper, wie z. B. Hügelsprints, Autoschieben usw. (siehe *Trainieren wie im Knast 1*).

• Schnellkrafttraining

Ist die Kraft der Waden einmal aufgebaut, lernen Sie, sie bei Schnellkraftübungen einzusetzen. Die beste Übung dafür ist das Springen.

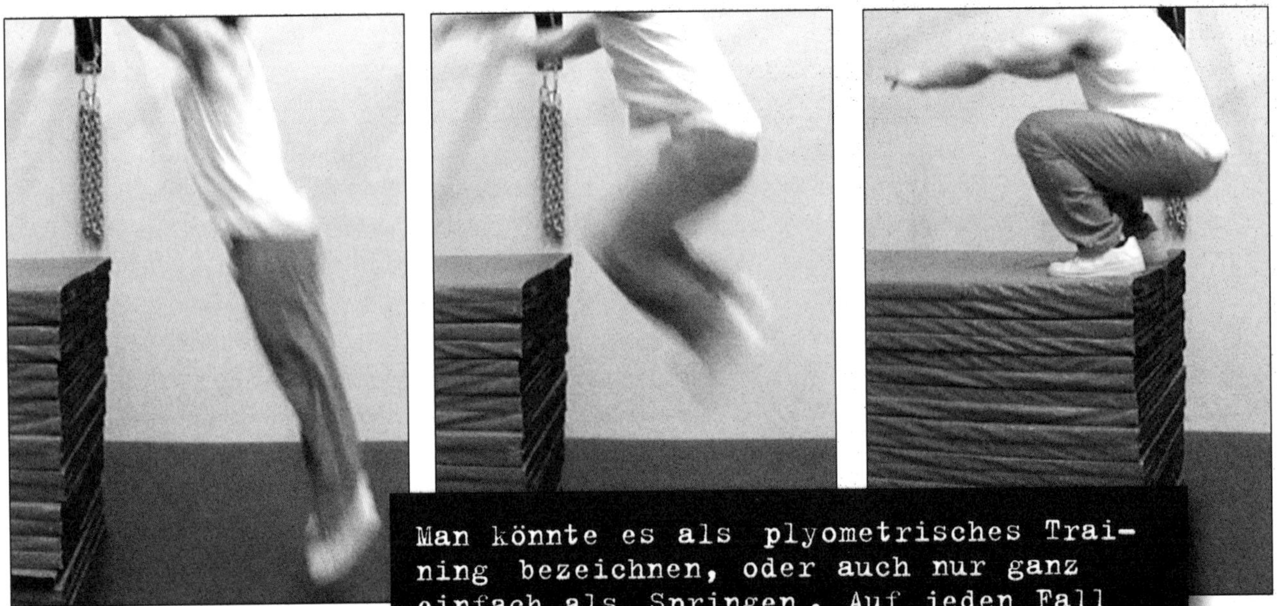

Man könnte es als plyometrisches Training bezeichnen, oder auch nur ganz einfach als Springen. Auf jeden Fall stärkt es Füße und Knöchel. Außerdem fordert es die Waden und koordiniert deren Arbeit mit der des ganzen Körpers.

• Mobilität

Sorgen Sie dafür, dass die kleinen Muskeln der Knöchel geschmeidig und stark bleiben. Wiederkehrende Schmerzen im Knöchelbereich verschwinden, wenn Sie an nicht aufeinanderfolgenden Tagen die Füße kreisen lassen: Setzen Sie sich einfach hin, heben Sie die Füße, und beschreiben Sie mit den Zehen möglichst große Kreise (zehn Wiederholungen in jede Richtung). Diese Übung hilft auch, nach intensivem Wadentraining Verspannungen in den Beinen loszuwerden.

• Gegenseitige Entwicklung

Es ist schwierig, an einer Seite eines Arms oder Beins unglaublich kraftvolle Muskeln aufzubauen, wenn die Muskeln auf der anderen Seite des Glieds dünn und schwach sind. Der Körper scheint die Ungleichheit zu spüren und verlangsamt die Entwicklung. Wenn Sie wirklich stärkere Wadenmuskeln haben wollen, müssen Sie auch deren Antagonisten fördern, den M. anterior tibialis an der Vorderseite des Schienbeins. Ziehen Sie Zehen und Spann so hoch Sie können, bis das Schienbein brennt, und strecken Sie die Zehen dann wieder nach vorne. Wiederholen Sie dies möglichst oft. Wenn Sie diese Muskeln gesund und fit halten, reduzieren Sie Ihr Verletzungsrisiko beträchtlich und schützen sich vor dem Schienbeinkantensyndrom. In San Quentin kannte ich einen Mithäftling, der seine Schienbeine trainierte, indem er sich von der Klimmzugstange kopfüber hängen ließ; er hielt sich mit den über die Stange gelegten Füßen fest. Probieren Sie das mal für ein paar Minuten aus, wenn Sie glauben, starke Schienbeine zu haben.

Wenn Sie Ihre Waden wirklich bis an deren Grenzen trainieren möchten, sind diese Techniken ein Muss. Setzen Sie sie sparsam ein, ohne zu vergessen, dass die progressiven Eigengewichtsübungen immer an erster Stelle kommen müssen, und Sie werden Traumwaden bekommen – Waden, die nicht nur muskulös, sondern auch stark, flink, geschmeidig und gesund und dabei unglaublich ausdauernd sind.

Licht aus!

Ironischerweise wird keine andere Körperregion stärker mit Trainingsmaschinen in Verbindung gebracht als die Waden, während sich doch gerade diese Muskelgruppe am effektivsten mit Eigengewichtsübungen trainieren lässt. Das ist nicht weiter erstaunlich, wenn man bedenkt, dass der Durchschnittsbürger seine Brust-, Rücken oder Oberarmmuskeln im Alltag vielleicht nicht besonders stark einsetzt, sein Körpergewicht aber tagein, tagaus von seinen Waden spazieren tragen lässt. Im Grunde trainiert man seine Waden immer, wenn man einfach nur herumläuft. Ist Ihnen schon einmal aufgefallen, dass übergewichtige Menschen richtig dicke, muskulöse Waden besitzen? Ein Teil der Masse ist sicherlich auch Fett, aber vermutlich nicht so viel, wie Sie denken: Der Körper neigt dazu, den Speck rings um seinen Schwerpunkt abzulagern, und nicht in abgelegenen Körperregionen wie den Waden. Also besteht der Großteil dieser Waden aus Muskeln, die durch das Herumtragen eines schweren Körpers aufgebaut wurden.

Waden wirken nie besonders einschüchternd oder machomäßig, und sie tragen auch nicht unmittelbar zur Kampfkraft bei. Aus diesen Gründen machen viele Häftlinge kein spezielles Wadentraining. Wenn Sie Ihre Beine bereits gründlich trainieren, brauchen Sie die speziellen Übungen für die Waden vielleicht nicht unbedingt. Aber wenn Sie doch etwas für Ihre Waden tun wollen, dann vergessen Sie das Wadentraining an Maschinen und konzentrieren sich stattdessen lieber auf Eigengewichtsübungen in perfekter Ausführung, in Progressionsserien, mit vielen Wiederholungen, mit Schnellkraft und mit viel, viel Disziplin. Bevor Sie es so richtig merken, werden Ihre Waden wie riesige harte Diamanten aussehen!

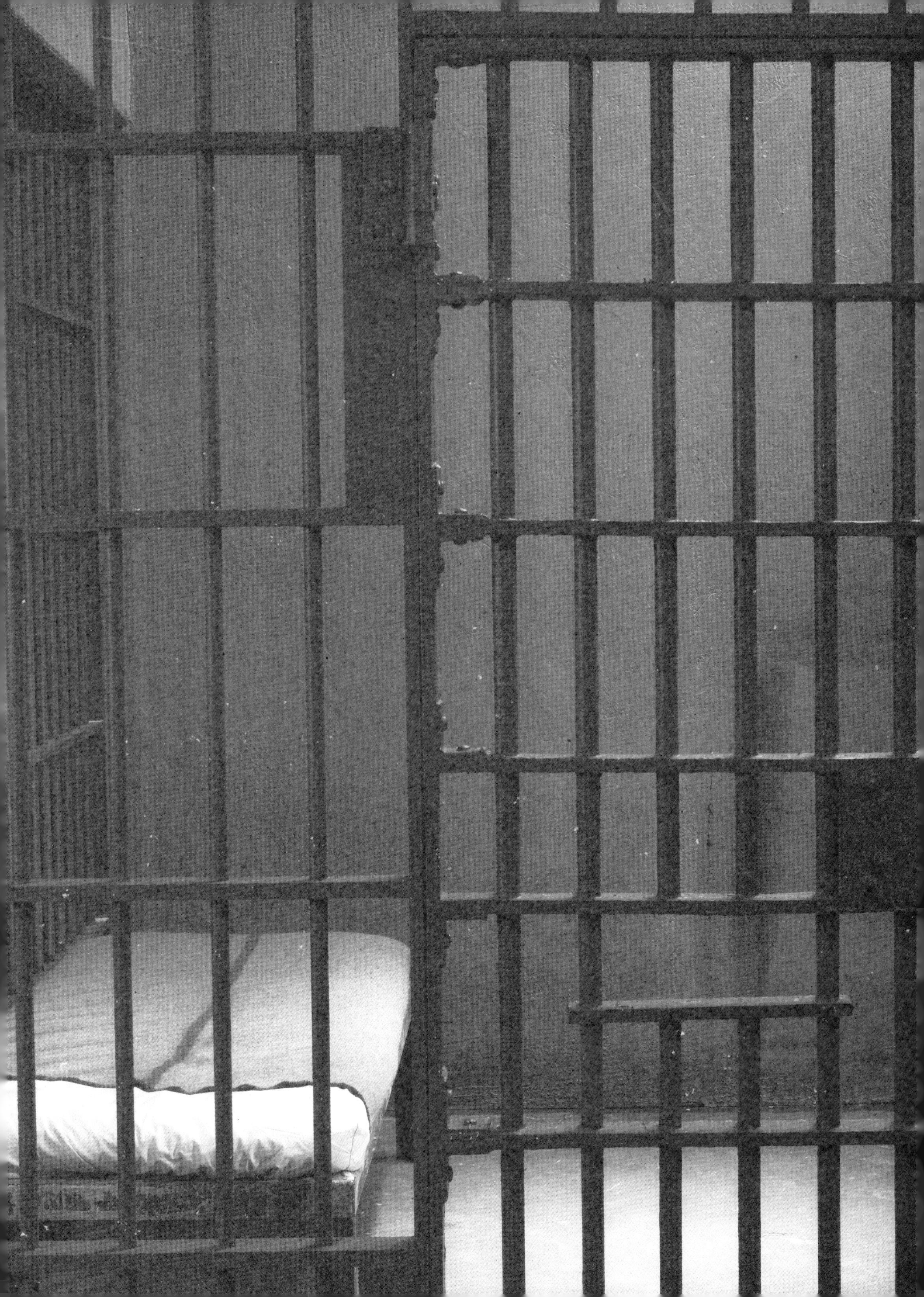

– Teil II –

Kugelsichere Gelenke

Ein zentraler Aspekt von Kraftaufbau und Bodybuilding ist das Gelenktraining. Wer schwache Gelenke hat, kann nicht stark sein oder zumindest nicht sehr lange und auf keinen Fall, ohne dabei Schmerzen zu haben. Andererseits kann Ihr Körper nur dann echte Muskeln aufbauen, wenn Sie ihm gleichzeitig ermöglichen, auch die Gelenke zu kräftigen. Es ist tragisch, aber viele Möchtegern-Kraftprotze plagen sich mit Gewichten und Maschinen ab und ruinieren sich dabei die Gelenke.

In diesem Teil zeige ich Ihnen, wie Sie Ihre Gelenke superstark machen, wie Sie Ihre Mobilität verbessern und wie Sie einen eingerosteten, geschwächten Körper wieder flottkriegen. Und das alles ohne Maschinen und ohne Nahrungsergänzungsmittel, sondern einfach nur mit Techniken, die ich hinter Gittern aufgeschnappt habe.

12. Beweglichkeit unter Spannung

Die vergessene Kunst des Gelenktrainings

Hätte man die inhaftierten Calisthenics-Meister vergangener Zeiten gefragt, wie man zu brutal starken Gelenken kommt, hätten sie einem wohl geantwortet, man solle so trainieren, dass man »in den Sehnen« etwas erzeuge, das Joe Hartigen als »geschmeidige Kraft« bezeichnete. Jene Oldtimer kannten alle das Konzept geschmeidiger Kraft, doch weil man darunter heute verschiedene Dinge verstehen könnte, will ich einen moderneren Begriff verwenden: *Tension-Flexibility*, Beweglichkeit unter Spannung. Er steht für das Geheimnis starker, belastbarer Bindegewebe und Sehnen.

Aber was ist *Tension-Flexibility*?

Es bezeichnet die Fähigkeit eines Muskels, auch in der Dehnung angespannt und stark zu bleiben.

Sehnen sind auch in gedehntem Zustand aktiv und kraftvoll. Diese Eigenschaft macht sie elastisch und ermöglicht Tieren (und uns), zu springen, zu hüpfen oder Schnellkraftbewegungen auszuführen. Wären gedehnte Muskeln schlaff und entspannt, wären die meisten krafterfordernden Bewegungen nicht ausführbar.

Über diesen Aspekt der Beweglichkeit glauben die modernen Kraftathleten und Turner alles zu wissen, obgleich er eigentlich im Widerspruch zu dem steht, was in der Fitnesswelt unserer Tage praktiziert wird. Wenn Trainer von Beweglichkeit oder Flexibility sprechen, denken sie an Entspannung, weil in passive Trainingsmethoden Entspannungstechniken eingebaut sind. Man geht einfach davon aus, dass ein Muskel entspannt sein muss, um gedehnt werden zu können. Aber stimmt das eigentlich?

Damit willensgesteuerte Bewegungen überhaupt erst möglich werden, muss sich der Muskel auf der einen Seite des Gelenks stärker zusammenziehen als der Muskel auf der anderen Seite. Aber das heißt nicht, dass sich dieser zweite Muskel überhaupt nicht zusammenziehen kann.

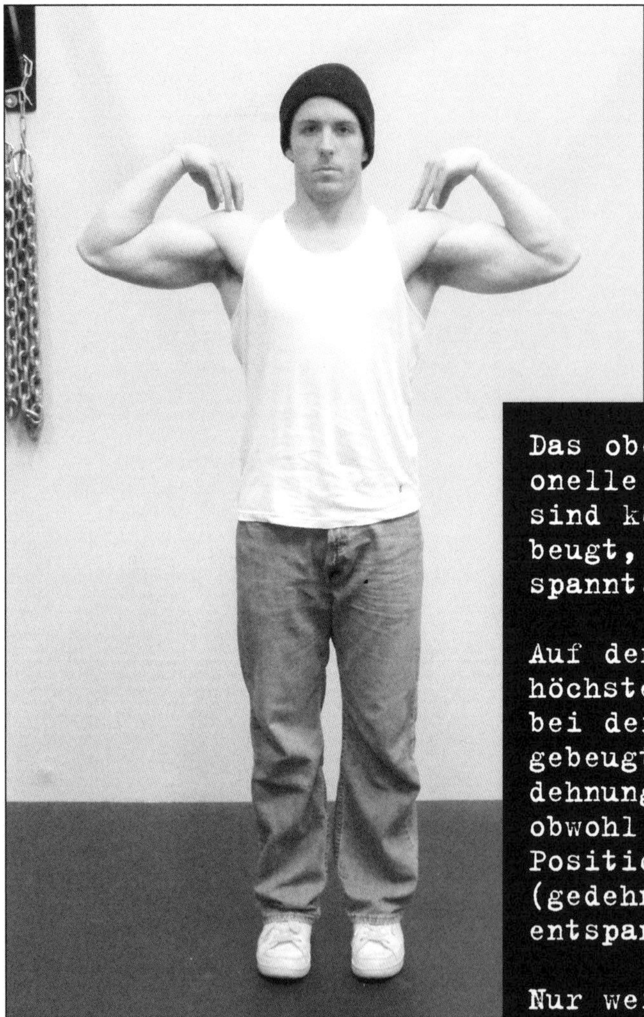

Das obere Foto zeigt eine traditionelle Trizepsdehnung. Die Bizepse sind kontrahiert, die Ellbogen gebeugt, und die Trizepse sind entspannt.

Auf dem unteren Foto sehen Sie die höchste Position beim Klimmzug, bei der die Ellbogen ebenso stark gebeugt sind wie bei der Trizepsdehnung des oberen Fotos. Aber obwohl die Trizepse in der oberen Position des Klimmzugs verlängert (gedehnt) sind, sind sie nicht entspannt.

Nur weil Muskeln gedehnt sind, müssen sie nicht notwendigerweise erschlaffen. Sie können trotzdem angespannt und hart wie Stahl sein.

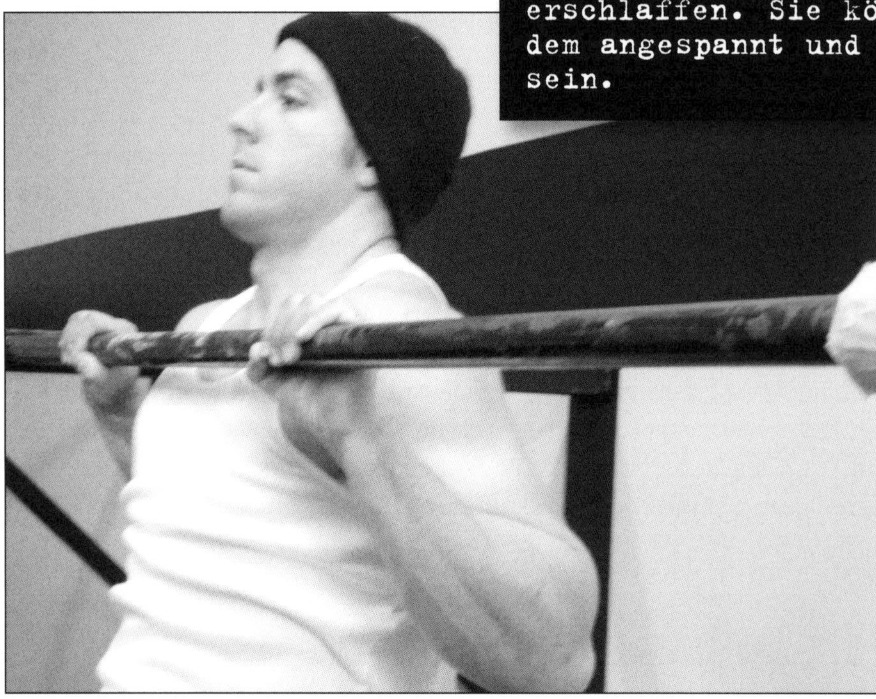

Tatsächlich kann er sich ziemlich stark zusammenziehen – solange er sich dabei nicht stärker zusammenzieht als sein Antagonist, kommt die Bewegung zustande.

Es gibt viele Beispiele für Bewegungen, in denen Muskeln gleichzeitig gedehnt und kraftvoll zusammengezogen sein müssen. Wenn Sie etwa Ihren Quadrizeps und die Kniesehnen dehnen wollen, was tun Sie dann? Die meisten Athleten beugen das Knie, umgreifen ihren Knöchel und ziehen die Ferse an den Rumpf heran, wie hier im Bild gezeigt.

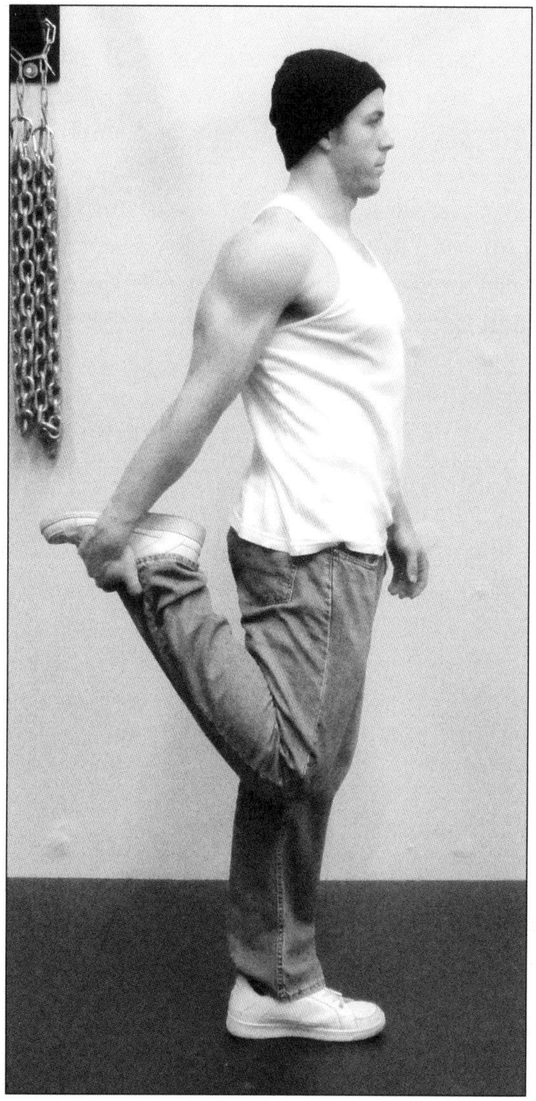

Dieser Bewegungsablauf ist ein gutes Beispiel für Beweglichkeit bei Entspannung *(Relaxation-Flexibility)*: Der Quadrizeps wird entspannt und das Kniegelenk gedehnt. Aber wenn derselbe Athlet eine einbeinige Kniebeuge machen würde?

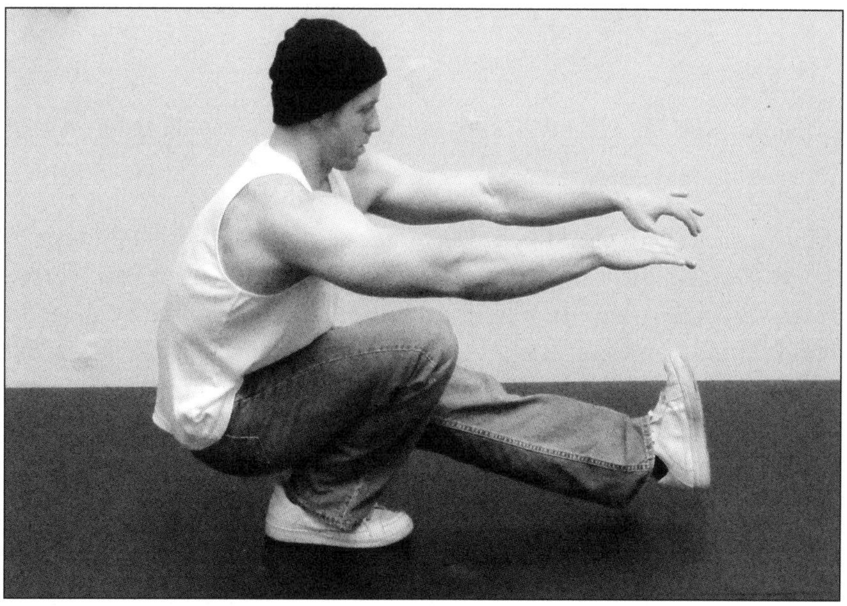

Die einbeinige Kniebeuge gilt allgemein als Kraftübung, und keiner käme auf die Idee, sie als Dehnungsübung zu bezeichnen. Doch Sie sehen auf dem Foto, dass Max sein Knie durchstreckt, und zwar stärker, als wenn er die Ferse zum Gesäß ziehen würde. Obgleich Quadrizeps und Kniesehnen bei der einbeinigen Kniebeuge bis zum Äußersten gedehnt sind, erzeugen sie in dieser Position noch viel Spannung. Wenn sie das nicht könnten, wäre Max gar nicht imstande, sich wieder aufzurichten. Pressübungen wie ungleiche Liegestütze sind die Oberkörper-Entsprechung zu den Kniebeugen. Bei den ungleichen Liegestützen sind die Ellbogen maximal gebeugt, und dennoch müssen die Trizepse ein sehr hohes Maß an Kraft und Spannung erzeugen, um den Körper wieder hochzudrücken.

In der unteren Position der einbeinigen Kniebeuge wird außerdem nicht nur der Quadrizeps gedehnt. Schauen Sie mal auf die rechte Hüfte: Auch dieses Gelenk wird gedehnt: Dadurch, dass der Oberschenkel oben am Bauch anliegt, dehnen sich die Gesäßmuskeln auf volle Länge. Dabei sind sie aber steinhart angespannt, um den Körper in seiner Position zu halten, und werden gleich zum Motor, der das Gewicht nach oben stemmt. Auch der Knöchel ist stark flektiert. Das Beispiel beweist, dass gedehnte Muskeln gleichzeitig sehr kraftvolle Muskeln sein können.

Kurz noch ein weiteres Beispiel. Schauen Sie sich diese zwei Fotos an:

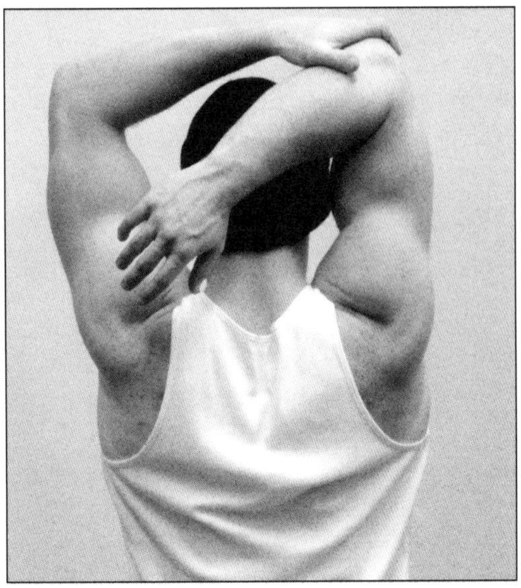

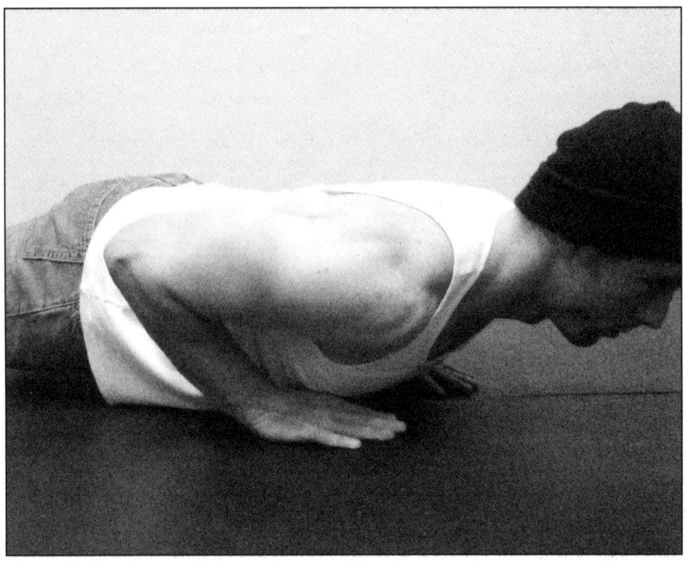

Auf beiden dehnt Max den Trizepsmuskel des Oberarms. Links wendet er dazu eine passive Dehnungsübung an: Er entspannt seine Armmuskeln und zieht an seinem Ellbogen, um den rechten Trizeps so stark wie möglich zu dehnen. Auf dem rechten Foto versucht Max überhaupt nicht, irgendetwas zu dehnen – er macht nur einen engen Liegestütz. Aber Sie sehen, dass sein Ellbogen dabei mindestens so stark gebeugt ist wie auf dem Foto links, ja, dass sein Bizeps sogar gegen den Unterarm drückt. Aber sind seine Trizepse dabei entspannt? Nein, auf keinen Fall. Sie sind maximal angespannt. Sogar die Handgelenke sind gebeugt und gedehnt. Wenn Max jetzt seine Muskeln entspannt, liegt er gleich auf der Nase!

Starke Gelenke und Calisthenics

Und was lernen wir daraus? Spannung und Beweglichkeit sind keine Feinde! Bei der Kräftigung von Sehnen und Gelenken können sie Hand in Hand zusammenarbeiten. Wofür auch immer Sie trainieren – sorgen Sie dafür, dass Sie schrittweise geschmeidige Kraft aufbauen, oder ihre Gelenke werden im Verhältnis zu den Muskeln immer schwächer, und das kann gefährlich werden!

Viele Athleten wundern sich darüber, dass ihnen das Krafttraining im Fitnessstudio Schmerzen und sogar Verletzungen beschert, während Bekannte, die Eigengewichtsübungen machen, starke Gelenke bekommen und schmerzfrei bleiben. Dafür gibt es mehrere Gründe; einer der wichtigsten davon ist, dass sich bei Eigengewichtsübungen hohe Niveaus von Geschmeidigkeit unter Spannung aufbauen. Bei den Grundübungen – vollständige Kniebeugen, enge Liegestütze, Klimmzüge usw. – tragen die gedehnten Muskeln und Sehnen das ganze Körpergewicht und bauen dabei »geschmeidige Kraft« auf. Ich habe in *Trainieren wie im Knast 1* die Grundübungen in je zehn kleine, machbare Schritte eingeteilt, damit sich die Kraft der Sehnen langsam aufbaut. Sie lernen sozusagen zu gehen, bevor Sie laufen lernen.

Beim modernen Bodybuilding dagegen gehen die meisten leider genau umgekehrt vor. Anstatt in ihren Gelenken geschmeidige Kraft aufzubauen, indem sie die gedehnten Sehnen belasten, vermeiden sie oft sogar Bewegungen mit vollständigem Bewegungsausmaß. Statt vollständige Kniebeugen zu machen, hängen sie sich schwere Gewichte in die Beinpresse, um Teilwiederholungen auszuführen. Und dann fragen sie sich, warum sie nach ein paar Monaten Knieprobleme bekommen. Sie meiden alles, was ihnen zu geschmeidiger Kraft verhelfen könnte, und nutzen Maschinen, die über starke Kontraktionen die Muskelbäuche stimulieren, aber nichts für Sehnen und Gelenke tun.

Sie werden nie einen dieser prämierten Muskelberge eine einbeinige Kniebeuge oder einen vollständigen einarmigen Liegestütz machen sehen. Die meisten Bodybuilder züchten Muskelmassen, ohne daran zu denken, dass sich Gelenke und Sehnen nur langsam an die neue Belastung anpassen. Das Trainingstempo stimmt einfach nicht. Und als wäre das noch nicht genug, glaubt die Mehrheit dieser Leute an passives Dehnen. Sie erziehen ihre dicken Muskeln mit Gewalt dazu, schlaff zu werden. Und was passiert dann? Wenn einer dieser Fitnessstudioriesen stolpert, ausrutscht oder etwas Unhandliches heben muss, passiert ein Unglück.

Die beliebtesten Übungen in den Studios stärken die Muskeln, aber nicht die Gelenke!

Wenn Sie ein paar von den Übungen, die in Fitnessstudios beliebt sind, mit Eigengewichtsübungen aus dem Knast vergleichen, verstehen Sie bald, warum Letztere eher geeignet sind, geschmeidige Kraft aufzubauen.

Gewichtheber im Fitnessstudio trainieren ihre Bizepse mit Kurzhantel-Curls. Doch in der unteren Position bei herabhängendem Arm steht der Bizeps dabei nicht unter Spannung.

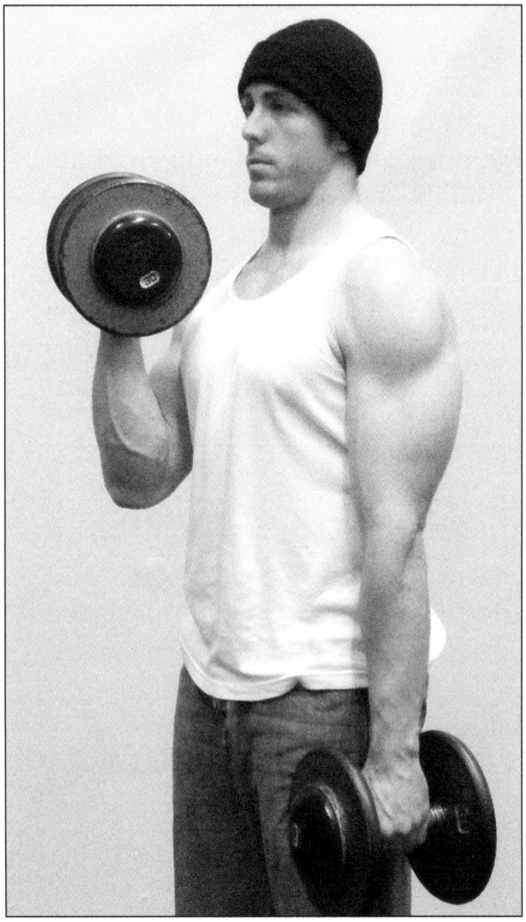

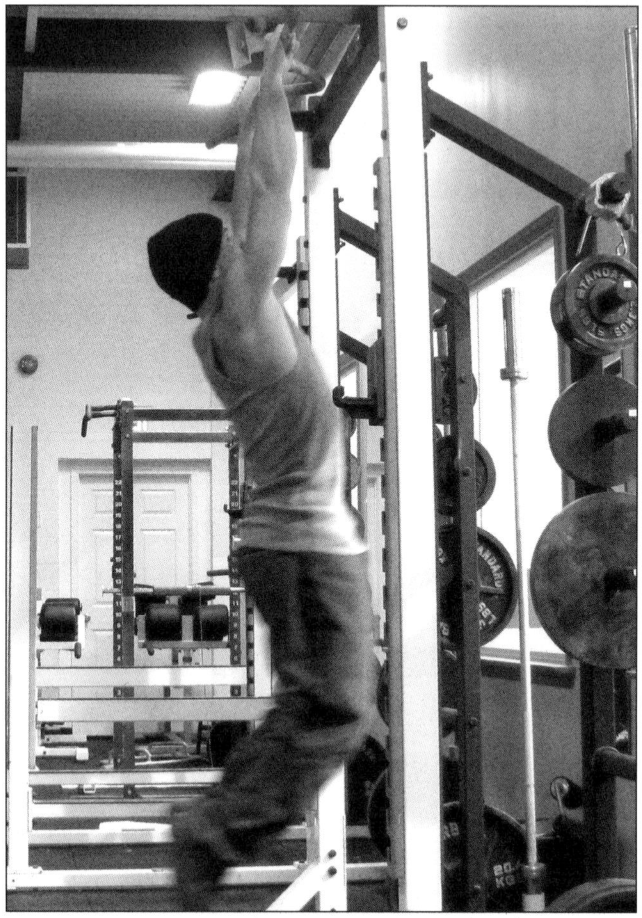

Vergleichen Sie das Foto links mit dem rechten. Bei diesem korrekt ausgeführten Klimmzug bleiben die Arme »weich«, d.h., die Ellbogen sind ganz leicht gebeugt. Das verhindert nicht nur Überstreckungen, sondern hält die gedehnten Bizepse unter Spannung.

Maschinen sind in Fitnessclubs deshalb so beliebt, weil sie auf dem höchsten Punkt der Bewegung »maximale Muskelbeugung« ermöglichen. Geschmeidige Kraft aber fördern sie kaum. Hier trainiert Max seinen anterioren Schultergürtel mit frontalen Kabelzügen. Seine Muskeln werden in der oberen Position kontrahieren und dadurch wachsen. Aber was ist mit den Gelenken? Wo ist die Spannung in der unteren Position?

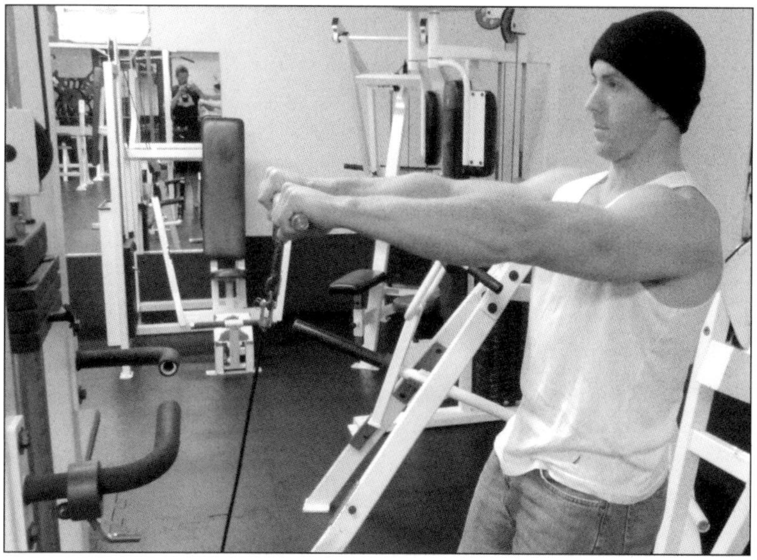

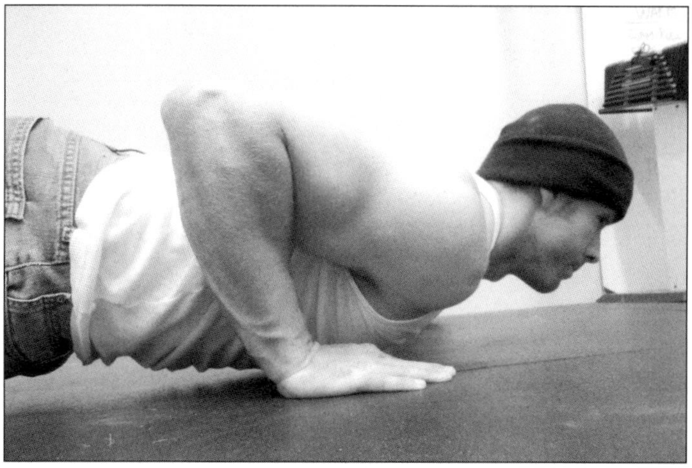

Zum Vergleich der Hebel-Liegestütz: Die Deltamuskeln sind gezwungen, in der unteren Position starke Spannung zu halten, während sie gedehnt sind. Muskeln und Gelenke werden gleichzeitig aufgebaut.

Ich könnte mit derartigen Beispielen ein ganzes Buch füllen, aber ich glaube, Sie haben schon verstanden, worum es mir geht. Moderne Trainer wissen mit dem Konzept geschmeidiger Kraft nicht viel anzufangen.

Entspannen Sie sich beim Dehnen? – Wirklich?

Die Vorstellung von »geschmeidiger Kraft«, d.h. von Muskeln und Sehnen, die in der Dehnung sind, scheint im Widerspruch zu modernen Trainingsmethoden zu stehen. Denn diese haben einen ganz anderen Ansatz: Die Muskeln sollen bei der Dehnung entspannt sein. Die Geschmeidigkeit soll also durch »passives Dehnen« erreicht werden.

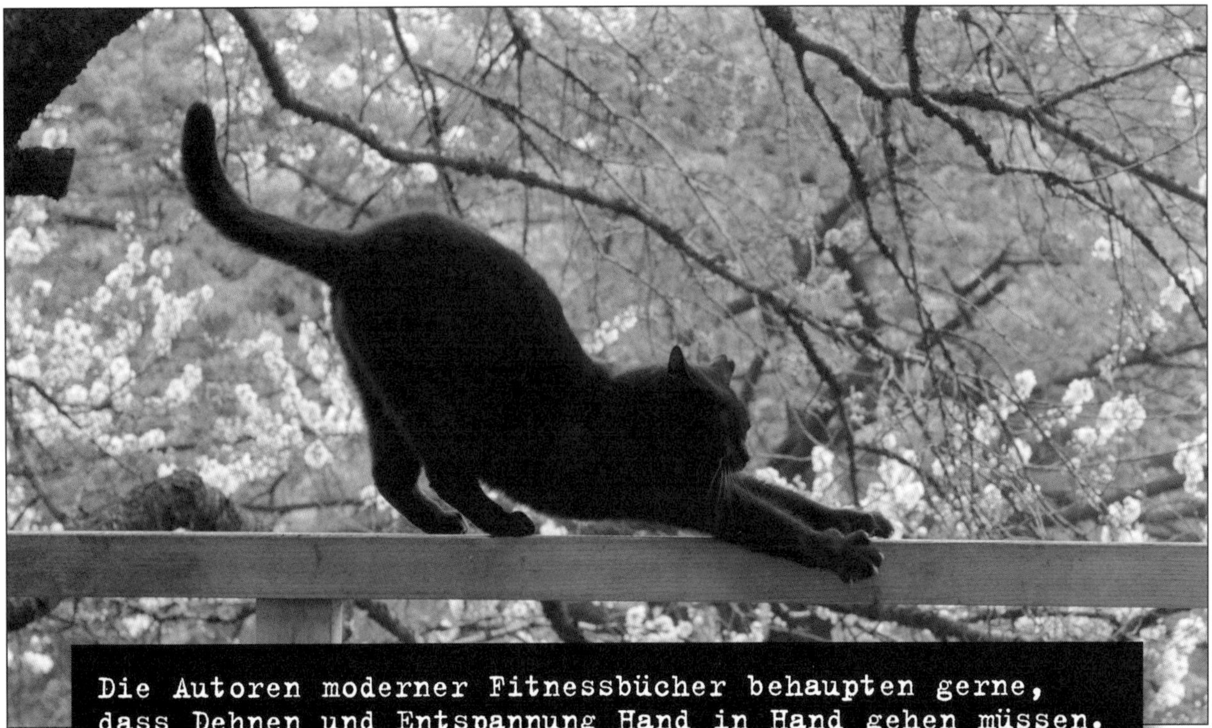

Die Autoren moderner Fitnessbücher behaupten gerne, dass Dehnen und Entspannung Hand in Hand gehen müssen. Aber das ist falsch. Muskeln und Gelenke sollten unter Spannung gedehnt werden, denn das ist die natürliche Art des Dehnens. Denken Sie an eine Katze, die sich instinktiv dehnt. Ist ihr Körper schlaff und entspannt, oder ist er angespannt und geschmeidig?

Aber warum erzählen Trainer heutzutage den Athleten, sie sollen sich beim Dehnen entspannen? Weil die Entspannung beim Dehnen das Bewegungsausmaß (ROM – Range of Motion) der Dehnung vergrößert. Dadurch wirkt man beweglicher, als man tatsächlich ist. Aber braucht man diese »zusätzliche« Beweglichkeit denn überhaupt? Enge Liegestütze, tiefe Kniebeugen und vollständige Klimmzüge beugen und strecken die Muskeln in gesundem Bewegungsausmaß, können aus Ihnen aber keinen Schlangenmenschen machen. Aber wozu auch?

Natürlich hört sich zusätzliche Beweglichkeit durch entspannte Dehnungstechniken zunächst irgendwie cool an. Tatsächlich aber handelt es sich um eine zweischneidige Angelegenheit. Die Entspannung beim Dehnen erhöht nur deshalb die Beweglichkeit, weil sie die Rezeptoren im Bindegewebe – die Muskelspindeln – ausschaltet. Normalerweise sorgen die Muskelspindeln dafür, dass sich die Muskeln nicht überdehnen, doch langsames entspanntes Dehnen trickst sie aus. Aufgrund dieses Desensibilisierungsprozesses können sich die Muskeln stärker dehnen als normal, aber es braucht seine Zeit: gewöhnlich mindestens ein paar Minuten. Diese Lockerungsperiode ermöglicht es Ihnen, Ihr größtmögliches Bewegungsausmaß zu erreichen; der Haken dabei aber ist: Wenn Sie sich dieses erweiterte Bewegungsausmaß erneut erschließen wollen, müssen Sie erst diese Lockerungsperiode durchmachen. So kommt es, dass Karate-Experten im Wettkampf unglaubliche Tritte hinbekommen, die ihnen im normalen Alltag keineswegs gelingen. Also stimmt mit diesem Extrabewegungsausmaß irgendetwas nicht.

Die Old-School-Eigengewichtsathleten, mit denen ich im Knast trainierte, waren alle mehr oder weniger derselben Ansicht, wenn auch aus unterschiedlichen Gründen. Joe Hartigan, mein Mentor in San Quentin, betonte immer, dass entspanntes Dehnen die Gelenke schwach und lasch mache. Viele Eigengewichtskönner hinter Gittern dachten wie er: Wer kugelsichere Gelenke haben will, sollte bei Eigengewichtsübungen bleiben und besonders fleißig Brücken und Beinheben trainieren. Viele »hochaktuelle« Zeitschriftenartikel der letzten Jahre schwärmen vom Dehnen oder Stretching, als wäre es das Allheilmittel gegen Sportverletzungen, doch meine alten Knastkumpel waren vom genauen Gegenteil überzeugt: Entspanntes Dehnen macht besonders verletzungsanfällig.

Komischerweise neigt die Wissenschaft heute dazu, diesen Calisthenics-Dinosauriern recht zu geben. Um die Fitness ihrer Soldaten zu verbessern, ließen die USA jüngst eine Studie anfertigen, die die Beziehung zwischen Beweglichkeit unter Spannung und der Vorbeugung von Verletzungen untersuchen sollte.* Und? Raten Sie mal! Diejenigen Soldaten mit dem höchsten Bewegungsausmaß waren verletzungsanfälliger als jene mit durchschnittlichen Werten.

Nur ja nicht entspannen! Eigenreflexe und ihr Nutzen

Warum verletzen sich Athleten mit hohem Bewegungsausmaß häufiger als Athelten mit »angespannteren« Muskeln? Weil passives Dehnen auf Entspannung unter Krafteinwirkung basiert. Es erzieht die Muskeln dazu, sich unter Druck zu entspannen. Und das ist das genaue Gegenteil von dem, was der Körper eigentlich will.

Fragen wir uns doch einmal, wie sich Gelenke überhaupt verletzen können. Die meisten Gelenkverletzungen entstehen, wenn Bänder, Sehnen und Bindegewebe zu stark gedehnt werden. Sie alle halten einen gewissen Grad an Spannung oder Zug aus; werden Zug oder Spannung jedoch stärker, dann reißen oder splittern sie.

Kreuzbänder, Schleimbeutel, Schulterkapseln können reißen, Handgelenke und Ellbogen können sich verrenken. Dies alles passiert, wenn das Gewebe der Gelenke überdehnt wird.

Zum Glück hat sich Mutter Natur etwas ausgedacht, das diese Verletzungen verhindern kann: die Eigenreflexe. Diese Reflexe sind viel älter als unsere Spezies und vollkommen unwillkürlich. Immer wenn ein Muskel plötzlichen traumatisierenden Kräften ausgesetzt ist, reagiert er, indem er kontrahiert. Ein bekanntes Beispiel für diese Reaktion ist der Patellarsehnenreflex, auch Kniesehnenreflex genannt. Schlägt man auf die Sehnen der Patella (Kniescheibe), so zieht sich der Quadrizeps zusammen, um das Gelenk zu schützen.

* *Physical Training and Exercise-Related Injuries. Surveillance, Research and Injury Prevention in Military Populations.* (US-Army Center for Health Promotion and Preventive Medicine)

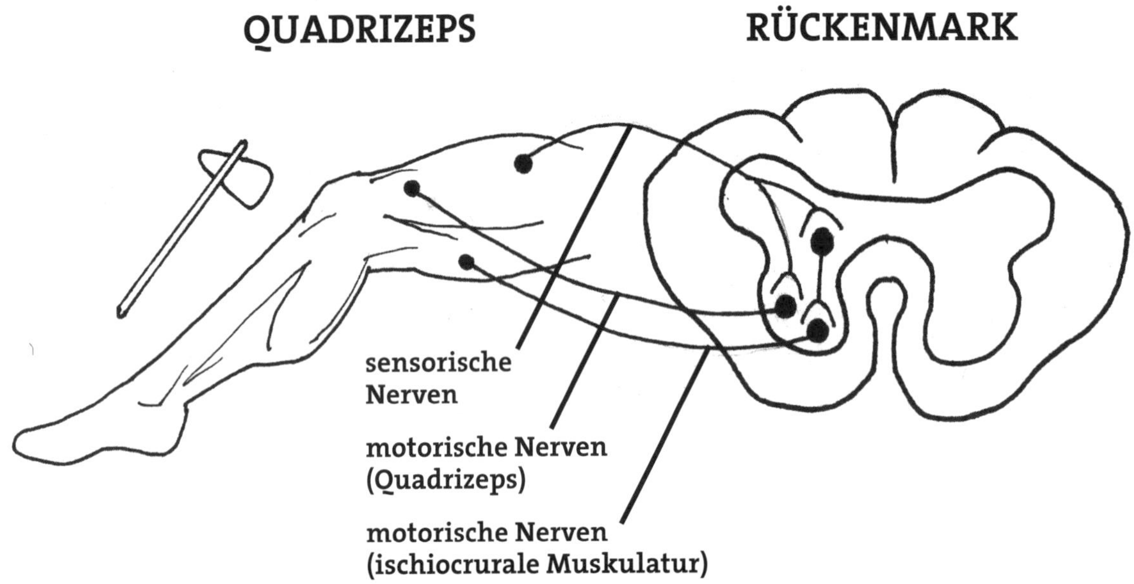

Der Patellarsehnenreflex (oder Kniesehnenreflex) ist nur ein Beispiel für den Eigenreflex. Wenn der Körper in den Schutzmodus übergeht, spannt er sich an.

Mit einfachen Worten gesagt: Wenn Ihr Körper einen Schock erleidet, zieht er sich ganz von allein zusammen. Erinnern Sie sich, wie Sie das letzte Mal eine Treppe hinuntergingen und eine Stufe übersahen? In dem kurzen Augenblick, in dem Ihr Körper den durch Ihr Auftreffen auf der nächsten Stufe verursachten Kraftstoß spürte, rollte eine Welle von Reflexen durch Sie hin durch ,und Ihre Beinmuskeln zogen sich zusammen. Man gibt in so einer Situation sicherlich eine komische Figur ab, aber der Körper benimmt sich aus gutem Grund so: Angespannte Muskeln wirken als Stoßdämpfer. Wenn Muskeln und Sehnen sie dagegen nicht schützen, verletzen sich Gelenke ziemlich leicht. Sogar leichter Druck in falscher Richtung vermag eine Schulter mühelos auszurenken. Wenn ein Knie auch nur um ein paar Grad in die falsche Richtung gedreht ist, reißt möglicherweise ein Kreuzband. Ich könnte noch viel mehr Beispiele aufzählen.

Entspannung und Verletzung

Passives Dehnen ist auch deshalb so gefährlich, weil es die Eigenreflexe schrittweise deaktiviert und Spannung durch Entspannung ersetzt. Entspannung ist gut, wenn Sie in einer heißen Badewanne liegen, aber nicht so gut, wenn Ihr Körper etwas Anspruchsvolleres tut.

Ein entspannter Körper ist Verletzungen schutzlos ausgesetzt. Das gilt für den Rumpf ebenso wie für Arme und Beine. Ein einziger Kinnhaken kann einen Boxkampf beenden, wenn der, der ihn abbekommt, nicht darauf vorbereitet war. Und mit »vorbereitet« meine ich »angespannt«. Genauso ist es beim Karate. Seit Jahrhunderten machen Karateka Spannungsübungen. Wenn sie einen Schlag oder Tritt einstecken, müssen ihre Muskeln stark angespannt sein, damit sie wie ein Panzer die inneren Organe schützen. Das Karatetraining unterstützt die Eigenreflexe.

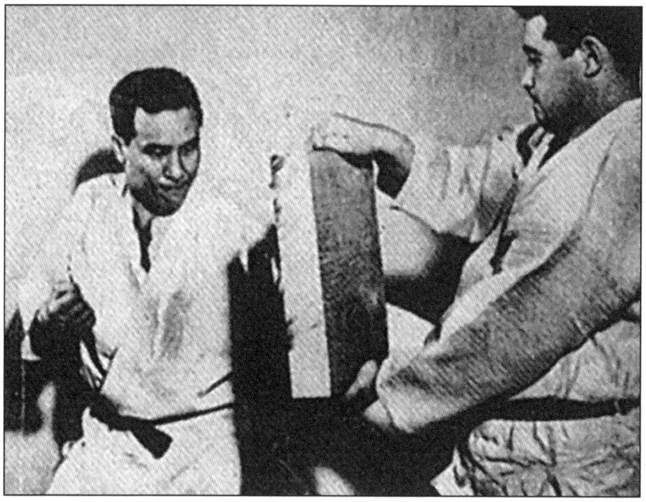

Turner spannen vor einer Landung alle Muskeln an, genau wie Fallschirmspringer. Auch Turmspringer treffen mit angespannten Muskeln auf die Wasseroberfläche auf. In jeder Disziplin, in der der Körper plötzlich starken Kräften ausgesetzt ist, lernen die Sportler, ihre Eigenreflexe zu unterstützen, indem sie die Muskelspannung aufrechterhalten.

Glauben Sie ja nicht diesen Althippie-Trainern, die Ihnen erzählen, ein entspannter Körper könne sich nicht verletzen. Wir alle haben mindestens schon einmal gehört, dass Betrunkene sich nicht wehtun, wenn sie über die eigenen Füße fallen; aber fragen Sie mal die Ärzte in der Notaufnahme, ob sie das bestätigen können. Die meisten Verletzungen, um die sie sich kümmern müssen, hängen mit Alkoholmissbrauch zusammen. Mit angespannten Muskeln auf der Straße hinzufallen ist schlimm genug, aber wenn man wie ein Betrunkener mit entspannten Muskeln stürzt, verletzt man sich wirklich – oder kommt sogar ums Leben: Viele Betrunkene sterben durch Stürze, weil die Muskeln der Halswirbelsäule so entspannt sind, dass sie sich nicht zusammenziehen und den Kopf nicht vor dem Aufschlagen auf dem Asphalt bewahren können. Alkoholmissbrauch bremst das Nervensystem und die Eigenreflexe aus, aber das ist gar nicht gut. Alkohol schützt also auch nicht vor Verletzungen, ganz im Gegenteil.

Tension-Flexibility: eine Warnung

Übungen, die große Beweglichkeit unter Spannung erzeugen (wie einbeinige Kniebeugen) sind das beste Gelenktraining. Aber Sie können diese Übungen nicht einfach von heute auf morgen machen. Sehnen und Bindegewebe können sich an diese Herausforderungen anpassen, müssen aber richtig vorbereitet werden. Deshalb beginnt ein vernünftiges Eigengewichtstraining mit leichten Übungen, die es den Sehnen erlauben, sich in ihrem eigenen Tempo zu kräftigen. Wer gleich mit den »harten Sachen« anfängt, wie z. B. mit engen Liegestützen, wirkt zwar stark, kräftigt seine Gelenke aber nicht nachhaltig. Übungen, die auf Beweglichkeit unter Spannung basieren, sind sehr anstrengend – und werden aus diesem Grund von vielen Bodybuildern gemieden.

Wichtig ist auch, dass Ihre Muskeln beim *Tension-Flexibility*-Training unter Druck gestreckt sein müssen. »Gestreckt« bedeutet aber nicht »überstreckt«. Es genügt vollauf, wenn Sie Ihre Gliedmaßen in deren normalem Bewegungsausmaß bewegen. Sie müssen kein Schlangenmensch werden, um hohe geschmeidige Kraft zu erreichen.

Noch ein letzter Rat: Wenn Sie Ihre gedehnten Muskeln trainieren, dann ausschließlich mit Übungen, die Ihre natürliche Biomechanik nachahmen. Lassen Sie alles bleiben, was erzwungen oder schmerzhaft ist. Das Stemmen schwerer Gewichte oder Latziehen mit einer Stange hinten im Nacken dehnt zwar Ihre Muskeln unter Spannung, bringt aber auch Ihre Rotatorenmanschetten in gefährliche Positionen. Dasselbe gilt für die Multipressen und viele Übungen an Maschinen.

ANGESPANNTE KRAFT

Die Kraftmenschen aus früherer Zeit wussten, dass harte Kontraktionen der Schlüssel zu kraftvollen Gelenken sind. Sie machten sich damals nicht mit Aromatherapie oder Ausdruckstanz locker. Anstatt ihre Gelenke zu entspannen, spannten sie die Muskeln an und stemmten etwas, das von Assistenten laufend schwerer gemacht wurde. Und mit »schwerer« meine ich wirklich schwerer. Wenn Louis Cyr seine Gelenke trainieren wollte, trug er 1967 Kilogramm auf seinem Rücken herum. Warren Lincoln Travis konnte in einem Geschirr 1807 Kilogramm tragen. Strongfort hielt als »menschliche Brücke« 3,5 Tonnen im Gleichgewicht. Der große John Grimek stemmte knapp 500 Kilogramm über Kopf.

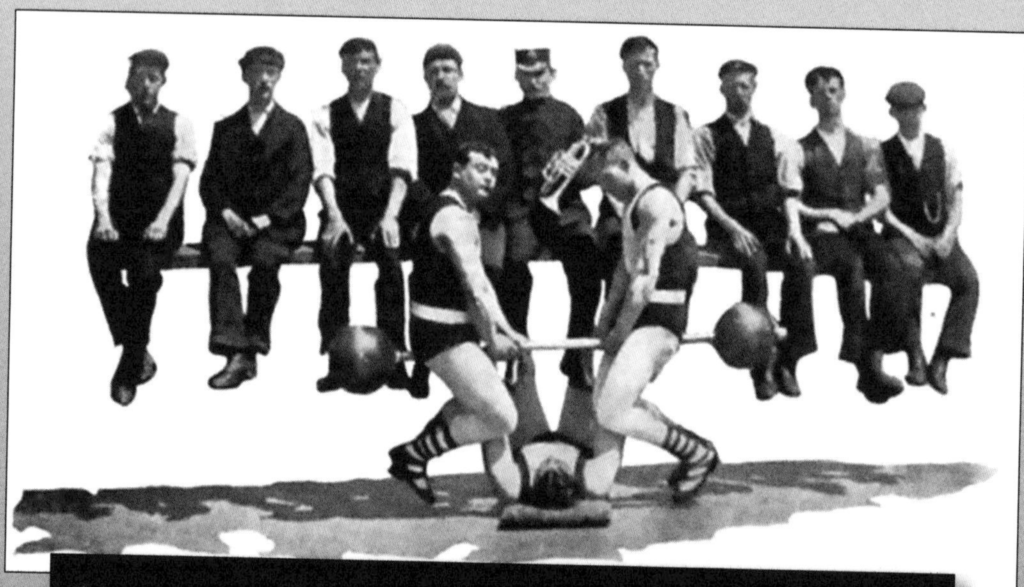

Sie finden eine 70-kg-Hantel schwer? Saxon stemmte einmal so eine Hantel – plus das Gewicht von elf erwachsenen Männern!

Bei diesen Leistungen mussten sich die Muskeln eng um die Gelenke pressen und wurden dadurch zu soliden Schutzmanschetten. Ich rate davon ab, derartige Leistungen nachzuahmen, weil sie viel zu viele Risiken mit sich bringen. Aber zweifellos verhalf diese Art von Training den Athleten zu extrem stabilen Sehnen und Gelenken. Die wirkenden Kräfte waren so stark, dass sie sogar durch die Knochen gingen und die Bänder der Gelenke stimulierten und festigten.

Licht aus!

Wenn Sie ein hohes Maß an geschmeidiger Kraft erreichen wollen, brauchen Sie sich dafür nicht an Maschinen zu verausgaben oder sich teure Nahrungsergänzungsmittel zu kaufen. Lassen Sie den ganzen modernen Kram links liegen, und halten Sie sich an die altmodischen Eigengewichtsübungen. Trainieren Sie mit den Progressionsserien, indem Sie mit den leichten Übungen anfangen (Klappmesser-Kniebeugen, Wand-Liegestütze und senkrechte Züge sind wunderbare Beispiele). Bauen Sie Ihre Kraft langsam und behutsam auf, bis Sie Ihr Körpergewicht geschickt bewegen (z. B. bei vollständigen Kniebeugen, vollständigen Liegestützen und vollständigen Klimmzügen), und treiben Sie es noch ein bisschen weiter, indem Sie sich mit nur einem Arm oder Bein halten oder abstützen (einbeinige Kniebeugen, einarmige Liegestütze und einarmige Klimmzüge). Dies ist der Ansatz, den ich im Gefängnis gelernt habe. Er verhilft einem nicht nur zu unglaublich kräftigen Gelenken, sondern auch dazu, die eigene Kraft so schonend aufzubauen, dass sich Sehnen und Bindegewebe an die Anforderungen anpassen können, die Beweglichkeit unter Spannung an sie stellt. Wenn Sie sich gesunde, starke Gelenke wünschen, ist dies der Weg, den Sie gehen sollten.

13. Dehnen wie im Knast

Elastizität, Mobilität, Kontrolle

Zurzeit sieht es aus, als wollten alle Menschen überall elastischer werden. Sie verbiegen sich zu eigenartigen mathematischen Kurven und geometrischen Figuren, lernen Spagat usw. Jeder Fitnessclub hält Matten für Dehnungsübungen bereit, und Dehnungsübungen sind nicht nur Teil jedes Workouts, sondern werden auch noch extra in Kursen unterrichtet und geübt. Elastizität gilt im heutigen Fitnessbereich als Kernkompetenz. Wer sich nicht ordentlich dehnt, ist ein Dinosaurier, ein Barbar.

Hinter Gittern ist das anders.

Den Athleten im Knast geht es vor allem um Kraft. Elastizität existiert auch dort, aber nur in Verbindung mit Kraft. Man kann sie bei Brücken bewundern, beim hohen Beinheben, bei mit vollständigem Bewegungsradius ausgeführten Eigengewichtsübungen. Aber Elastizität um ihrer selbst willen? Vielleicht dehnen sich die Jungs auch mal, um überanstrengte Muskeln zu lockern oder um sich auf eine besondere, die Muskeln kräftigende Übung vorzubereiten. Sicher wird es immer wieder Häftlinge geben, die aufgrund von Narben und alten Verletzungen verkrampfte Muskeln behutsam dehnen. Aber auch nicht mehr. Knastathleten sehen keinen Sinn darin, sich um des Dehnens willen zu dehnen.

Ahnen Sie schon, worauf ich hinauswill?

Elastizität sollte ein Nebenprodukt von Eigengewichtsübungen sein

Knastathleten stellen Dehnungsübungen deshalb nicht in den Mittelpunkt ihres Trainings, weil sie wissen, dass Elastizität ohne Kraft nutzlos ist. Mobilität sollte ein Nebenprodukt korrekten Krafttrainings sein. Die Calisthenics-Meister, die mich unterwiesen, interessierten sich nicht für »Elastizität«, sondern für die richtige »Extension« (d.h. den Bewegungsradius) von Kraftübungen. Dadurch entstand auf natürliche Weise »geschmeidige Kraft«. Sie sprachen oft von »Sehnentraining« oder Übungen für die Gelenke, aber nie von Elastizität. Ein Schlangenmensch werden, nur weil es Spaß macht? So etwas zählte für sie nicht, und warum auch? Der Elastizitätskult ist ein Produkt unserer Tage.

Die Eigengewichtsathleten von früher grübelten nicht über Elastizität nach, sondern wollten Kraft aufbauen. Kraft ist Kontrolle: Körperkontrolle, Kontrolle über ein Gewicht oder über anderes. (Etwas zu schieben oder zu heben kann mit Stärke oder mit Geschwindigkeit zu tun haben, aber nicht mit Kraft.) Die Kraft zu besitzen, die nötig ist, um den eigenen Körper zu kontrollieren, ist lebenswichtig. Über eine Elastizität zu verfügen, die über diese Kontrolle hinausgeht, ist nicht lebenswichtig, sondern kontraproduktiv. Wozu sollte man seine Muskeln in einen Bereich hineindehnen, in dem die eigene Kraft keine Kontrolle mehr über sie hat? Das macht sie nur anfällig für Verletzungen.

Kraft + Elastizität = Mobilität

Elastizität und Mobilität werden oft verwechselt, und das ist ein Fehler. Mobilität ist die Fähigkeit, sich zu bewegen. Deshalb gründet Mobilität in erster Linie auf Kraft und erst in zweiter auf Elastizität. Beispiele für Mobilität, wie laufen, springen oder ausweichen, werden in erster Linie durch Muskelkraft möglich. Verspannte Muskeln unterstützen die Mobilität natürlich nicht gerade, doch die Elastizität, die Athleten wirklich benötigen, wird eher von Muskelbewegungen erzeugt als von passiven Dehnungsübungen. Wirklich mobile, bewegliche Tiere verfügen über geschmeidige Kraft, über Beweglichkeit unter Spannung, und nicht über Beweglichkeit bei Entspannung. Haben Sie schon mal einen Panther gesehen? Na eben!

Das Konzept der auf Kraft basierenden Mobilität bewährt sich im Alltag ebenso wie im Sport. Auf einem Bein zu stehen und das zweite zu heben, um sich eine Socke anzuziehen, erfordert ein gewisses Niveau an Kraft (Körperkontrolle), die es ermöglicht, den Fuß bis zu den Händen anzuheben. Dabei ist es gleichgültig, wie passiv elastisch Sie sind, d.h. wie hoch Sie den Fuß bringen, wenn jemand anderes ihn hochdrückt. Das ist keine Mobilität. Wenn Sie Ihren Fuß nicht selbst heben können, ist diese theoretische Elastizität sinnlos.

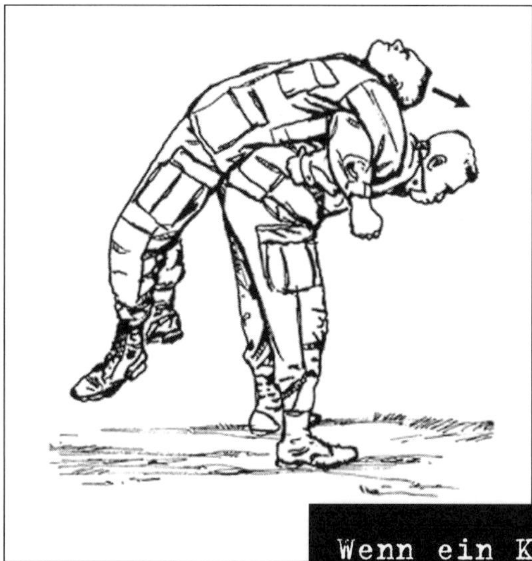

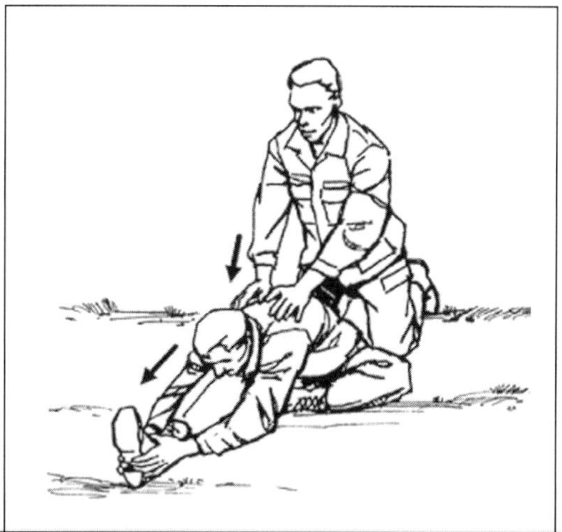

Wenn ein Kumpel Ihnen den Rücken durchbiegt, gilt das dann als echte Mobilität? Vergleichen Sie diese beiden passiven Dehnungsübungen mit Brücken und L-Sitz (Kapitel 14).

Trainieren wie im Knast und Elastizität

Die alten Eigengewichtsathleten aus dem Knast waren keineswegs Barbaren, die das Dehnen nicht kannten oder nicht zu schätzen wussten. Es war nur so, dass sie das Wesen der Beziehung zwischen Elastizität und Kraft besser verstanden als die meisten modernen Sportler. Ihnen war verdammt klar, dass über eine hohe Elastizität zu verfügen, ohne die Kraft zu haben, sie zu kontrollieren, so wäre, als hätte man ein loderndes Feuer, aber keinen Ofen, um es einzugrenzen und unter Kontrolle zu halten.

Diese Old-School-Einstellung habe ich in *Trainieren wie im Knast 1* zu vermitteln versucht. Ich will, dass Sie Kraft und Mobilität aufbauen. Und Elastizität? Diese nur in Zusammenhang mit Kraft. Ich bringe all meinen Schülern bei, ihre Muskeln mit großem Bewegungsradius zu trainieren. Selbst dort, wo ich nur die Hälfte oder einen Teil des Bewegungsradius empfehle, sind diese stets in ein Programm mit Techniken mit vollständigem Radius eingebunden: vollständige Liegestütze, vollständige Kniebeugen, vollständige Klimmzüge.

Schauen Sie sich die von mir vorgestellten spezifischen Gelenkübungen an, wie z. B. Twisthaltung, Brücke und L-Sitz der Trifecta (siehe Kapitel 14). Sie sehen vielleicht aus wie Übungen für die Elastizität, erfordern aber, wenn man sie richtig macht, mehr Kraft als Elastizität. Die Muskeln sollten die Bewegung anführen, und wenn die Übung nicht gelingt, liegt es daran, dass sich die führenden Muskeln nicht fest genug kontrahieren können. Die Elastizität ist sozusagen nur der Beifahrer. Mit meinen Methoden bügeln Sie Ihre Muskeln glatt und maximieren Ihre Mobilität, weil Mobilität eine abhängige Funktion von Kraft ist. Andererseits brauchen Sie keine Angst zu haben, dass Ihre Muskeln schlaff oder verletzungsanfällig werden. Ihre Kraft und Ihre Elastizität gehen ein ausgewogenes Verhältnis ein.

Passives vs. aktives Dehnen

Bei der Ausbildung meiner Schüler steht die Kraft im Mittelpunkt. Wenn ich sehe, dass jemand mit albernen Übungen Zeit verschwendet, anstatt seine Muskeln hart zu trainieren, gibt es einen kleinen Anpfiff. Deshalb hat sich bei manchen der Gedanke eingenistet: »Coach Wade glaubt nicht an Elastizität.« Aber so stimmt das nun auch wieder nicht. Ich glaube tatsächlich daran, dass Elastizität wichtig ist – aber sie sollte von der Kraft angeführt werden, d.h., der Bewegungsradius sollte durch muskuläre Kontraktionen kontrolliert bleiben. (Das bezeichnet man auch als aktives Dehnen.)

Passive Elastizität ist etwas anderes. Man unterscheidet verschiedene Typen, aber ich definiere passives Dehnen als:

Verlängern von entspannten Muskeln und Bindegewebe durch Anwendung äußerer Kraft

Als äußere Kraft gelten dabei:

- ***äußere Gewichte*** (z.B. bei Dehnungs-Kreuzheben)
- ***Schwung*** (in eine Dehnung springen)
- ***Hebelkraft*** (wenn Sie z.B. einen Fuß fixieren und sich nach vorne beugen)
- ***Drücken mit einem anderen Körperteil*** (z.B. Zurückbiegen des Handgelenks mit der anderen Hand)
- ***Einsatz von Maschinen und Geräten***

Schwerkraft rechne ich nicht den äußeren Kräften zu. Unsere Evolution hat uns dazu bestimmt, uns gegen unser eigenes Gewicht zu dehnen. Jedes Mal, wenn Sie eine tiefe Kniebeuge oder einen Liegestütz machen, dehnen Sie Ihre Muskeln unter Einfluss der Schwerkraft. Wichtiger aber noch ist, dass Sie sich bei diesen Übungen niemals entspannen. Ihre Muskeln bleiben unter Kontrolle. Meiner Definition nach kommt es zum passiven Dehnen, wenn Ihre Muskeln entspannt sind und von etwas Äußerem gedehnt werden – weil ein Partner Sie dehnt (siehe Foto S. 185) oder Sie sich mithilfe eines Objekts wie etwa einer Stange dehnen (siehe Foto rechte Seite oben).

Aus den im letzten Kapitel erläuterten Gründen glaube ich nicht an den Nutzen von passivem entspanntem Dehnen. Aktives Dehnen dagegen ist sinnvoll, wenn man seine Mobilität steigern will. Ich rate gewöhnlich zu einem sehr minimalistischen aktiven Dehnen, nämlich nur einigen wenigen von Kraft angeführten Dehnungsübungen für den gesamten Körper (die drei Trifecta-Haltungen der Kapitel 14 bis 17 sind Techniken der aktiven Dehnung). Allerdings gibt es ein weitaus größeres Angebot an aktiven Dehnungsübungen, aus dem Sie auswählen können. Eine ausführlichere Erläuterung der Kunst des aktiven Dehnens finden Sie in Pavel Tsatsoulines ausgezeichnetem Buch *Super Joints*, dem ultimativen Handbuch zum Thema.

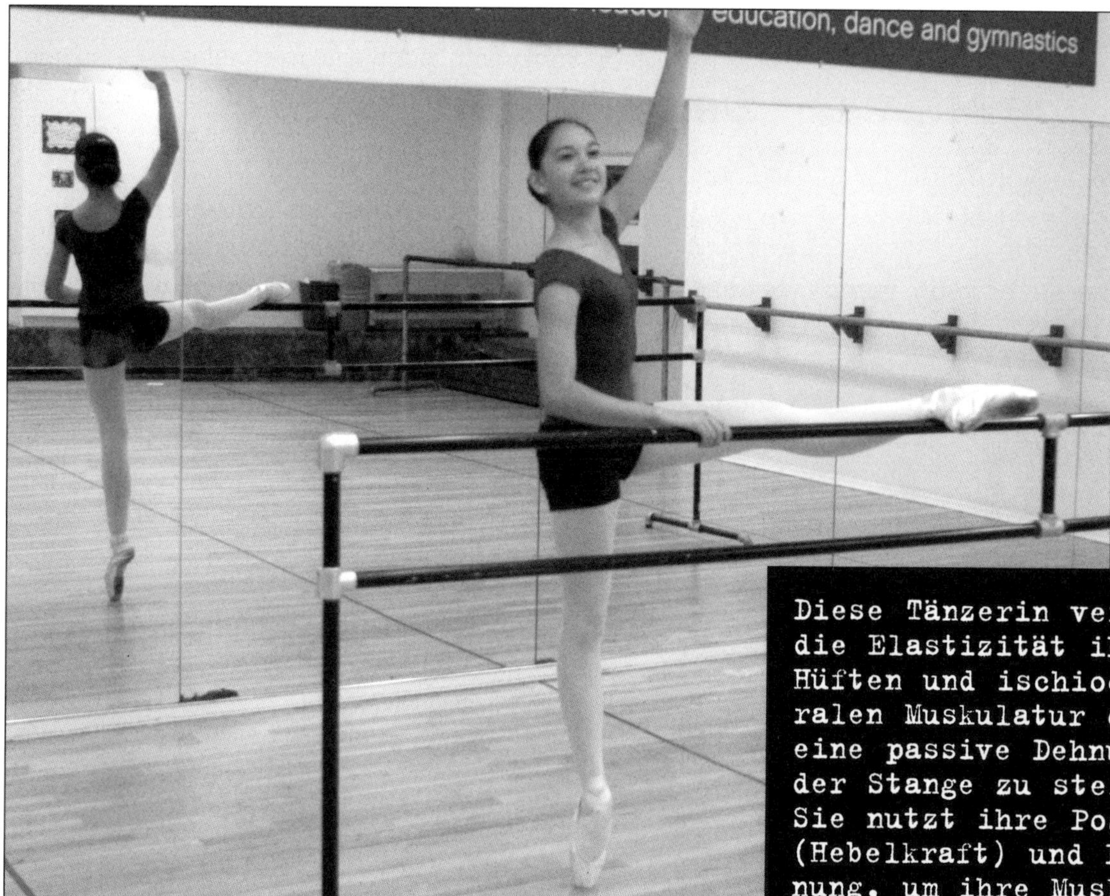

Diese Tänzerin versucht, die Elastizität ihrer Hüften und ischiocruralen Muskulatur durch eine passive Dehnung an der Stange zu steigern. Sie nutzt ihre Position (Hebelkraft) und Entspannung, um ihre Muskeln zu verlängern.

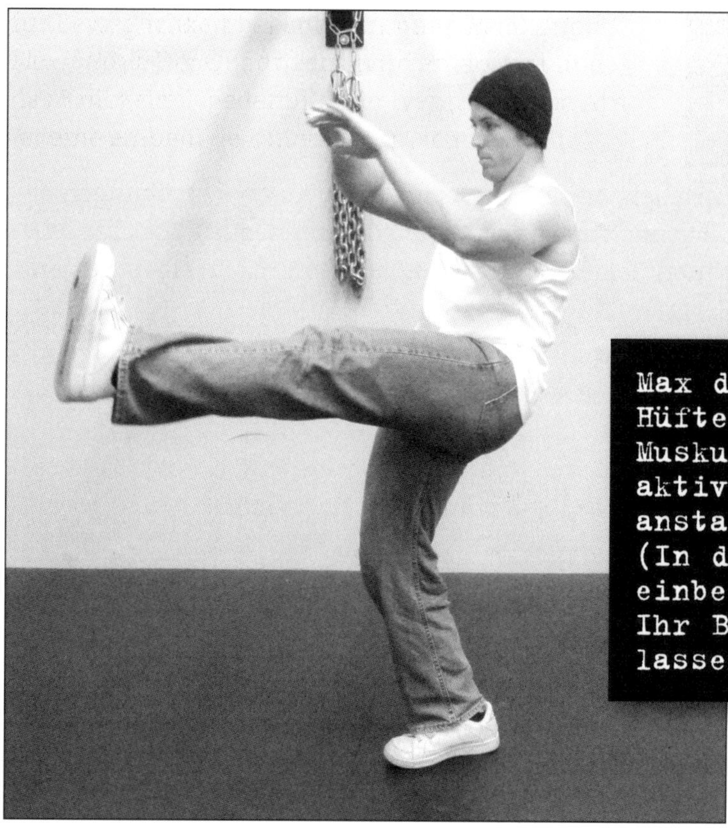

Max dehnt hier ebenfalls seine Hüften und die ischiocrurale Muskulatur, allerdings auf aktive Weise durch Spannung anstatt durch Entspannung. (In der unteren Position der einbeinigen Kniebeuge muss sich Ihr Bein so gerade strecken lassen wie auf dem Foto.)

Die eigentliche Funktion von passivem Dehnen

Verstehen Sie mich bitte nicht falsch. Nur weil ich passives Dehnen nicht als Workout empfehle, bedeutet es nicht, dass es keinerlei Funktionen hat. Denn die hat es tatsächlich, und zwar:

1. Als Reha-Methode, um vernarbtes Gewebe zu lockern und die Blutzirkulation anzuregen – wenn aktives Dehnen zu Verletzungen führen würde.

2. Als schonende Therapie nach hochintensivem Eigengewichtstraining zur Förderung der Durchblutung und des Abtransports von Abfallstoffen aus den aufgepumpten Muskeln.

3. Um unter besonderen Bedingungen steife Bewegungsmuster zu lockern, sodass Eigengewichtsübungen ausgeführt werden können (z.B. eine Frontbrücke).

Abgesehen von diesen drei Ausnahmen, erfüllt das passive Dehnen aber keinerlei sinnvolle Funktion. Die Stunden, die Athleten dem passiven Dehnen widmen, sind verschwendet.

Wenn Sie nun aber elastischer werden wollen, was müssen Sie dann tun?

Ganz einfach: Probieren Sie es mal mit aktivem Dehnen.

Aktives Dehnen und kugelsichere Gelenke

Wenn Sie sich kugelsichere Gelenke wünschen, müssen Sie sich mit Eigengewichtsübungen beschäftigen. Und wenn Sie sich gelegentlich auch mal ein bisschen dehnen wollen, so sollte das aktiv geschehen. Passives Dehnen nützt den Gelenken gar nichts, sondern macht sie im Gegenteil anfälliger für Verletzungen (siehe S. 172–173).

Was am aktiven Dehnen so toll ist? Hier ein paar Gründe:

– Aktive Elastizität ist in Einklang mit Beweglichkeit unter Spannung.

Wenn Sie Kapitel 12 gründlich gelesen haben, wissen Sie, dass mir Beweglichkeit unter Spannung *(Tension-Flexibility)* extrem wichtig ist. Gemeint ist damit die Fähigkeit des Körpers, auf sicherem Weg und bei gestreckten Muskeln und Gelenken Kraft zu erzeugen. Es ist der beste Weg, die Muskeln zu kräftigen. Und zum Glück ist aktives Elastizitätstraining eine hervorragende und sichere Methode, um die Beweglichkeit unter Spannung zu verbessern.

Passives Dehnen erzieht Sie dazu, Ihre Muskeln beim Dehnen zu entspannen; die Entspannung spielt bei dieser Methode eine zentrale Rolle. Bei aktiver Dehnung geben einige Ihrer Muskeln ihr Bestes, um die Gelenke zu bewegen. Das erzeugt keine Entspannung, sondern im Gegenteil Spannung rings um Gelenk, Rumpf oder was immer Sie gerade trainieren. Sobald Sie sich mit Beweglichkeit unter Spannung auskennen, können Sie es in aktives Dehnen einbauen. Nur entspannen dürfen Sie sich beim Dehnen auf keinen Fall!

Gelenkkreisen

Wenn Sie verspannte oder müde Muskeln wieder munter machen wollen, versuchen Sie es mit Gelenkkreisen. Es ist nicht dasselbe wie Dehnen, öffnet und schließt die Gelenke jedoch, wobei die Versorgung mit Gelenkflüssigkeit angeregt wird. Es ist also eine wenig intensive Art, die Gelenke zu schmieren (siehe S. 197). Es belebt die Gelenke und regt die Durchblutung an, ohne – anders als intensives Dehnen – die Muskeln auf Zellebene zu schädigen. Sie können es bei Bedarf also auch mehrmals am Tag machen.

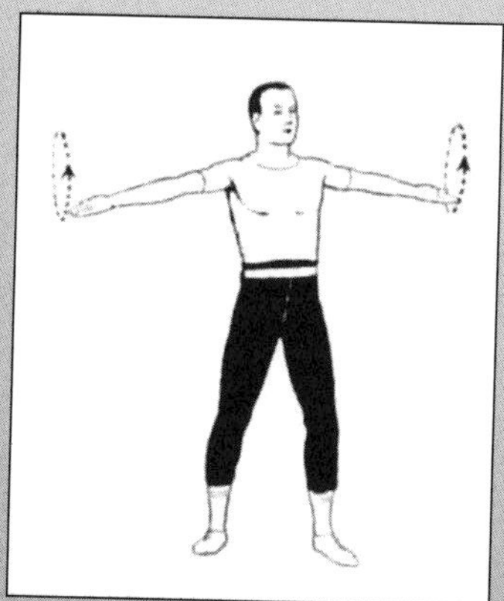

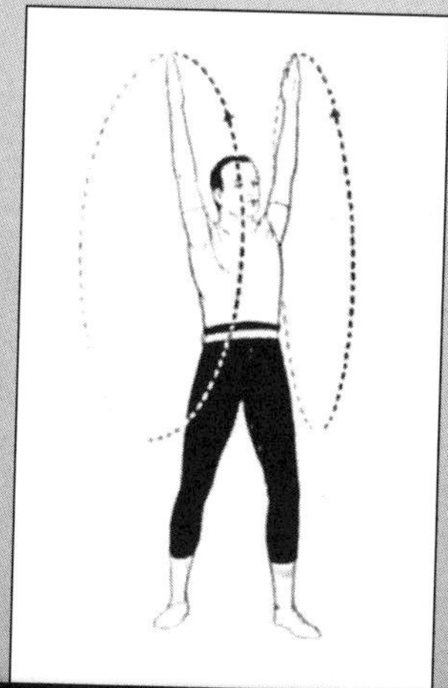

Programm

- Hals
- Schultern
- Arme
- Ellbogen
- Handgelenke
- mittlere Wirbelsäule
- Hüften
- Knie
- Fußknöchel

Armkreisen ist das bekannteste Beispiel für Gelenkkreisen. Beschreiben Sie mit beiden Armen Kreise – zuerst kleine, dann immer größere. (Zwei Sätze zu je 20 Wiederholungen in beide Richtungen lockert verspannte Schultern.) Gelenkkreisen ist einfach und sollte sich gut anfühlen. Machen Sie das Gelenk zur Achse, um Arme, Handgelenke, Knie und alles andere in Schwung zu bringen, das sich steif anfühlt oder schmerzt.

– Aktive Elastizität erzieht den Körper dazu, als Ganzes zu arbeiten.

Die Techniken der passiven Dehnung isolieren einzelne Körperpartien. Wenn Sie z.B. Ihre ischiocrurale Muskulatur dehnen, dann dehnen Sie nur die. Die Antagonisten, die Quadrizepse, werden nicht gedehnt und machen überhaupt nichts. Im Idealfall sollten sie entspannt sein. Anspannung wird bei dieser Methode um jeden Preis vermieden. Die Folge davon ist, dass bei passiven Dehnungsübungen immer nur die eine Seite des Körpers (des Arms, Beins oder Gelenks) gedehnt wird.

Das entspricht in gewisser Weise jener fatalen Angewohnheit der Bodybuilder, jeweils nur einzelne Muskeln zu trainieren. Beide Methoden behandeln den Körper, als wäre er eine Sammlung von Einzelteilen. Aber das ist er nicht: Er ist ein komplexes System, in dem alle Teile zusammenarbeiten. Im wirklichen Leben ist es nie so, dass sich eine Seite von irgendetwas dehnt, während sich die andere entspannt. Bei all unseren natürlichen Bewegungen muss sich eine Seite hart anspannen, damit sich die andere dehnen kann. Die Techniken des aktiven Dehnens ahmen das wirkliche Leben nach. Die gedehnten Muskeln dehnen sich nur in dem Maße, in der sich ihre Antagonisten zusammenziehen können.

Wenn sich eine Trainingsmethode gut anfühlt und Ihnen hilft, gleichzeitig Ihre Kontraktionsfähigkeit und Ihre Elastizität zu verbessern, dann sollten Sie sich mit ihr befassen.

– Aktives Dehnen ist sicherer als passives Dehnen.

Beim passiven Dehnen kann man sich leicht verletzen, weil eine äußere Kraft den Körper bewegt. Beim aktiven Dehnen dagegen bewegt sich der Körper selbst. Das Nervensystem agiert als natürliche Sicherung, die ein Überdehnen vermeidet. Vertrauen Sie auf Mutter Natur!

– Aktives Elastizitätstraining baut Kraft auf.

Weil sich so viele Jungs dort draußen an schweren Gewichten oder komplizierten Bodybuildingprogrammen abarbeiten, vergisst man leicht, dass aktives Elastizitätstraining ein ganz einfaches und natürliches Mittel zum Kraftaufbau ist. Natürlich bekommt man von den einfachen aktiven Elastizitätsübungen nicht gleich muskelbepackte Arme und Oberschenkel, aber sie können einem zu etwas viel Gesünderem verhelfen: zu der Fähigkeit, die eigenen Muskeln zu kontrollieren und Kontraktionen von sehr hoher Intensität zu erzielen. Die meisten Menschen haben keine Erfahrung damit, die Muskeln so hart wie möglich zu kontrahieren. Bitten Sie mal einen chronischen Couch-Potatoe, das angespannte Bein langsam seitwärts zu heben, und vermutlich wird ihm das nur ein paar Zentimeter weit gelingen. Können Sie sich vorstellen, wie viel Kraft in der Hüfte man braucht, um das angespannte Bein seit-

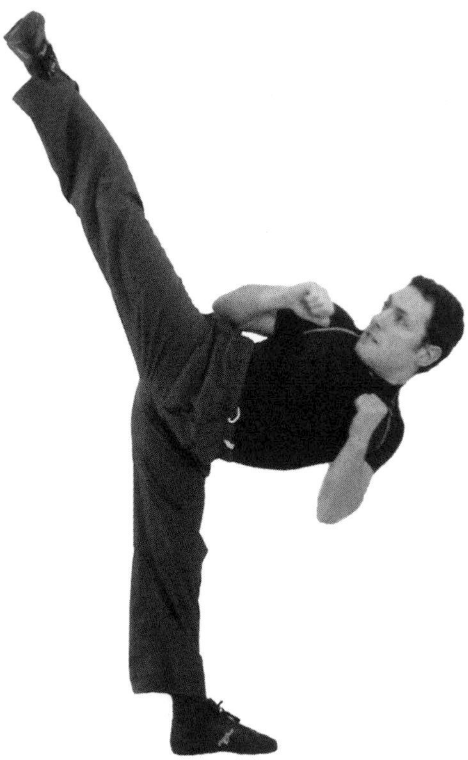

Frage: Wie kräftig müssen die Hüften sein, damit man das Bein in Zeitlupe so hoch strecken kann?

Antwort: Verdammt kräftig, Kleiner.

wärts so zu heben, wie Van Damme es macht? Setzen Sie diese kontraktile Kraft bei der Bewegung jedes einzelnen Muskels ein, und Sie verstehen, was ich meine. Ohne Kontraktionen von hoher Intensität gibt es keine echte Kraft. Aktive Elastizitätsübungen sind wie ein Tuning für das Nervensystem: Weil sie einen dazu zwingen, die Muskeln so stark wie möglich anzuspannen, verstärken sie die neuralen Muster, die für intensive Muskelkontraktionen verantwortlich sind. Selbst wenn Sie gar nichts anderes trainieren, würde ein Programm von aktiven Elastizitätsübungen Ihre Kraft auf die gesündeste Weise aufbauen. Verbinden Sie jedoch Elastizitätsübungen mit einem normalen Kraftsportprogramm (insbesondere mit einem Programm von Eigengewichtsübungen), wirken die beiden Programme harmonisch zusammen, fördern ihren gegenseitigen Nutzen und verstärken signifikant die Ergebnisse.

– Aktives Elastizitätstraining vergrößert Ihr funktionelles Bewegungsausmaß.

Viele Menschen machen Elastizitätsübungen, weil sie glauben, dies sei die beste Art, um das Bewegungsausmaß ihrer Muskeln und Sehnen zu vergrößern. Aber das ist falsch. Wenn man lernt, sich entspannt und passiv mit äußerer Hilfe – Partner, Gewichte oder Hebelposition – zu dehnen, kann man seine Muskeln in jede Richtung weiter drücken als bei aktiven Elastizitätsübungen. Viele Athleten finden daran Gefallen, merken aber nicht, dass dieses zusätzliche Bewegungsausmaß vollkommen nutzlos ist. Denn Sie haben nur dann Zugang zu dieser zusätzlichen Beweglichkeit, wenn Sie progressiv aufgewärmt sind (sodass die Muskelspindeln deaktiviert sind) und Ihr Körper äußeren Kräften ausgesetzt ist.

Denken Sie bitte mal kurz darüber nach. Wenn Sie sich passiv dehnen, arbeiten Sie auf eine Fähigkeit hin, die Sie nicht kontrollieren können. Sie kann nur durch externe Faktoren ausgelöst werden, wie z.B. eine heftige Bewegung oder eine äußere Kraft. Sie trainieren praktisch dafür, die Kontrolle über Ihre Muskeln zu verlieren!

Aktive Elastizität ist vollkommen anders. Während passive Elastizitätsübungen das maximale Bewegungsausmaß Ihrer aufgewärmten Muskeln erhöhen, steigert aktive Elastizität das funktionelle Bewegungsausmaß Ihrer Muskeln. Weil aktive Elastizität bedeutet, dass man den Körper unter vollständiger muskulärer Kontrolle bewegt, ist der sich daraus ergebende Zugewinn an Bewegungsausmaß ein »funktioneller« Zugewinn. Anders als die Entwicklung des Bewegungsausmaßes durch passives Dehnen ist es etwas, das Sie tatsächlich einsetzen können. Bewegungsausmaß ohne Kraft ist vollkommen sinnlos und eigentlich etwas total Künstliches. Wozu soll man in der Lage sein, den eigenen Körper in einen Spagat zu zwingen, wenn die Muskeln gerade genug Kraft haben, um das Bein bis in Oberschenkelhöhe zu heben?

Mithilfe aktiver Methoden vergrößern Sie das Bewegungsausmaß all Ihrer Gelenke. Und zwar auf eine sichere und ausgeglichene Weise, in dem Tempo, das Ihr Körper vorgibt. Dabei ist nichts erzwungen und nichts künstlich oder falsch.

Licht aus!

Um es noch einmal mit ganz, ganz einfachen Worten zu sagen:

- Es gibt zwei Typen von Dehnungsübungen: von Kraft geführte Dehnungen, die Sie kontrollieren (aktives Dehnen) und Dehnungen mithilfe äußerer Kraft (passives Dehnen). Für das passive Dehnen muss man lernen, die Muskeln zu entspannen, damit sie stärker als normal gedehnt werden können.
- So wie Anhänger von Eigengewichtsübungen es vorziehen, ihren Körper autonom und ohne äußere Gewichte zu trainieren, so bevorzugen es die meisten Knastathleten, sich aus eigener Kraft zu dehnen, anstatt sich von äußeren Kräften dehnen zu lassen. Wenn sie sich überhaupt mal dehnen, dann unter Führung der eigenen Kraft, und sie verstehen es als Gelenktraining, nicht als Dehnungsübung.
- Passives Dehnen bietet einige Vorteile – die aber vor allem jenen zugutekommen, die aufgrund von Krankheit oder Verletzungen kein aktives Dehnen trainieren können. Passives Dehnen ist eine therapeutische Maßnahme und keine Trainingsmethode.

Das »Geheimwissen« für gesunde Gelenke mit funktionellem Bewegungsausmaß geriet draußen in der Welt in völlige Vergessenheit. Konzentrieren Sie sich beim Trainieren auf Eigengewichtsübungen, und bauen Sie Ihr Bewegungsausmaß mit Grundübungen aus. Entscheiden Sie sich beim Dehnen für aktives Dehnen, das von Ihren Muskeln geleitet wird, und vergessen Sie das passive Dehnen lieber ganz.

****

Was, wenn Sie bereits ein sinnvolles Training mit Eigengewichtsübungen begonnen haben und Ihr Gelenktraining ausbauen wollen? Was, wenn Sie sich kugelsichere Gelenke wünschen? Während meines jahrzehntelangen Knasttrainings habe ich einige Tricks für Fortgeschrittene aufgeschnappt, die in Kombination mit einer Trainingsroutine für »geschmeidige Kraft« und mit nur ein paar Minuten Zeitaufwand pro Tag die Gesundheit Ihrer Gelenke spürbar verbessern werden. Irgendwann gegen Ende der 1980er-Jahre bastelte ich mir aus diesen Tricks eine einfache Routine zusammen, der ich den Namen *Trifecta* gab und die wirklich phänomenale Ergebnisse hervorbringt. Sie macht aus einem steifen Bürohengst einen geschmeidigen jugendlichen Athleten.

Im folgenden Kapitel sehen wir uns das näher an.

14. Die Trifecta

Ihre lebenslange Geheimwaffe gegen einen müden, steifen Körper

Als ich 1988 aus San Quentin entlassen wurde, war ich 31 Jahre alt. Ich kehrte nach Richmond zurück und fand neue Freunde. Einer davon war ein riesiger tätowierter Ire namens Carter.

Carter war so groß wie ein Haus und höllisch stark. Er war ein Gewichtheber aus Leidenschaft, der im Fitnessstudio nur selten Maschinen benutzte. Das lag nicht daran, dass er sie nicht mochte, sondern daran, dass sie für ihn nicht schwer genug einzustellen waren. Manchmal bat er seine Trainingspartner, auf den Stapel der Gewichte in der Beinstrecker-Maschine zu springen, um sie schwerer zu machen. Carter trat nicht bei Wettkämpfen an, erzielte aber beachtliche Ergebnisse. Wenn er beim Bankdrücken über 160 Kilogramm stemmte, kam er nicht einmal ins Schwitzen. Für das Kreuzheben hatte er früher auf jede Seite der Langhantel sechs Scheiben gesteckt; allerdings schaffte er, als ich ihn kennenlernte, nicht mehr so viel: Er erzählte mir, er hätte sich 1985 den Rücken »kaputt gemacht«. Curls mit 36 Kilogramm schweren Hanteln waren für ihn trotzdem kein Problem, und mit seinen Kumpeln stemmte er zum Spaß Holzfässer, Metalltonnen und Baumstämme. Er war ein dickes, starkes Monster, aber auf seine Art sehr freundlich – ein bisschen wie ein brummiger Bär.

Doch er hatte Probleme. Mittlerweile war er über 40,und sein Körper funktionierte nicht mehr so wie früher. Er beklagte sich, er müsse oft mit über den Kopf gestreckten Armen schlafen, weil seine Schultern so schmerzten. Wenn er morgens aufwachte, brauchte er Schmerztabletten, damit er überhaupt aus dem Bett kam. Und wenn er dann aufgestanden war, war er steif wie ein alter Mann. Wenn er sich hingesetzt hatte, konnte er nur wieder aufstehen, wenn er die Hände auf die Knie legte ... und das alles, obwohl er wahrscheinlich mit einer Harley Davidson Back Squats in Zehnersätzen hätte machen können. »Ich habe eigentlich gar keinen Körper mehr, sondern nur noch eine Ansammlung von Verletzungen«, war einer seiner Sprüche.

Obwohl Carter und ich über das Trainieren unterschiedliche Ansichten hatten, diskutierten wir gelegentlich über Muskelaufbau und verwandte Themen. Eines Abends aber, als wir ein paar Biere zischten, kamen wir auf Verletzungen zu sprechen, und Carter zählte mir all seine Beschwerden auf. Zum Schluss weinte er beinahe. Er wusste, dass ich San Quentin in hervorragender Form verlassen hatte, und bat mich um Rat.

»Wenn dein Körper so am A**** wäre wie meiner, was würdest du dann tun, Paul?«

»Ganz einfach«, antwortete ich. »Ich würde die schweren Gewichte erst einmal liegen lassen, und zwar ab sofort. Dann würde ich mit einfachen Eigengewichtsübungen anfangen. Wenn es dir langsam besser geht, fängst du mit Seilklettern an und vielleicht auch noch mit Handstandtraining. Du behältst deine Kraft, wirst die Wampe los und fühlst dich in kürzester Zeit wie neugeboren.«

Carter sah zu Boden und schüttelte den Kopf.

»Nein, Mann, das kannst du vergessen«, entgegnete er. »Ich bin zum Gewichtheben geboren. Ich werde Gewichte heben, bis sie mich mit den Füßen voran aus dem Fitnessclub raustragen.« Er schien an seinen Hanteln zu hängen wie ein Junkie an der Nadel. »Kannst du mir nicht einfach ein paar geheime Knast-Trainingsroutinen verraten, damit ich wieder lockerer werde?«

Ich nahm einen Schluck Bier (ja, damals trank ich noch), wischte mir den Schaum von den Lippen, lehnte mich zurück und dachte nach.

Das Geheimnis der Trifecta

Ein paar Tage später traf ich mich wieder mit Carter und schlug ihm ein Workout aus nur drei Übungen vor. Die drei Techniken waren nicht einmal Bewegungen, sondern nur Haltungen. Als er sie zustande brachte, trainierte er sie mindestens jeden zweiten Tag. In nur zehn Wochen wurde er 90 Prozent seiner Gelenkschmerzen los und glaubte zuversichtlich, auch noch die restlichen zehn Prozent beseitigen zu können. Er hatte nicht nur zu seiner früheren Mobilität zurückgefunden, sondern behauptete, nun geschmeidiger und elastischer geworden zu sein, wie er als Teenager gewesen war – und das trotz seines beträchtlichen Übergewichts. Er liebte das Dreierprogramm, das ich mir für ihn ausgedacht hatte, so sehr, dass er ihm den Namen »Trifecta« gab: die perfekten Drei. Eine Weile danach trennten sich unsere Wege, der Kontakt schlief ein. Fünf oder sechs Jahre später hörte ich wieder von ihm: Er war zum Kreuzheben zurückgekehrt, trainierte aber weiterhin fleißig die Trifecta.

Sie finden, das sei zu schön, um wahr zu sein? Niemand zwingt Sie, mir zu glauben! Probieren Sie es doch einfach selber mal fünf Wochen lang aus. Dann werden Sie ja sehen, ob es stimmt. Bevor ich Ihnen das Programm vorstelle, erkläre ich aber zuerst, warum es funktioniert.

Gelenktraining – drei Profitricks

Wenn mich jemand fragt, wie er zu starken Gelenken kommen kann, erkläre ich ihm erst einmal das progressive Training mit Eigengewichtsübungen, weil diese die richtige Art »geschmeidiger Kraft« – oder *Tension-Flexibility* – in den Sehnen aufbauen. Doch es gibt Leute, die wie Carter kein Interesse an Diäten oder Liegestützen, Klimmzügen und einbeinigen Kniebeugen haben, weil sie einfach lieber Gewichte stemmen. Deshalb habe ich über alternative Trainingsmethoden nachgedacht und über alles, was ich jemals über Gelenke gelernt habe. Die Frage, die ich mir dabei stellte, war: Wie können Athleten durch ein Training zusätzlich zu ihrem Kraftsportprogramm Gesundheit und Funktion ihrer Gelenke verbessern?

Meine Lösung des Problems waren drei Grundsätze für das Gelenktraining:

1) Konzentriere dich auf die funktionelle Triade.
2) »Schmiere« deine Gelenke.
3) Praktiziere aktives Dehnen.

Auf dieser Grundlage stellte ich eine einfache, leicht zu erlernende Trainingsroutine zusammen: die Trifecta. Schauen wir uns die drei Grundsätze einmal näher an.

1) Konzentriere dich auf die funktionelle Triade.

In den 1950er- und 1960er-Jahren fand man in Büchern über Kraftsport gelegentlich den Begriff »Strandmuskeln«; gemeint waren jene unter der Haut sichtbaren Muskeln der Körpervorderseite: Brust- und Bauchmuskeln, Bizepse und Quadrizepse. Wenn man am Strand die Blicke des schönen Geschlechts auf sich ziehen will, sollten diese Muskeln sichtbar hervortreten. Natürlich war auch damals schon bekannt, dass sich die Muskeln, in denen die echte Kraft sitzt und die beim Kreuzheben das Gewicht stemmen, an der Körperrückseite befinden: ischiocrurale Muskulatur, Muskeln von Gesäß und Waden, Rückenstrecker und Trapezmuskeln. Diese Muskeln ermöglichen das schwere Heben und sind unglaublich stark. Viele Kraftsportler, die vor den 1970er-Jahren trainierten, kannten diese Zweiteilung: Es gab die »Strandmuskeln« vorne am Körper und die »Arbeitsmuskeln« auf der Rückseite.

Den meisten modernen Bodybuildern ist dieses Konzept fremd, doch Autoren und Trainer versuchen heute, es wieder ins Gespräch zu bringen, indem sie es anders nennen. So wurden die »Strandmuskeln« zur anterioren Kette und die »Arbeitsmuskeln« zur posterioren Kette.

Dabei wird vergessen, dass der menschliche Körper dreidimensional ist. Außer der anterioren Kette (vorne) und der posterioren Kette (hinten) gibt es noch die lateralen Ketten, denen die Muskeln seitlich am Körper zuzurechnen sind. Gemeint sind die Tensoren an den Seiten von Beinen und Hüften, die schrägen Bauchmuskeln, M. serratus und M. intercostalis des Brustkastens und die berühmten Lats unter den Achselhöhlen.

Gemeinsam bilden diese drei Ketten die funktionelle Triade:

DIE FUNKTIONELLE TRIADE

ANTERIORE KETTE

- **Brustmuskeln**
- **Vorderseite der Deltamuskeln**
- **Bizepse**
- **Bauchmuskeln**
- **vordere Hüftmuskeln**
- **Quadrizepse (Oberschenkelvorderseite)**
- **Schienbeinmuskeln**

POSTERIORE KETTE

- **obere Rückenmuskeln**
- **Rückseite der Deltamuskeln**
- **Trizepse**
- **Wirbelsäulenmuskeln**
- **Gesäßmuskeln**
- **ischiocrurale Muskulatur**
- **Wadenmuskulatur**

LATERALE KETTE

- **M. latissimus dorsi (»Lats«)**
- **M. serratus**
- **Interkostalmuskeln**
- **schräge Bauchmuskeln**
- **Abduktoren der Hüften**
- **Tensoren (Oberschenkelaußenseite)**

Manche Experten sprechen von mehr als drei Muskelketten – ja, von bis zu sechs! Ich finde das übertrieben. Es gibt einfach nur drei Ketten, und wenn man sie richtig trainiert, ist man schon auf der sicheren Seite.

Das Konzept der funktionellen Triade ist die Basis eines vernünftigen Gelenktrainings. Programme für das Mobilitätstraining sind leider meist nicht ausbalanciert. Bodybuilder haben eine steife, übertrainierte anteriore Kette, bei den Gewichthebern ist die posteriore Kette überproportional stark entwickelt, und Kampfsportler bauen die Elastizität ihrer posterioren und lateralen Kette auf und vernachlässigen die anteriore Kette usw. Dadurch entsteht im Körper eine dysfunktionale Asymmetrie, die ihn verletzungsanfällig macht.

Dazu gibt es nur ein Heilmittel: ein funktionelles Gelenktrainingsprogramm, das dem Körper seine Harmonie und Ausgewogenheit zurückgibt, indem es alle drei Ketten in gleichem Maße fördert.

2) Schmiere deine Gelenke.

Die muskulösesten, kräftigsten Athleten der Welt trainieren intensiv und unregelmäßig. Sie lassen ihre Muskeln und Sehnen hart arbeiten und geben ihnen dann die Zeit, sich auszuruhen, zu erholen und stärker zu werden. So lautet die allgemein anerkannte Formel, die Masse und Kraft bescheren soll, ja sogar »geschmeidige Kraft«.

Tatsächlich bekommt sie den Muskeln und Sehnen rings um die Gelenke ganz gut, die dadurch dicker und kräftiger werden. Aber sie tut nichts für die Gelenke selbst, für deren Knorpel und das Bindegewebe.

In den Gelenken fließt so gut wie kein Blut. Während Muskeln und Sehnen über das hindurchströmende Blut ernährt werden, werden Knorpel von der dickflüssigen Gelenkschmiere mit Nährstoffen versorgt. Sie enthält viel Sauerstoff, Proteine und auch sonst alles, was Gelenke brauchen, um zu wachsen und stärker zu werden. Gelenkschmiere »schmiert«, wie der Name schon sagt, die Gelenke regelrecht von innen. Außerdem schwemmt sie Abfallstoffe aus den Gelenken und wirkt wie ein Stoßdämpfer. Anders als das Blut durch das Herz wird sie allerdings nicht durch ein Organ im Körper verteilt, sondern sie entsteht und fließt nur infolge von Bewegung: Die Bewegungen des Gelenks lassen frische Gelenkschmiere einfließen.

Deshalb kann Krafttraining allein nicht die Gesundheit der Gelenke fördern. Wenn man zu hart und zu oft trainiert, nutzen sich die Gelenke ab; trainiert man zu selten, werden diese nicht ausreichend mit Gelenkschmiere versorgt. Für dieses Problem gibt es nur eine Lösung: Damit Ihre Gelenke gesund bleiben und stark werden, sollten Sie bei Ihrem Krafttraining genügend Pausen einlegen, die es den Gelenken ermöglichen, sich auszuruhen und zu erholen. Und an den Tagen, an denen Sie kein Krafttraining machen, sollten Sie Ihre Gelenke durch Mobilitätsübungen »schmieren«.

Am besten geht das durch Calisthenics-Haltungen. Bringen Sie sich in eine Dehnungshaltung, und halten Sie deren maximale Position eine Weile. Das ist übrigens auch der Grund, warum Yoga so viele Menschen von Schmerzen des Bewegungsapparats befreit. Ein gutes Beispiel für eine Dehnungshaltung ist eine Rückenbrücke. Bringen Sie sich in eine Dehnungshaltung, und halten Sie diese eine Weile. Auf diese Weise öffnen sich die Wirbelgelenke maximal, und frische Gelenkschmiere fließt hindurch.

Der Schwerpunkt von *Trainieren wie im Knast 1* lag auf Bewegungs-Eigengewichtsübungen anstatt auf Haltungen. Bewegungs-Eigengewichtsübungen ermüden die Muskeln rasch und bauen deren Volumen, Kraft und Ausdauer auf. Haltungen hingegen ermüden den Körper weniger stark, da die Muskeln dabei keine Lasten bewegen. Dem Gelenktraining kommt das zugute, denn Sie können so öfter trainieren und sich dabei trotzdem erholen. Ich rate immer, sich die Mobilitätsübungen an den kraftsportfreien Tagen vorzunehmen, aber sobald Sie eine gewisse Kondition aufgebaut haben, können Sie sie auch täglich machen oder sogar mehrmals täglich, um die Gelenke zu stärken.

Gelenkschmiere

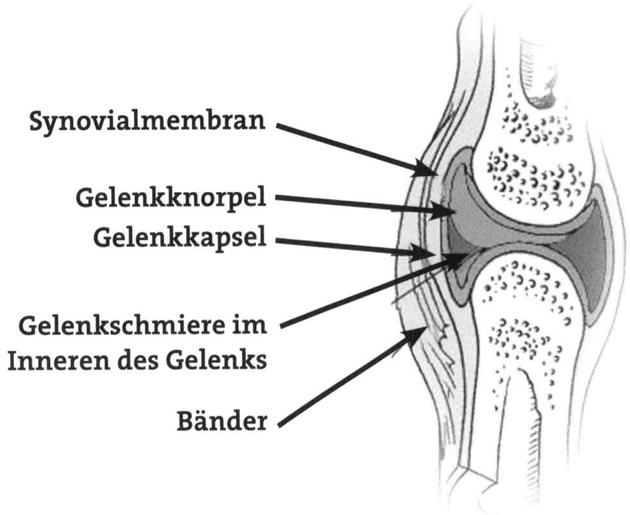

Die Gelenkschmiere ist das Lebenselixier der Gelenke. Ihre Funktionen sind:

- **Stoßdämpfung**
- **Schmieren des Gelenks**
- **Ernährung des Gelenks**
- **Abtransport von Abfallstoffen**

Wer *übermenschliche* Gelenke haben will, muss sie gut schmieren.

Tägliche Dehnhaltungsübungen dagegen würden Ihre Gelenke nicht nur nähren, sondern auch die Mobilität in kürzester Zeit verbessern. Hartes Training macht zwar stärker, führt mit der Zeit aber zu Verklebungen und Narbenbildung in Muskeln und Gelenken. Das schränkt die Elastizität immer stärker ein und ist der Hauptgrund dafür, warum Veteranen des Kraftsports mit der Zeit so steif wie Bretter werden. Tägliche Dehnhaltungsübungen dagegen lösen Verspannungen, beseitigen Verklebungen und schwemmen Abfallstoffe aus – und das alles auf natürliche Weise. Viele Athleten zwingen ihrem Körper mithilfe von Maschinen und Gewichten unnatürliche Dehnungshaltungen auf. Das mag kurzfristig zu scheinbar positiven Ergebnissen führen, hat längerfristig jedoch ebenso wie Gewichtheben Mikroverletzungen in den Muskeln zur Folge. Meiden Sie diese Methoden, und trainieren Sie lieber Eigengewichtshaltungen, die Sie geschmeidig und ohne Hilfsmittel ausführen können. Wenn man sich mithilfe von Gewichten oder Schwung dehnt, sind Überdehnungen unvermeidlich. Dehnen Sie sich dagegen mittels der Kraft Ihrer eigenen Muskeln, sorgt Ihr Nervensystem dafür, dass nichts passiert.

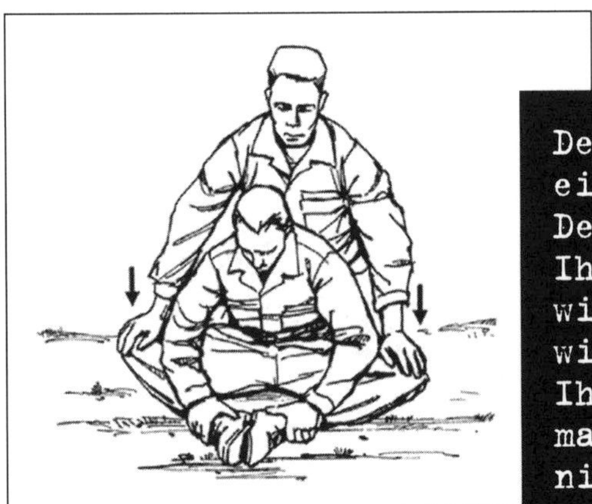

Dehnungsübungen mit Partner sind ein beliebtes Beispiel für passives Dehnen. Doch wenn eine andere Person Ihr Bewegungsausmaß kontrolliert, wie merken Sie dann, wenn es zu viel wird? Beim aktiven Dehnen kontrolliert Ihr Nervensystem das Bewegungsausmaß, und Sie erzielen eine im Verhältnis zu Ihrem Trainingsniveau perfekte Dehnung.

Auf den letzten Seiten haben ich Ihnen ein paar Geheimnisse verraten, die Ihnen zu lebenslang gesunden Gelenken verhelfen können. Hier noch einmal zur Erinnerung:

- Führen Sie Übungen aus, die Ihren Körper erfrischen, statt ihn auszulaugen.
- Trainieren Sie oft, um die Gelenke zu schmieren, und
- halten Sie sich an Haltungsübungen mit dem eigenen Körpergewicht anstatt an körperfeindliche Dehnroutinen.

Das hört sich alles sehr einfach und einleuchtend an, aber das ist ja bei den meisten guten Ideen so. Natürlich weiß ich, was Sie sich jetzt fragen. Nämlich: *Aber welche Eigengewichts-Haltungsübungen soll ich denn jetzt machen?*

Schön, dass Sie mich das fragen ...

3) Praktiziere aktives Dehnen.

Wenn Sie bereits die Kapitel 12 und 13 gelesen haben, wissen Sie, dass ich nichts von Trainingsmethoden halte, die Muskeln und Gelenke erschlaffen lassen. Das sind nämlich diejenigen Methoden, an die sich heute die meisten Leute halten, die wir Knastathleten jedoch ablehnen. Echte starke Männer – das sind die mit den kugelsicheren Gelenken – trainieren nicht, um schlaff und teigig zu werden. Sie trainieren sich im Gegenteil Spannung an.

Muskeln, die elastisch und gleichzeitig angespannt sind, schützen die Gelenke und machen sie stark. Welches Material eignet sich denn eher für Autostoßdämpfer? Labbrige Gummipolster oder Stahlfedern? Der Stahl biegt sich und nimmt Krafteinwirkungen besser auf als das Gummi, das reißen würde, anstatt Stöße abzufedern.

Denken Sie daran, wenn Sie Ihre funktionelle Triade trainieren. Vergessen Sie dekadente Entspannungsdehnungen, und setzen Sie lieber auf die Kraft der Muskel-Antagonisten. Das aktive Dehnen (wie ich es im letzten Kapitel beschrieben habe) verhilft Ihnen zu geschmeidiger Kraft, Mobilität und Beweglichkeit.

Aktives Dehnen ist einfach: Sie dehnen eine Hälfte des Körpers, indem Sie die andere Hälfte kontrahieren. Das sieht dann folgendermaßen aus:

- Um die anteriore Kette zu dehnen, kontrahieren Sie die posteriore Kette – wie z. B. bei einer Brücke.

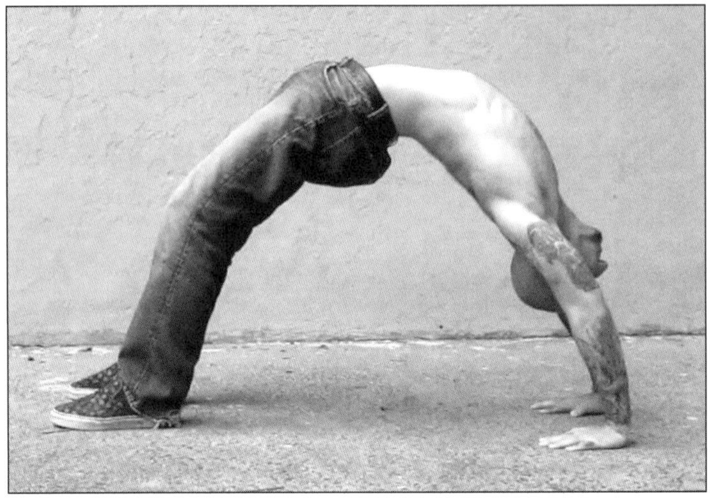

- Um die posteriore Kette zu dehnen, kontrahieren Sie die anteriore Kette – wie z. B. beim L-Sitz.

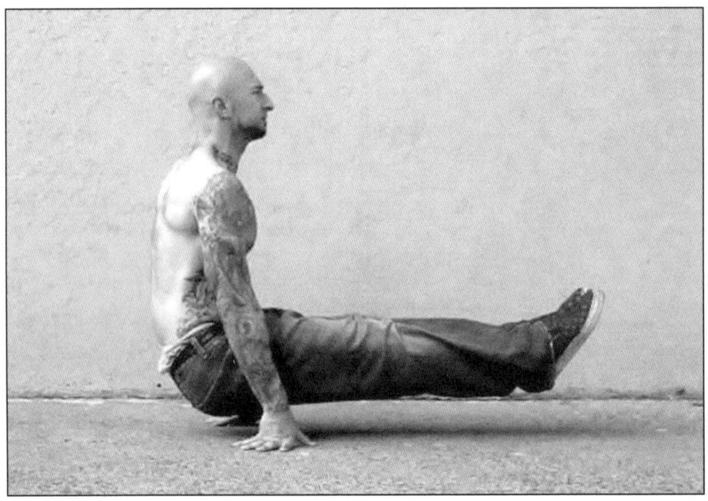

- Um eine laterale Kette zu dehnen, kontrahieren Sie die andere laterale Kette – wie z. B. bei der Drehhaltung.

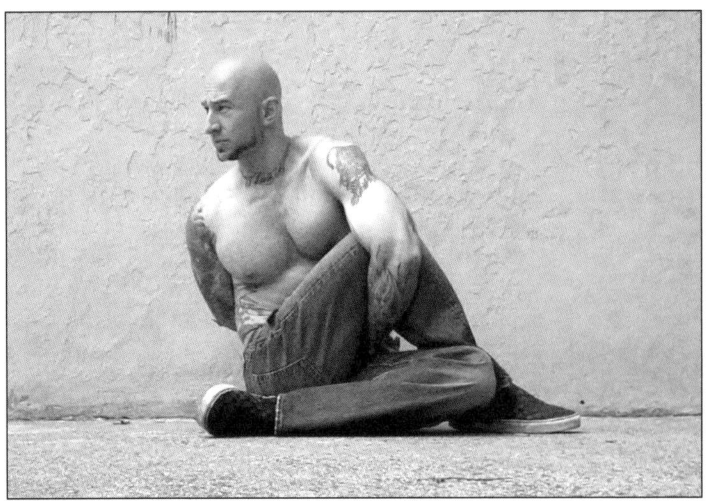

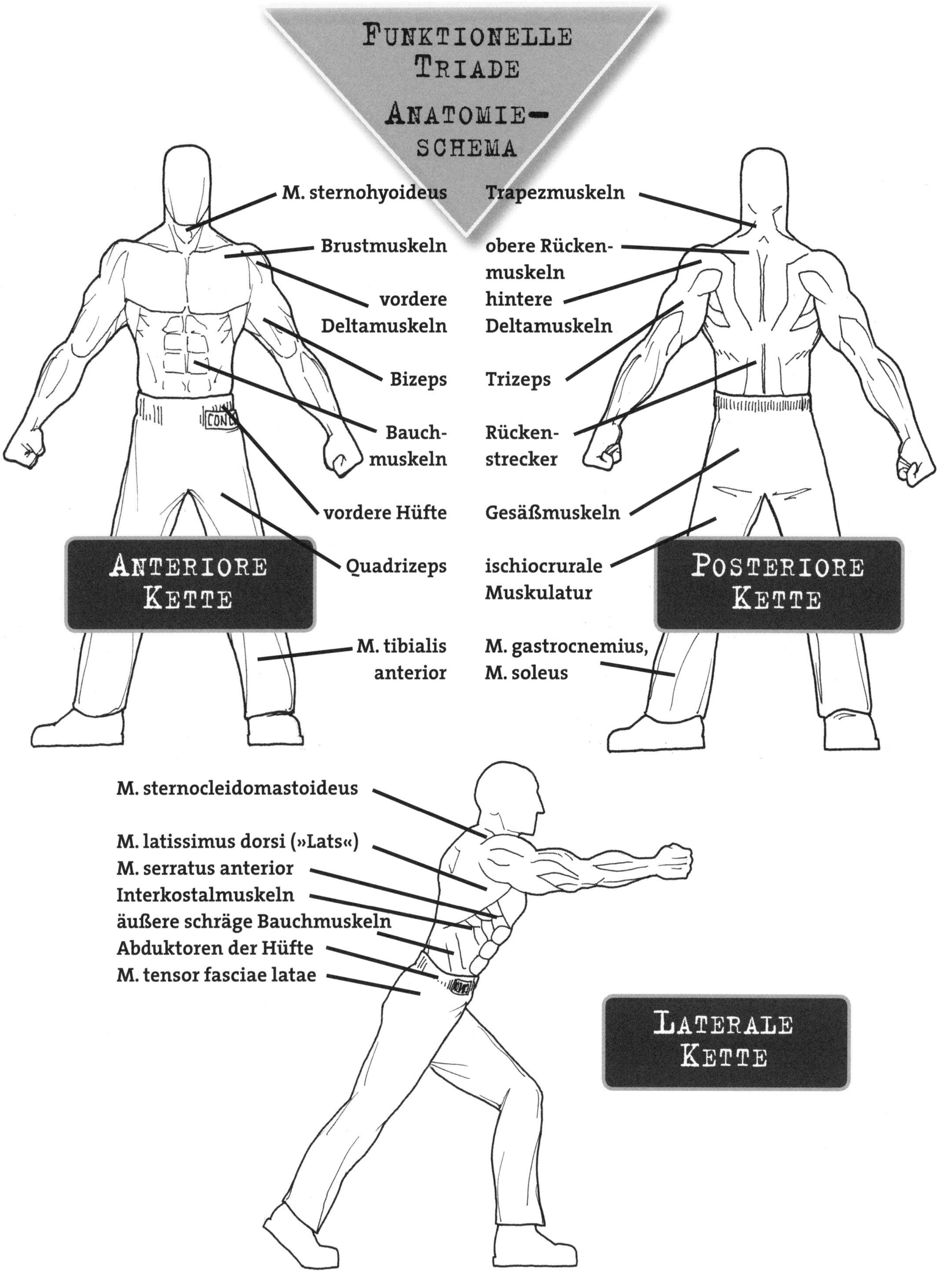
FUNKTIONELLE TRIADE
ANATOMIE-SCHEMA
M. sternohyoideus
Brustmuskeln
vordere Deltamuskeln
Bizeps
Bauchmuskeln
vordere Hüfte
Quadrizeps
M. tibialis anterior
ANTERIORE KETTE
Trapezmuskeln
obere Rückenmuskeln
hintere Deltamuskeln
Trizeps
Rückenstrecker
Gesäßmuskeln
ischiocrurale Muskulatur
M. gastrocnemius, M. soleus
POSTERIORE KETTE
M. sternocleidomastoideus
M. latissimus dorsi (»Lats«)
M. serratus anterior
Interkostalmuskeln
äußere schräge Bauchmuskeln
Abduktoren der Hüfte
M. tensor fasciae latae
LATERALE KETTE

TRIFECTA KETTEN-TRAINING

Brücke

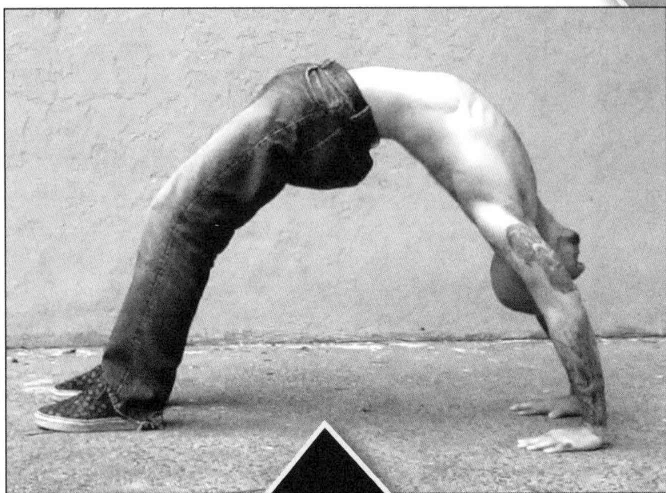

Kontrahiert stark die:
- POSTERIORE KETTE

Dehnt aktiv die:
- ANTERIORE KETTE

L-Sitz

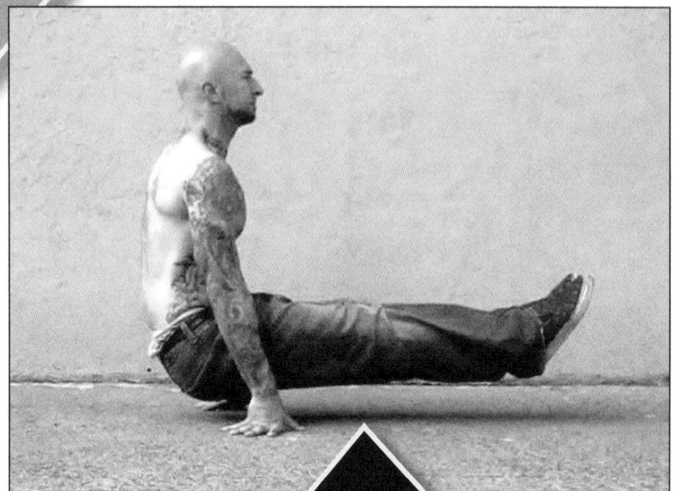

Kontrahiert stark die:
- ANTERIORE KETTE

Dehnt aktiv die:
- POSTERIORE KETTE

Drehhaltung

Kontrahiert stark die:
- LATERALE KETTE

(sowie die Rotatorenmanschette) auf einer Körperseite

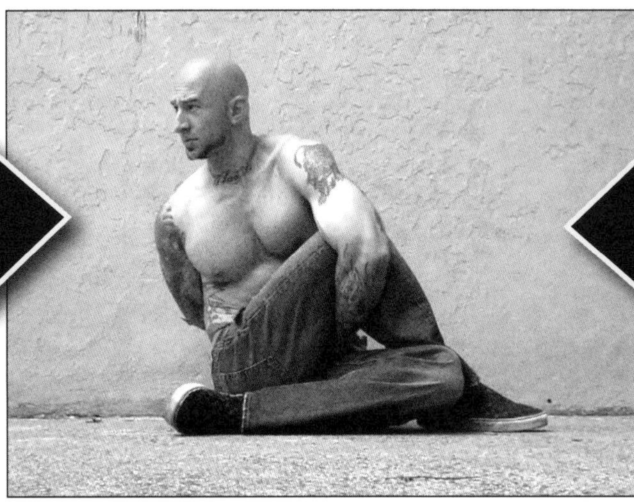

Dehnt aktiv die:
- LATERALE KETTE

(sowie die Rotatorenmanschette) auf der anderen Körperseite

Diese drei Übungen bilden die Basis der »Trifecta«. Sie sind unglaublich wertvoll; durch ihr Zusammenwirken stellen sie wesentlich mehr dar als ein Trainingsprogramm für die Gelenke, weil sie den müden alten Körper katzenhaft geschmeidig und mobil machen. Selbst wenn Sie nichts anderes trainieren würden – weder Kraftsport noch eine andere Disziplin –, würde Ihr Körper allein durch diese drei Übungen jung, elastisch und schmerzfrei bleiben.

Machen Sie sich keine Sorgen, wenn Ihnen die hier gezeigten Übungen zu schwer vorkommen. Eines Tages werden Sie sie beherrschen. Jeder kann aus der Trifecta Nutzen ziehen, egal, welches Trainingsniveau er anfangs hat. Im folgenden Kapitel zeige ich Ihnen leichtere Versionen.

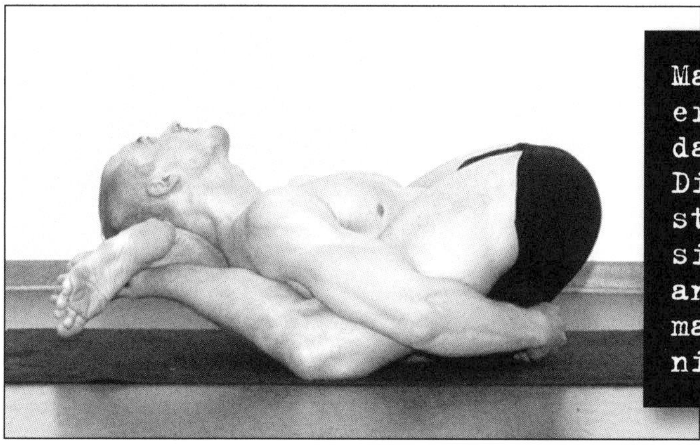

Manche Yogameister werden erstaunlich elastisch – aber das ist nicht unser Ziel. Die Trifecta-Übungen sollen steifes Bindegewebe normalisieren und die Gelenke sanft an ihr maximales Bewegungsausmaß heranführen. Trifecta ist nicht dasselbe wie Yoga!

Die Macht der Trifecta

Schüler, die meine Trifecta ausprobierten, fanden, sie sei wie Zauberei. Dabei ist an ihr nichts Übernatürliches. Es handelt sich einfach nur um eine Weiterentwicklung effektiver Gelenkübungen, die ich im Laufe der Jahre kennenlernte. Diese drei Übungen bauen Funktionalität, Kraft und Mobilität gleichzeitig auf. Eine Wahnsinnskombination!

Jeder Turner wird Ihnen bestätigen, dass Sie durch diese Art von Training kräftiger werden. Der Grund dafür ist, dass Ihre Muskeln für die Trifecta-Haltungen kontrahieren müssen. Wenn Sie normalerweise keine Brücken machen, probieren Sie es mal aus, und Sie werden verstehen, was ich meine. Es geht dabei nicht so sehr um die Last, die hochgehoben werden muss, als um den Grad der für diese Haltung erforderlichen Muskelkontraktion. Die meisten Leute sind es nicht gewohnt, ihre Muskeln sehr stark zu kontrahieren. Wie bereits gesagt, sind aktive Elastizitätsübungen so etwas wie eine Tuning des Nervensystems. Weil sie einen zwingen, die Muskeln so stark wie möglich anzuspannen, erweitern sie die neuralen Muster, die für intensive Muskelkontraktionen verantwortlich sind. Gleichzeitig werden die Muskeln auf der anderen Seite des Körpers gedehnt – allerdings nicht auf übertriebene Weise, sondern im Rahmen ihres natürlichen Bewegungsausmaßes. Das ist zwar bei allen Dehnungsübungen der Fall, doch die drei Übungen der Trifecta fördern ganze Muskelketten, und das ist wesentlich effizienter, als Muskeln isoliert zu dehnen. Das gesamte System hat etwas davon.

Weil es sehr »große« Übungen sind, an denen fast der gesamte Körper beteiligt ist, müssen sich Ihre Muskeln sehr anstrengen, um Ihnen Stabilität zu geben. Deshalb eignen sich diese

Übungen auch großartig dazu, die Beweglichkeit unter Spannung *(Tension-Flexibility)* zu entwickeln, von der ich in Kapitel 12 so geschwärmt habe. Bei einem L-Sitz dehnt sich Ihr unterer Rücken, entspannt sich dabei aber nicht. Vielmehr wird er so stark wie Eisen, denn die Taille besteht aus einem Muskelgürtel, und die Bauchmuskeln ziehen fest an Ihren Wirbeln. Ihre Rückenmuskeln müssen sich mächtig ins Zeug legen, um die Wirbelsäule zu schützen und zu stabilisieren. Brücken wiederum dehnen die anteriore Kette, doch die Quadrizepse und die Taille müssen sich stark anspannen, um die Position zu halten. Drehhaltungen sind eine fantastische Übung für den Rumpf. Wenn Sie dabei alles richtig machen, bekommen Ihre Muskeln ein Kontraktions-Workout. Die Trifecta verhilft dem ganzen Körper zu geschmeidiger Kraft.

Außerdem unterstützt sie das Zusammenspiel von Muskeln und Skelett. Der eigentliche Grund für mangelhafte Funktionalität des menschlichen Körpers sowie für die Anfälligkeit für Verletzungen ist der Mangel an Symmetrie. Manche Muskelgruppen können sich gut zusammenziehen, andere nicht. Eine Seite hat einen guten Bewegungsumfang, die andere ist steifer usw. Beim L-Sitz kontrahiert sich eine Seite des Körpers, während sich die andere dehnt; dasselbe geschieht bei Brücke und Drehhaltung. Das bedeutet, dass die Fähigkeit der Antagonisten, sich zu dehnen, der Fähigkeit der Agonisten entspricht, sich zusammenzuziehen. Das ist so eine Yin-Yang-Geschichte: Alles ist in Harmonie. Wenn Sie alle drei Haltungen in einer Trainingseinheit absolvieren, trainieren Sie Ihren Körper in 3-D, und die Wirkungen der einzelnen Haltungen verstärken einander gegenseitig.

Die verjüngende Wirkung der Trifecta geht über Funktionalität, Kraft und Mobilität hinaus und reicht in die Physiotherapie hinein. Weil die drei Übungen keine Bewegungen, sondern Haltungen sind, bauen sich durch sie in den Muskeln keine Abfallstoffe auf wie bei Eigengewichts-Bewegungsübungen. Deshalb kann man sie jeden zweiten Tag, jeden Tag oder sogar mehrmals täglich machen, sofern man fit dazu ist.

Ich könnte noch viele weitere Gründe dafür anführen, warum diese drei so wohltuend sind oder warum sie in ihrer Kombination derart effektiv Kraft aufbauen. Aber letztlich geht es darum, dass Sie sie trainieren müssen, um sie wirklich zu verstehen. Wie gut sie Ihrem Körper tun, merken Sie dann ganz bald.

Trifecta-Trainingsplan

Es gibt viele verschiedene Möglichkeiten für ein Trifecta-Trainingsprogramm. Sie können in einem Drei-Tage-Rhythmus jeweils eine Übung am Tag machen. Ich finde es sehr effektiv, alle drei Übungen in eine einzige Trainingseinheit zu packen. Dadurch werden alle drei großen Muskelketten gefordert, und die Funktionalität des gesamten Systems harmonisiert und verbessert sich. Außerdem fühlt man sich hinterher ziemlich gut.

Beispiel Trifecta-Workout

1. BRÜCKE: **1 x 10 Sekunden halten**
2 x 5 Sekunden halten

Inzwischen ist Ihr Rücken aufgewärmt und für die folgende Übung gelockert:

2. L-SITZ: **4 x 5 Sekunden**

Rücken und Hüften sind jetzt ausgezeichnet durchblutet, und die Gelenke sind frei. Zeit für die Drehung:

3. DREHHALTUNG: **1 x 20 Sekunden (pro Seite)**

Und schon haben Sie Ihr Mobilitätstraining absolviert.

Es geht natürlich auch anders. Sie könnten z. B. eine Haltung auf eine andere folgen lassen, etwa in der Reihenfolge: Brücke – L-Sitz – Drehhaltung, und dann wieder von vorne, und jede jeweils fünf Sekunden halten. Das machen Sie so lange, bis Sie die angestrebte Trainingszeit erreicht haben. Sie können aber auch andere Möglichkeiten ausprobieren, um herauszufinden, was für Sie am besten funktioniert. Hier ein paar Orientierungshilfen:

Progression:

Die meisten Athleten müssen die drei Übungen wohl erst einmal aufbauen. Kein Problem! In den folgenden Kapiteln stelle ich Progressionsserien für alle drei vor. Fangen Sie behutsam an, und finden Sie heraus, welche Technik am besten zu Ihrem Trainingsstand passt. Suchen Sie sich die Übungen aus, die Sie f hinbekommen. Quälen Sie sich nicht! Und nicht vergessen: Das hier sind Übungen für die Mobilität der Gelenke und kein Kraftsport!

Intensität:

Die Haltungen sollten Sie fit machen und nicht erschöpfen. Halten Sie die Position, bis Sie sich angeregt fühlen. Wenn Sie sich allzu sehr anstrengen, bekommen Sie Schmerzen und können die Trifecta nicht oft trainieren, sodass diese Übungen ihren eigentlichen Zweck nicht mehr erfüllen können. Suchen Sie sich stets die leichteste Version heraus, nicht die schwerste.

Trainingsdauer:

Wie lange Sie die Positionen halten, ist Ihre Entscheidung und hängt natürlich auch von Ihrer Kraft, Kondition und Mobilität ab. Weniger als zwei Sekunden macht keinen Sinn, weil die Übungen dann keine »Haltungen« mehr wären. Experimentieren Sie ein bisschen herum, und finden Sie heraus, wie lange Sie in einer Position bleiben sollten, damit sie auf Sie erfrischend und nicht ermüdend wirkt. Meine Empfehlung wären mindestens 20 Sekunden pro Trainingseinheit, die sich in Portionen aufteilen lassen, wie z. B. so:

- **5 x 4 Sekunden halten**
- **4 x 5 Sekunden halten**
- **1 x 10 Sekunden halten + 2 x 5 Sekunden halten**
- **2 x 10 Sekunden halten**

... usw.

Wichtig ist, alle Übungen langsam aufzubauen und mit den einfachen Versionen anzufangen. Sie sollen Ihre Gelenke »schmieren« und nicht abnutzen!

Häufigkeit:

Wenn Ihre Gelenke in Form sind, können Sie die Trifecta von Anfang an zweimal pro Woche und parallel zum Kraftsport üben. Für ein längerfristiges Gelenktraining empfehle ich sie drei- bis viermal pro Woche an den kraftsportfreien Tagen. Wenn Sie alte Verletzungen lindern oder Ihre eingeschränkte Mobilität verbessern wollen, könnten Sie auch täglich trainieren, aber dann mit leichteren Versionen. Ein Programm, das täglich mehrere Trainingseinheiten vorsieht, kann anstrengend werden. In diesem Fall sollten Sie spontan trainieren und nicht jeweils zu vorher festgelegten Zeiten.

Spontane Trainingseinheiten:

Sie können ganz spontan eine Trainingseinheit einlegen, wann immer Sie sich steif fühlen. Bei verspanntem Rücken wirken ein paar L-Sitze oft Wunder. Stellen sich die Schultern tot, nehmen Sie mehrmals die Drehhaltung ein usw. Sie werden sich danach auf jeden Fall besser fühlen. Spontane Trainingseinheiten sind auch ideal für alle, die lange Stunden am Schreibtisch verbringen oder zu viel fernsehen.

Integrierte Workouts:

Wenn Sie Ihre Mobilität steigern wollen, ohne viel Zeit auf die Trifecta aufzuwenden, können Sie diese Haltungen in Ihr übriges Training integrieren. Die Trifecta-Übungen eignen sich sehr gut für die Aufwärmphase, und bei fortgeschrittenen Athleten auch zur Erholung nach dem eigentlichen Training.

Reihenfolge:

Wenn eine Ihrer Muskelketten schmerzt oder ein wenig verspannt ist, trainieren Sie die kontrahierende Übung vor der Übung, die diese Kette dehnt. Brücken kontrahieren den Rücken, der L-Sitz dehnt ihn. Wenn sich Ihr Rücken steif anfühlt, bringen vor L-Sitzen ausgeführte Brücken die Muskeln an der Wirbelsäule in Schwung, lösen die Rückenmuskulatur und bewirken, dass Ihnen der anschließend ausgeführte L-Sitz leichter gelingt.

Noch ein paar Schritte weiter:

Ich finde nicht, dass man extrem elastisch werden sollte. Niemand kann mir weismachen, dass man kräftiger wird oder gesündere Gelenke bekommt, wenn man sich verrenken kann wie ein Schlangenmensch. Außerdem lässt überhöhte Elastizität die Muskeln erschlaffen und den Körper anfälliger für Verletzungen werden. Wenn Sie in der Lage sind, die vollständigen Versionen von Brücke, L-Sitz und Drehhaltung auszuführen, haben Sie Ihr optimales funktionelles Bewegungsausmaß erreicht. Es gibt noch extremere Varianten dieser Übungen, aber die brauchen Sie im Grunde nicht. Denn Mobilitätstraining für die Gelenke ist nicht wie Gewichtheben: »Mehr« ist nicht gleichbedeutend mit »besser«!

Licht aus!

Jetzt, wo Sie auch meine Tipps kennen, können Sie eigentlich gleich mit der Trifecta beginnen. Suchen Sie sich die Versionen heraus, die Sie bei Ihrem derzeitigen Trainingsstand ausführen können. In den folgenden drei Kapiteln finden Sie die einzelnen Schritte, die Ihnen zu schmerzfreien und mobilen Gelenken verhelfen.

Worauf warten Sie denn noch? Probieren Sie sie gleich jetzt aus!

Die ultimative Technik für Prävention und Reha

Immer wenn mich Athleten fragen, wie sie ihre Gelenke und Sehnen kräftigen können, erkläre ich ihnen, dass sie geschmeidige Kraft entwickeln sollten. Es gibt eine Menge großartiger Eigengewichtsübungen, die Beweglichkeit unter Spannung *(Tension-Flexibility)* in Ellbogen, Knien, Handgelenken usw. aufbauen, aber zu guter Letzt gebe ich immer denselben Rat: Beginne mit der Wirbelsäule.

Die Wirbelsäule ist unser zentralstes und wichtigstes Gelenk, vergleichbar mit dem Kardangelenk des Autos. Wenn die Wirbelsäule nicht mehr ganz mittig ist, ist unser Körper dadurch automatisch nicht mehr symmetrisch. Das betrifft die Hüften, Schultern und Gliedmaßen, ja sogar die Finger und Zehen. Das ist jetzt nicht einfach nur Hippie- oder Wellnessgerede, sondern hat direkt mit Kraft und der Gesundheit der Gelenke zu tun, weil der gesamte Bewegungsapparat um die Wirbelsäule herum aufgebaut ist. Wenn Ihre Wirbelsäule nicht stark und in sich symmetrisch ist, können all Ihre anderen Gelenke nicht lange stark und beschwerdefrei sein oder bleiben: Das ist einfach nicht möglich.

Wenn sich Leute über Schmerzen, Zipperlein oder schwache Gelenke beklagen, führen meist Rückenschmerzen die Beschwerdeliste an. Neueren Untersuchungen zufolge haben 80 Prozent aller Amerikaner in irgendeiner Form Rückenprobleme, also nicht nur die Alten und Kranken. Und was ist die Hauptursache dieser Schmerzen und Fehlfunktionen? Die Schwäche der tiefen Muskelschichten um die Wirbelsäule. Wenn diese Muskeln schwach sind, können die Wirbel nicht so aufeinanderliegen, wie sie eigentlich sollten, und werden bei Belastung – allein schon durch die Schwerkraft – in Positionen gezogen, die ihnen nicht guttun. Auf diese Weise entsteht

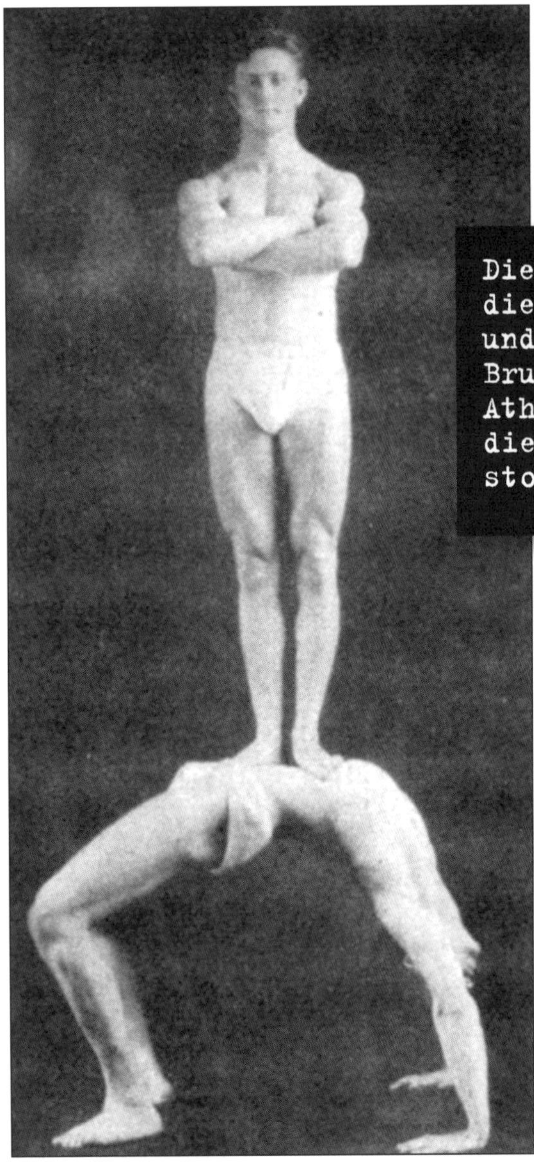

eine schlechte Haltung, und wenn die Bandscheiben in diesen ungeeigneten Positionen fixiert werden, kommt es zu asymmetrischen Bewegungsabläufen und einer zunehmender Schwäche. Das Ergebnis sind Schmerzen, Verletzungen und eingeschränkte Beweglichkeit. Sport wird unmöglich. Es gibt gute Gründe, warum Therapien wie Alexander-Technik, Feldenkrais-Methode und Pilates die Bedeutung von Haltung und Kräftigung der Wirbelsäule betonen. Die Kräftigung tiefer Muskelschichten ist das einzige wirksame Mittel gegen Rückenschmerzen. Es hat keinen Sinn, bei Rückenschmerzen zum Arzt zu gehen und sich etwas verschreiben zu lassen. Die Pillen vergiften nur Ihren Körper und verdecken die Symptome kurzzeitig.

Die tiefen Muskelschichten rings um die Wirbelsäule sind für Gesundheit und Kraft wesentlich wichtiger als Brustmuskeln oder Bizeps. Moderne Athleten vernachlässigen sie, während die Athleten vergangener Tage sehr stolz auf die Rückenkraft waren.

Es gibt ein Mittel gegen die Schwäche dieser Muskelschichten. Es ist die Familie der Brücken-Übungen. In *Trainieren wie im Knast 1* habe ich ihnen ein ganzes Kapitel gewidmet.

Isometrische und dynamische Brücke

In *Trainieren wie im Knast 1* konzentrierte ich mich auf dynamische Brücken – Brücken, bei denen man sich aufwärts- und abwärtsbewegt. Dieser dynamische Stil ist in Gefängnissen weitverbreitet, weil er die beste Methode ist, gleichzeitig Muskeln, Ausdauer und Gelenkkraft aufzubauen. Wenn Sie von Brücken nur erwarten, dass sie Ihren Rücken wieder gerade biegen, Ihre Gelenke kräftigen und Ihre Bandscheiben nähren, brauchen Sie keine dynamischen Brücken zu trainieren. Konzentrieren Sie sich dann auf die isometrischen oder statischen Brücken, für die Sie sich in eine bestimmte Haltung bringen und diese dann in der höchsten Position halten. Das tut den Gelenken gut, ohne den Körper übermäßig zu ermüden, was bedeutet, dass Sie öfter üben können. Leichter und häufiger trainierte Brücken verbessern Ihre Mobilität schneller und »schmieren«, wie ich bereits im vorangegangenen Kapitel erläutert habe, die Gelenke.

Die Brücke aufbauen

Mit ein wenig Einsatz schaffen es sogar »lebende Bretter« innerhalb eines überschaubaren Zeitrahmens, eine anständige Brücke hinzukriegen. Doch ist es wichtig, die Sache langsam anzugehen. Auf den folgenden Seiten erkläre ich vier einfache Progressionen, die Sie zur perfekten Brücke führen. Wer *Trainieren wie im Knast 1* gelesen hat, wird die dahinterstehende Logik wiedererkennen.

Inzwischen sollten Sie verstanden haben, dass Brückenhaltungen als Gelenkübungen anders sind als die dynamischen Brücken, mit denen man Muskelkraft und Ausdauer trainiert. Denken Sie bitte immer an Folgendes:

- Sie sollten die Brücke pro Trainingseinheit 20 Sekunden lang halten, können diese Zeit aber auch aufteilen.
- Ihr Ziel ist es, die Übung perfekt auszuführen und sie nicht durch irgendwelche Kniffe zu erschweren.
- Zwingen Sie Ihren Muskeln nicht unbequeme, schmerzhafte Positionen auf, und trainieren Sie nicht bis zur Erschöpfung.
- Das »Schmieren« der Gelenke sollte den Körper erfrischen und nicht ermüden.
- Trainieren Sie möglichst oft, um beweglicher zu werden, aber überfordern Sie Ihre Muskeln nicht.

Genug der Worte. Lassen Sie nun Taten folgen!

SCHRITT 1 Kurze Brückenhaltung

Durchführung

Legen Sie sich auf den Rücken. Die Füße stehen in ca. 20 cm Abstand vom Gesäß flach auf dem Boden. Dies ist die Startposition. Heben Sie Becken und Rücken vom Boden ab, bis nur noch Schultern und Füße das Körpergewicht tragen. Oberschenkel und Rumpf sollten nun eine gerade Linie bilden. Dies ist die Endposition (siehe Foto). Halten Sie diese Position über die angestrebte Zeit, und atmen Sie dabei so normal wie möglich. Kehren Sie sodann in die Startposition zurück, indem Sie den Bewegungsablauf umkehren.

Übungsanalyse

Die kurze Brückenhaltung *(Short bridge hold)* ist eine gute Anfangsübung für das »Schmieren« der Hüftgelenke und Wirbel. Weil die Knie dabei gebeugt sind, wird die anteriore Kette sanft gedehnt, ohne dass am Rücken allzu hohe Spannung entsteht. Wenn Sie Ihr Training für funktionelle Mobilität mit dieser Übung beginnen, fördern Sie den Tonus und die Ausrichtung der Muskeln rings um die Wirbelsäule und gewöhnen verspannten Bauchmuskeln schon etwas Elastizität an. Auch den Knien bekommt diese Übung gut.

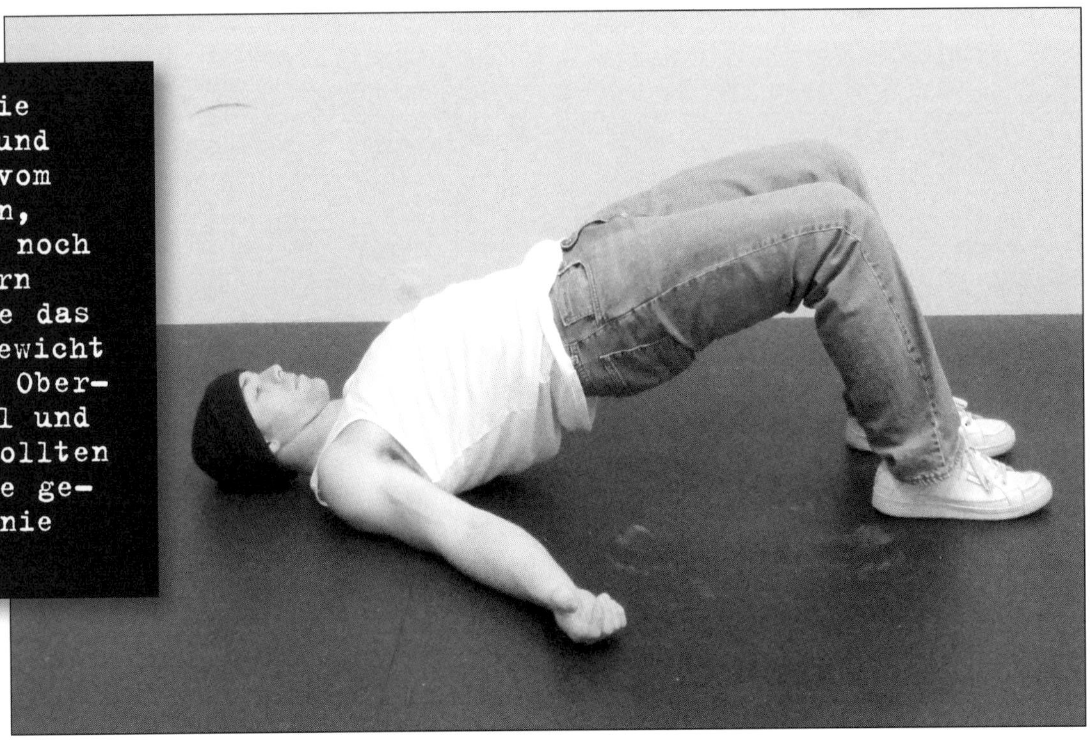

Heben Sie Becken und Rücken vom Boden an, bis nur noch Schultern und Füße das Körpergewicht tragen. Oberschenkel und Rumpf sollten nun eine gerade Linie bilden.

Schritt 2 Gerade Brückenhaltung

Durchführung

Setzen Sie sich gerade und mit nach vorne ausgestreckten Beinen auf den Boden. Die Füße sind schulterbreit auseinander. Legen Sie die Handflächen neben die Hüften auf den Boden. Stemmen Sie sich mit den Armen und aus den Hüften hoch, bis Beine und Rumpf eine gerade Linie bilden. Strecken Sie das Kinn hoch, und schauen Sie zur Decke. Dies ist die Endposition (siehe Foto). Halten Sie diese Position über die angestrebte Zeit, und atmen Sie dabei so normal wie möglich. Kehren Sie sodann in die Startposition zurück, indem Sie den Bewegungsablauf umkehren.

Übungsanalyse

Bei der geraden Brückenhaltung *(Straight bridge hold)* werden Arme und Beine als Streben eingesetzt. Dadurch wird erst die Tiefenmuskulatur hinter den Schultern gefordert, während die Muskeln vorne an Schultern und Brust sanft gedehnt werden. Das Ausstrecken der Beine aktiviert den Biceps femoris stärker und erzeugt in den Sehnen an der Knierückseite Beweglichkeit unter Spannung. Auch mobilisiert die Haltung mit gestreckten Beinen die Körpermitte besser, indem sie die Hüftflexoren lockert, die bei Kraftsportlern gewöhnlich sehr steif sind.

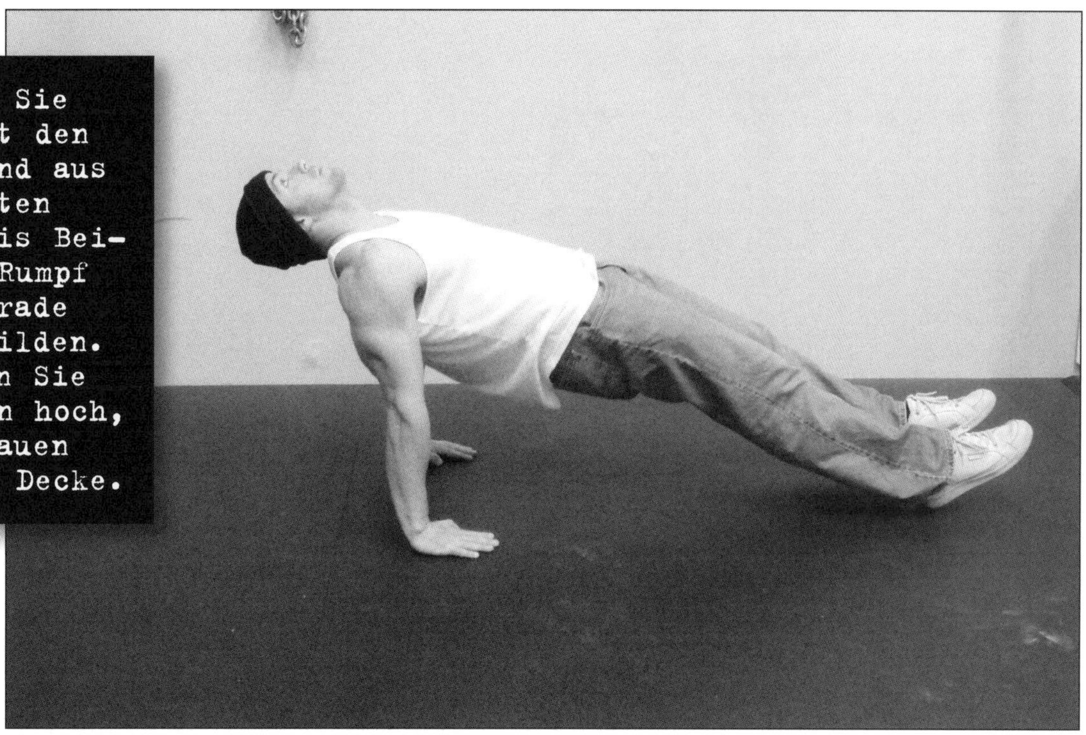

Stemmen Sie sich mit den Armen und aus den Hüften hoch, bis Beine und Rumpf eine gerade Linie bilden. Strecken Sie das Kinn hoch, und schauen Sie zur Decke.

Schritt 3

Angewinkelte Brückenhaltung

Durchführung

Für diese Übung brauchen Sie ein ungefähr kniehohes Objekt, z. B. ein Bett. Legen Sie sich rücklings so auf die Kante des Betts, dass das Becken in der Luft hängt und die Füße mit schulterbreitem Abstand flach auf dem Boden stehen. Legen Sie die Hände mit zu den Füßen zeigenden Fingerspitzen flach neben Ihren Kopf. Stemmen Sie sich mit den Armen und dem Becken hoch, und wölben Sie dabei den Rücken, bis Kopf und Körper das Bett nicht mehr berühren und Sie auf die Wand hinter sich schauen. Das ist die Endposition (siehe Foto). Halten Sie diese Position über die angestrebte Zeit, und atmen Sie dabei so normal wie möglich. Kehren Sie sodann in die Startposition zurück, indem Sie den Bewegungsablauf umkehren.

Übungsanalyse

Die angewinkelte Brückenhaltung *(Angled bridge hold)* macht dort weiter, wo die gerade Brückenhaltung aufhört. Sie kontrahiert ebenfalls die posteriore Kette und dehnt die anteriore Kette, fördert zusätzlich aber auch die Gelenke der oberen Körperhälfte. Das Ablegen der Hände neben dem Kopf öffnet den Brustkorb, lockert sanft die Rotatorenmanschetten und startet den Aufbau geschmeidiger Kraft in Handgelenken und Ellbogen, die unter leichter Belastung gedehnt werden.

Legen Sie die Hände mit zu den Füßen zeigenden Fingern flach neben Ihren Kopf. Stemmen Sie sich mit den Armen und dem Becken hoch, und wölben Sie dabei den Rücken, bis Kopf und Körper das Bett nicht mehr berühren.

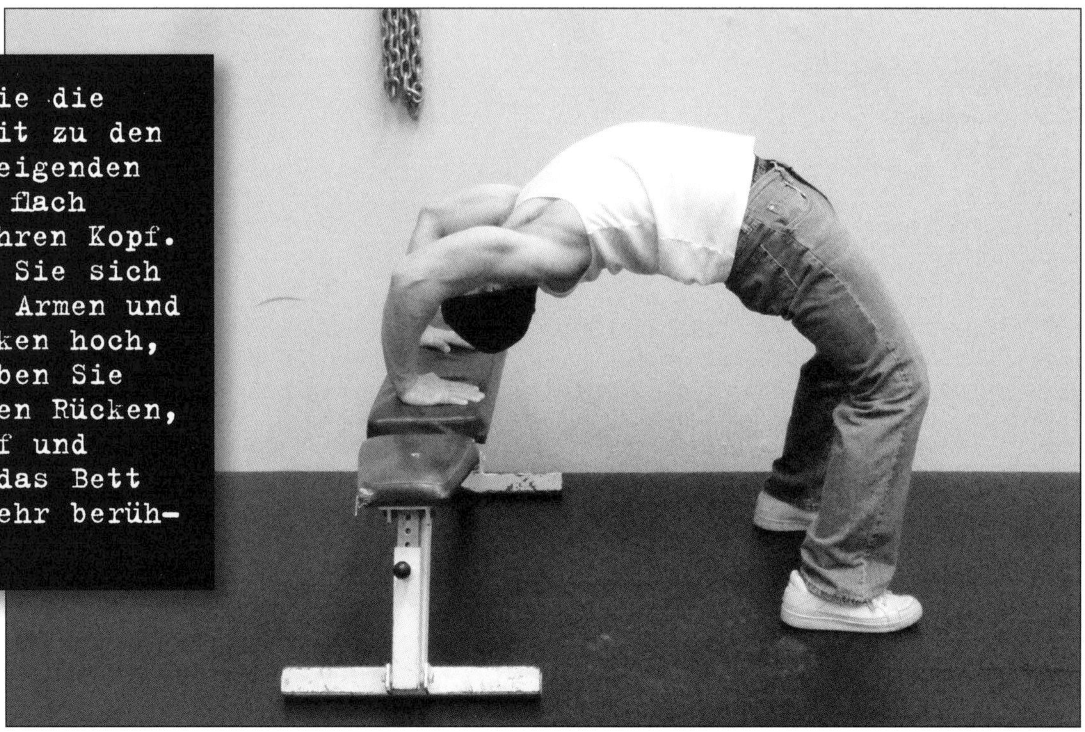

Schritt 4 Kopfbrückenhaltung

Durchführung

Legen Sie sich auf den Rücken. Die Füße stehen schulterbreit auseinander, flach auf dem Boden und mit ca. 20 cm Abstand zum Gesäß. Legen Sie die Hände flach auf den Boden, die Ellbogen zeigen nach oben, die Fingerspitzen zu den Füßen. Stemmen Sie das Becken so hoch Sie können, und heben Sie dadurch den Körper an. Der Kopf behält Kontakt zum Boden und dreht sich nach hinten, bis der Scheitel den Boden berührt. Stemmen Sie sich mit den Armen hoch, nicht mit Hals und Kopf. Dies ist die Endposition (siehe Foto). Atmen Sie dabei normal, und senken Sie sich nach der angestrebten Haltezeit behutsam ab.

Übungsanalyse

Die Kopfbrückenhaltung *(Head bridge hold)* ist anders als die in *Trainieren wie im Knast 1* beschriebene halbe Brücke. Hier sollen Sie den Kopf ähnlich wie bei einer Ringerbrücke (siehe Kapitel 10), wenn auch weniger intensiv, als Hebel einsetzen. Weil Ihr Kopf Kontakt zum Boden hält, ist diese Brücke weniger ausgeprägt als die vollständige Brückenhaltung und belastet die Rotatorenmanschetten weniger. Die Kopfbrückenhaltung ist eine ideale Übergangsübung.

Legen Sie die Hände flach auf den Boden, die Ellbogen zeigen nach oben, die Fingerspitzen zu den Füßen. Stemmen Sie das Becken so hoch Sie können, und heben Sie dadurch den Körper an.

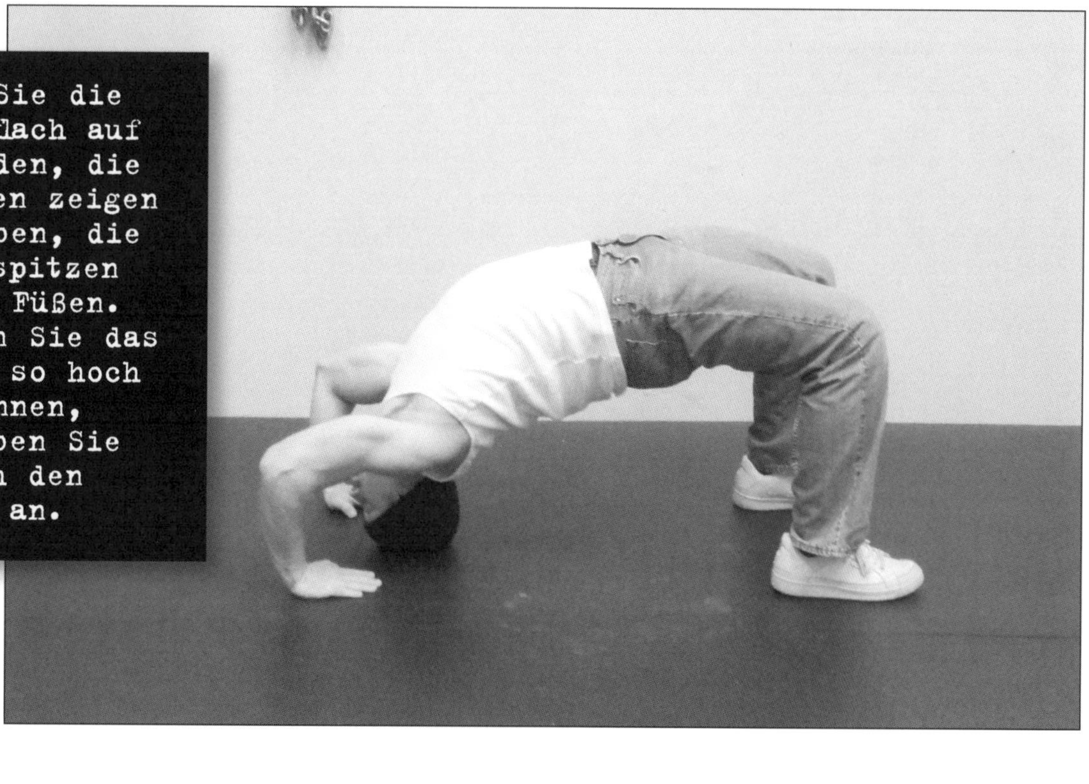

SCHRITT 5

Brückenhaltung

Durchführung

Legen Sie sich auf den Rücken. Die Füße stehen mit schulterbreitem Abstand zueinander und mit ca. 20 cm Abstand zum Gesäß flach auf dem Boden. Legen Sie die Hände auf den Boden, die Ellbogen zeigen nach oben, die Fingerspitzen zu den Füßen. Stemmen Sie das Becken hoch. Der Kopf sinkt dabei zwischen den Armen nach hinten, sodass Sie auf die Wand hinter Ihnen schauen. Stemmen Sie sich mit Armen und Beinen weiter hoch, bis Ihr Rücken so stark wie für Sie möglich gewölbt ist. Spannen Sie Ihren Körper in dieser Endposition an (siehe Fotos). Halten Sie die Position über die angestrebte Zeit, und atmen Sie dabei so normal wie möglich. Kehren Sie sodann in die Startposition zurück, indem Sie den Bewegungsablauf umkehren.

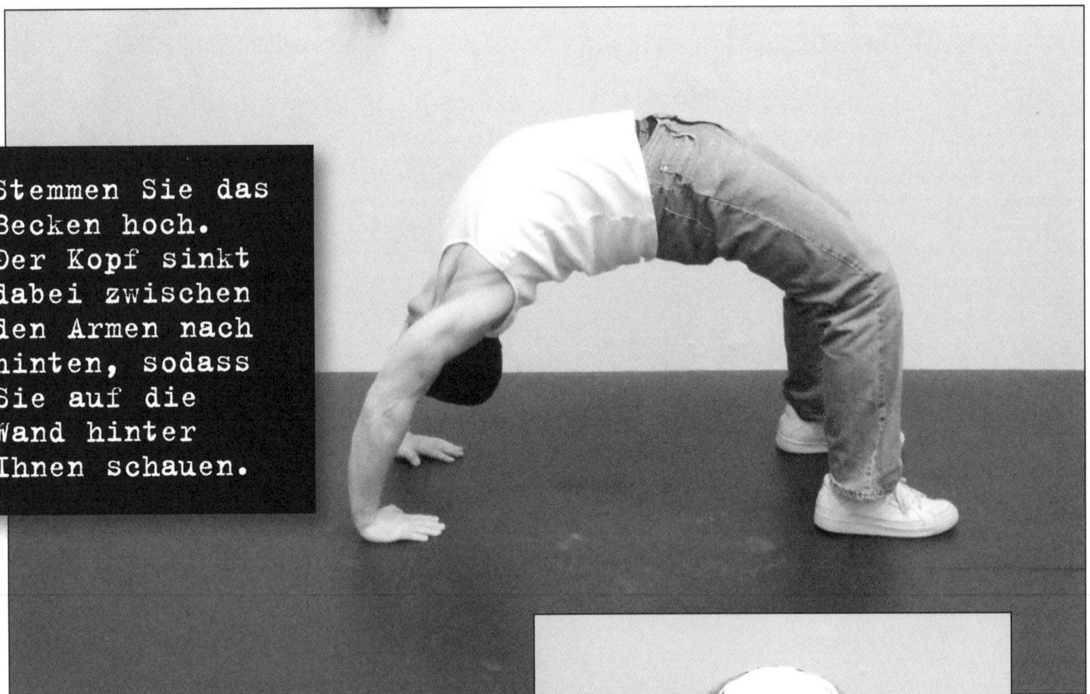

Stemmen Sie das Becken hoch. Der Kopf sinkt dabei zwischen den Armen nach hinten, sodass Sie auf die Wand hinter Ihnen schauen.

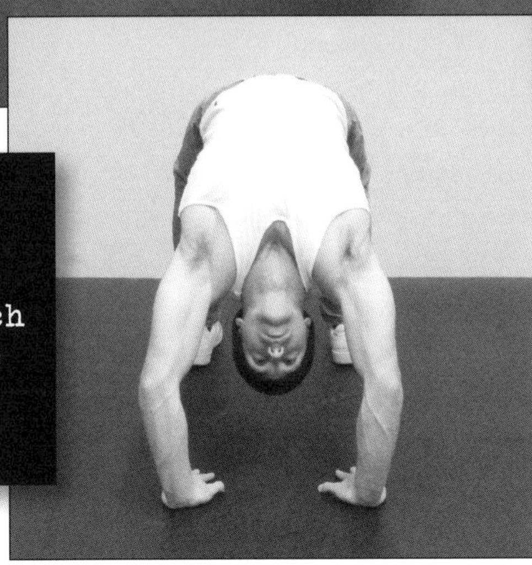

Stemmen Sie sich mit Armen und Beinen weiter hoch, bis Ihr Rücken so stark wie für Sie möglich gewölbt ist. Spannen Sie Ihren Körper in dieser Endposition an.

Kugelsichere Gelenke: die Wirkungen

Mit den positiven Auswirkungen der Brücke könnte man ein ganzes Buch füllen. Hier ein paar Beispiele:

- Die Brücke kräftigt die posteriore Kette und – anders als viele Hantelübungen – auch die tiefen Muskeln rings um die Wirbelsäule. Wenn diese stark sind, bilden sie für den Rücken einen regelrechten Panzer, der die Wirbel stützt und darüber hinaus alte Verletzungen heilt und neue Beschädigungen verhindert.
- Brücken dehnen die gesamte anteriore Kette aktiv. Sie lockern steif gewordene Hüftflexoren und lösen »Knoten« in Bauchmuskeln, Oberschenkeln und Knien.
- Viele Kampfsportler beugen sich beim Dehnen für hohe Tritte vor. Dadurch wird ihre Körperrückseite elastischer, die Vorderseite bleibt verspannt. Brücken gleichen einseitige Elastizität aus und dehnen die Vorderseite.
- Die nach hinten rotierte Schulterposition kräftigt die Rotatorenmanschetten auf eine Weise, die beim Gewichtheben niemals erzielt werden kann.
- Muskeln und Bindegewebe des Schultergürtels sind schwach durchblutet. Deshalb heilen Verletzungen hier niemals richtig ab. Häufiges Trainieren der Brücke pumpt mehr Blut in diese Region, verstärkt deren Durchblutung allgemein und beschleunigt Heilungsprozesse.
- Durch das Dehnen unter Belastung der Arme baut sich in Ellbogen und Handgelenken eine große Beweglichkeit unter Spannung auf. Diese »geschmeidige Kraft« kommt Ihnen auch im Alltag zugute und vermindert das Risiko von Problemen des Ellbogens und Unterarms wie Tennisarm, Golferellbogen, Karpaltunnelsyndrom usw.
- Viele Bodybuilder leiden unter einer Sportlerschulter (Rotatorenmanschettensyndrom). Bei der Brücke werden die Brustmuskeln nach hinten gezogen, sodass Haltungsprobleme vermindert, der Brustkorb gedehnt und die Lungenkapazität gesteigert werden.

Noch ein paar Schritte weiter

Viele Athleten fragen sich, was nach der Brücke kommen soll. Die Antwort auf diese Frage ist: nichts. Natürlich gibt es noch schwierigere Rückenverbieger, und Sie können sie trainieren, bis sich Schädel und Fersen berühren – aber gesünder werden Ihre Gelenke dadurch nicht. Sie werden dadurch höchstens viel zu locker, und die Verletzungsgefahr nimmt zu.

Ganz abgesehen davon, will ich noch anmerken, dass man selten eine perfekte Brücke zu sehen bekommt. Bei der idealen Brücke sind Arme und Beine gerade, was eine Kombination von Muskelkraft und Elastizität des Bindegewebes voraussetzt, über die (außer Yogameistern und professionellen Tänzern) nur sehr wenige Menschen verfügen. Versuchen Sie also nicht, über die Brücke hinaus zu trainieren. Sie ist die perfekte Übung für den Rücken. Wenn Sie so weit kommen, dass Sie die perfekte Brücke mühelos meistern, dann herzlichen Glückwunsch! Hinsichtlich der Förderung der Funktionalität der Wirbelsäule haben Sie nicht nur ein Hochplateau erreicht, sondern den Gipfel des Berges.

Licht aus!

Durch die Brücke wird Ihre Wirbelsäule kugelsicher, und die sie umgebenden Muskeln profitieren von einem Training, mit dem andere Methoden nicht mithalten können. Streben Sie langsame Fortschritte an, erzwingen Sie nichts, und üben Sie oft, damit Ihre Gelenke gut ernährt und geschmiert werden. Kurz: Seien Sie nett zu Ihrem Körper!

Die Wirbelsäule zu trainieren, damit sie gesund und funktionsfähig bleibt, ist etwas anderes, als hartes Krafttraining zu betreiben. Für härtere dynamische Brückenübungen, wie z. B. die Stand-zu-Stand-Brücke, muss man nicht elastischer sein als für die Brückenhaltung, doch fordert die dynamische Übung die Muskeln von Wirbelsäule und Rumpf wesentlich intensiver. Wenn Sie Ihre Rückenmuskulatur kräftigen wollen, dann trainieren Sie die dynamischen Brücken ein- bis zweimal pro Woche, wie in meinem ersten Buch beschrieben, und üben Sie die Trifecta zur Gesunderhaltung Ihrer Gelenke und nicht als anspruchsvollen Kraftsport.

16. Die L-Sitz-Progression

Rosskur für schmerzende Hüften und Lendenbereich

Ebenso wie die Wirbelsäule ist auch der Taillen-/Beckengürtel bei vielen modernen Athleten eine schmerzhafte Problemzone. Allen geht es heute um das Aussehen, den sich sichtbar abzeichnenden Sixpack des M. rectus abdominis. Aber was ist mit den tieferen Muskelschichten, dem M. psoas, den Hüftflexoren, dem M. iliacus, dem M. transversus abdominis? Für Kraft und Funktion sind diese Muskeln wesentlich wichtiger als der berühmte Sixpack, und dennoch werden sie vernachlässigt – mitunter sogar absichtlich. Wenn Sie in einem »Sonderheft Bauchmuskeltraining« aus dem Zeitschriftenregal blättern, stoßen Sie auf Artikel, in denen verraten wird, wie man die Hüftflexoren aus dem Bauchmuskeltraining ausklammert. Aber das ist doch Wahnsinn! Die äußeren Muskeln werden auf Kosten der tiefer liegenden Muskelschichten aufgepäppelt. Und dann wundert man sich, warum so viele moderne Menschen (und sogar moderne Athleten) unter Problemen wie Tendinitis, Ischias, Arthrose usw. leiden. Aber wie kann man auch eine starke untere Körperhälfte haben, wenn die Muskeln, die Rumpf und Becken zusammenhalten sollten, schwach sind? Ihre Schwäche macht sich bei jeder Bewegung bemerkbar.

Die Kraftsportler der alten Schule wussten um die Bedeutung einer starken tiefen Rumpfmuskulatur, und im Fernen Osten ist dieses Wissen bis heute lebendig. Ein Kung-Fu-Meister atmet und kämpft aus seiner Mitte heraus. Bruce Lee hatte sich dieses Prinzip angeeignet und wusste im Unterschied zu zeitgenössischen amerikanischen Muskelprotzen, dass Kraft nicht von dicken Armen kommt. Er hatte begriffen, dass Kraft und Funktionalität der Taille entspringen, und deshalb stand für ihn das Training des stützenden Muskelkorsetts von Becken, Wirbelsäule und Rumpf an erster Stelle. Auch in japanischen Kampfsportarten weiß man um die Bedeutung des *tanden* oder *hara* genannten Gravitationszentrums des menschlichen Körpers.

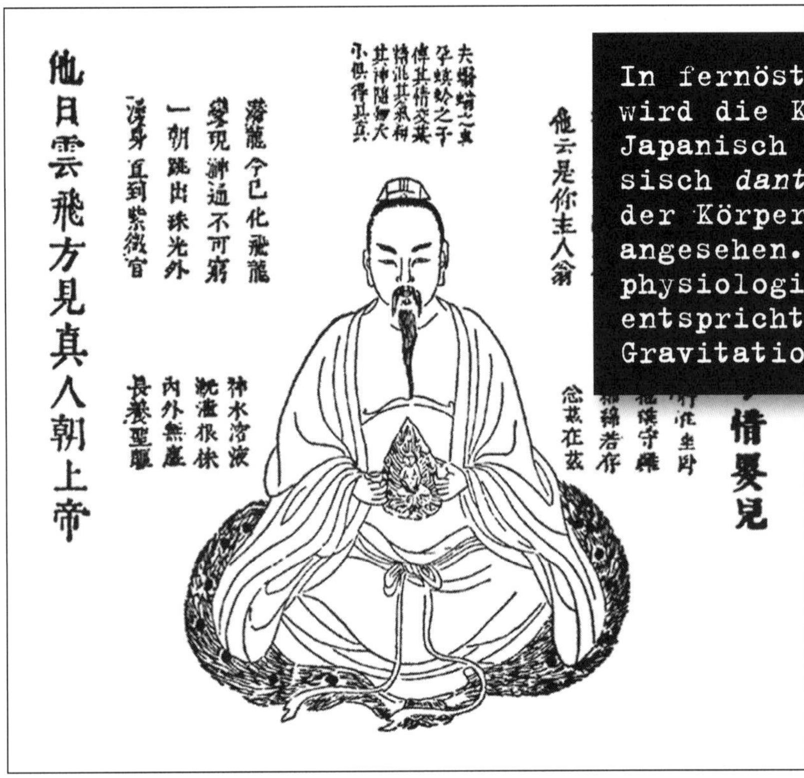

In fernöstlichen Kulturen wird die Körpermitte (auf Japanisch *tanden*, auf Chinesisch *dantian*) als Quelle der Körperkraft, der Energie angesehen. Anatomisch-physiologisch betrachtet, entspricht sie unserem Gravitationszentrum.

Japaner bauten auf diesem Konzept ganze Kampfsysteme auf. Im Laufe der Jahrhunderte wurde auch im Fernen Osten viel Quatsch geschrieben, doch die ursprüngliche Vorstellung war bei Weitem nicht so mystisch, wie es heute den Anschein hat: Sie besagt, dass sich Kraft von der Körpermitte nach außen bewegt. Aus diesem Grund glaubten die alten Japaner, die Seele säße im Nabel, und aus demselben Grund schlitzten sich Samurai, die sich selbst auslöschen wollten, den Bauch auf. Diese Art des Selbstmords nannten sie *Hara-kiri*, das »Zerschneiden des *Hara*«.

Kampfsportler, die außer Muskeln auch Köpfchen haben, wissen, dass es beim Aufbau der tiefen Muskelschichten des Bauchs um mehr als nur darum geht, einen schönen Sixpack zu entwickeln: Ziel ist es, die Muskeln und Sehnen zu trainieren, die Rumpf und Beine stabilisieren. Crunches, isolierende Übungen und Maschinentraining können das nicht – kraftvolle aktive Elastizitätsübungen, bei denen man die gestreckten Beine hebt, schon. Es ist vollkommen egal, wie sexy Ihr Bauch aussieht. Wenn Sie nicht imstande sind, von einer Reckstange hängend die Beine gestreckt und vollkommen waagerecht zu halten, sind die tieferen Muskelschichten von Bauch und Hüften schwach, und Sie sollten etwas dagegen tun.

Hängendes Beinheben und L-Sitz

Hängendes Beinheben ist eine ideale Kräftigungsübung für die tiefen Muskeln von Becken und Bauch, die allerdings zu anstrengend ist, um sie häufig zu trainieren. Weil die Gelenke regelmäßig geschmiert werden sollten, eignen sich, wie ich bereits in Kapitel 14 erklärte, ermüdende Übungen nicht als Gelenktraining. Behalten Sie das hängende Beinheben in Ihrer Muskeltrainingsroutine, aber üben Sie häufiger den L-Sitz als Teil eines Trifecta-Programms.

L-Sitz-Übungen bereichern jedes Trainingsprogramm für kugelsichere Gelenke. Das Halten der oberen Position maximiert nicht nur die Kontraktion der tiefen Muskelschichten, sondern es dehnt auch die Wirbelsäule und baut im unteren Rücken »geschmeidige Kraft« auf. Weil die Muskeln der Taille an der Wirbelsäule verankert sind, muss sich der untere Rücken anstrengen, um sich bei der starken Kontraktion der anterioren Kette zu stabilisieren. Dadurch entwickelt der L-Sitz auf hervorragende und sichere Weise im Rücken Beweglichkeit unter Spannung, macht ihn dadurch stark und schützt ihn vor Verletzungen. Sie könnten den L-Sitz auch hängend trainieren, doch am Boden ist es praktischer, weil man dafür keine Reckstange braucht.

Ausbau des L-Sitzes

Vergessen Sie bitte nicht, dass die Trifecta ein Programm ist, das subjektive Fähigkeiten fördern soll, also die Art und Weise, wie sich Ihre Gelenke anfühlen und wie sie funktionieren. Es geht dabei also nicht darum, objektive Ergebnisse zu erzielen, wie z. B. vorführbare akrobatische Kunststücke. Wenn Sie mit dem Training beginnen, sollten Sie sich eine Übung heraussuchen, die sich für Sie richtig anfühlt. Wenn Sie so weit sind, dass Sie sie mühelos beherrschen, versuchen Sie es mit einer härteren Variante.

Eine Haltezeit von 20 Sekunden, die in mehrere »Sätze« aufgeteilt werden kann, ist für das Dehnen und das Schmieren der Gelenke mehr als genug. Wenn Sie Ihr Training anspruchsvoller gestalten wollen, können Sie die Endpositionen länger halten und mehr Sätze anhängen. Aber wozu eigentlich? Wenn Sie mehr Kraft in der Körpermitte aufbauen wollen, sollten Sie einfach mehr Energie in das hängende Beinheben investieren!

Schritt 1 Halten mit gebeugten Beinen

Durchführung

Für diese Übung brauchen Sie einen stabilen Stuhl mit Armlehnen – oder einen Barren. Stützen Sie sich mit geraden oder leicht gebeugten Armen auf den Armlehnen (oder Barrenstangen) ab, spannen Sie die obere Körperhälfte an, und heben Sie die Knie an. In der Endposition sollten die Oberschenkel mindestens parallel zum Boden sein (siehe Foto). Wenn Ihnen die Übung mit der Zeit leichter fällt, heben Sie die Knie höher (Halten mit angezogenen Beinen), um die aktive Dehnung zu verstärken. Füße und Beine bleiben eng zusammen. Atmen Sie dabei normal.

Übungsanalyse

Die meisten Athleten liegen beim Bauchmuskeltraining (z. B. bei Crunches) mit dem Rücken auf dem Boden, um Becken und unteren Rücken aus der Bewegung herauszuhalten. Da die Muskeln aber von Natur aus alle zusammenarbeiten sollen, hat diese Methode ein körperliches Ungleichgewicht zur Folge. Das Halten mit gebeugten Beinen *(Bent leg hold)* korrigiert das, indem es das Muskelkorsett kräftigt und in der Lendenmuskulatur, die sich dehnt, um den Rumpf zu stabilisieren, Beweglichkeit unter Spannung aufzubauen beginnt.

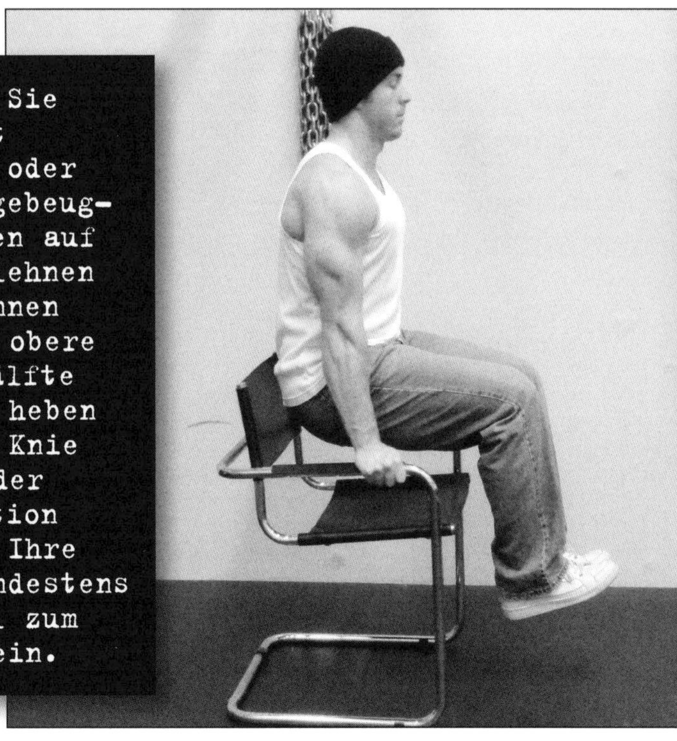

Stützen Sie sich mit geraden oder leicht gebeugten Armen auf den Armlehnen ab, spannen Sie die obere Körperhälfte an, und heben Sie die Knie an. In der Endposition sollten Ihre Knie mindestens parallel zum Boden sein.

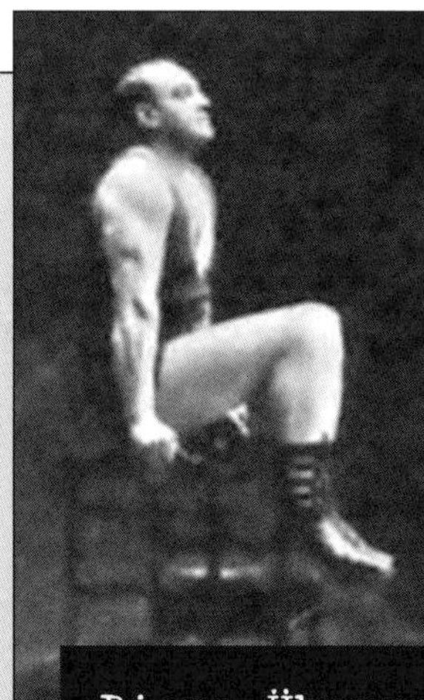

Diese Übungen sind altbewährt. Der große Kraftathlet Thomas Inch praktizierte sie bereits vor über 100 Jahren.

Schritt 2 Halten mit geraden Beinen

Durchführung

Sie brauchen wieder einen Stuhl oder Barren. Stützen Sie sich mit geraden oder leicht gebeugten Armen auf den Armlehnen (oder Barrenstangen) ab, spannen Sie die obere Körperhälfte an, und heben Sie die Knie an. In der Endposition sollten die Oberschenkel mindestens parallel zum Boden sein (bis jetzt ist es ein Halten mit gebeugten Beinen). Strecken Sie die Beine nun, bis sie ganz gerade sind. Dabei sinken die Füße ab, die Beine bilden eine Diagonale (siehe Foto). Wichtig ist, dass die Beine durchgestreckt sind. Füße und Beine bleiben eng zusammen. Atmen Sie dabei normal.

Übungsanalyse

Wenn sich Rücken und Körpermitte an das Halten mit gebeugten Beinen angepasst haben, wird es Zeit, es etwas schwerer zu machen, indem Sie die Beine strecken. Dies ist der Zweck dieser Übung *(Straight leg hold)*. Weil die Muskeln der posterioren Kette untereinander verbunden sind, verstärkt das Dehnen der ischiocruralen Muskulatur die Dehnung in unterem Rücken und Taille. Das wiederum intensiviert die Beweglichkeit unter Spannung dieser Regionen, kräftigt die Beckenmuskulatur und bereitet den Athleten auf die folgenden, schwierigeren Übungen vor.

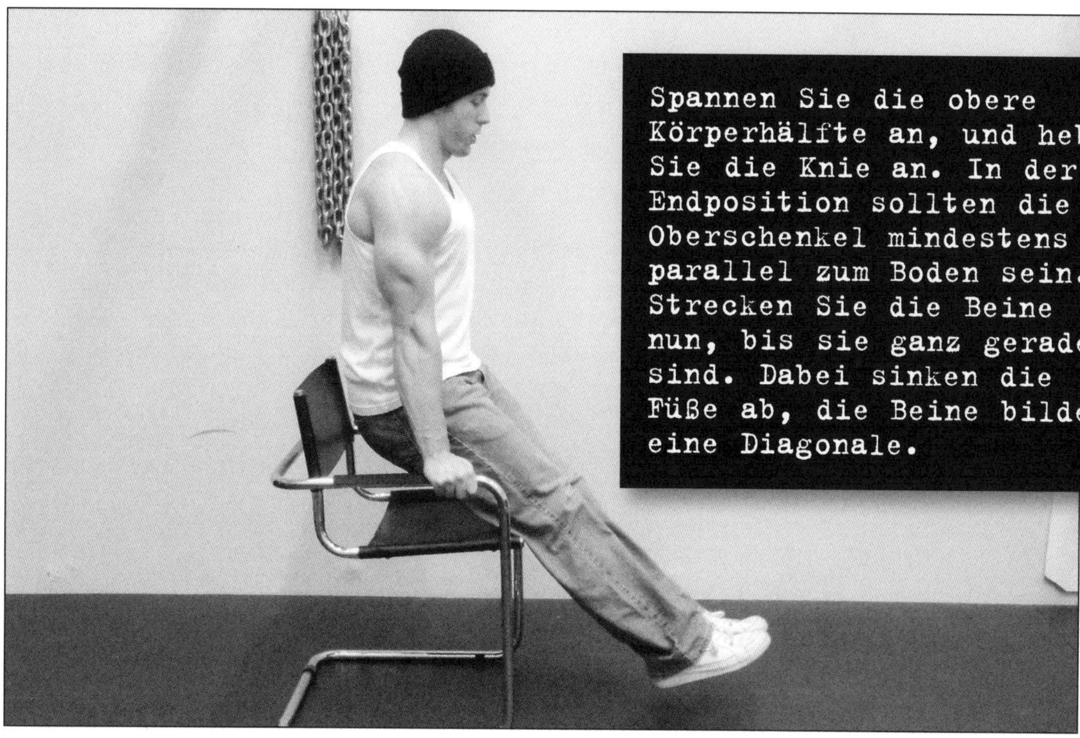

Spannen Sie die obere Körperhälfte an, und heben Sie die Knie an. In der Endposition sollten die Oberschenkel mindestens parallel zum Boden sein. Strecken Sie die Beine nun, bis sie ganz gerade sind. Dabei sinken die Füße ab, die Beine bilden eine Diagonale.

Schritt 3 N-Sitz

Durchführung

Für diese Übung gibt es mehrere Namen, aber im Knast hieß sie meistens N-Sitz, weil man dabei wie ein umgedrehtes N aussieht. Setzen Sie sich auf den Boden, und legen Sie die Hände neben den Hüften flach ab. Die Beine sind eng zusammen und angestellt. Spannen Sie den Oberkörper an, und stemmen Sie sich mit geraden Armen vom Boden hoch, bis Gesäß und Füße in der Luft sind; jetzt haben nur noch die Handflächen Bodenkontakt (siehe Foto). Wenn Ihnen das anfangs schwerfällt, stützen Sie die Hände zunächst auf zwei Bücherstapeln auf. Weiter geht es, indem Sie sich auf den Fäusten aufstützen und schließlich auf den Händen.

Übungsanalyse

Der N-Sitz *(N-hold)* sieht nicht viel anders als das Halten mit gebeugten Beinen aus, doch ist das Anheben der Beine vom Boden aus wesentlich anstrengender als auf den Stühlen. Damit Füße und Gesäß hochkommen, muss der Rumpf Schwerarbeit leisten. Doch die Mühe lohnt sich: Die intensiveren Muskelkontraktionen bauen in der Wirbelsäulenregion, die sich stark anspannen muss, um oben zu bleiben, eine beeindruckende geschmeidige Kraft auf.

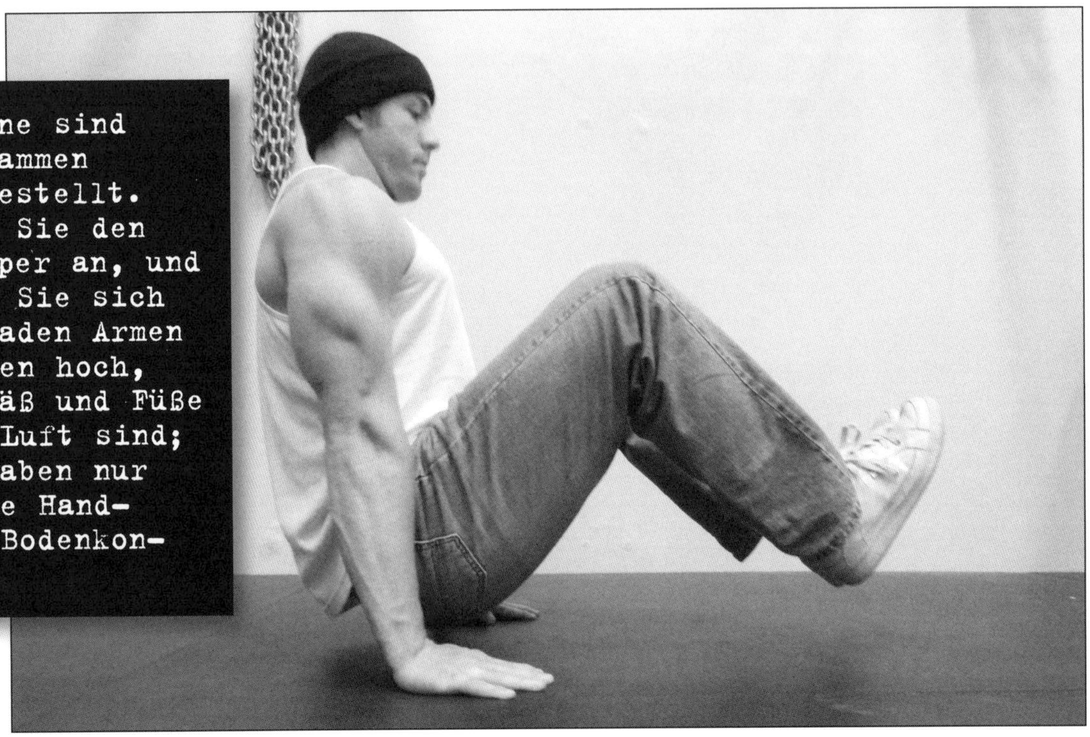

Die Beine sind eng zusammen und angestellt. Spannen Sie den Oberkörper an, und stemmen Sie sich mit geraden Armen vom Boden hoch, bis Gesäß und Füße in der Luft sind; jetzt haben nur noch die Handflächen Bodenkontakt.

Schritt 4 Ungleicher N-Sitz

Durchführung

Setzen Sie sich auf den Boden, gehen Sie in den N-Sitz (siehe linke Seite), und strecken Sie sodann ein Bein so gerade, wie Sie können. Ziel ist es, das Bein gestreckt zu halten, während das andere Bein gebeugt bleibt. Dabei darf Ihre untere Körperhälfte zu keinem Zeitpunkt den Boden berühren (siehe Foto). Ziehen Sie das gestreckte Bein anschließend wieder an, und wiederholen Sie das Strecken mit dem anderen Bein. Wenn Sie stärker werden und Ihnen diese Übung leichter fällt, strecken Sie erst das eine und sodann auch das zweite Bein aus. Diese Übung bildet den Übergang zum vollständigen L-Sitz.

Übungsanalyse

Der ungleiche N-Sitz *(Uneven N-hold)* ist eine natürliche Weiterentwicklung des N-Sitzes. Das Strecken eines Beins verstärkt die Auswirkung von Hebelkraft und die Anforderungen auf die Flexoren der Hüfte. Gleichzeitig dehnt es die ischiocrurale Muskulatur und den unteren Rücken. Wenn Sie das Halten mit geraden Beinen beherrschen, sollte Ihnen diese Übung keine allzu großen Schwierigkeiten bereiten. Die geschmeidige Kraft ist bereits vorhanden.

Ziehen Sie das gestreckte Bein anschließend wieder an, und wiederholen Sie das Strecken mit dem anderen Bein. Wenn Sie stärker werden und Ihnen diese Übung leichter fällt, strecken Sie erst das eine und sodann auch das zweite Bein aus.

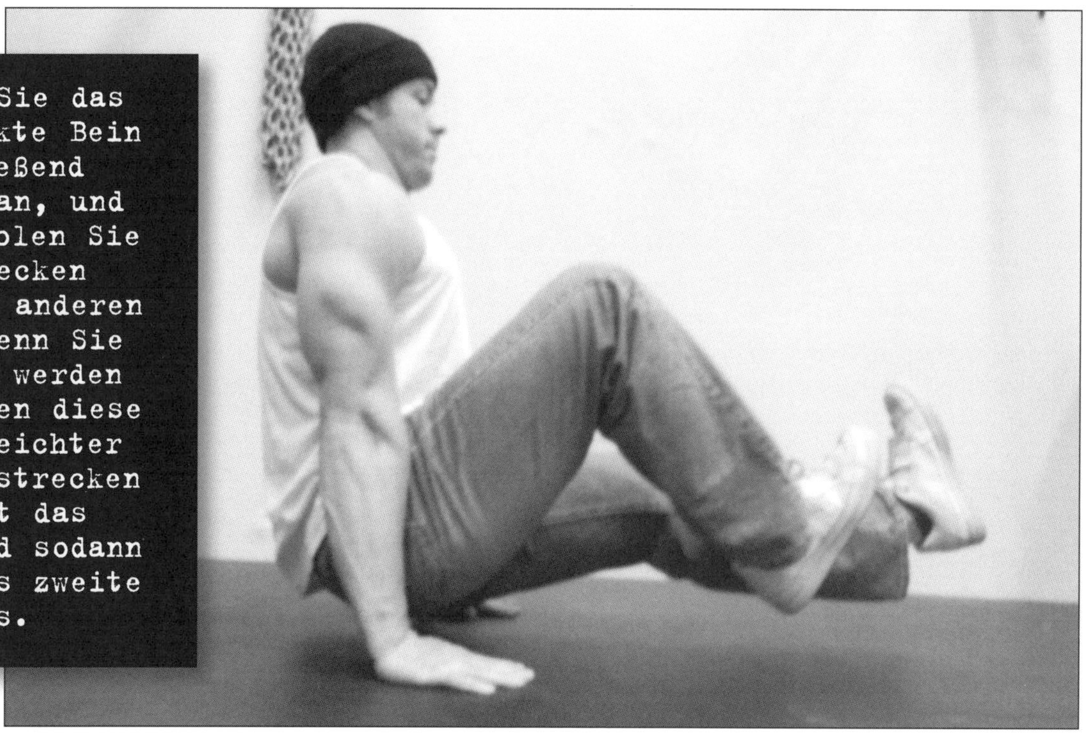

SCHRITT 5 L-Sitz

Durchführung

Setzen Sie sich auf den Boden, und legen Sie die Hände neben den Hüften flach ab. Die Beine sind eng zusammen und gestreckt, die Zehen zeigen zur Decke. Spannen Sie den Oberkörper an, und stemmen Sie sich mit geraden Armen vom Boden hoch, bis Gesäß und Füße in der Luft sind. Jetzt haben nur noch die Handflächen Bodenkontakt. Ihre Beine sollten mindestens parallel zum Boden sein (siehe Foto). Wie bei allen Übungen dieser Serie, die am Boden stattfinden, können Sie es sich anfangs leichter machen, indem Sie die Hände zuerst auf Bücherstapel legen und sich später von den Fingerknöcheln aus hochstemmen (siehe unteres Foto). Wird der L-Sitz zu leicht, gehen Sie in den V-Sitz (mit hochgereckten Füßen) über.

Spannen Sie den Oberkörper an, und stemmen Sie sich mit geraden Armen vom Boden hoch, bis Gesäß und Füße in der Luft sind. Jetzt haben nur noch die Handflächen Bodenkontakt. Ihre Beine sollten mindestens parallel zum Boden sein.

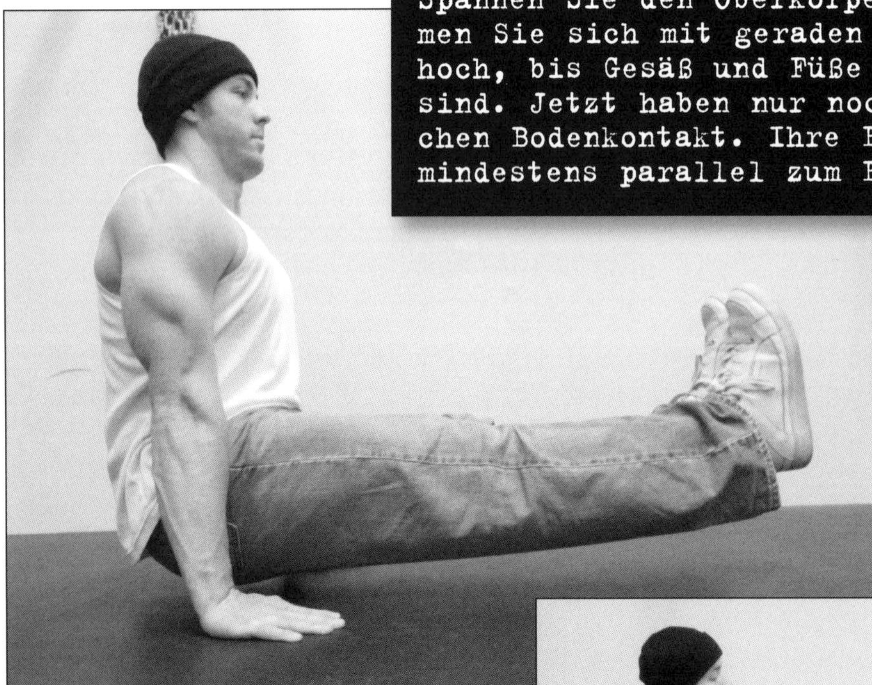

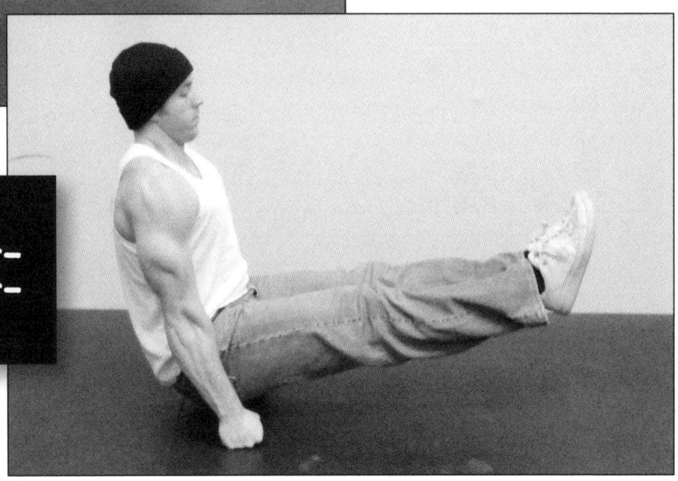

Zur Erleichterung können Sie sich anfangs auf Bücherstapeln oder auf den Fingerknöcheln abstützen.

Kugelsichere Gelenke: die Wirkungen

Der L-Sitz eignet sich ausgezeichnet, um steife Problemzonen zu mobilisieren – besonders auch die Hüften und den unteren Rücken.

- Die meisten Athleten dehnen ihre posteriore Kette, indem sie sich nach vorne beugen oder sich mithilfe der Schwerkraft passiv dehnen. Der L-Sitz dehnt die posteriore Kette aktiv mittels Muskelkontraktionen. Dadurch wird funktionelles Bewegungsausmaß auf- und ausgebaut: Elastizität, die kontrollierbar ist.
- Das durch den L-Sitz generierte Bewegungsausmaß ermöglicht natürlichere, gesündere, sicherere und kraftvollere Bewegungsabläufe.
- Der untere Rücken muss während der Übung angespannt bleiben, um die Hüften zu stabilisieren. Dadurch entsteht Beweglichkeit unter Spannung oder »geschmeidige Kraft«.
- Durch eine Steigerung der geschmeidigen Kraft im unteren Rücken entsteht ein gewisser Verletzungsschutz beim Gewichtheben – mit anderen Worten: ein kugelsicherer Rücken.
- Der L-Sitz verbessert den Tonus der tieferen Gewebeschichten des Beckens, kräftigt die Muskeln nahe den Knochen und vermindert das Risiko chronischer Hüftleiden.
- Der L-Sitz mobilisiert die Lendenwirbel und regt den Durchfluss von Gelenkflüssigkeit an.
- Atmen Sie bei allen Übungen dieser Progressionsserie normal, und spannen Sie während des Trainierens die gesamte Zeit über die Bauchmuskeln an. Das kräftigt den M. transversus abdominis, verringert die Leistenbruchgefahr und wirkt der Erschlaffung der Bauchdecke entgegen.
- Wenn Sie den L-Sitz als Teil des Trifecta-Programms üben, verbessern Sie dadurch die Durchblutung des unteren Rückens. Dadurch können Entzündungen, verletztes Gewebe und sogar beschädigte Bandscheiben besser abheilen.
- Das häufige Wiederholen dieser Übung beseitigt Verklebungen und Verspannungen in den Hüften, bewirkt, dass sich die Beine »leicht« anfühlen, und lockert steife oder vorzeitig zusammengewachsene Wirbel der unteren Wirbelsäule.

Noch ein paar Schritte weiter

Wenn der L-Sitz für Sie keine Herausforderung mehr darstellt und Sie finden, dass er Ihre Ketten nicht ausreichend dehnt oder kontrahiert, steigern Sie die Schwierigkeit, indem Sie die Füße anheben. Die Beine bleiben dabei gestreckt und eng zusammen. Dies ist der V-Sitz.

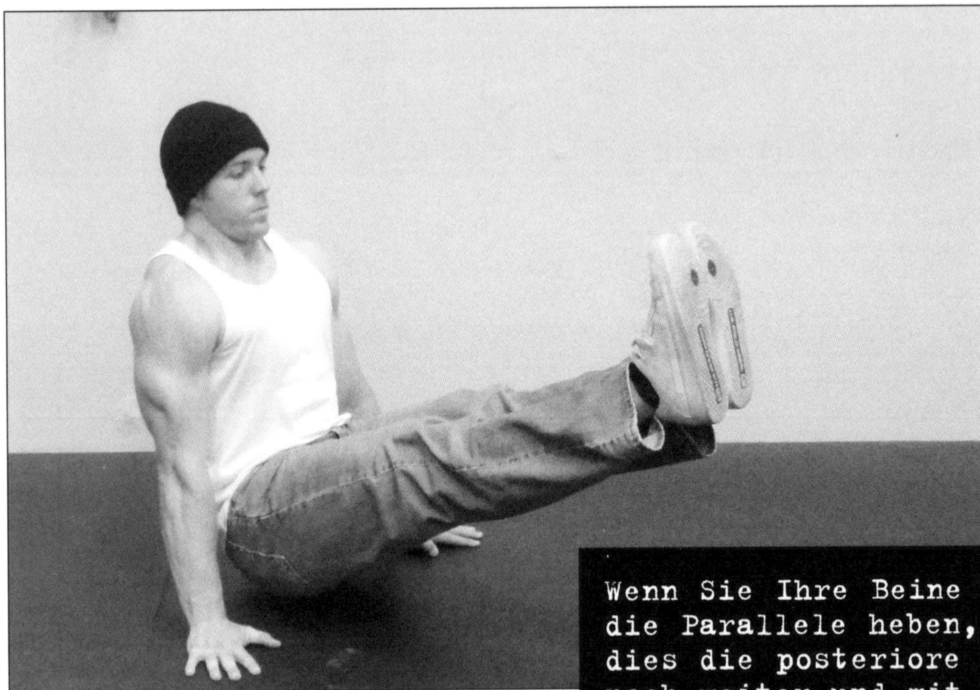

Wenn Sie Ihre Beine über die Parallele heben, dehnt dies die posteriore Kette noch weiter und mit erhöhter Spannung. Dies ist echte geschmeidige Kraft!

L-Sitz und V-Sitz unterscheiden sich nicht groß; im Grunde ist der V-Sitz die Erweiterung des L-Sitzes, und alle beide sind wiederum Erweiterungen derselben Grundübung.

Wenn Sie den V-Sitz beherrschen, haben Sie etwas erreicht, das nur wenigen Menschen vergönnt ist, und es macht keinen Sinn, noch schwierigere und härtere Übungen anzustreben. Natürlich werden Sie welche finden, wenn Sie lange genug danach suchen, doch Ihre Gelenke werden nichts davon haben. Kraft ist eine tolle Sache, doch bei der Trifecta geht es in erster Linie darum, die Gelenke zu ernähren, zu schmieren und einen angeschlagenen Körper wieder fit und geschmeidig zu machen – oder, um es krass auszudrücken: um vorzeitig eingetretene Leichenstarre wieder rückgängig zu machen. Zirkustricks zu lernen ist cool, aber Ihren Gelenken ist damit nicht unbedingt gedient.

Die in diesem Kapitel beschriebenen Übungen sind alles, was Sie machen müssen, um kugelsichere Gelenke zu bekommen.

Licht aus!

Hier habe ich noch eine einfache Rechenaufgabe für Sie:

Schmerzen an der Lendenwirbelsäule + schwaches Becken = der »Fluch« moderner Athleten

Traurig, aber wahr. Häufig werden derartige Probleme als unausweichlicher Teil des Lebens angesehen, als Folge von Alterung, Abnutzung oder einem angeborenen Fehler im Körperbau.

Das moderne Bauchmuskeltraining, das in einer endlosen Abfolge von Crunches auf dem Hallenboden besteht, wird oft mit Rückenschmerzen in Verbindung gebracht. Aber warum eigentlich? Soll man denn vom Bauchmuskeltraining Rückenschmerzen bekommen?

Ganz klar: nein. Doch wenn man die Bauchmuskeln isoliert, stellen sich die Rückenschmerzen ein. Menschen, die mit Pilates experimentieren, um die Körpermitte zu stärken, führen am Boden sitzend Beinheben aus, wobei der Rücken jedoch den Boden nicht berührt. Raten Sie mal, was Profisportler wie Tiger Woods, Pat Cash und Curt Shilling »entdeckten«, als sie diese Übungen ausführten? Dass ihre chronischen Rückenschmerzen verschwanden. Sobald sie die beliebten isolierenden Übungen bleiben ließen und stattdessen Bauch- und Rückenmuskeln beim Beinheben und Halten forderten, wurden ihre Gelenke kräftiger, funktioneller und wesentlich gesünder.

Aber keine Panik! Sie brauchen sich jetzt nicht in komplexe Trainingssysteme wie Pilates einzuarbeiten, um diese Ergebnisse zu erzielen. Vergessen Sie alle anderen modernen Methoden, und konzentrieren Sie sich auf das, was wirklich hilft: auf den L-Sitz!

17. Die Drehhaltung-Progression

Entfesseln Sie Ihre funktionelle Triade

Wenn Sie sich kräftige Gelenke wünschen, macht es keinen Sinn, immer nur Arme und Beine zu trainieren. Funktionelle Bewegung basiert auf dem Zusammenspiel der Körperteile und geht stets vom Rumpf aus, d.h. von der Wirbelsäule, dem Muskelkorsett von Becken und Taille und dem Schultergürtel. Es macht keinen Sinn, anderswo dicke Muskeln aufzubauen, wenn diese Kernbereiche schwach bleiben.

Dies ist etwas, was moderne Bodybuilder einfach nicht begreifen. Sie trainieren, damit ihre Beine und Arme dicke Muskelpakete bekommen, und verstehen nicht, warum sie trotz des eifrigen Trainierens ständig von akuten oder chronischen Verletzungen geplagt werden. Die Ursache dafür aber ist, dass sie sich auf ihre äußeren Muskeln konzentrieren, während die tiefer liegenden Muskelschichten ihres Körpers, das Muskelkorsett, schwach und steif werden. Dabei sind es gerade die tiefer liegenden Muskeln, die den Bewegungsapparat zusammenhalten und dafür sorgen, dass alles an seinem Platz bleibt. Sie sind so etwas wie das Fundament eines Gebäudes. Über schwachen tiefer liegenden Muskeln dicke äußere Muskelpakete aufzubauen ist, als würde man auf ein schwaches Fundament einen riesigen, schweren Wolkenkratzer setzen. Da sind die Probleme praktisch programmiert!

Schulterschmerzen und Schulterschwäche adieu

In diesem Teil des Buchs haben wir uns bereits mit einem schwachen Rücken (der durch die Brücke geheilt werden kann) und mit einer schwachen Hüftpartie (die der L-Sitz kräftigt) befasst. Der Schultergürtel ist ein weiterer Bereich, in dem tiefe Muskelschichten sitzen, die von modernen Trainern gerne ignoriert werden. Die meisten Gewichtheber packen sich dicke Muskelpakete auf Brust und Schultern, ohne sich weiter um die unter Brust- und Deltamuskeln sowie Lats liegenden inneren Muskeln zu kümmern (zu denen z.B. die Rotatorenmanschette gehört). Doch wenn diese Muskeln nicht auch trainiert werden, sind sie ständig gereizt, bis sie eines Tages den Geist aufgeben und steif bleiben. Wenn Sie sich mit einem langjährigen Gewichtheber unterhalten, wird er früher oder später auf die Schulterschmerzen zu sprechen kommen, die ihn »ganz plötzlich« überfallen haben. Derartige Verletzungen sind keinesfalls die Folge von Unfällen. Denn wenn ein Athlet mit schwachen Rotatorenmanschetten schwere Gewichte stemmt, sind Verletzungen unvermeidlich. Leider haben die meisten Athleten keine Ahnung von aktiven Elastizitätsübungen und wissen auch nicht, wie sie den Schultergürtel in diesem Sinne trainieren sollen. In ihrer Unwissenheit behandeln sie die Rotatorenmanschette, als sei sie irgendeine andere beliebige Muskelgruppe, und versuchen, sie mit kleinen Kurzhanteln oder leicht eingestellten Kabeln auf Zack zu bringen. Doch das wird diese Muskeln nicht kräftigen, sondern die Reizungen und Schmerzen eher noch verstärken.

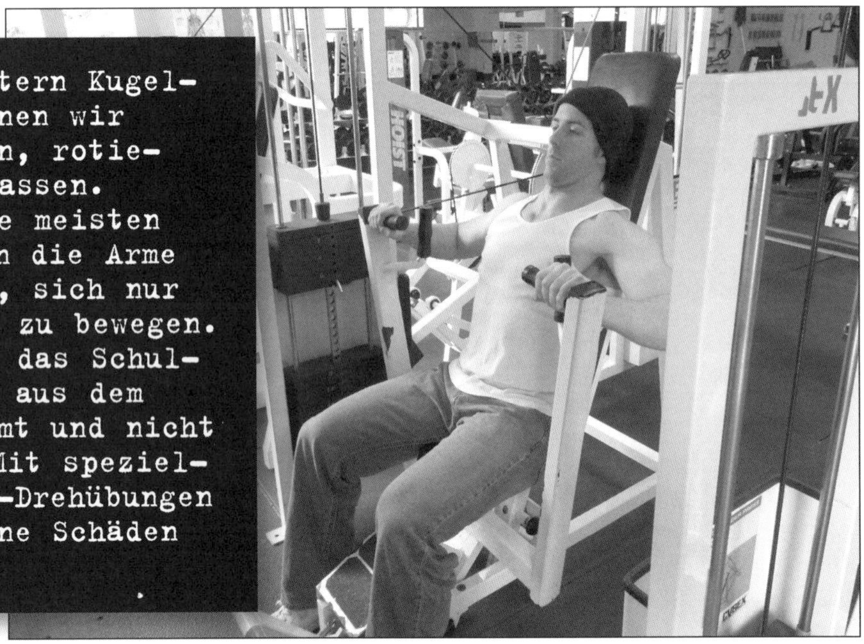

Weil unsere Schultern Kugelgelenke sind, können wir unsere Arme drehen, rotieren und kreisen lassen. Leider zwingen die meisten Trainingsmaschinen die Arme buchstäblich dazu, sich nur gerade auf und ab zu bewegen. Kein Wunder, dass das Schultergelenk dadurch aus dem Gleichgewicht kommt und nicht mehr rundläuft. Mit speziellen Eigengewichts-Drehübungen können aufgetretene Schäden behoben werden.

Die Rotatorenmanschette trainiert man am besten mit Eigengewichtsübungen: mit aktiv drehenden Übungen, die die Rotatorenmanschette sanft dehnen und lockern und Ihnen zu der in Kapitel 12 besprochenen »geschmeidigen Kraft« verhelfen. Wenn Sie die korrekte Drehhaltung beherrschen, können Sie Ihren Schulterproblemen adieu sagen.

Die großen Sieben?

Ich muss Ihnen etwas verraten: Als ich die *Big Six* zusammenstellte, die sechs Grundübungen in *Trainieren wie im Knast 1* – Liegestütze, Kniebeugen, Klimmzüge, Beinheben, Brücken und Handstand-Liegestütze –, war ich in Versuchung, die Drehhaltung hinzuzufügen, weil sie mir so wichtig ist. Richtig ausgeführt, ist sie eine großartige Übung für den Rücken, die auch viel zur

Elastizität des Rumpfs beiträgt. Drehungen besitzen die beinahe magische Fähigkeit, Schulterschmerzen zu beseitigen, und fordern außerdem die lateralen Ketten, auf die meine *Big Six* nicht speziell abzielen.

Letztlich habe ich die Drehhaltung aus meinem ersten Buch dann aber doch herausgelassen, weil sie eigentlich keine Kraftübung ist und weniger »Old School« als die anderen sechs. Das ändert aber nichts daran, dass ich sie sehr schätze.

Let's twist again

Wenn Sie auf der Grundlage von *Trainieren wie im Knast 1* trainieren, genießen Sie bereits einige der Vorteile, die Brücke (in diesem Fall dynamische Brücken) und L-Sitz (beim Beinheben) bieten. Wenn Sie nicht das Bedürfnis verspüren, zusätzlich auch noch ein separates Gelenk-/Mobilitätsprogramm wie die Trifecta durchzuarbeiten, ist das in Ordnung. Aber auch wenn Sie sonst nichts aus diesem zweiten Buch übernehmen: *Integrieren Sie die Drehhaltung in Ihr Trainingsprogramm!*

Zweimal pro Woche ist genug, dreimal wäre noch besser. Sie können diese Übungen in Ihr Eigengewichts-Workout einbauen oder sie an einem anderen Tag machen – aber machen Sie sie! Die positive Wirkung auf den Körper ist enorm: Die Drehhaltung richtet die Wirbelsäule aus, lockert einen steifen Rücken, heilt und kräftigt die Rotatorenmanschette und dehnt die Seiten des Körpers. Sie dehnt sogar – und auf gesunde Weise – Ellbogen und Unterarme.

So, sind Sie jetzt bereit dafür, regelmäßig zu drehen? Ausgezeichnet! Sie werden es nicht bereuen. Auf den folgenden Seiten zeige ich Ihnen, wie es geht.

Schritt 1 Drehhaltung mit gestrecktem Bein

Durchführung

Setzen Sie sich mit gestreckten Beinen auf den Boden. Beugen Sie ein Bein so, dass der Fuß innen neben dem Knie des anderen Beins flach aufsetzt. Drehen Sie die gegenüberliegende Schulter zum aufgestellten Knie, und legen Sie den Ellbogen dieser Seite über das Knie. Kopf und Hals machen die Rumpfdrehung mit. Mit der Hand des gestreckten Arms stützen Sie sich am Boden ab (siehe Foto). Halten Sie die Position die erforderliche Zeit, atmen Sie normal, und wiederholen Sie die Übung anschließend auf der anderen Seite.

Übungsanalyse

Jeder, der nicht verletzt oder in seinen Bewegungen eingeschränkt ist, sollte die Drehhaltung mit gestrecktem Bein *(Straight leg twist hold)* ausführen können. Sie lernen dabei die Grundhaltung für alle Drehvarianten, doch dank des ausgestreckten Beins und der natürlichen Armpositionen ist die Drehung noch sehr sanft. Dennoch lockert auch diese, ein paar Sekunden lang gehaltene Position bereits Knoten und Verspannungen in Hüften, Rücken und Schultern. Außerdem bekommt der Bizeps des gestreckten Arms ein wenige Elastizitätstraining – ein besonderer Bonus für verspannte Gewichtheber, die härtere Drehungen anstreben.

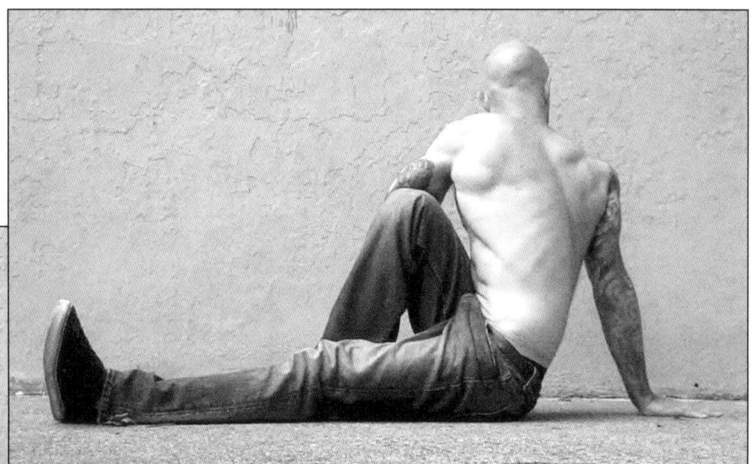

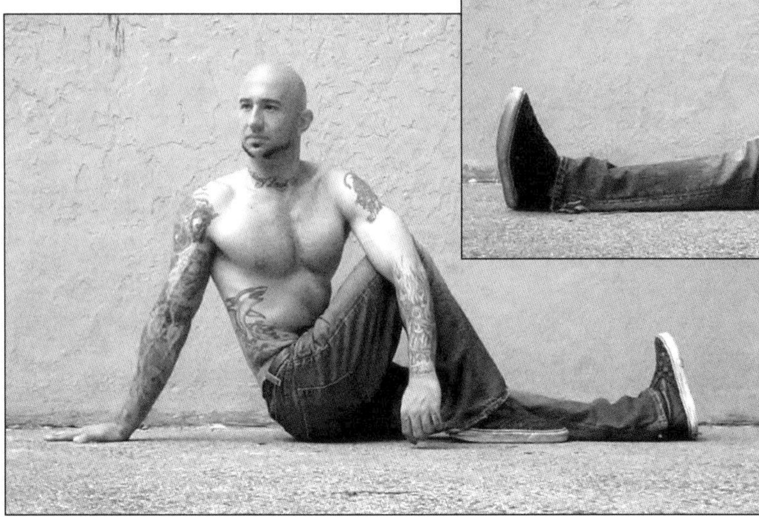

Schritt 2 Leichte Drehhaltung

Durchführung

Setzen Sie sich mit gestreckten Beinen auf den Boden. Beugen Sie ein Bein so, dass der Fuß außen neben dem Knie des anderen Beins flach aufsetzt. Beugen Sie das andere Bein so, dass Ihre Ferse Kontakt zum Gesäß bekommt, ohne das Bein vom Boden zu heben. Drehen Sie die gegenüberliegende Schulter zum aufgestellten Knie, und legen Sie den Ellbogen dieser Seite von außen gegen das Knie. Mit der Hand des gestreckten Arms stützen Sie sich am Boden ab. Kopf und Hals machen die Rumpfdrehung mit (siehe Fotos). Halten Sie die Position die erforderliche Zeit, atmen Sie normal, und wiederholen Sie die Übung anschließend auf der anderen Seite.

Übungsanalyse

Die leichte Drehhaltung *(Easy twist hold)* ist etwas anstrengender als die vorhergehende Übung. Indem Sie das zweite Bein beugen und nach innen bewegen, dehnen Sie die Muskeln von Oberschenkel und Hüfte (Quadrizepse, Tensoren, M. gluteus medius usw.). Da alle Muskeln der lateralen Kette miteinander in Verbindung stehen, verstärkt sich dadurch die Dehnung der darüberliegenden Körperregionen, sodass bei dieser Übung Taille, obere Wirbelsäule und Schultern profitieren. Dehnen Sie sich entsprechend Ihrer Kraft, erzwingen Sie nichts.

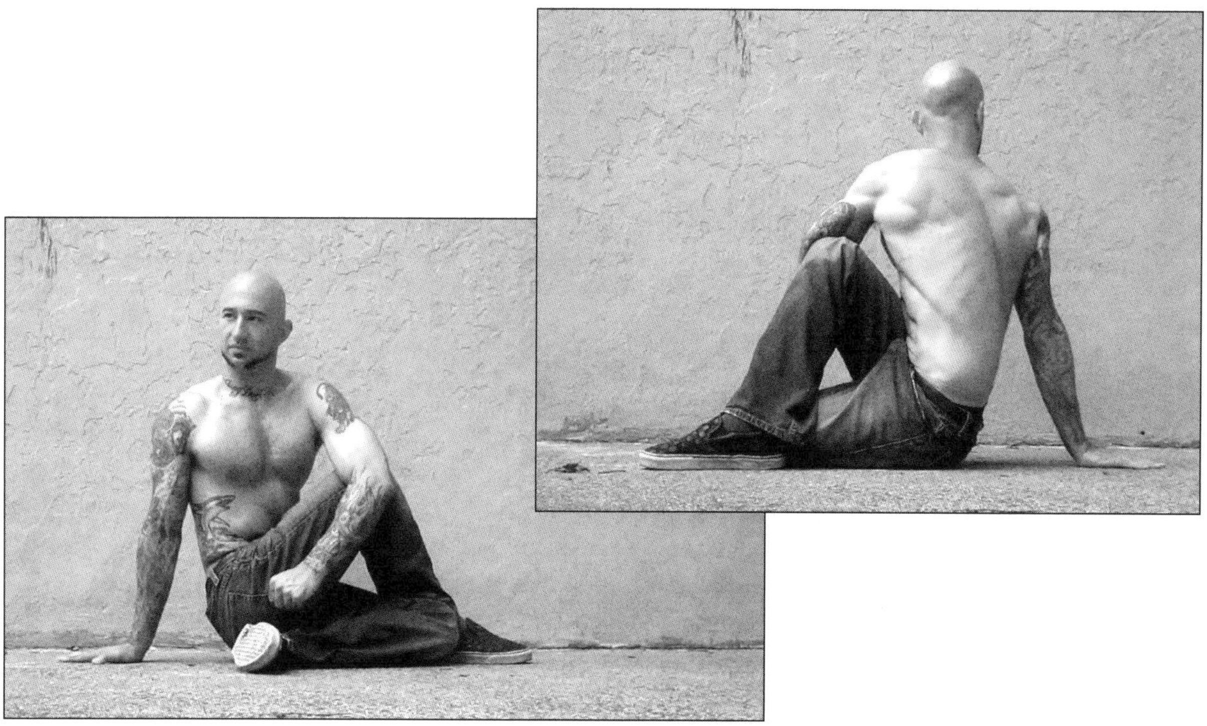

Schritt 3 Halbe Drehhaltung

Durchführung

Setzen Sie sich mit gestreckten Beinen auf den Boden. Beugen Sie ein Bein so, dass der Fuß außen neben dem Knie des anderen Beins flach aufsetzt. Beugen Sie das andere Bein so, dass Ihre Ferse Kontakt zum Gesäß bekommt. Drehen Sie die gegenüberliegende Schulter zum aufgestellten Knie, und legen Sie den Arm parallel zum Schienbein auf das gebeugte Bein; die Finger liegen auf dem Rist. Mit der Hand des gestreckten Arms stützen Sie sich am Boden ab. Drehen Sie Hals und Kopf so, dass Sie nach hinten schauen (siehe Fotos). Halten Sie die Position die erforderliche Zeit, atmen Sie normal, und wiederholen Sie die Übung anschließend auf der anderen Seite.

Übungsanalyse

Wer die vollständige Drehhaltung meistern will, befindet sich mit der halben Drehhaltung *(Half twist hold)* auf halber Strecke – sofern er diese Übung bis zu 20 Sekunden halten kann. Die Position des Arms am Bein erfordert die starke Drehung einer elastischen Wirbelsäule, und ab diesem Schritt wird auch der Hals trainiert. Wenn Ihnen diese Standardversion zu leicht wird, bereiten Sie sich auf den nächsten Schritt vor, indem Sie die aufgestützte Hand hinten um den Rumpf legen.

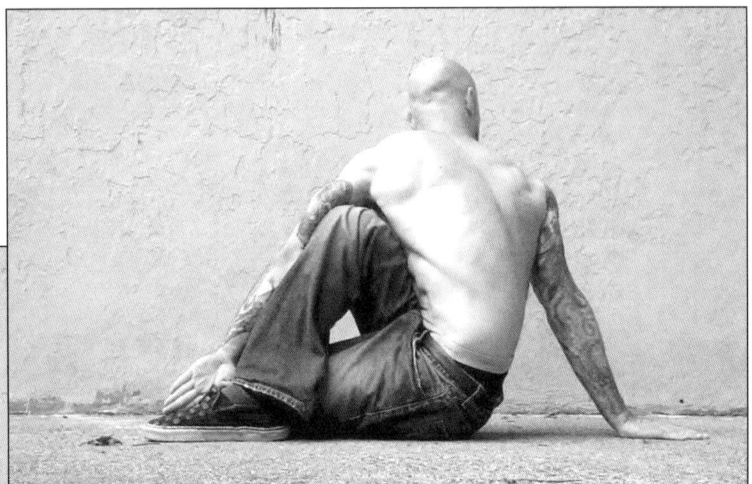

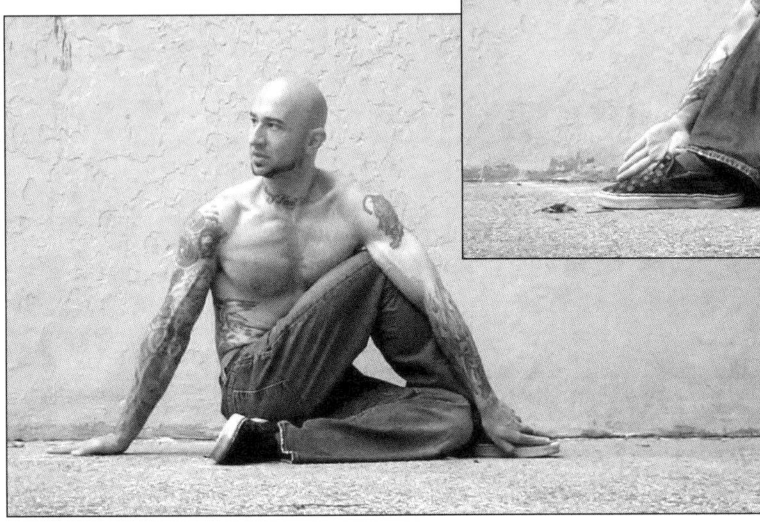

Schritt 4 Dreiviertel-Drehhaltung

Durchführung

Für diese Übung brauchen Sie ein Handtuch. Setzen Sie sich mit gestreckten Beinen auf den Boden, und gehen Sie in die halbe Drehhaltung (siehe links). Die Hand, die bisher am Rist war, hält das Handtuch und greift unter dem gebeugten Knie durch. Die andere Hand, die hinter dem Rumpf liegt, versucht nach dem Handtuch zu greifen, was anfangs etwas Übung erfordert. Sobald beide Hände das Handtuch halten, drehen Sie Hals und Kopf, um nach hinten zu schauen (siehe Fotos). Halten Sie die Position die erforderliche Zeit, atmen Sie normal, und wiederholen Sie die Übung anschließend auf der anderen Seite.

Übungsanalyse

In puncto Schwierigkeitsgrad liegt die Dreiviertel-Drehhaltung *(3/4 twist hold)* in etwa zwischen der halben Drehhaltung und der vollständigen Drehhaltung. Zuvor war der hintere Arm am Boden aufgestützt, jetzt schlängelt er sich hinter den Rumpf. Das zwingt Sie, sich stärker zu drehen, und dehnt Schultergürtel und laterale Kette stärker als je zuvor. Eine Progression erreichen Sie, indem Sie versuchen, die Finger der beiden Hände einander anzunähern. Auch wenn es anfangs unmöglich erscheint: Eines Tages werden sie sich berühren!

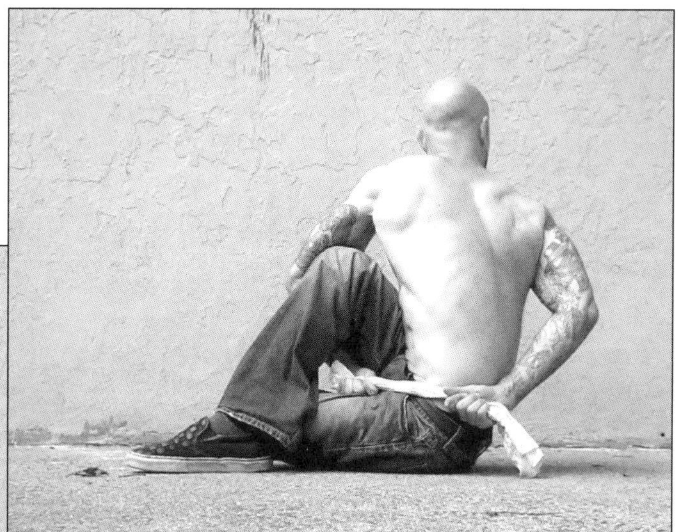

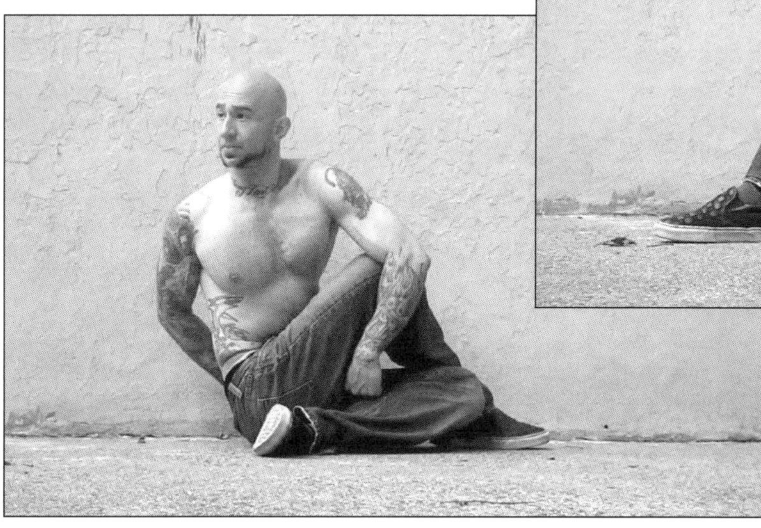

Schritt 5

Vollständige Drehhaltung

Durchführung

Setzen Sie sich mit gestreckten Beinen auf den Boden. Beugen Sie ein Bein so, dass der Fuß außen neben dem Knie des anderen Beins flach aufsetzt. Beugen Sie das andere Bein so, dass Ihre Ferse Kontakt zum Gesäß bekommt, ohne das Bein vom Boden zu heben. Drehen Sie die gegenüberliegende Schulter zum aufgestellten Knie, legen Sie den Arm hinter den Rumpf, und greifen Sie mit der Hand unter dem Knie durch. Greifen Sie mit der anderen Hand vorne und unter dem aufgestellten Knie durch, um den Körper herum, nach den Fingern der anderen Hand (siehe Foto rechts). Halten Sie die Position die erforderliche Zeit, atmen Sie normal, und wiederholen Sie die Übung auf der anderen Seite und mit derselben Haltezeit.

Übungsanalyse

Die vollständige Drehhaltung *(Full twist hold)* ist die Krönung aller Drehhaltungen. Wer sie meistert, ist vermutlich gelenkiger als die meisten Athleten. Bei Bedarf können Sie den Schwierigkeitsgrad steigern, indem Sie versuchen, mit der einen Hand nach dem Handgelenk der anderen zu greifen. Aber Vorsicht: Ab hier ist jeder Zentimeter Drehung schwerer zu erzielen. Bei mir hat es ein Jahr gedauert, bis meine eine Hand das andere Handgelenk umfassen konnte.

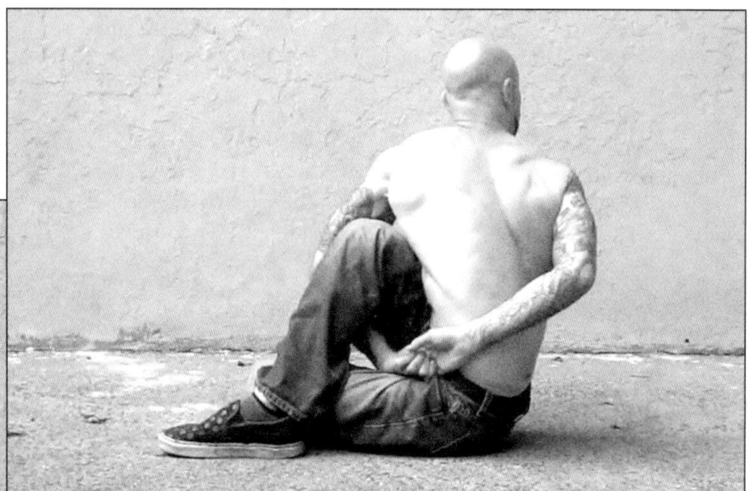

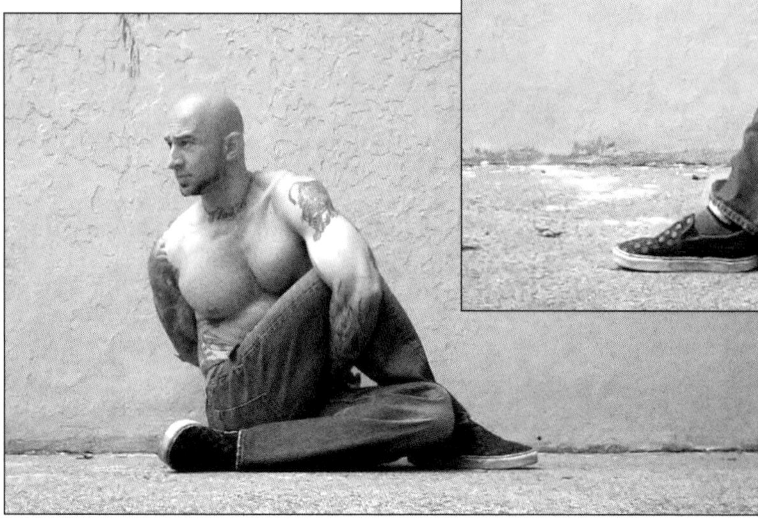

Kugelsichere Gelenke: die Wirkungen

Drehhaltungen sind ultimative Dehnübungen und für Kraftsportler besonders gut geeignet – u. a. aus folgenden Gründen:

- Viele Kraftsportler bewegen ihren Körper beim Training aufwärts und abwärts, und vor und zurück. Aber wie viele rotieren ihn? Drehungen ergänzen daher viele Trainingsprogramme sinnvoll und verstärken Elastizität und Kraft in den tiefen, für die Rotation zuständigen Muskelschichten.
- Die bei den schwierigeren Drehhaltungen entstehende einzigartige Arm-Schulter-Position dehnt und kräftigt die Rotatorenmanschette von innen nach außen (und das ohne Hanteln, Maschinen oder Geräte). Diese tiefenwirksame Stimulierung lockert die Schultern und verbessert die Mobilität radikal. Sie regt die Durchblutung an, lässt alte Verletzungen abheilen und chronische Schulterschmerzen für immer verschwinden.
- Das regelmäßige Trainieren der vollständigen Drehhaltung löst Kalkablagerungen in den Schultergelenken und schmerzhafte Sporne.
- Die Drehhaltung ist auch eine ausgezeichnete Übung für die inneren schrägen Bauchmuskeln. Mit einer Übung für die äußeren schrägen Bauchmuskeln kombiniert – wie z. B. der Flagge –, ergibt sie ein perfektes Trainingsprogramm für die »Schrägen«.
- Viele Athleten haben Schmerzen im oberen Rücken, weil ihre Muskeln zwischen den Schulterblättern verspannt sind (was durch Rudern oder intensive Curls auch nicht besser wird). Drehungen dagegen lockern die Schulterblätter auf optimale Weise, indem sie Verspannungen in den untersten Schichten der oberen Rückenmuskulatur und ihrer Faszien lösen.
- Die starke Drehung bei der Drehhaltung massiert die inneren Organe und unterstützt sogar die Verdauung.
- Korrekt ausgeführte Drehhaltungen lindern Verspannungen und alte Verletzungen von Hüfte und Rücken und beugen Hüftkrämpfen sowie Rückenschmerzen vor. Weil das Drehen der Hüften bei vielen Sportarten eine wichtige Rolle spielt (z. B. beim Boxen, Treten, Werfen usw.), verbessern Drehhaltungen die sportlichen Leistungen.

Noch ein paar Schritte weiter

Zweifellos fallen Drehhaltungen anfangs niemandem leicht, weil sie nicht Teil unserer alltäglichen Bewegungsmuster sind. Auch jemand, der sich viel bewegt, wird nicht auf Anhieb die vollständige Drehhaltung zustande bringen. Die vollständige Drehhaltung stellt ein ideales Rotations-Bewegungsausmaß her und kann mit viel Geduld und Einsatz von jedem gemeistert werden.

Natürlich ist das ideale Bewegungsausmaß für normale Gelenke nicht unbedingt das maximale Bewegungsausmaß. Wenn Sie schwierigere Übungen als die hier von mir vorgestellten trainieren, wird das jedoch nicht unbedingt zur Gesundheit Ihrer Gelenke beitragen. Und Sie brauchen weiter fortgeschrittene Drehhaltungen auch nicht wirklich. Bauen Sie die vollständige Drehhaltung lieber langsam und schonend auf, und erhalten Sie sich die dadurch gewonnene Mobilität, indem Sie sie mindestens zwei- oder dreimal pro Woche trainieren. Mehr brauchen Ihre lateralen Ketten gar nicht, um perfekt zu funktionieren!

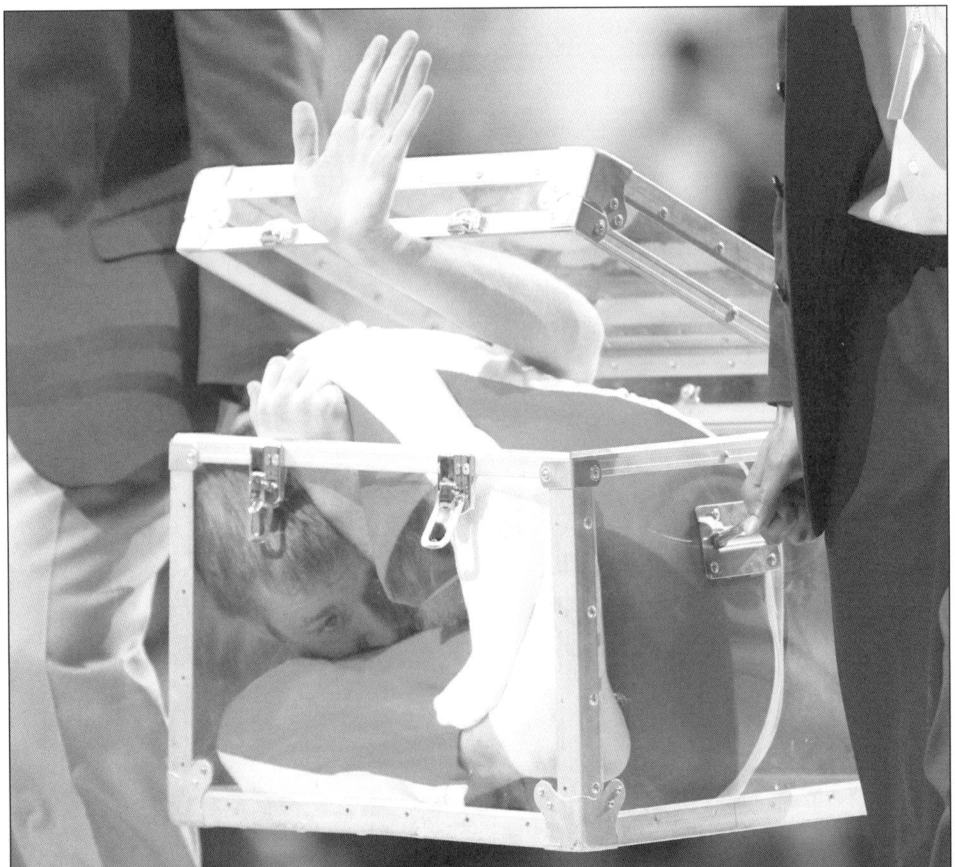

Durch Training kann der menschliche Körper einen beachtlichen Grad an Elastizität entwickeln. Kunststücke wie dieses sind sehr beeindruckend, und es dauert Jahre, bis ein Akrobat sie beherrscht. Der Trick besteht darin, den Körper so weit zu dehnen, dass sogar jene Bänder locker werden, die eigentlich so fest wie Stahlkabel sein sollten. Kraftsportler, die kugelsichere Gelenke anstreben, sollten solche Dehnungen meiden wie die Pest.

Lassen Sie sich von der Kraft leiten

Noch schnell ein Tipp, bevor wir dieses Kapitel abschließen. Drehhaltungen tun dem Körper gut – vor allem, wenn man sie richtig macht. Ein bei dieser Übung weitverbreiteter Fehler ist das Schwingen und Ziehen. Athleten schleudern sich herum, recken und ziehen die Arme und Hände, damit die eine Hand um jeden Preis die andere zu fassen bekommt.

Machen Sie das nicht. Denken Sie immer daran, dass Drehhaltungen aktive Elastizitätsübungen sind und von der Kraft angeführt werden sollten; das haben sie mit Brücke und L-Sitz gemeinsam. Wenn Sie dabei schwingen, ziehen und zerren, ist das kontraproduktiv. Drehen Sie sich nur mittels der Kraft Ihrer Rumpfmuskulatur, und hören Sie an der Grenze Ihrer Bewegung auf. Ihr Maßstab sollten Ihre eigenen Rotationsgrenzen sein.

Und was, wenn Sie sich nicht so weit drehen und rotieren können, wie Sie wollen? Das ist auch nicht schlimm. Trainieren Sie auf dem Niveau, das Ihnen entspricht. Erzwingen Sie nichts. Wenn Sie eine Dehnung erzwingen, verlieren Sie die Kontrolle über das, was Sie tun (und kommen ins passive Dehnen). Alle drei Trifecta-Übungen sind dazu gedacht, Verspannungen zu lösen und die funktionelle Mobilität zu verbessern. Sie sind keine Limbo-Figuren und auch nicht der Einstieg in eine Akrobatenkarriere!

Licht aus!

Die meisten Menschen dehnen niemals die Muskeln ihrer lateralen Ketten und führen nur selten Rotationsbewegungen aus. Eine Ausnahme stellen Werfer (bei Baseball, Diskus- oder Speerwerfen usw.) dar. Sie müssen das Rotationspotenzial ihres Rumpfs aufbauen, aber selbst sie sind steif oder, was noch schlimmer ist, asymmetrisch steif. Wenn Sie in Ihrem Sport werfen, sind Drehhaltungen für Sie besonders wertvoll.

Aber auch allen Kraftsportlern bringt diese Übung sehr viel. Wie schon gesagt: Wenn Sie in Ihr Eigengewichts-Übungsprogramm nur eine einzige Dehnungsübung einbauen, dann sollte das die Drehhaltung sein. Sie löst die durch schweres Gewichtheben verursachten Verspannungen in Rumpf und Schultergürtel und lockert unteren Rücken und Hüften. Außerdem bewirkt sie, dass man sich obenherum gleich viel jünger (weil elastischer) fühlt.

Versuchen Sie es einfach mal, einen Monat oder so. Alles, was Sie dabei verlieren können, sind Schmerzen und Steifheit.

– Teil III –

Weisheiten aus Block G

Bei fortgeschrittenen Eigengewichtsübungen geht es um mehr als nur darum, Liegestütze zu machen. Ich hatte das große Glück, während meiner Gefängnisaufenthalte ein paar wunderbare Lehrer zu finden. Andererseits aber hatte keiner von uns all den Luxus zur Verfügung, den moderne Athleten heute gewohnt sind: weder Saftbars noch Bioläden, keine Saunas, keine Masseure und Chiropraktiker. Wir lernten durch Versuch und Irrtum und mussten mit Verletzungen weitgehend alleine zurechtkommen. Ich habe viel über das Alleine-Zurechtkommen gelernt und darüber, wie man Versuchungen widersteht und gegen das ankämpft, was einem der eigene Kopf einreden will.

In diesem Teil des Buchs versuche ich, etwas von dem Gelernten weiterzugeben. Es geht hier um das, was sich im Leben eines Athleten zwischen den Trainingseinheiten abspielt.

Auf dem geraden Weg bleiben

In diesem Buch und in seinem Vorgänger *Trainieren wie im Knast 1* habe ich ausführlich über verschiedene Trainingstechniken geschrieben, über die korrekte Form einer Übung, über Trainingsroutinen und über Prinzipien, die beim Trainieren zu berücksichtigen sind. Dies sind die Elemente, aus denen sich ein Trainingsprogramm zusammensetzen sollte.

Aber es wäre nicht richtig, zu behaupten, dass Sie allein durch ein Trainingsprogramm muskulöser, kräftiger, fitter, schneller, besser werden. Tatsächlich sind die Trainingseinheiten nur ein sehr kleiner Teil Ihres Lebens. Wenn Sie eine Stunde am Tag trainieren, sind das letztlich nur etwas über vier Prozent Ihrer gesamten Zeit. Eigentlich nicht viel, oder?

Diese vier Prozent spielen eine entscheidende Rolle, doch die Art und Weise, wie Sie die übrigen 96 Prozent Ihrer Zeit verbringen, kann den Unterschied zwischen mittelmäßigen und fantastischen Ergebnissen ausmachen. Alles, was Sie im Laufe des Tages tun – was Sie essen, wie lange Sie schlafen, was Sie Ihrem Körper zuführen –, hat einen Einfluss darauf, wie effektiv Ihr Training für Sie tatsächlich ist. Auch was Ihnen unwichtig vorkommt, kann im Laufe der Wochen und Jahre spürbare Auswirkungen haben. Ich habe Hunderte von Häftlingen hinter Gittern trainieren sehen und weiß seither, dass der Lebensstil ein entscheidender Faktor im Leben eines Menschen ist. Es macht keinen Sinn, wie ein Wahnsinniger zu trainieren, wenn man außerhalb der Trainingszeiten nachlässig und selbstzerstörerisch ist. Andererseits kenne ich viele Athleten mit geringerem Potenzial, die durch Selbstdisziplin Großes erreicht haben.

Viele Jungs trainieren sich förmlich den A**** ab und ziehen dann hinterher mit ihren Kumpeln um die Häuser. Ich habe für meine Schüler großartige Trainingsprogramme entworfen und musste dann mitansehen, wie sie sich selbst und diese Programme durch Schlafmangel sabotierten. Im Gefängnis erlebte ich allzu viele geborene Athleten mit unglaublichem Potenzial, die ihr Talent durch Drogenkonsum zerstörten.

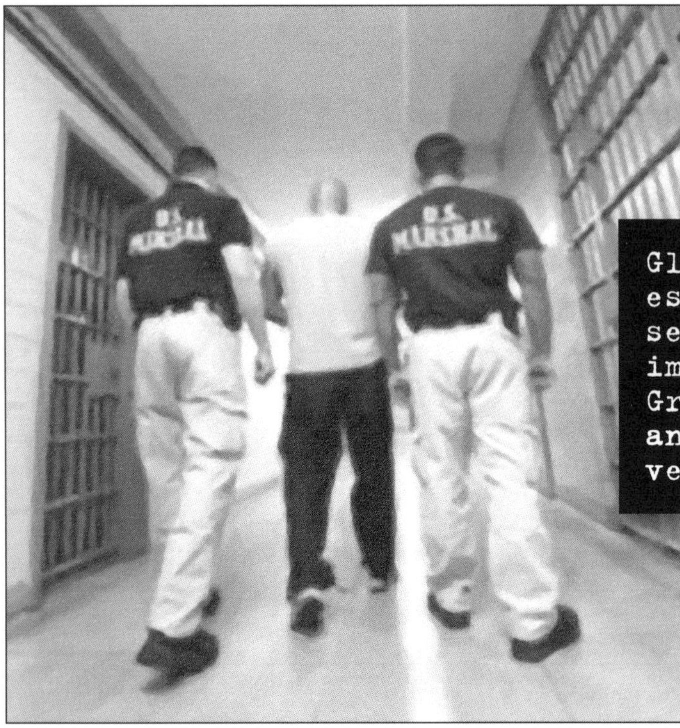

Gleichgültig, wie ernst es einem Häftling mit seinem Training ist – im Knast muss er den Großteil seiner Zeit mit anderen Verpflichtungen verbringen.

Disziplin erschließt Talent

Der einzige Weg, seine Talente wirklich auszuschöpfen, führt über Disziplin. Wenn ich durch meine Gefängnisaufenthalte eines gelernt habe, dann war es, den Wert eines regelmäßigen Lebensstils schätzen zu lernen. Im Knast ist klar geregelt, wann man aufsteht, wann man arbeitet, wann man trainieren darf, wann man isst, wann man sich mit Freunden treffen kann und wann man ins Bett geht. Es ist so ähnlich wie beim Militär. Viele Jungs macht das verrückt – vor allem die aus Sozialbauvierteln. Sie genießen mehr Freiheit als jede andere Generation vor ihnen. Sie stehen auf, wann sie wollen, treffen, wen sie wollen, rauchen, was sie wollen, und gehen schlafen, wann sie wollen. Viele von ihnen kannten in ihrem Leben vor dem Knast keinerlei Disziplin.

Typen wie sie profitieren vom streng geregelten Leben nach der Klingel am meisten. Nach dem ersten Schock lernen viele von ihnen die Ordnung zu schätzen, die das Gefängnis ihnen aufzwingt. Mir ging es auf jeden Fall so. Und seither weiß ich: Wenn man nicht irgendeine Struktur in sein Leben einbauen kann, erreicht man auch niemals seine Ziele.

In diesem Kapitel breche ich aus der klar gegliederten Welt der Eigengewichtsübungen aus und wende mich den chaotischen Aspekten des Lebensstils zu, d.h. der Art und Weise, in der man sein Leben lebt, wenn man nicht gerade trainiert. Gemeinsam wollen wir uns einige der Faktoren ansehen, die darüber mitentscheiden, ob Ihr Trainingsprogramm für Sie effektiv ist – oder eben nicht. Vielleicht können Sie von einem ergrauten Exhäftling, der aus seinen eigenen Fehlern viel gelernt hat, die eine oder andere Lebensweisheit übernehmen. Oder auch nicht, wir werden sehen.

Erholung und Schlaf

Erholung nach hartem Training spielt für das Erreichen der gesetzten Ziele eine größere Rolle als Ernährung, Nahrungsergänzungsmittel, Physiotherapie und andere Faktoren. Wenn man Eigengewichtsübungen hart trainiert, entstehen an Muskeln und Gelenken Mikroverletzungen, in den Muskeln lagern sich Abfallstoffe ab, und Nerven- und Hormonsystem werden in gewissem Umfang ausgelaugt. Vor allem aber wird ein Großteil des in den Muskeln gespeicherten Zuckers, das Glykogen, abgebaut. Unser Körper ist durchaus fähig, das alles wieder zu reparieren und in Ordnung zu bringen, aber dafür benötigt er Zeit.

Jeder muss für sich selbst herausfinden, wie lange es dauert, bis er nach dem Training so erholt ist, dass er seine Muskeln wieder belasten kann. Im Einzelnen hängt es von der angeborenen Erholungsfähigkeit ab, von der Kondition sowie dem Ausmaß und der Intensität des Trainings. Manche Menschen können dreimal die Woche Kraftübungen machen und dennoch davon profitieren, während es den meisten besser bekommt, mit der nächsten Trainingseinheit eine volle Woche zu warten – besonders dann, wenn sie sehr hart und diszipliniert trainieren. Der einzige Weg herauszufinden, wie viel Erholungszeit man braucht, besteht darin, mit verschiedenen Programmen zu experimentieren. Wenn Sie bei Ihren Bewegungen laufend stärker werden, immer mehr Wiederholungen schaffen und in gleichmäßigem Rhythmus zu schwierigeren Übungen übergehen, dann haben Sie genügend Erholungszeit. Wenn Sie dagegen Mühe haben, die Zahl der Wiederholungen zu steigern, oder wenn Sie merken, dass Sie schlechter werden, liegt es vermutlich daran, dass die Erholungszeiten zwischen den Trainingseinheiten zu kurz sind. Es ist knifflig, das Gleichgewicht zu halten und das richtige Maß zu finden.

Zweifellos ist auch Schlaf für die Erholung wichtig. Als ich zum ersten Mal ins Gefängnis kam, schlief ich in den ersten Wochen kaum. Aufgrund der hohen seelischen Belastung, der sie tagsüber ausgesetzt sind, haben viele Häftlinge Albträume. Die Folge davon ist, dass man nachts immer Leute schreien hört. Außerdem gibt es im Block garantiert irgendeinen Idioten, der nachts herumbrüllt. All dieses Geschrei versetzte mich anfangs in Angst und Schrecken. Ich konnte es kaum erwarten, bis der Morgen anbrach, obwohl ich dann tagsüber kaum zu gebrauchen war: Ich war nervös, deprimiert, erschöpft und paranoid. In dieser Zeit hätte ich sicherlich kein sinnvolles Training absolvieren, geschweige denn dabei Fortschritte machen können.

Viele Häftlinge schlafen mit Ohrstöpseln, um gegen den nächtlichen Lärm geschützt zu sein. In meiner dritten Woche konnte ich mir welche besorgen, musste aber feststellen, dass mir davon die Ohren wehtaten und sie mir nicht halfen, leichter einzuschlafen. Es dauerte drei Monate, bis ich mich an die Gefängnisatmosphäre gewöhnt hatte und endlich jede Nacht acht Stunden durchschlief.

Heute kann ich so gut wie überall schlafen, gleichgültig, was um mich herum passiert. Übrigens ist ein Gefängnis, wenn man sich erst einmal eingewöhnt hat, ein großartiger Ort, um endlich mal auszuschlafen. Es gibt keine Möglichkeit, lange aufzubleiben. Wenn abends das Licht ausgemacht wird, ist alles dunkel und bleibt es auch. Weil dann der Strom weg ist, kann man weder lesen noch fernsehen. Es bleibt einem gar nichts anderes übrig, als ins Bett zu gehen. Als ich in Marion unter verschärften Haftbedingungen einsaß, waren wir täglich 23 Stunden in unsere Zellen eingeschlossen, und die meisten Typen schliefen nicht nur nachts acht Stunden, sondern machten auch tagsüber ein paar Nickerchen. Dadurch, dass Gefängnisse die Möglichkeit bieten, endlich wirklich genügend zu schlafen, und man dort andererseits viel Zeit und auch viel Energie hat, sind sie die ideale Umgebung für effektives Eigengewichtstraining.

Draußen ist es nicht immer einfach, genug Schlaf abzubekommen, vor allem wenn man ein sehr unruhiges Leben führt. Der beste Rat, den ich Ihnen geben kann, ist der, feste Schlafenszeiten einzuhalten. Ahmen Sie das nach, was im Gefängnis praktiziert wird: Schalten Sie das Licht zu einer bestimmten Zeit aus, und zwar mindestens neun Stunden, bevor Sie aufstehen müssen. Wenn Sie einen geregelten Rhythmus einhalten, wird sich Ihr Körper daran gewöhnen und selbst erkennen, was er gerade braucht.

Aktivitätsniveaus

Reden Sie sich jetzt aber bitte nicht ein, Sie müssten sich in eine Zelle einsperren lassen, um Ihre Muskeln endlich mal richtig aufbauen zu können. Natürlich kann schwere körperliche Arbeit neben Ihrem Trainingsprogramm Ihren Kraftaufbau beeinträchtigen – aber nicht unbedingt. Louis Cyr, Kanadas stärkster Kraftmensch aller Zeiten, baute seine Muskeln größtenteils bei seiner Arbeit als Holzfäller auf. Mighty Atom war Hafenarbeiter, und der berühmte Gewichtheber und Bodybuilder John Grimek arbeitete lange anstrengende Schichten in einer Stahlgießerei, bevor er abends ins Fitnessstudio ging. Die Liste ließe sich noch verlängern.

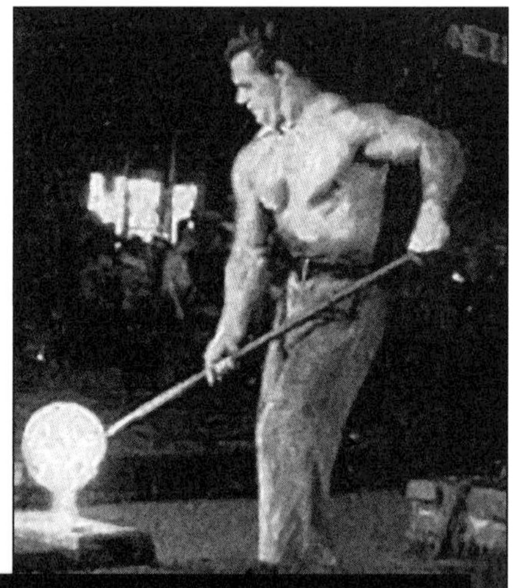

John Grimek trainierte nach anstrengendster körperlicher Arbeit seine Muskeln. Mit welcher Ausrede drücken Sie sich vor dem Training?

Es stimmt auch nicht, dass alle Häftlinge ein unbeschwertes Leben mit viel Freizeit führen, denn die meisten müssen im Knast arbeiten. Im Angola Penitentiary musste ich täglich viele Stunden auf der Gefängnisfarm arbeiten und zog mein Training am Feierabend durch. Ich war mal mit einem Häftling aus Alabama befreundet, der unter der sengenden Sonne in einer Sträflingskolonne arbeitete und trotzdem noch genügend Energie besaß, in den Arbeitspausen am Straßenrand seine Liegestütze und Sit-ups zu machen.

Wenn Sie schon länger regelmäßig trainieren und dann plötzlich fünfmal die Woche zwölf Stunden lang hart körperlich arbeiten müssen, wird Ihr Training mit Sicherheit darunter leiden. Wann immer sich der Alltag grundlegend ändert, dauert es eine Weile, bis wieder alles im Lot ist. Aber wenn Sie Ihrem Körper genügend zusätzliche Kalorien bieten, wird er sich auf die neue Zusatzbelastung einstellen, und Sie werden Ihr Training fortführen und davon profitieren können. Unser Körper ist wesentlich anpassungsfähiger, als wir denken. Man muss ihm nur genügend Zeit lassen.

Stress

Heutzutage reden alle über Stress, aber ich kann das meiste davon nicht ernst nehmen. Stress scheint ein wichtiger Bestandteil unseres Alltags geworden zu sein, jeder hat ihn und kann sich stundenlang darüber auslassen, wie gestresst er ist. Stress ist angeblich an allen möglichen persönlichen Problemen schuld und auch der Grund dafür, dass die Menschen zu viel essen, krank werden und nicht zur Arbeit gehen.

Kein vernünftiger Häftling würde sich jemals über Stress beklagen, weil er dadurch praktisch freiwillig eine Opferrolle übernähme. Im Gefängnis wird Stress möglichst überspielt. Stress steht dort für Schwäche, er macht einen angreifbar und verletzlich. Dabei ist das Leben draußen, verglichen mit dem hinter Gittern, in meinen Augen völlig stressfrei. All die Leute, die ständig über Geldsorgen und Beziehungsprobleme jammern, sollten mal ein paar Monate im Knast verbringen, wo sie ständig Gefahr laufen, in der Dusche vergewaltigt oder in der Mittagspause verprügelt zu werden. Das würde ihre Ansichten über den »Stress« in ihrem Leben sicherlich verändern.

Vielleicht ist mein Blick ja ein bisschen verzerrt. Weil ich lange Perioden im Gefängnis verbracht habe, kenne ich die Entwicklungen draußen nur ausschnittsweise. Jedes Mal, wenn ich wieder rausgekommen bin, war alles ein bisschen anders und ein bisschen schlimmer. Als ich das letzte Mal auf Bewährung rauskam, war ich jedenfalls entsetzt darüber, was aus Amerika geworden ist. Meine großen Vorbilder waren John Wayne und Charles Bronson; die jungen Leute von heute wollen so sein wie Paris Hilton oder Britney Spears. Wir leben in einem Zeitalter der Selbstbesessenheit. Der relative Wohlstand unserer Nation und die dekadenten, korrupten Medien haben uns zu neurotischen Kindern gemacht, die sich nur noch mit der eigenen Befindlichkeit beschäftigen.

Vergessen Sie Ihre Befindlichkeit, und konzentrieren Sie sich darauf, Ihre Arbeit zu machen. Guerillakämpfer in Kriegsgebieten haben keine Zeit für Stress, weil sie vollauf damit beschäftigt sind, am Leben zu bleiben. Nomaden in Afrika haben keine Zeit, sich über Stress zu beklagen, wenn sie mit den Folgen einer Dürre fertigwerden müssen. Hören Sie auf, Ihrem Therapeuten die Ohren vollzujammern, und machen Sie lieber ein paar ordentliche Liegestütze. Ich verspreche Ihnen, dass Sie sich gleich besser fühlen werden.

Reißen Sie sich einfach mal zusammen, Mann (oder Frau)!

Langzeitbesuche/Kuschelzellen (Sex!)

Ich weiß, viele werden das, was jetzt kommt, als das Geschimpfe eines alten Knackers abtun. In vielen Gefängnissen gibt es Räume für sogenannte Langzeitbesuche von Ehepartnern – also für Sex. In den Bundesgefängnissen gab es sie nicht, und während meiner Zeit dort habe ich viel über das Verhältnis von Sex und Training nachgedacht.

Viele Kraftmenschen aus vergangener Zeit glaubten, dass allzu häufiger Geschlechtsverkehr einen Mann der Kraft und Ausdauer beraube. Dieser Ansicht waren nicht nur Kraftsportler; bis in die 1970er-Jahre hinein verboten viele Boxtrainer ihren Schützlingen in der Woche vor einem großen Kampf jegliche Schlafzimmeraktivitäten. Es herrschte die Meinung vor, dass der sexuelle Akt Energiereserven aufzehre, die lieber sportlichen Leistungen zugutekommen sollten. *Kein Sex vor dem Kampf!* lautete das Gebot der Trainer.

Die Vorstellung, dass Sex die Energien des Körpers auslaugt, ist alt und in vielen Kulturen verbreitet. Taoisten glauben, die sexuelle Kraft *jing* werde in körperliche Energie *chi* umgewandelt. Wer *jing* vergeudet, verliert *chi*. Der tantrische Sex der Hindus beruht auf dem Glauben, dass sexuelle Energie zurückgehalten und gespeichert werden kann, um die körperliche Verfassung zu verbessern.

Heutige Sportwissenschaftler halten das für altmodischen Aberglauben, aber ich bin mir da nicht so sicher. Nach jahrelangen Gefängnisaufenthalten kenne ich mich mit sexuellen Frustrationen ganz gut aus, und ich bin davon überzeugt, dass diese Frustrationen einen dazu zwingen, sich in anderen Bereichen auszuleben. Viele heißblütige Häftlinge können die aufgestaute Spannung nur durch hartes Training abbauen. Wer sexuell befriedigt ist, fühlt sich unglaublich entspannt, ja fast benommen, und das Letzte, was man dann will, ist, einen Satz Liegestütze nach dem anderen zu machen. Ohne Sex andererseits wird man angespannt, tatendurstig – und kommt so in die ideale Verfassung für sportliche Leistungen.

Sex ist eine der schönsten Sachen im Leben, und ich will Ihnen auf keinen Fall einreden, Sie sollten von nun an enthaltsam leben oder Ihre Freundin von der Bettkante schubsen. Aber achten Sie darauf, wie sich Ihre sexuelle Aktivitäten und Ihre Kondition miteinander vertragen. Wenn Sie beim Training Rekorde erreichen wollen, bleiben Sie ein paar Nächte vor Ihrem großen Workout mal keusch. Sie werden von den Ergebnissen überrascht sein!

Die Qualmerei

Rauchen ist etwas, das ich wirklich ärgerlich finde. Die Angewohnheit ist in Gefängnissen sehr verbreitet – fast noch mehr als in der Welt draußen. Häftlinge müssen viel Zeit totschlagen, und die meisten von ihnen haben größere Sorgen als die, vielleicht irgendwann einmal Lungenkrebs zu bekommen. Der durchschnittliche Häftling denkt in kurzen Zeiträumen, in Tagen oder vielleicht Wochen. Würde man im Knast über die Jahre nachdenken, die man noch vor sich hat, oder über sein Leben insgesamt, würde einen das wahnsinnig machen – besonders dann, wenn man noch viele Jahre absitzen muss.

Wo Tabak erlaubt ist, dient er auch als Währung. Fertig gekaufte Zigaretten sind so selten wie Goldnuggets. Die von Hand gerollten sind stärker verbreitet, aber auch sie werden gehortet wie wertvolle Schätze. Stellen Sie sich niemals zwischen einen Typen und seine Kippen! Raucher, die kein Zigarettenpapier mehr haben, können ziemlich kreativ werden. Sie basteln sich ihre Zigaretten mit allem zusammen, was ihnen in die Finger kommt – von Toilettenpapier bis hin zu ausgerissenen Bibelseiten. Ich habe mal gehört, dass Tabakrauchen mindestens ebenso abhängig macht wie Heroin, und meiner Erfahrung nach könnte das tatsächlich stimmen.

Ich habe das Glück, dass mir das Rauchen nie geschmeckt hat. Als Kind habe ich es mal ausprobiert, wie es wohl alle Kinder machen, und mir wurde davon furchtbar schlecht. Ich habe es nie wieder versucht, und das war auch gut so, denn das Rauchen macht einem die Zeit im Knast noch schwerer. Wenn Raucher mal Tabak haben, versuchen sie einerseits verzweifelt, ihn aufzusparen, rauchen ihn paradoxerweise aber doch. Wenn sie keinen Tabak haben, sind sie ganz krank und zermartern sich das Gehirn, wie sie an welchen kommen könnten. Irgendwie sind sie immer die Verlierer, und es geht ihnen grundsätzlich schlechter als nicht rauchenden Häftlingen.

Was auch immer Sie darüber gehört oder gelesen haben: Auch Sportler können Raucher sein. Ich kenne viele Gefängnisathleten, die rauchten, und manche von ihnen erzielten trotzdem beachtliche Leistungen. Joe DiMaggio war Raucher, ebenso wie Jesse Owens und sogar Babe Ruth. Sie waren großartig – aber ohne Tabak wären sie vermutlich noch viel großartiger gewesen.

Wenn Sie hart trainieren – egal ob auf Kraft oder Ausdauer, und in welcher Disziplin –, nehmen Sie bei jedem Atemzug große Mengen Luft auf. Der in dieser Luft enthaltene Sauerstoff wird über die Lunge und das Blut an die Muskeln weitergegeben. Sauerstoff ist bei allen Menschen und Tieren ein grundlegendes Element für die Erzeugung von Energie. Je mehr Energie der Organismus erzeugen soll (z.B. beim Training), desto mehr Sauerstoff braucht er, und er kann ihn nur durch die Atmung aufnehmen.

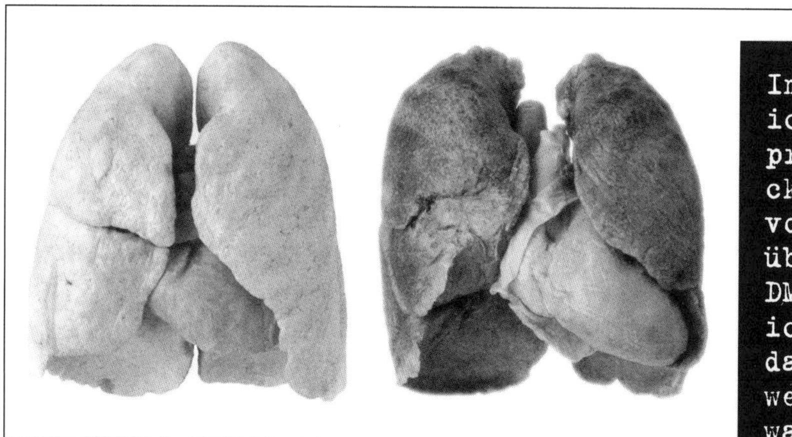

Im Laufe der Jahre habe ich so ziemlich alles ausprobiert, was sich schlucken oder spritzen lässt, von halluzinogenen Pilzen über Crack bis hin zu LSD, DMT und Amphetaminen, und ich erwarte daher nicht, dass jemand auf mich hört, wenn ich vor dem Rauchen warne. Schauen Sie sich stattdessen aber bitte diese beiden Fotos von Lungen an: Die linke gehörte einem Nichtraucher, die rechte einem Kettenraucher.

Wer Eigengewichtsübungen macht oder die in diesem Buch beschriebenen Übungen trainiert, hat das sicherlich schon am eigenen Leibe bemerkt. Fitness hängt unmittelbar von der Beziehung zwischen Atmung und Sauerstoff ab, und wenn Sie sich eine Zigarette anzünden, tun Sie alles, um diese Beziehung zu zerstören. Tabakrauch enthält zahlreiche Giftstoffe, die die für den Luftaustausch notwendigen Alveolen und Kapillargefäße zerstören. Die Beschädigung setzt bereits beim allerersten Zug ein und verstärkt sich mit jeder Zigarette, da sich durch das Rauchen in den Atemwegen auch klebriger Teer ablagert. Dieser Teer versiegelt das Lungengewebe luftdicht und bewirkt, dass langjährige Raucher Mühe haben, genügend Luft in ihre Lunge zu ziehen, wenn sie kurzatmig sind.

Doch damit nicht genug: Durch das Rauchen wird der eingeatmete Sauerstoff verunreinigt. Kohlenmonoxid, ein Bestandteil des Tabakrauchs, dringt in den Organismus ein und verbindet sich mit dem Hämoglobin, den sauerstoffbindenden Molekülen im Blutkreislauf. Dadurch gelangt weniger Sauerstoff zu den Muskeln (auch zum wichtigsten Muskel, dem Herzen). Wenn man dem Körper Tabak zuführt (und das gilt auch für Kautabak), beschleunigt sich der Herzschlag, und die Ausdauer nimmt ab. Rauchen verursacht außerdem Krankheiten wie chronische Bronchitis, Herzleiden und Emphysem sowie verschiedene Krebsarten – oder verschlimmert sie. Sie können sich denken, welche Auswirkungen diese Krankheiten auf Ihr Training hätten.

Wenn Sie derzeit rauchen und Ihre Kondition verbessern wollen, dann versuchen Sie, es sich abzugewöhnen oder zumindest weniger zu rauchen. Wenn Sie nicht rauchen, dann fangen Sie lieber gar nicht damit an.

Knastfusel

Alkohol ist im Gefängnis eher selten anzutreffen, und deshalb verhält es sich mit dem Trinken umgekehrt wie mit dem Rauchen: Draußen wird immer weniger geraucht, während die Raucher drinnen paffen, was das Zeug hält (vorausgesetzt, sie haben Tabak); andererseits wird draußen mittlerweile sehr viel Alkohol getrunken, in Gefängnissen dagegen kaum.

Der Grund dafür ist einzig und allein die Verfügbarkeit. Tabak ist in vielen Einrichtungen erlaubt, Alkohol nicht. (Auch Drogen sind nur eingeschmuggelt, aber es ist wesentlich leichter, Pillen und Pulver reinzubringen, als eine Flasche Bourbon.) Das ist auch gut so, denn nichts verwandelt derartig zuverlässig Menschen in A******cher wie Schnaps und Co.

Das soll aber nicht bedeuten, dass es hinter Gittern gar keinen Alkohol gibt. Weit gefehlt! Unter den Häftlingen sind immer ein paar Schnapsdrosseln, die ihren eigenen Fusel herstellen. Das Standardverfahren besteht darin, einen Plastikbeutel mit Wasser und Früchten zu füllen – gewöhnlich Rosinen, Dosenobst, Äpfel oder Weintrauben. In früheren Zeiten waren Pflaumen – auf Englisch *prunes* – sehr beliebt, und deshalb heißt das Gesöff vielerorts »Pruno«. Die eklige Mischung wird »Motor« genannt und bis zu einer Woche an einem Heizungsrohr oder in einem Heißwasserbehälter warm gehalten, damit sie gärt. Mitunter wird die Gärung durch Zugabe von altem Brot oder Ketchup (die Stärke bzw. Zucker enthalten) beschleunigt. Vielleicht gärt das Zeug auch nicht wirklich, sondern fault eher. Jedenfalls wird das Endprodukt schließlich durch ein Sieb gegossen und getrunken. Es ist fast so stark wie Methylalkohol, und ein einziger Beutel reicht, um einen ganzen Block besoffen zu machen.

Ich hatte mehrmals die fragwürdige Ehre, Pruno angeboten zu bekommen, und lehnte jedes Mal dankend ab, weil das Zeug wie Erbrochenes stinkt. Es soll auch so schmecken. Selbst langjährige Alkoholiker halten sich beim Trinken die Nase zu.

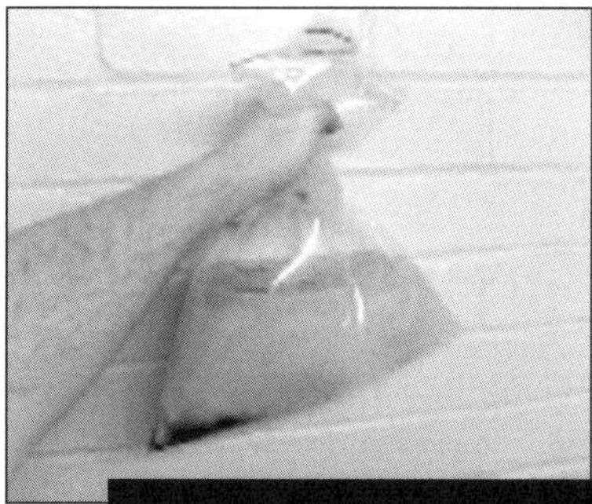

Das ekelerregende Gebräu, das man in Gefängnissen Pruno nennt. Meiden Sie es auf jeden Fall!

Und was ist mit den alkoholischen Getränken, die draußen getrunken werden? Angeblich sollen sie, in Maßen genossen, sogar gut für die Gesundheit sein. Ich bin mir da nicht so sicher und glaube nicht, dass die sportliche Kondition von Alkohol profitiert. Bier, Wein und Hochprozentiges machen Sie nur fett und schlapp, also das genaue Gegenteil von dem, was Sie eigentlich sein wollen. Wenn Sie derzeit zu viel trinken und es gerne einschränken wollen, dann mixen Sie sich doch mal Ihren eigenen Pruno. Ein paar Schlucke davon können Ihnen die Freude am Trinken auf Jahre hinaus verderben.

Rauschgifte und andere Drogen

Ich habe in meinem Leben viele Fehler gemacht, und der schwerwiegendste davon war der, als Teenager mit Drogen zu experimentieren. Innerhalb kürzester Zeit ging ich vom Marihuanakonsum zur Einnahme von Amphetaminen über, und irgendwann fing ich an, Kokain und Heroin zu konsumieren. Ohne die Drogen wäre ich niemals im Gefängnis gelandet. Ich nahm meine Abhängigkeit nach San Quentin mit, mit der Folge, dass ich in meinen ersten Jahren dort durch die Hölle ging. Inzwischen bin ich von meiner Sucht geheilt und nehme seit etwas über zwölf Jahren überhaupt keine Drogen mehr.

Auf das Leben im Gefängnis haben Drogen einen gewaltigen Einfluss. Niemand, der draußen lebt, kann sich auch nur annähernd vorstellen, wie schlimm die Situation ist – weder die Polizei noch die Medien und die Politiker schon gar nicht. Drogenhandel ist im Knast ein wichtiger Wirtschaftszweig. Die verbotenen Substanzen werden vom Personal, von Angehörigen und anderen Besuchern und von sogenannten »Mulis« eingeschmuggelt, die das Zeug in ihrem Darm verstecken. Oder es wird von Helfern irgendwo hinterlegt und von Sträflingen auf Arbeitseinsatz draußen aufgelesen. Bei manchen Gefängnissen werfen sie die Drogenpäckchen auch einfach nur über die Mauer. Deshalb gibt es überall harte Drogen, man kommt drinnen praktisch ebenso leicht dran wie draußen. Ich habe weiter oben geschrieben, dass eine Haftstrafe den Vorteil bietet, dass man im Knast Disziplin lernt und sich einen gleichmäßigen Lebensrhythmus angewöhnt. Andererseits stellt einem der Knast auch viele Fallen, die einen daran hindern können, wieder auf den rechten Weg zu kommen, und die Verfügbarkeit von Drogen ist eine davon.

Der Preis, den die Häftlinge für diese Gifte zahlen, ist unglaublich hoch. Drogen im Knast zementieren das Bandenphänomen und haben Einfluss auf Bandenkriege draußen. Bedarf, Nachfrage und Wettbewerb generieren Gewalt unter Häftlingen und führen zu schwerer Körperverletzung und auch zu Mord.

Ich könnte ausführlich die durch Drogen ausgelösten Symptome und Krankheiten beschreiben, aber das eigentliche Problem ist, dass Drogen zwar definitiv den Körper schädigen (und einen in gewissen Dosen und Kombinationen schneller umbringen können als ein Blitzschlag), doch ist es der Kopf, der unter dem Drogenkonsum stärker leidet, als es der Körper jemals könnte. Für einen Süchtigen ist die nächste Dosis das Einzige, das zählt. Sobald man diesen Zustand erreicht hat, spielen alle anderen Gedanken und Gefühle keine Rolle mehr, und man wird zwangsläufig zum Verbrecher. Ich schätze, dass neun von zehn Häftlingen unmittelbar oder mittelbar durch Drogen in den Knast gekommen sind. Die Wirkungen von Drogen sind tückisch und viel weitreichender, als Sie sich vielleicht vorstellen können. Auch als ich bereits seit längerer Zeit keine Drogen mehr nahm, bewegte ich mich immer unter Leuten, für die Drogen zum Lebensstil gehörten, und dies zog mich in einen Teufelskreis, aus dem ich viele Jahre lang nicht herauskam.

Dasselbe konnte ich auch bei vielen Freunden beobachten. Heute, im Rückblick und sozusagen von außen betrachtet, erscheint alles so klar und absehbar, doch das war es damals für mich nicht. Niemand nimmt Drogen, um zu einem ekelerregenden, bis auf die Knochen abgemagerten Wrack ohne Zukunftsperspektive zu werden. Niemand raucht Crack, weil er ein paranoider gewalttätiger Soziopath sein möchte. Menschen nehmen Drogen, weil sie sich von anderen abheben wollen, weil es cool ist, weil es Spaß macht, weil sie dem Mythos Droge aufgesessen sind. Dieser Mythos macht Drogenkonsum ungeheuer verlockend, und deshalb ist es sinnlos, junge Leute zu ermahnen, sich von Drogen fernzuhalten. Diejenigen, die klug genug sind, die um Drogen kursierenden Lügen zu durchschauen, rühren das Zeug ohnehin nicht an. Die anderen, die dem Mythos auf den Leim gehen, erkennen nicht, worauf sie sich einlassen – bis es zu spät ist.

Im Laufe der Zeit konnte ich meinen Drogenkonsum schrittweise abbauen. Da ich eine Suchtpersönlichkeit habe, war das für mich alles andere als leicht. Ich danke Gott, dass ich zu körperlicher Betätigung gefunden habe, weil das Training in gewisser Weise zu meiner neuen Droge wurde. Seinerzeit war mir das nicht klar, doch im Rückblick erkannte ich den Zusammenhang. Ohne Eigengewichtsübungen wäre ich heute vermutlich tot. Tatsächlich aber war ich noch nie in meinem Leben so gesund, fit und stark wie heute. Ich hoffe, bis ins Alter hinein immer noch besser werden zu können.

Der Saft der Kraft: Anabolika

Viele Menschen und sogar die tumbsten Muskelprotze unter ihnen begreifen, dass Alkohol, Tabak und Rauschgift nicht die Kondition verbessern. Anabolika und andere Sportlerdrogen aber werden von den meisten Leuten als etwas ganz anderes angesehen. Und selbst wenn ein Typ weiß, dass die Einnahme von Anabolika langfristig die Gesundheit gefährdet, wird er einem ins Gesicht lachen, wenn man ihm sagt, dass Anabolika auch seine körperliche Leistungsfähigkeit beeinträchtigen. Denn die sollen sie doch gerade verbessern, oder? Die meisten amerikanischen Spitzensportler nehmen wahrscheinlich irgendwelche Mittel. Schauen Sie sich nur die riesigen Bodybuilder an: Jeder weiß, dass ihre Muskeln mit großen Mengen an Anabolika hochgezüchtet werden. Wie können Anabolika dann das Training sabotieren? Okay, Sportler, die diese Medikamente nehmen, schummeln. Aber ansonsten ...?

Dies ist die Meinung der breiten Masse zu Anabolika und anderen Dopingmitteln. Doch diese Meinung ist irrig und basiert auf lückenhaftem Hintergrundwissen.

Anabolika wie *Dianabol, Winstrol* und *Nandrolone* ahmen das körpereigene männliche Hormon Testosteron nach. Testosteron wird ab der Pubertät in den Hoden produziert und fördert

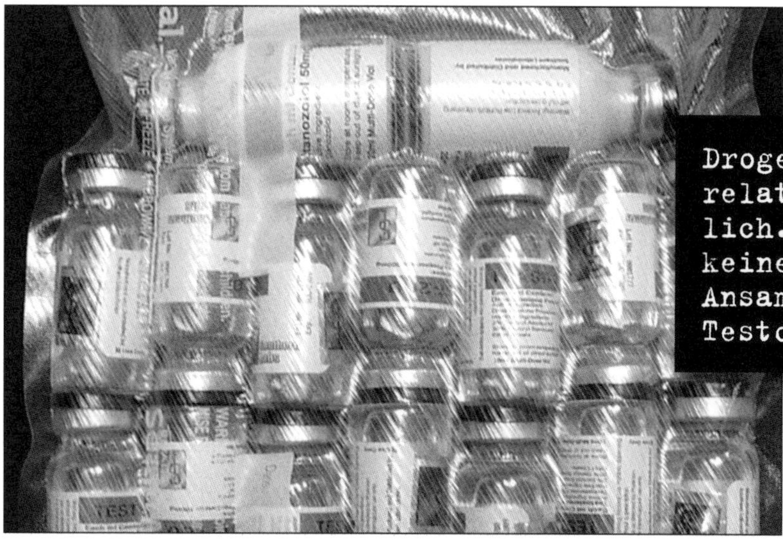

Drogen sind hinter Gittern relativ leicht erhältlich. Anabolika machen da keine Ausnahme. Hier eine Ansammlung beschlagnahmter Testosteronampullen.

den Muskelaufbau. Nimmt man Anabolika, so tritt eine ähnliche Wirkung wie zu Beginn der Pubertät ein – jedoch in verstärkter Form. Man macht sozusagen eine zweite Pubertät mit allen Nebenwirkungen wie Stimmungsschwankungen und Stimmbruch durch, und der Muskelaufbau erreicht bis dahin nie gekannte Ausmaße.

Das hört sich toll an, und das ist es in gewisser Weise auch – zumindest für kurze Zeit. Doch gibt es da ein Problem: Wenn man seinem Körper das künstliche Testosteron zuführt, denken die eigenen Hoden, dass sie nicht mehr gebraucht werden, und gehen in Ruhestand. Irgendwann erzeugt der Körper eines Anabolikakonsumenten kein eigenes Testosteron mehr. (Deshalb haben Anabolikakonsumenten auch diese verschrumpelten Eier. Tut mir leid, Jungs, aber ihr wisst ja, dass es stimmt.) Wie bei allen anderen Medikamenten lässt auch bei Anabolika mit der Zeit die Wirkung nach, da sich der Körper an sie gewöhnt. Deshalb kann man die Medikamente jeweils nur über bestimmte Zeiträume hinweg einnehmen und muss dann eine Weile pausieren, bevor man einen neuen Einnahmezyklus starten kann.

Und das ist natürlich der Knackpunkt. Was, glauben Sie, passiert, wenn man aufhört, diese Mittel zu nehmen? Fällt man dann hinsichtlich Kraft und Muskelmasse auf den Stand zurück, den man vor Beginn der Einnahme erreicht hatte? Mitnichten. Denn Kraft und Kondition stehen in direkter Beziehung zum Hormonspiegel und besonders zu der im Blut enthaltenen Menge an Testosteron. Führt man dem Körper Testosteron in Form von Pillen oder Injektionen zu, stellt er selbst (in den Hoden) dieses Hormon kaum noch her. Wird die Anabolikaaufnahme abgebrochen, sinkt der Testosteronspiegel weit unter den Durchschnittswert mit der Folge, dass die Muskeln buchstäblich dahinschmelzen bzw. sich in Fett verwandeln. Es dauert nicht lange, und der ehemalige Anabolikakonsument hat noch weniger Muskeln und Kraft als zu dem Zeitpunkt, bevor er begann, die Mittel zu nehmen. Ja, richtig: Durch Anabolika wird man langfristig kleiner und schwächer. Wenn Sie Ehemalige fragen, werden diese Ihnen bestätigen, dass sie ihren eigenen Verfall beobachten können, wann immer sie in den Spiegel schauen.

Die körperlichen Folgen dieses Abbaus sind schon schlimm genug, doch die psychologischen Folgen sind absolut schrecklich. Stellen Sie sich vor, Sie wären der stärkste Typ in der Nachbarschaft gewesen und mutieren dann langsam, aber unaufhaltsam zu einem nassen Handtuch. Das Selbstwertgefühl leidet darunter enorm. Natürlich kann man nach einer Einnahmepause wieder zu Anabolika greifen, doch die körperlichen und seelischen Schäden sind nicht wiedergutzumachen. Dazu kommt das Bewusstsein, von den chemischen Starkmachern abhängig geworden zu sein.

Bekanntlich nehmen viele Spitzensportler Anabolika ein, doch der enorme Leistungsabfall stört sie nicht, denn sie müssen nur während einer relativ kurzen Wettkampfsaison in Topform sein. Das ist die Zeit, in der sie ihr Geld verdienen. Den Rest des Jahres über unterbrechen sie die Einnahme der Medikamente, und wen schert es, wenn ihre Leistungen nachlassen? Inzwischen haben auch viele Häftlinge begriffen, dass Anabolika nicht dabei helfen, jahrein, jahraus eine Respekt gebietende, muskelbepackte Erscheinung beizubehalten. Wenn man die Mittel nimmt, genießt man ihre Vorteile – wenn man mit Nebenwirkungen wie einem Männerbusen, Haarausfall und geschrumpften Hoden zurechtkommt –, doch sobald man sie absetzt, sind die Auswirkungen zerstörerisch, sowohl für den Geist als auch für den Körper, und das macht einen sehr verletzlich und angreifbar.

Wenn Sie 365 Tage im Jahr große Kraft, eine hervorragende Kondition und einen leistungsbereiten Körper anstreben, dann vergessen Sie die Anabolika. Verpassen Sie sich lieber mal eine Dosis Willenskraft. Ich verspreche Ihnen, sie wird Ihnen guttun.

Licht aus!

In vielen Gefängnissen der USA steht *straight edge* für einen bestimmten Lebensstil der Häftlinge. Um im Knast zu überleben, schließen sich die meisten Insassen Banden an, konsumieren Drogen und geben sich anderen, damit verbundenen selbstzerstörerischen Aktivitäten hin. Einer, der auf dem geraden Weg geht, ist anders. Er sitzt seine Zeit alleine und diszipliniert ab, ein bisschen wie ein kämpfender Mönch. Er hält den Ball flach, kümmert sich um seine eigenen Angelegenheiten und konzentriert sich auf seine Ziele. Er belastet seinen Körper nicht mit Genussgiften wie Tabak, Alkohol oder Drogen und hat sich selbst unter Kontrolle.

Dies war die Philosophie, die mich in meiner Zeit hinter Gittern zunehmend ansprach. Die meisten ernsthaften inhaftierten Athleten gehen mit ihrer Haftstrafe auf diese Weise um. Mit der Zeit merkte ich: Je stärker ich mich an diese neu erworbenen Grundsätze hielt, desto mehr hatte ich von meinem Training. Sobald ich vom geraden Weg abwich, ließen die Erfolgserlebnisse gleich wieder nach.

Sie müssen sich nicht einsperren lassen, um auf dem geraden Weg zu wandeln. In der Welt draußen, außerhalb der Gefängnisse, gibt es jede Menge Ablenkungen. Wenn Sie Ihr Training konsequent betreiben wollen, dann befolgen Sie die Ratschläge, die ich Ihnen in diesem Kapitel gegeben habe.

Bleiben Sie auf dem geraden Weg.

19. Gefängniskost

Essen und Abspecken hinter Gittern

Für die Ernährung von Häftlingen gibt es keine anderen allgemeingültigen Vorschriften als die, die auch in Kantinen und anderen Gastronomiebetrieben gelten. Deshalb hat jedes Gefängnis seine eigenen Regeln aufgestellt. Die einzige Gemeinsamkeit aller amerikanischer Haftanstalten ist, dass die Insassen täglich drei vollständige Mahlzeiten erhalten, deren Zusammensetzung jedoch sehr unterschiedlich sein kann.

Viele Bodybuilder bemühen sich bei ihrem ersten Gefängnisaufenthalt, »gesund« zu essen. Sie futtern nur die guten Sachen, wie Fleisch, Eier und Gemüse, und lassen alles »Ungesunde« wie Pommes frites oder süße Desserts stehen. Manche versuchen, mit anderen Häftlingen zu tauschen, um für Junkfood mehr gesunde Nahrungsmittel zu erhalten. Die meisten halten das ungefähr drei Wochen lang durch und bekommen dann einen derartigen Heißhunger, dass sie einfach nur noch so viel essen, wie sie können, gleichgültig, ob es zu ihrem bisherigen Lebensstil passt oder nicht.

Ich habe einen hohen Grundumsatz und wurde im Gefängnis anfangs schwer satt. Dass ich jeden Tag Eigengewichtsübungen mit sehr vielen Sätzen und Wiederholungen trainierte, machte die Sache nicht besser. Aber ich überlebte und lernte mit der Zeit, aus den Knastrationen das Beste zu machen. Natürlich sind die Portionen nicht gerade üppig bemessen, doch für die meisten Leute sind sie völlig ausreichend.

In gewisser Hinsicht sind Gefängnisinsassen nicht anders drauf als die Menschen draußen, denn auch hinter Gittern findet man viele Übergewichtige. In manchen Anstalten kann man sich zusätzliche Lebensmittel kaufen, in weniger gesicherten sind von den Familien zugeschickte Nahrungsmittel eine regelrechte Währung. Manche Gefangene kochen sogar in ihren Zellen. Ich habe noch nie von einem Knast gehört, in dem Öfen oder Mikrowellen erlaubt sind, doch mitunter dürfen Häftlinge einen kleinen Tauchsieder besitzen. Wer über private Vorräte verfügt, kann sich damit eine Tasse Suppe oder Nudeln machen.

Wo es diese Annehmlichkeiten nicht gibt, versuchen viele Lebenslängliche, die Gewichte heben und Bodybuilding betreiben, einen Küchenjob zu ergattern. So kommen sie an leckere Sachen, vorausgesetzt, sie sind vorsichtig. Viele Veteranen pressen Schwächeren oder Neuzugängen Essen ab. Und es gibt eingeschmuggelte Ware: Vitamine, Proteinkonzentrate und andere Nahrungsergänzungsmittel finden denselben Weg in Gefängnisse wie Anabolika und Heroin.

Ich habe keinen einzigen dieser Tricks ausprobiert – vermutlich war ich dazu schlicht zu faul. Ich versuchte einfach das, was auf mein Tablett kam, effektiv zu nutzen. Viele Frischlinge sind von dem Drei-Mahlzeiten-System schockiert, weil sie draußen so viel und so oft gegessen haben, wie sie wollten. Ein freier Mensch kann sich auch mitten in der Nacht einen Eimer voller frittierter Hähnchenteile holen oder sich zwischen den Mahlzeiten einen Schokoriegel gönnen. Im Gefängnis geht das nicht, und es dauert eine Weile, bis sich der Körper daran gewöhnt hat. Nach ein paar Monaten passt sich der Blutzuckerspiegel an die Routine an. Ich nehme auch draußen täglich drei Mahlzeiten zu mir, einfach nur, weil ich mich so sehr daran gewöhnt habe. Wenn ich diesen Rhythmus nicht einhalte, denkt mein Magen, dass etwas nicht stimmt. Wenn Sie merken, dass Sie allzu unregelmäßig essen, sollten Sie versuchen, ebenfalls bestimmte Essenszeiten einzuhalten.

Essen hinter Gittern

Es gibt kein Standardmenü für alle Strafanstalten. Auch hängt die Auswahl der Nahrungsmittel von der Jahreszeit und dem Standort des Gefängnisses ab. Trotzdem möchte ich Ihnen einen Eindruck davon geben, was Häftlinge essen. Sie finden hier unten eine Tabelle mit den Menüs von zwei Tagen und auf den folgenden Seiten einen offiziellen dreiwöchigen Speiseplan.

Diese Auswahl an Lebensmitteln ist meilenweit von dem entfernt, was man allgemein als »Fitnessdiät« betrachtet. Dennoch gelingt es Tausenden von Häftlingen, und darunter auch bemerkenswerten Athleten, auf dieser Grundlage Muskeln und Kraft aufzubauen.

Beispiel für Gefängnismenüs

	Menü 1	Menü 2
Frühstück:	Cornflakes mit Milch Toast und Gelee 1 Orange 1 Tasse Kaffee	Kleieflocken mit Milch Toast und Marmelade 2 Äpfel 1 Tasse Kaffee
Mittagessen:	Spaghetti mit Fleischbällchen Käsesalat 2 Donuts 1 Glas Milch	Hähnchenflügel Gemischtes Gemüse 1 Brownie 1 Glas Milch
Abendessen:	Hackbraten mit Zwiebelsoße Gekochter Reis Grüne Bohnen 3 Kekse 1 Glas Cola	Hamburger Kartoffelbrei Maisbrot Götterspeise 1 Glas Wasser

US-Bundesgefängnisverwaltung
FY 2011 Zertifizierter Menüplan Woche 1

Sonntag	Montag	Dienstag	Mittwoch	Donnerstag	Freitag	Samstag
1 Apfel 1 Pck. Kleieflocken 3 Scheiben Brot 2 Tassen Magermilch 1 Tasse Kaffee 2 Pck. Gelee 2 Margarine	1 Orange 1 Pck. Haferflocken 3 Scheiben Brot 2 Tassen Magermilch 1 Tasse Kaffee 2 Pck. Gelee 2 Margarine	1 Apfel 1 Pck. Maisgrütze 3 Scheiben Brot 2 Tassen Magermilch 2 Pck. Gelee 2 Margarine	1 Orange 1 Pck. Kleieflocken 3 Scheiben Brot 2 Tassen Magermilch 2 Pck. Gelee 2 Margarine	1 Banane 1 Pck. Haferflocken 3 Scheiben Brot 2 Tassen Magermilch 2 Pck. Gelee 2 Margarine	1 Orange 1 Pck. Maisgrütze 3 Scheiben Brot 2 Tassen Magermilch 2 Pck. Gelee 2 Margarine	1 Orange 1 Pck. Kleieflocken 3 Scheiben Brot 2 Tassen Magermilch 1 Tasse Kaffee 2 Pck. Gelee 2 Margarine
1 Apfel * Span. Omelett * Kartoffeln 1 Pck. Grießbrei 3 Scheiben Brot 2 Tassen Magermilch 2 Pck. Gelee 2 Margarine Koscheres Getränk	* Würstchen mit Bohnen * Kartoffeln 2 Senf 3 Scheiben Brot 2 Margarine 1 Apfel Koscheres Getränk	1 Pck. Sardinen 1 Pck. Kartoffelchips 1 Gemüsesaft 3 Scheiben Brot 2 Salatdressing 2 Senf 1 Orange Koscheres Getränk	* Rinderhackbraten * Braune Soße * Kartoffelbrei * Gemischtes Gemüse 3 Scheiben Brot 2 Margarine 1 Banane Koscheres Getränk	1 Pck. Mortadella 1 Pck. Kartoffelchips 1 Gemüsesaft 3 Scheiben Brot 2 Salatdressing 2 Senf 1 Orange Koscheres Getränk	* Hühnerflügel * Soße * Kartoffelbrei * Zuckererbsen 3 Scheiben Brot 2 Margarine 1 Apfel Koscheres Getränk	1 Pck. Thunfisch 1 Pck. Kartoffelchips 1 Gemüsesaft 3 Scheiben Brot 2 Salatdressing 2 Senf 1 Apfel Koscheres Getränk
* Spaghetti * Fleischbällchen * Tomatensoße * Zuckererbsen 3 Scheiben Brot 2 Margarine 1 Apfel Koscheres Getränk	* Fischfilet * Tomatensoße * Weißer Reis * Limabohnen 2 Sauce Tartar 3 Scheiben Brot 2 Margarine 1 Apfel Koscheres Getränk	* Putenschnitzel * Soße * Kartoffelbrei * Gemischtes Gemüse 3 Scheiben Brot 2 Margarine 1 Orange Koscheres Getränk	* Huhn nach Jägerart * Tomatensoße * Pilze * Makkaroni * Karotten 3 Scheiben Brot 2 Margarine 1 Apfel Koscheres Getränk	* Vegetarisches Chili * Weißer Reis * Gemischtes Gemüse 3 Scheiben Brot 2 Margarine 1 Orange Koscheres Getränk	* Hacksteak Salisbury * Braune Soße * Kartoffelbrei * Limabohnen 3 Scheiben Brot 2 Margarine 1 Apfel Koscheres Getränk	110 g Erdnussbutter 4 Pck. Gelee 1 Pck. Kartoffelchips 1 Gemüsesaft 3 Scheiben Brot 2 Margarine 1 Apfel Koscheres Getränk

* auf Tablett
– Anstalten, die Essen in Abteilungen mit eingeschränkter Verfügbarkeit von heißem Wasser liefern, können heiße Getreidebreie durch eine Packung Kleieflocken ersetzen.

US-Bundesgefängnisverwaltung
FY 2011 Zertifizierter Menüplan Woche 2

Sonntag	Montag	Dienstag	Mittwoch	Donnerstag	Freitag	Samstag
1 Apfel 1 Pck. Kleieflocken 3 Scheiben Brot 2 Tassen Magermilch 1 Tasse Kaffee 2 Pck. Gelee 10 g 2 Margarine	1 Orange 1 Pck. Haferflocken 3 Scheiben Brot 2 Tassen Magermilch 2 Pck. Gelee 2 Margarine	1 Apfel 1 Pck. Maisgrütze 3 Scheiben Brot 2 Tassen Magermilch 2 Pck. Gelee 2 Margarine	1 Orange 1 Pck. Kleieflocken 3 Scheiben Brot 2 Tassen Magermilch 2 Pck. Gelee 10 g 2 Margarine	1 Banane 1 Pck. Haferflocken 3 Scheiben Brot 2 Tassen Magermilch 2 Pck. Gelee 2 Margarine	1 Orange 1 Pck. Maisgrütze 3 Scheiben Brot 2 Tassen Magermilch 2 Pck. Gelee 2 Margarine	1 Orange 1 Pck. Kleieflocken 3 Scheiben Brot 2 Tassen Magermilch 1 Tasse Kaffee 2 Pck. Gelee 2 Margarine
1 Apfel * Käseomelett * Kartoffeln 1 Pck. Grießbrei 3 Scheiben Brot 2 Tassen Magermilch 2 Pck. Gelee 2 Margarine Koscheres Getränk	1 Pck. Mortadella 1 Pck. Kartoffelchips 1 Gemüsesaft 3 Scheiben Brot 2 Salatdressing 2 Senf 1 Apfel Koscheres Getränk	* Hähnchensteak * Hähnchensoße * Kartoffelbrei * Gemischtes Gemüse 3 Scheiben Brot 2 Margarine 1 Orange Koscheres Getränk	1 Pck. Sardinen 1 Pck. Kartoffelchips 1 Gemüsesaft 3 Scheiben Brot 2 Salatdressing 2 Senf 1 Banane Koscheres Getränk	* Hacksteak Salisbury * Braune Soße * Kartoffelbrei * Limabohnen 3 Scheiben Brot 2 Margarine 1 Orange Koscheres Getränk	* Würstchen mit Bohnen * Kartoffeln 2 Senf 3 Scheiben Brot 2 Margarine 1 Apfel Koscheres Getränk	1 Pck. Thunfisch 1 Pck. Kartoffelchips 1 Gemüsesaft 3 Scheiben Brot 2 Salatdressing 2 Senf 1 Apfel Koscheres Getränk
* Fischfilet * Tomatensoße * Weißer Reis * Limabohnen 2 Sauce Tartar 3 Scheiben Brot 2 Margarine 1 Apfel Koscheres Getränk	* Vegetarischer gefüllter Kohl * Tomatensoße * Petersilienkartoffeln * Gemischtes Gemüse 3 Scheiben Brot 2 Margarine 1 Apfel Koscheres Getränk	* Rinderhackbraten * Braune Soße * Kartoffelbrei * Gemischtes Gemüse 3 Scheiben Brot 2 Margarine 1 Orange Koscheres Getränk	* Hühnchen Chow Mein * Hähnchensoße * Grüne Bohnen * Weißer Reis * Erbsen und Möhren 3 Scheiben Brot 2 Margarine 1 Apfel Koscheres Getränk	* Vegetarisches Schnitzel * Pilzsoße * Weißer Reis * Limabohnen 3 Scheiben Brot 2 Margarine 1 Orange Koscheres Getränk	* Spaghetti * Fleischbällchen * Tomatensoße * Zuckererbsen 3 Scheiben Brot 2 Margarine 1 Apfel Koscheres Getränk	110 g Erdnussbutter 4 Pck. Gelee 1 Pck. Kartoffelchips 1 Gemüsesaft 3 Scheiben Brot 2 Margarine 1 Apfel Koscheres Getränk

* auf Tablett
– Anstalten, die Essen in Abteilungen mit eingeschränkter Verfügbarkeit von heißem Wasser liefern, können heiße Getreidebreie durch eine Packung Kleieflocken ersetzen.

US-Bundesgefängnisverwaltung
FY 2011 Zertifizierter Menüplan Woche 3

Sonntag	Montag	Dienstag	Mittwoch	Donnerstag	Freitag	Samstag
1 Apfel 1 Pck. Kleieflocken 3 Scheiben Brot 2 Tassen Magermilch 1 Tasse Kaffee 2 Pck. Gelee 2 Margarine	1 Orange 1 Pck. Haferflocken 3 Scheiben Brot 2 Tassen Magermilch 2 Pck. Gelee 2 Margarine	1 Apfel 1 Pck. Maisgrütze 3 Scheiben Brot 2 Tassen Magermilch 2 Pck. Gelee 2 Margarine	1 Orange 1 Pck. Kleieflocken 3 Scheiben Brot 2 Tassen Magermilch 2 Pck. Gelee 2 Margarine	1 Banane 1 Pck. Haferflocken 3 Scheiben Brot 2 Tassen Magermilch 2 Pck. Gelee 2 Margarine	1 Orange 1 Pck. Maisgrütze 3 Scheiben Brot 2 Tassen Magermilch 2 Pck. Gelee 2 Margarine	1 Orange 1 Pck. Kleieflocken 3 Scheiben Brot 2 Tassen Magermilch 1 Tasse Kaffee 2 Pck. Gelee 2 Margarine
1 Apfel * Span. Omelett Kartoffeln 1 Pck. Grießbrei 3 Scheiben Brot 2 Tassen Magermilch 2 Pck. Gelee 2 Margarine Koscheres Getränk	* Hühnerflügel * Soße * Kartoffelbrei * Zuckererbsen 3 Scheiben Brot 2 Margarine 1 Apfel Koscheres Getränk	1 Pck. Mortadella 1 Pck. Kartoffelchips 1 Gemüsesaft 3 Scheiben Brot 2 Salatdressing 2 Senf 1 Orange Koscheres Getränk	* Würstchen mit Bohnen * Kartoffeln 2 Senf 3 Scheiben Brot 2 Margarine 1 Banane Koscheres Getränk	1 Pck. Thunfisch 1 Pck. Kartoffelchips 1 Gemüsesaft 3 Scheiben Brot 2 Salatdressing 2 Senf 1 Orange Koscheres Getränk	* Hähnchensteak * Hähnchensoße * Kartoffelbrei * Gemischtes Gemüse 3 Scheiben Brot 2 Margarine 1 Apfel Koscheres Getränk	1 Pck. Sardinen 1 Pck. Kartoffelchips 1 Gemüsesaft 3 Scheiben Brot 2 Salatdressing 2 Senf 1 Apfel Koscheres Getränk
*Fischfilet *Tomatensoße *Weißer Reis *Limabohnen 2 Sauce Tartar 3 Scheiben Brot 2 Margarine 1 Apfel Koscheres Getränk	* Hacksteak Salisbury * Braune Soße * Kartoffelbrei * Limabohnen 3 Scheiben Brot 2 Margarine 1 Apfel Koscheres Getränk	* Putenschnitzel * Soße * Kartoffelbrei * Gemischtes Gemüse 3 Scheiben Brot 2 Margarine 1 Orange Koscheres Getränk	* Spaghetti * Fleischbällchen * Tomatensoße * Zuckererbsen 3 Scheiben Brot 2 Margarine 1 Apfel Koscheres Getränk	* Hühnchen Chow Mein * Hühnchensoße * Grüne Bohnen * Weißer Reis * Erbsen und Möhren 3 Scheiben Brot 2 Margarine 1 Orange Koscheres Getränk	* Rinderhackbraten * Braune Soße * Kartoffelbrei * Gemischtes Gemüse 3 Scheiben Brot 2 Margarine 1 Apfel Koscheres Getränk	110 g Erdnussbutter 4 Pck. Gelee 1 Pck. Kartoffelchips 1 Gemüsesaft 3 Scheiben Brot 2 Margarine 1 Apfel Koscheres Getränk

* auf Tablett

– Anstalten, die Essen in Abteilungen mit eingeschränkter Verfügbarkeit von heißem Wasser liefern, können heiße Getreidebreie durch eine Packung Kleieflocken ersetzen.

Anstatt einen hoch komplizierten Ernährungsplan aufzustellen, sollten Sie sich die Gefängnisdiät zum Vorbild nehmen und sich an die folgenden einfachen Regeln halten:

- Regelmäßigkeit ist für Sportler wichtig. Essen Sie jeden Tag zu den gleichen Zeiten, damit Ihr Körper lernt, wann er Nahrung erwarten kann.
- Die Kalorienmenge sollte Ihrem Training entsprechen. Wenn Sie hart trainieren, brauchen Sie keinen Bogen um »leere Kalorien« zu machen, und können mit gutem Gewissen – allerdings auch nur in Maßen – Kuchen und Süßigkeiten futtern.
- Essen Sie nicht zu viel. Wenn Sie einen hohen Grundumsatz haben, können Sie ein bis zwei Zwischenmahlzeiten einlegen, aber ansonsten reichen drei Mahlzeiten am Tag. Auch wenn Sie sehr groß sind, brauchen Sie nicht mehr Mahlzeiten am Tag, sondern lediglich größere Portionen.
- Essen Sie nicht zu wenig. Nehmen Sie zu den festgelegten Zeiten anständige Mahlzeiten zu sich, auch wenn Sie gerade nicht sehr hungrig sind. Wenn Sie Mahlzeiten auslassen, werden Sie nach einer Weile hungrig und müde. Sobald Ihr Körper gelernt hat, wann er Nahrung erwarten kann, werden Sie pünktlich zu den Mahlzeiten Appetit bekommen.
- Ernähren Sie sich ausgewogen, indem Sie jeden Tag Fleisch, Getreide, Milch, Milchprodukte, Eier, Gemüse und Obst zu sich nehmen. Vegetarier sollten mehr Milchprodukte und Eier essen.
- Trinken Sie ausreichend – zu jeder Mahlzeit und auch zwischen den Mahlzeiten.

Befolgen Sie lieber diese Regeln, anstatt Ihr hart verdientes Geld für Proteinpulver, Energy-Riegel und Nahrungsergänzungsmittel auszugeben. Sie werden feststellen, dass Ihr Training bei vernünftiger Ernährung besser anschlägt – auch ohne teures Spezialdiät-Chichi.

Flüssigkeitsaufnahme

Die wichtigste Substanz, die wir Menschen für unser Überleben brauchen, ist der Sauerstoff, den wir aus der Luft aufnehmen. Die zweitwichtigste ist Wasser. Nahrung nimmt nur den dritten Platz ein. Man kann wochenlang ohne Nahrung überleben, tagelang ohne Wasser, aber nur wenige Minuten ohne Sauerstoff. Doch wenn man sich die Werbung der Nahrungsmittelindustrie anschaut, könnte man meinen, es sei genau andersherum!

Die Flüssigkeitsaufnahme ist ein weiteres Thema, das heutzutage unnötig verkompliziert wird. Um am Leben zu bleiben, müssen wir unserem Körper immer wieder Flüssigkeiten zuführen. Sofern eine Flüssigkeit nicht giftig ist (wie Alkohol) oder Brechreiz auslöst (wie Salzwasser), ist es sinnvoll, sie zu trinken. Kaffee hat heutzutage eine schlechte Presse. Weil er entwässernd wirkt, glauben viele Menschen, er würde den Körper austrocknen. Das stimmt nicht. Tatsächlich wirkt Kaffee auf die Nieren leicht anregend, doch die Menge an Kaffee, die Sie zu sich nehmen, ist wesentlich größer als die, die Sie nach dem Kaffeegenuss wieder ausscheiden.

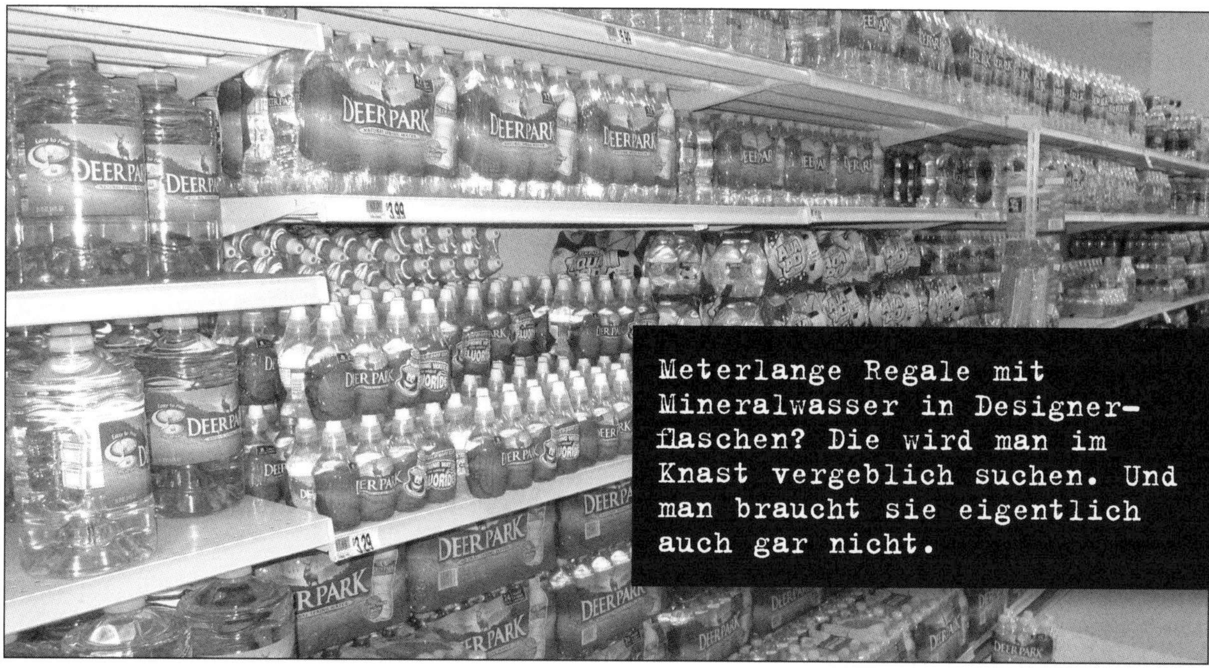

Meterlange Regale mit Mineralwasser in Designerflaschen? Die wird man im Knast vergeblich suchen. Und man braucht sie eigentlich auch gar nicht.

Ein weiteres Opfer moderner Propaganda ist das gute alte Leitungswasser. Als ich zum letzten Mal aus einem Gefängnis entlassen wurde, fiel mir auf, dass die Leute teure kleine Mineralwasserflaschen mit sich herumtrugen. In keinem der Gefängnisse, in denen ich je gewesen bin, gab es dieses Zeug. Wer Wasser trinken will, braucht weder Mineralwasser aus den Alpen noch Wasser aus irgendeiner Heilquelle, sondern kann zum nächsten Wasserhahn gehen – oder eben durstig bleiben.

Viele Menschen machen sich wegen der Schwebstoffe im Leitungswasser Sorgen. Dabei enthalten alle Flüssigkeiten Schwebstoffe – selbst sterilisiertes, in Flaschen abgefülltes Mineralwasser. Das war schon immer so, und das wird auch immer so bleiben, ist aber vollkommen unbedenklich. Der menschliche Körper entwickelte sich im Laufe von Jahrmillionen, und die ganze Zeit über tranken unsere Vorfahren Wasser aus Sümpfen, Flüssen und Bächen – und das Blut ihrer Beutetiere. Unser Körper ist ziemlich widerstandsfähig und in der Lage, Schädliches herauszufiltern. Unser heutiges Leitungswasser ist bemerkenswert sauber und gesund und kostet, verglichen mit abgefülltem Mineralwasser, so gut wie nichts. Trinken Sie es, es tut Ihnen gut!

Einfacher ist besser

Sicherlich haben Sie inzwischen schon gemerkt, dass ich kein Befürworter der aktuellen Ernährungstheorien bin. Nein, ich glaube nicht daran, dass Sportler täglich sechs bis acht kleine Mahlzeiten zu sich nehmen oder sich Unmengen von Proteinen einverleiben sollten. All diese modernen Ernährungsstrategien belasten nur den Verdauungsapparat und führen zu Verfettung.

Die Fortschritte in der Ernährungswissenschaft haben die Sportwelt verwirrt. Inzwischen glauben viele, Randaspekte der Ernährung, wie das Verhältnis von Hauptnährstoffen, Enzymgehalt und glykämischer Index, müssten bei der täglichen Zusammenstellung der Mahlzeiten berücksichtigt werden Viele Menschen sind von der Angst, die falsche Menge an Vitaminen und Mineralstoffen zu sich zu nehmen, regelrecht besessen. Vielleicht ist das aber auch ein eher amerikanisches Phänomen. In den 1950er-Jahren, als die Sportler aus dem Ostblock sämtliche Medaillen abräumten, machten sich die sowjetischen Trainer gerne über die großen Mengen an Vitaminpillen lustig, die amerikanische Sportler schluckten. Die Ernährungswissenschaftler von der anderen Seite des Eisernen Vorhangs hatten lange vor den unseren begriffen, dass alle Vitamine und Minerale, die der Körper braucht, in einer ausgewogenen Ernährung bereits enthalten sind. Überschüsse werden vom Körper ausgeschieden.

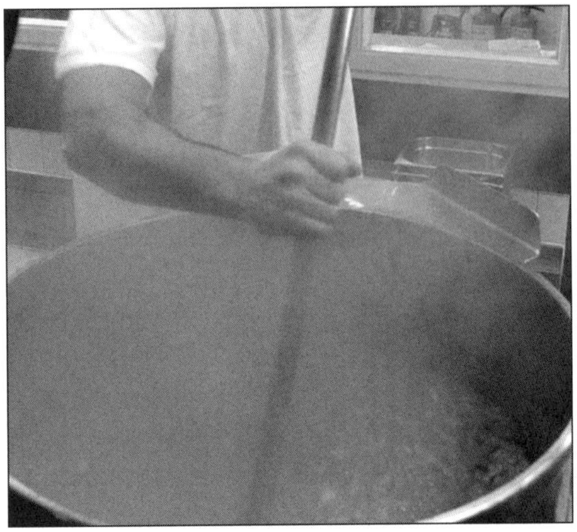

Verkomplizieren Sie sich Ihren Speiseplan nicht durch trendige Theorien. Es wird immer wieder gerne vergessen, dass die wichtigsten Nahrungsbestandteile für einen Athleten weder Proteine noch Vitamine, sondern einfach nur Kalorien sind, denn sie spenden die für harte Eigengewichtsübungen notwendige Energie. »Kalorien« wurde in unserer heutigen Zeit zu einem unanständigen Wort, weil wir in einer Gesellschaft leben, in der unnötig viel gegessen wird. Als ich zum ersten Mal nach San Quentin kam, war ich lang und schlaksig und hatte einen irrsinnig hohen Grundumsatz. Ich lernte sehr schnell, alles aufzuessen, was mir vorgesetzt wurde, um nicht ständig hungrig zu sein. Folgen Sie meinem Beispiel, und verlegen Sie sich darauf, dreimal am Tag zu festen Zeiten ausgewogen zu essen. Wenn Sie sich das angewöhnt haben, brauchen Sie keine hohen Dosierungen von Aminosäuren oder ausgeklügelte Nährstoffkombinationen, um groß und stark zu werden. Die alten Häftlinge, von denen ich die in *Trainieren wie im Knast 1* vorgestellten Übungen lernte, waren schon froh, wenn sie genug zu essen hatten, um am Leben zu bleiben.

Proteine – die große Lüge

Proteine – Eiweiß – sind ein gutes Beispiel. Die meisten Bodybuilding-Gurus behaupten, man müsse mindestens zwei Gramm Protein pro Kilogramm Körpergewicht essen, um Muskel masse aufzubauen. Ein 90 Kilogramm schwerer Bodybuilder müsste also (mindestens) täglich 180 Gramm reines Eiweiß zu sich nehmen. Doch das ist viel zu viel. Um das herauszufinden, muss man kein Doktor der Ernährungswissenschaften sein, sondern nur rechnen können.

Ein Beispiel: Ein 90 Kilogramm schwerer Mann zwischen 19 und 70 braucht am Tag etwa 56 Gramm Eiweiß, um sein Gewicht zu halten. Diese Zahl habe ich nicht erfunden, sie steht im *Dietary Reference Intake*, einem von vielen Strafanstalten herangezogenen Handbuch, das von der *US National Academy of Sciences* und dem *Institute of Medicine* erarbeitet wurde. Diese hoch angesehenen und unparteiischen Institutionen stellen fest, dass der 90-kg-Mann

56 Gramm Eiweiß am Tag braucht. Dabei spielt es keine Rolle, ob der Typ Sportler ist oder nicht, weil die Energie, die der Körper verbrennt, von Kalorien und nicht von Eiweiß stammt. Wenn Sie viele Kalorien in Form von Kohlehydraten und Fetten zu sich nehmen, wird Ihr täglicher Energiebedarf nicht von Ihrer Proteinaufnahme abgezogen, sodass Sie davon nicht mehr benötigen als der durchschnittliche Schreibtischhocker Ihrer Größe. Doch die Muskelmagazine behaupten, dass unser Mann, will er Gewichte heben oder Bodybuilder sein, 180 Gramm Eiweiß am Tag braucht. Aber wo gehen dann die überschüssigen 124 Gramm hin?

Die Gurus erzählen Ihnen, dass sie direkt den Muskeln zugutekommen, dass Sie davon dicke Arm- und Brustmuskeln kriegen. Hört sich cool an, oder? Stimmt aber nicht, obwohl die meisten Leute heute glauben, Muskeln bestünden aus Proteinen. Tatsächlich beträgt der Proteingehalt von Muskeln weniger als ein Drittel. Über 70 Prozent eines gesunden Muskels bestehen aus Wasser. In einem knappen Pfund Muskeln sind gerade mal 80 Gramm Eiweiß enthalten. Würde der Überschuss von 124 Gramm tatsächlich, mit der entsprechenden Menge Wasser verbunden, unmittelbar zu Muskelmasse werden, dann würde ein Mann, der diese Menge an Proteinen konsumiert, innerhalb eines Jahres knapp 300 Kilogramm Muskelmasse draufpacken. Damit hätte er fünf- bis sechsmal mehr Muskeln als Arnold Schwarzenegger in seiner besten Zeit als Mr. Olympia, und das nach nur zwölf Monaten Training. Selbst wenn er über drei Viertel dieser Proteinmenge verbrennen oder durch Verdauungsprobleme oder mangelhaften Gewebeaufbau verlöre, würde unser durchschnittlicher 90-kg-Bodybuilder in einem Jahr zum muskulösesten Mann auf unserem Planeten werden.

Proteinüberschuss

Wenn Sie mir immer noch nicht glauben wollen, dass Diäten mit hohem Eiweißanteil unnötig sind, dann schauen Sie sich mit mir einmal ein paar Beispiele aus der Natur an.

Säuglinge benötigen im Verhältnis mehr wachstumsfördernde Nährstoffe als der stärkste Bodybuilder. In den ersten fünf Lebensmonaten verdoppelt ein Baby seine Körpermasse – und das schafft kein Bodybuilder, glauben Sie mir!. Also könnte man davon ausgehen, dass Babys – aber eben verhältnismäßig – eine Ernährung mit sehr hohem Eiweißanteil brauchen. Aber: Muttermilch enthält weniger als fünf Prozent Eiweiß.

Denken Sie darüber bitte kurz nach. Wenn die Menschen wirklich wachsen müssen, liefert die Natur eine Ernährung, die weniger als fünf Prozent Eiweiß enthält. Das genügt, um einem Baby diesen unglaublichen Wachstumsschub zu ermöglichen.

Schauen wir uns zum Vergleich die Kuhmilch an. Sie enthält ungefähr 15 Prozent Eiweiß. Warum so viel mehr? Während kleine Menschen ihr Gewicht in weniger als sechs Monaten verdoppeln, verdoppeln Kälber ihr Gewicht in nur 45 Tagen. Neugeborene Rinder müssen sehr viel wachsen. Ein gesunder Durchschnittsmann kommt durch sein Wachstum auf ein Gewicht von 86 Kilogramm, ein Stier auf über 1200 Kilogramm.* Was wir daraus lernen? Kuhmilch enthält wesentlich mehr Eiweiß und andere wachstumsfördernde Nährstoffe, als ein Mensch jemals bräuchte.

* Proteinfans sollten sich gelegentlich in Erinnerung rufen, dass Rinder, ebenso wie Gorillas, Elefanten und alle anderen wirklich großen Säugetiere, Pflanzenfresser sind. Das bedeutet, dass sie große Muskelmassen mithilfe einer eiweißarmen Ernährung aufbauen.

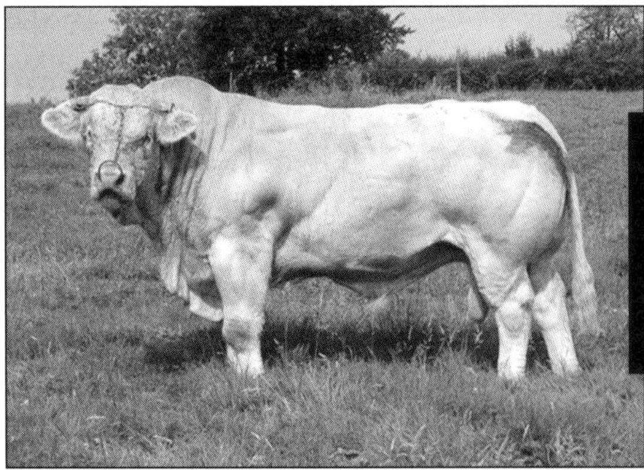

Damit ein Kalb groß und stark wird, braucht es hauptsächlich Milch. Es kommt ohne Eiweißshakes aus!

Aber was machen die Bodybuilder? Sie rühren in ihre Milch auch noch Proteinpulver hinein! Kuhmilch mit Eiweiß anzureichern ist lächerlich. Es ist, als würde man Zuckerwatte mit Puderzucker bestreuen.

Schlimmer noch ist, dass die Hersteller ständig versuchen, sich gegenseitig zu überbieten. Viele derzeit erhältliche Eiweißshakes enthalten über 50 Gramm Eiweiß pro Portion. Babys, die innerhalb weniger Monate ihr Gewicht verdoppeln, kommen mit weniger als fünf Prozent Eiweiß aus. Doch die für Bodybuilder empfohlenen Diäten enthalten 40 Prozent Eiweiß, oder sogar noch mehr. Aber warum nur? Der Körper kann diese überhöhte Proteinmenge gar nicht verwerten. Verarbeitet werden muss sie dennoch – und das belastet die Nieren.

Verstehen Sie mich bitte nicht falsch. Ich will Ihnen nicht einreden, dass Sie wenig Eiweiß zu sich nehmen sollen. Genießen Sie ruhig täglich Milch, Eier, Käse, Meeresfrüchte oder ein schönes Steak. Ich liebe Speisen mit hohem Proteingehalt, und sie gehören zu einer gesunden, ausgewogenen Ernährung einfach dazu. Doch die aktuelle Gier nach Proteinen ist völlig außer Kontrolle geraten. Proteine im Übermaß zu essen, um Muskeln aufzubauen, funktioniert einfach nicht. Das hat mit Wissenschaft nichts zu tun, sondern ist assoziatives Denken und genauso primitiv, als würde man die Herzen seiner Feinde essen, um sich deren Mut anzueignen.

Um kräftige Muskeln aufzubauen, brauchen Sie keine großen Mengen Eiweiß; das in der normalen Ernährung enthaltene Eiweiß reicht dafür völlig aus. Warum also werden diese albernen Vorstellungen immer und immer wieder durch Muskelmagazine und entsprechende Websites verbreitet? Na ja, weil die Magazine und Websites dazu beitragen sollen, dass sich die Proteinpräparate gut verkaufen.

Glauben Sie nicht alles, was Sie lesen, zumal wenn es jemand geschrieben hat, der etwas verkaufen will. Wenn Sie Muskelmasse aufbauen und kräftiger werden wollen, geht das auch mit der Gefängnisdiät: drei ausgewogene Mahlzeiten am Tag.

Häufige kleine Mahlzeiten – wirklich?

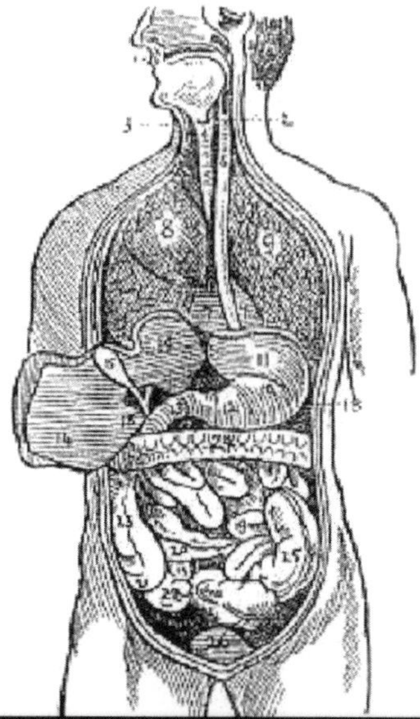

Eine weitere »heilige Kuh« jener Fitnessgurus, die sich mit Fragen der Ernährung befassen, ist die Vorstellung, dass man mindestens sechsmal am Tag essen sollte – oder vielleicht sogar öfter, sozusagen ständig.

Das Argument, das dabei angeführt wird, ist, dass der Körper die in kleineren Portionen enthaltenen Nährstoffe angeblich besser aufnehmen kann. Das Gegenteil ist der Fall. Wer ständig isst, füllt seine Verdauungsorgane laufend mit Nahrung und stört die Aufnahme von Nährstoffen dadurch nur. Wenn Sie Ihrem Körper die Aufnahme von Nährstoffen erleichtern wollen, essen Sie mäßig und nur dreimal am Tag; mindestens vier Stunden sollten zwischen den Mahlzeiten liegen. Wenn Sie sich dann wieder an den Tisch setzen, wird Ihr Magen die vorherige Mahlzeit fertig verarbeitet und sich wieder mit den Säuren und Enzymen gefüllt haben, die es dem Körper ermöglichen, die Speisen zu verarbeiten und die darin enthaltenen Vitamine, Mineralien und Nährstoffe zu nutzen.

Unsere Verdauungsorgane brauchen ebenso Ruhepausen wie alle anderen Teile des Körpers. Das war bereits in der Antike bekannt.

Im Gefängnis essen nur wenige Häftlinge abends. Die letzte Mahlzeit gibt es um fünf Uhr nachmittags. Somit hat der Verdauungsapparat vor dem Schlafengehen fünf oder sechs Stunden Zeit, alles auf den Weg zu bringen. Für den modernen Bodybuilder, der denkt, alle zwei oder drei Stunden etwas essen zu müssen, hört sich das schrecklich an. Ich aber glaube an diesen Rhythmus und bin davon überzeugt, dass er einen davor bewahrt, dick zu werden. Es ist der Rhythmus, in dem die Menschen früher aßen, bevor Amerika zur fettesten Nation der Welt wurde. Wenn Sie Ihrem Körper alle paar Stunden Nahrung zuführen, wann soll er dann eigentlich dazu kommen, Fett zu verbrennen?

Es ist nicht schlimm, ein klein wenig hungrig zu Bett zu gehen. Bei kurzzeitigem Hungern verbrennt der Körper Fett statt Muskelgewebe. Wenn Sie wirklich großen Hunger bekommen, dann gönnen Sie sich eine leichte Zwischenmahlzeit, eine Tasse Kaffee, ein Glas Mineralwasser … Was wir als abendlichen Hunger empfinden, ist in Wirklichkeit oft Durst. Wer mit leerem Bauch schlafen geht, ermöglicht es seinem Darm, sich zu entspannen und auszuruhen; das Blut wird entgiftet, die nächtliche Fettverbrennung gesteigert und die Schlafqualität verbessert. Außerdem hat man dann morgens einen gesunden Appetit, der bei vielen übergewichtigen Menschen ausbleibt.

Dem eigenen Bauch zu ermöglichen, vor der folgenden Mahlzeit leer zu werden, hört sich vielleicht revolutionär an, ist aber eigentlich sehr natürlich. Glauben Sie denn, die Höhlenmenschen aßen sechs- bis achtmal am Tag? Nein! Ihr Körper verbrannte Fett, wenn sie den ganzen Tag über auf der Jagd waren, Beute erlegten und sie aßen. Auf diese Weise blieben sie fit.

Fast jeder »Experte« wird meinen Ratschlägen in diesem Kapitel widersprechen. Na und? Sie müssen weder auf mich noch auf jemand anderen hören. Trainieren Sie einfach weiter. Wenn Sie mit drei Mahlzeiten am Tag laufend stärker werden, dann nimmt Ihre Muskelmasse tatsächlich zu. Ihrem Speiseplan brauchen Sie nichts hinzuzufügen – es würde Sie nur fett machen.

Fettleibigkeit

Fett – das leitet gleich über zu unserem nächsten Thema, mit dem ungefähr zwei Drittel aller Amerikaner nur allzu vertraut sind: Übergewicht. In unserem Land hat sich dieses Problem immer stärker ausgebreitet. Schuld daran sind in erster Linie Gier und ein massives Überangebot an Nahrung.

Anzunehmen, dass Bodybuilder gegen dieses Problem gefeit sind, ist ein Irrtum. Nur ein kleiner Prozentsatz von Bodybuildern hat buchstäblich kein Gramm Fett am Leib. Das sind diejenigen, die Sie im Fernsehen und in Zeitschriften sehen. Die große Mehrheit der Bodybuilder und Kraftsportler ist übergewichtig, was sicherlich teilweise auch der Sporternährungsindustrie zuzuschreiben ist. Wie schon erwähnt, empfehlen die meisten Fitnessgurus für den Muskelaufbau viel zu viel Proteine. Das ist natürlich Unsinn, denn die Muskeln werden dadurch ebenso wenig dicker, wie wenn man versuchen würde, sie aufzubauen, indem man viel Wasser trinkt. Zwar bestehen Muskeln zu einem hohen Prozentsatz aus Wasser, doch viel trinken führt nur zu verstärktem Pinkeln. Überschüssiges Wasser sammelt sich in der Blase an und wird entsorgt. Überschüssiges Eiweiß aber gelangt in Form von Aminosäuren ins Blut und wird in einfache Zucker und Fettsäuren zerlegt. Ja, Sie haben richtig gelesen: Ihr Körper verwandelt all das supergesunde Eiweiß in Zucker und Fett. Daraus wird wiederum der Speck, der sich um die inneren Organe legt und als Wampe vorne in der Körpermitte schwabbelt.

Auch Bodybuilder können dicke Bäuche haben. Sie können in den Fitnessclub gehen und trainieren und sich einreden, dass der Blubber an Armen, Beinen und Rumpf Muskelmasse ist. Doch für jemanden, der Eigengewichtsübungen meistert, ist überschüssiges Körperfett ein echtes Problem. Weil wir unser Körpergewicht als Widerstand nutzen, wird jedes Pfund zu viel zu einem Hindernis, das uns die Übungen erschwert und Fortschritte verhindert. Je dicker man ist, desto schwieriger wird es, sich durch die Progressionsserien der *Big Six* hindurchzuarbeiten. Ein bisschen mollig zu sein ist weniger problematisch, aber wer einen dicken Hängebauch hat, sollte den Ballast lieber schleunigst loswerden, wenn er Eigengewichtsübungen ernsthaft betreiben will.

Kalorien verbrennen ist keine Lösung

Viele Leute glauben, durch verstärkte körperliche Betätigung abnehmen zu können. Das ist ein Irrtum, denn Bewegung kann den Körperfettanteil zwar verändern, doch spielt sie bei der Gewichtsabnahme, verglichen mit der Ernährung, eine eher untergeordnete Rolle. Das bisschen Zeit, das die meisten Menschen für Sport erübrigen können, genügt nicht, um das Körpergewicht zu beeinflussen.

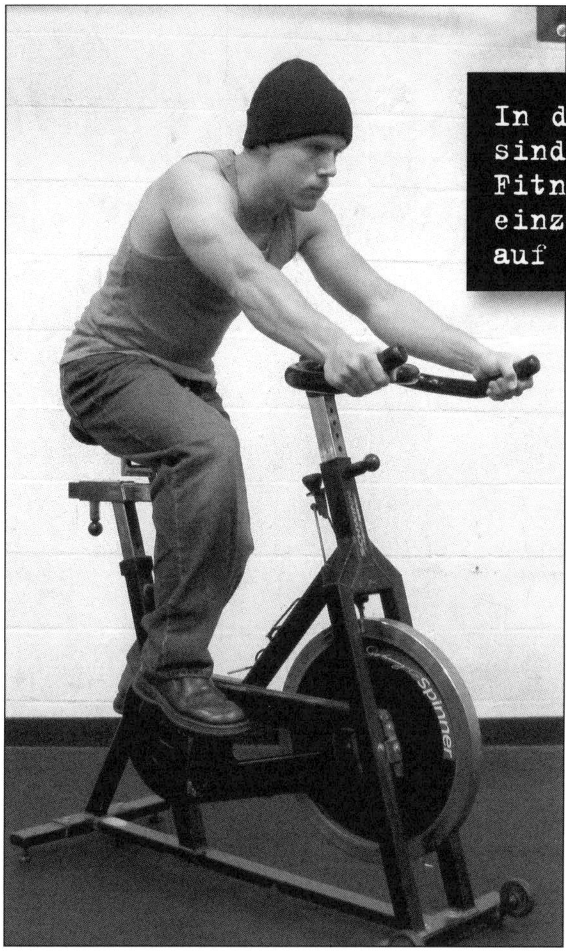

In der Tretmühle? Cardiogeräte sind in erster Linie dazu da, dem Fitnessclub, in dem sie stehen, Geld einzubringen. Figurprobleme löst man auf ihnen nicht.

Zwar lesen wir immer wieder, dass wir schlanker werden, wenn wir uns mehr bewegen und z. B. in der Mittagspause spazieren gehen. Aber stimmt das wirklich?

Angenommen, jemand hat fünf Kilogramm Übergewicht und beschließt abzunehmen, indem er jeden Tag einen halbstündigen Spaziergang macht. Bei einer Durchschnittsgeschwindigkeit von fünf Kilometern pro Stunde würde er in einer halben Stunde zweieinhalb Kilometer zurücklegen und dabei etwa 150 Kalorien verbrennen. Ein Pfund Körperfett hat so etwa um die 3500 Kalorien. Ginge unser Kandidat jeden Tag eine halbe Stunde spazieren, würde es mehr als 233 Tage dauern, diese fünf Kilogramm loszuwerden. Umgerechnet wäre das ein Zeitraum von über acht Monaten und 116 Stunden aufgewendete Zeit. Das sieht mir nicht nach rentabler Investition aus. Erschwerend kommt hinzu, dass körperliche Bewegung den Appetit anregt, sodass viele Leute, ohne es zu merken, noch am selben Tag die abgestrampelten Kalorien (und mehr) wieder zu sich nehmen. 150 Kalorien sind ja an sich sehr wenig – nur so viel wie zwei Scheiben Brot, eine kleine Tüte Chips oder ein Glas Milch. Abnehmen durch vermehrte Bewegung kann also lange dauern – oder schlicht und ergreifend gar nicht stattfinden.

Ändern Sie Ihren Speiseplan, um abzunehmen

Wenn Sie wirklich abnehmen wollen, sollten Sie sich nicht darauf verlegen, sich mehr zu bewegen, sondern Ihre Ernährungsweise hinterfragen. Sie brauchen Ihre Kalorienaufnahmen nur geringfügig zu verändern, um fünf Kilogramm in drei Wochen oder vielleicht sogar in noch kürzerer Zeit loszuwerden.

Es gibt mehrere Möglichkeiten, durch eine veränderte Ernährung abzunehmen. Das Kalorienzählen ist eine beliebte Methode, die jedoch nur von wenigen schlanken Sportlern praktiziert wird. Stellen Sie sich stattdessen lieber eine Grunddiät zusammen, an die Sie sich über längere Zeit hinweg halten. Wer noch mehr abnehmen will, lässt einfach einen Teil der Nahrung weg.

Wenn Sie also Ihre Speckröllchen loswerden wollen, wählen Sie die Knastdiät als Grunddiät, und befolgen Sie diese einfachen Regeln:

1. **Essen Sie täglich drei Mahlzeiten in gleichmäßigen Abständen.** Wenn Sie mehr essen, sodass ständig Energie nachgeschoben wird, kann Ihr Körper kein Fett verbrennen. Eine Mahlzeit alle vier Stunden ist eine gute Faustregel. Essen Sie nach Möglichkeit nicht in den späten Abendstunden.

2. **Essen Sie immer zu den gleichen Zeiten.** Feste Essenszeiten stabilisieren Ihren Blutzuckerspiegel. Wenn Ihr Körper weiß, wann er Nahrung zu erwarten hat, tritt spontaner Hunger seltener auf.

3. **Ernähren Sie sich ausgewogen.** Essen Sie möglichst täglich Kombinationen aus den Hauptlebensmittelgruppen Fleisch, Milchprodukte, Eier, Getreideprodukte, Gemüse und Obst. Nehmen Sie die hier weiter oben vorgestellten Speisepläne als Vorbild. Trinken Sie bei jeder Mahlzeit und wann immer Sie durstig sind. Achten Sie stärker auf die Größe Ihrer Portionen als auf deren Zusammensetzung. Denken Sie daran: Selbst reines Eiweiß wird zu Zucker und Fett, wenn man zu viel davon isst.

Sobald Sie sich eine Grunddiät zusammengestellt haben und regelmäßige Mahlzeiten einhalten, wiegen Sie sich, um sicherzustellen, dass Ihr Gewicht ein oder zwei Wochen lang stabil bleibt. Und nun wird Abnehmen wirklich einfach: Verringern Sie ein wenig die Größe Ihrer Portionen, bis die Waage weniger anzeigt.

Gönnen Sie Ihrem Körper aber Zeit. Erzwungene Gewichtsabnahme führt auch zur Abnahme der Muskelmasse. Doch wenn Sie geduldig sind, wird Ihnen das nicht passieren. Selbst wenn Sie ein massives Übergewicht mit sich herumschleppen, können Sie es innerhalb eines Jahres loswerden, indem Sie z. B. jede Woche ein Kilogramm abnehmen. Mit genügend Disziplin erreichen Sie in kürzester Zeit Ihr Idealgewicht.

Der unbewusste Effekt – die Geheimwaffe beim Abnehmen

In diesem Zusammenhang möchte ich noch auf die positive Wirkung der Eigengewichtsübungen auf das Abnehmen hinweisen. In *Trainieren wie im Knast 1* habe ich dieses Thema kurz angesprochen. Viele übergewichtige Anfänger, die mit Eigengewichtsübungen begonnen haben, stellen bald fest, dass sie allmählich schlanker werden – selbst wenn sie Muskelmasse aufbauen und gar nicht absichtlich versucht hatten abzunehmen. Das hat nichts mit Kalorienverbrennen durch Sport zu tun, sondern mit dem unbewussten Effekt der Eigengewichtsübungen.

Gewichtheben fördert Übergewicht. Und zwar so: Angenommen, ein Athlet hat letzte Woche mit 90 Kilogramm Bankdrücken sechs Wiederholungen gemacht und will diese Woche sieben schaffen. Je näher der Trainingstag rückt, desto mehr isst er, in der Hoffnung, dadurch dafür zu sorgen, dass seine Muskeln wachsen, kleine Verletzungen ausheilen können und er genügend Energie für die bevorstehende Leistung ansammelt. Und das erklärt, warum viele Bodybuilder und Gewichtheber so rundlich werden.

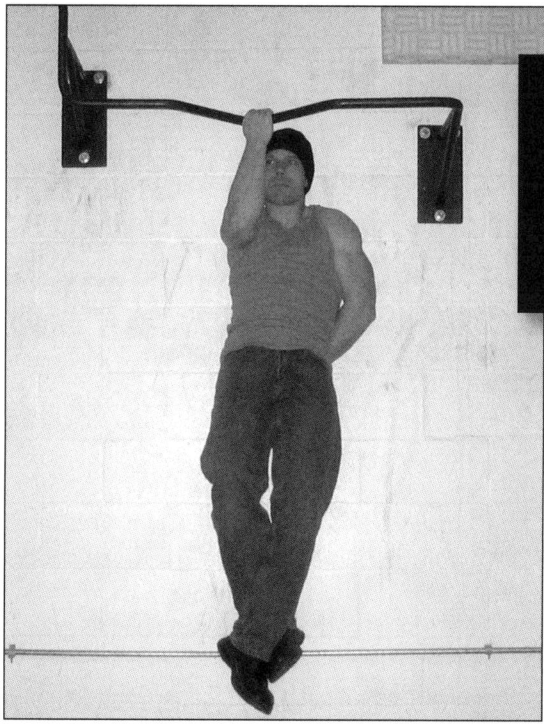

Gewichtsabnahme und Eigengewichtsübungen gehören unabdingbar zusammen. Fortgeschrittene Klimmzugvarianten funktionieren bei Übergewicht nicht.

Eigengewichtsübungen wirken sich auf die Essgewohnheiten ganz anders aus. Angenommen, unser Musterathlet hat letzte Woche sechs einarmige Liegestütze zustande gebracht und will diese Woche eine mehr schaffen. Im Unterbewusstsein ist ihm klar, dass diese Aufgabe umso schwieriger wird, je mehr er wiegt. Je mehr er isst, desto stärker nimmt er zu und desto schwerer werden ihm die Liegestütze fallen. Und dasselbe gilt für Kniebeugen, Brücken, Klimmzüge und alle anderen Eigengewichtsübungen. In den Tiefen seiner Psyche wird eine Verbindung zwischen »weniger essen« und »Erfolg haben« erkannt. Der Körper, der es sich von Natur aus leichter und nicht schwerer machen will, weiß, was zu tun ist: Er stößt unnötigen Ballast ab.

Sie glauben nicht an den Effekt im Unterbewusstsein? Wie schon gesagt, ich erwarte nicht, dass Sie mir glauben. Probieren Sie es einfach aus, und Sie werden sehen, dass es funktioniert.

Licht aus!

Viele verziehen angewidert das Gesicht, wenn von Gefängniskost die Rede ist. Die meisten Menschen assoziieren mit Essen Freiheit und Individualität. Sie empfinden es als unangenehm, gesagt zu bekommen, was und wann sie essen sollen.

Ebenso wie viele andere Athleten fand ich heraus, dass eine Diät im Stil der Gefängnisernährung enorm wertvoll sein kann. Natürlich können die Menschen draußen frei entscheiden, was sie essen und wann sie es essen. Aber angesichts dessen, dass nahezu 70 Prozent aller Amerikaner übergewichtig sind und 40 Prozent nicht die Energie aufbringen, regelmäßig Sport zu treiben, sollten wir uns fragen, wie gesund »Freiheit« und »Individualität« eigentlich sind, wenn es um die Ernährung geht. Man kann davon ausgehen, dass im Gefängnis weniger Menschen dick werden als draußen. Ferner ist es eine Tatsache, dass Menschen hinter Gittern prozentual mehr trainieren als draußen. Es scheint einiges für die Gefängnisdiät zu sprechen.

Je regelmäßiger, einfacher und ausgewogener Sie essen, desto leichter wird es Ihnen fallen, Ihre Ziele zu erreichen. Sie brauchen nicht Biochemie zu studieren, um schlank und gleichzeitig für Ihre Workouts ausreichend ernährt zu sein. Denn je komplizierter der Ernährungsplan wird, desto wahrscheinlicher ist es, dass man ihn sabotiert oder ganz aufgibt.

Die einfachen Regeln, die ich in diesem Kapitel erläutert habe, haben für mich und andere inhaftierte Athleten funktioniert. Sie werden auch für Sie funktionieren. Und mehr brauchen Sie einfach nicht.

Die acht Gesetze der Heilung

Im Laufe meiner im Gefängnis verbrachten Jahre erlitt ich zahlreiche Verletzungen – bei Kämpfen, bei der Arbeit und durch dumme Versehen, aber seltsamerweise kann ich mich nicht daran erinnern, mich jemals beim Training verletzt zu haben, obwohl ich es sehr ernsthaft und sieben Tage in der Woche betrieb. Das verdanke ich zu einem großen Teil den Old School Calisthenics, die sehr sicher sind. Wenn Sie in einen kommerziellen Fitnessclub gehen und zusehen, wie sich die Jungs mit schweren Gewichten und bizarren Maschinen quälen, wird Ihnen auffallen, dass es ständig zu Verletzungen kommt. Den Kampf zwischen weichem Fleisch und unbarmherzigem Stahl gewinnt gewöhnlich der Stahl.

Doch wie vorsichtig Sie auch trainieren: Die Wahrscheinlichkeit, dass Sie sich irgendwann auch mal verletzen, ist ziemlich groß. Unser Körper ist keine Maschine, sondern ein seltsames, sich ständig veränderndes Gebilde. Ich kannte mal einen Gewichtheber, der im Powerlift problemlos über 350 Kilogramm schaffte und sich dann den Rücken verrenkte, als er ein kleines Mädchen hochhob, das vielleicht 20 Kilogramm wog. Es ist schon vorgekommen, dass jemand einarmige Klimmzüge beherrscht und sich dann beim Zähneputzen die Schulter verletzt.

Im Laufe meiner drei langen Gefängnisaufenthalte brach ich mir zweimal die Nase, verlor drei Zähne, erlitt einen Muskelfaserriss am linken Bizeps sowie an einem Adduktor der Hüfte und Verbrennungen dritten Grades am Unterarm, brach mir mehrmals mehrere Rippen; einmal sprang mir die rechte Kniescheibe raus, einmal riss ein Band des Iliosacralgelenks, einmal erlitt ich eine Leistenzerrung, und einmal brach ich mir einen Knöchel. Ich will nicht jammern, denn viele Jungs haben im Knast wesentlich mehr abbekommen als ich.

Derartige Verletzungen beeinträchtigen natürlich das Training, und in Gefängnissen ist das Problem schwerwiegender, weil die dortige medizinische Versorgung mit der draußen nicht vergleichbar ist. Gefängnisärzte misstrauen grundsätzlich jedem Häftling, der ihre Hilfe sucht, weil sie davon ausgehen müssen, dass er sich entweder vor der Arbeit drücken oder aber Zugang zu Schmerzmitteln erhalten will. Häftlinge mit kleineren Blessuren werden gewöhnlich einfach in ihre Zellen zurückgeschickt, wo sie von allein wieder gesund werden sollen. Ich war von meinem Training wie besessen, da es mich davor bewahrte, im Knast durchzudrehen, und auf keinen Fall hätte ich mich von einer blöden Verletzung davon abhalten lassen, meine Übungen zu machen. Die Folge war, dass ich oft zu viel trainierte. Gleichzeitig lernte ich aber auch, wie man trotz Verletzungen trainieren kann, sozusagen um sie herum.

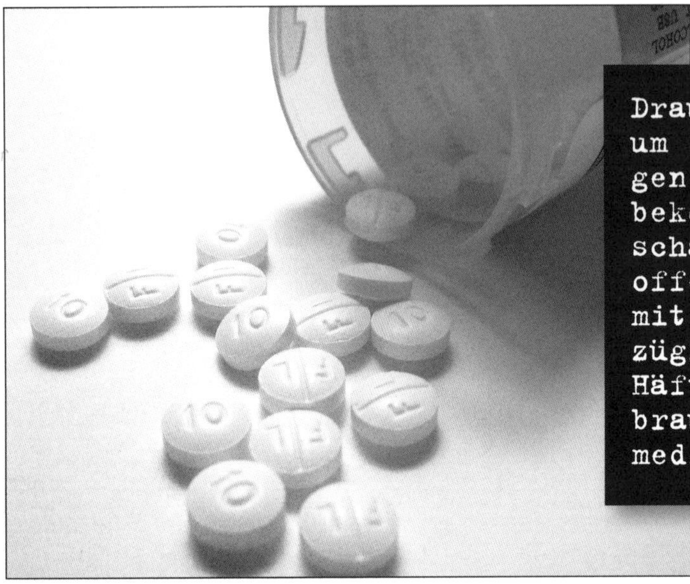

Draußen kann man sich rund um die Uhr Medikamente besorgen bzw. sie verschrieben bekommen; irgendeine Bereitschaftsapotheke hat immer offen. Gefängnisärzte sind mit Rezepten nicht sehr großzügig. Da die meisten Häftlinge zum Drogenmissbrauch neigen, kommt Selbstmedikation nicht infrage.

Ich bin natürlich kein Mediziner. Wenn Sie draußen leben und sich verletzen, suchen Sie professionelle Hilfe. Meiner Erfahrung nach verstehen Ärzte allerdings oft nicht, dass Sportler im Verletzungsfall besondere Bedürfnisse haben. Deshalb ist es oftmals besser, einen anderen Athleten zu fragen, jemanden, der schon seit Jahren trainiert, oft verletzt war und Erfahrung damit hat, sich selbst zu helfen. Wie gesagt, ich bin kein Arzt, aber diese Beschreibung passt ziemlich genau auf mich.

Um Ihnen so gut wie möglich zu helfen, habe ich das, was ich gelernt habe, in acht »Gesetze« gefasst, in meine »acht Gesetze der Heilung«. Älteren Athleten wird viel von dem, was ich auf den folgenden Seiten erkläre, bekannt vorkommen. Und alle Jüngeren können sich damit viele Schmerzen und Ärger ersparen.

Fertig? Dann kann es ja losgehen!

Gesetz Nr. 1: Schützen Sie sich!

Die erste Regel im Umgang mit Verletzungen lautet, es erst gar nicht so weit kommen zu lassen. Das hört sich bescheuert an, ist es aber in Wirklichkeit nicht. Die meisten Verletzungen passieren aus Leichtsinn, Unachtsamkeit usw. und wären eigentlich vermeidbar gewesen. Am häufigsten geschieht das bei (vor allem männlichen) Teenagern – der »Jackass-Generation«. In und gleich nach der Pubertät sind sie (ich meine die Jungs) von ihrem neuen Gefühl physischer Präsenz derart erfüllt, dass sie sich für unsterblich und unbesiegbar halten. Sie genießen es, gefährliche Sachen zu machen: andere zum Kampf herauszufordern, zu schnell zu fahren, ihre Gesundheit auf tausenderlei Arten aufs Spiel zu setzen.

Nach den ersten paar Kratzern beginnt man zu begreifen, dass man doch nicht unbesiegbar ist und auch nicht unsterblich. Wenn ein Finger oder eine Rippe erst einmal gebrochen waren, fühlen sie sich hinterher nie wieder »richtig ganz« an. Reißt ein Band, dann war's das: Es heilt nie wieder zusammen. Renkt man sich die Schulter aus, wird das Gelenk ein Leben lang lockerer bleiben und sich immer wieder leicht ausrenken lassen. Mit der Zeit häufen sich die Verletzungen und ihre Folgen, und es zieht und schmerzt an allen Ecken und Enden. Und was einmal in seiner Funktion eingeschränkt wurde, funktioniert niemals wieder so wie früher.

Man könnte meinen, dass im Sport Menschen aktiv sind, die gut auf ihren Körper achten. Tatsächlich ist das Gegenteil der Fall. Um sich zu beweisen oder einfach nur, um ihr Ego zu pimpen, machen Jungs in Fitnessclubs ständig dumme, gefährliche Sachen. Sie laden sich Gewichte auf, die ihre Knochen zertrümmern könnten, und trainieren damit gefährliche Übungen wie Bankdrücken, legen sich die schweren Langhanteln in den Nacken und knallen sich die Kurzhantel gegen den Brustkorb oder die Wirbelsäule. Sie verletzen ihre Gelenke mit Übungen, die sie jahrelang Woche für Woche wieder und wieder machen, und schrubben sich dabei Bindegewebe und Knorpel von den Gelenken. Sie schlucken und spritzen sich allen möglichen Mist, um besser auszusehen als die anderen, während ihre Körper allmählich zugrunde gehen.

Im Knast passt keiner auf einen auf. Nicht wirklich. Man denkt vielleicht, die eigene Bande würde einem den Rücken freihalten, doch in Wirklichkeit finden die meisten Übergriffe innerhalb der Banden statt. Bandenkriege sind schlimm, kommen aber seltener vor, als man denkt. Eine Verletzung ist hinter Gittern nicht so ein Macho-Ding wie draußen. Es macht einen nur angreifbar und verletzlich, und deshalb entwickelt man früh eine Selbstschutzhaltung. Diese Einstellung sollten auch Sie haben, um optimal von Ihrem Training zu profitieren und zu vermeiden, dass eine Verletzung auf die andere folgt. Seien Sie achtsam und vorausschauend. Vermeiden Sie Leichtsinn, und seien Sie nett zu Ihrem Körper.

Sie sollten diese Grundsätze nicht nur auf Ihr Training, sondern auch auf Ihr übriges Leben anwenden. Für das Training aber gilt:

- Vergewissern Sie sich, dass der Ort, an dem Sie trainieren, sicher ist. Es sollte nichts herumliegen, worüber Sie stolpern könnten, usw.
- Vergewissern Sie sich, dass beim Training verwendete Gegenstände stabil und für die beabsichtigte Nutzung geeignet sind.
- Wenn Sie das Gefühl haben, dass eine Übung für Sie gefährlich sein könnte, überlegen Sie, wie Sie die Übung sicherer gestalten könnten, oder lassen Sie sie weg.
- Selbstschutz besteht auch darin, darauf zu achten, wie man trainiert. Wenn bei einer Übung stärkere Schmerzen auftreten, die nicht nur auf Anstrengung zurückzuführen sind, hören Sie sofort auf. Ändern Sie die Übung so ab, dass sie nicht mehr wehtut, oder suchen Sie nach einer Alternative.

Selbstschutz als Prinzip gilt auch dann, nachdem Sie sich verletzt haben: Finden Sie möglichst sofort heraus, was geschehen ist, und bringen Sie sich in Sicherheit. Das ist nicht so selbstverständlich, wie es sich anhören mag. Ich hatte mal einen Nachbarn, der an einer Regenrinne Klimmzüge trainierte. Als die Regenrinne Anstalten machte abzubrechen, machte er mit dem Satz weiter, anstatt sofort aufzuhören. Er stürzte ab und verletzte sich am Ellbogen, und das aus reiner Dummheit. Seien Sie klüger! Man kann durchaus gleichzeitig stark und klug sein.

Ebenso wie Verletzungen können auch Krankheiten das Training unterbrechen. Achten Sie gut auf sich, ernähren Sie sich vernünftig, und halten Sie sich von allen Leuten mit ansteckenden Krankheiten wie Schnupfen usw. fern. Eine schwere Erkältung kann Sie im Training um drei Wochen zurückwerfen.

Gesetz Nr. 2: Sofortbehandlung

Wenn Sie sich verletzt haben – was unweigerlich irgendwann passieren wird –, müssen Sie, sobald die Gefahr gebannt ist, Sofortmaßnahmen ergreifen, um die Heilung zu beschleunigen.

Akute Gelenkverletzungen sind der Fluch jedes Sportlers. Die am häufigsten auftretenden Beschädigungen des Bindegewebes sind Zerrungen und Verstauchungen. Eine Verstauchung ist eine Verletzung eines das Gelenk einhüllenden Bands (oder der Gelenkkapsel), eine Zerrung dagegen ist eine Überdehnung des Muskelgewebes. Nach beiden Verletzungen schwellen die betroffenen Regionen an. Das ist ein Schutzmechanismus des Körpers, der das verletzte Gewebe mit Flüssigkeit füllt, was abpolsternd und stoßdämpfend wirken soll. Leider weiß der Körper manchmal nicht, dass er zu viel des Guten tut: Die Schwellung wird zu stark und hemmt den Heilungsprozess.

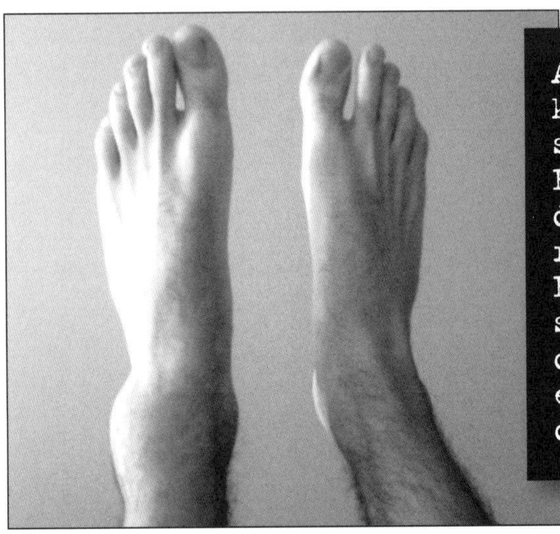

Autsch! Verstauchte Knöchel sind klassische Verstauchungen und passieren, wenn man den belasteten Fuß verdreht und die Bänder dadurch überdehnt werden. Der Körper reagiert, indem er die Region mit Flüssigkeit vollpumpt. Das soll stoßdämpfend wirken, bremst aber die Heilung aus: Sie kann bei einem verstauchten Knöchel länger dauern als bei einem Beinbruch!

Deshalb ist es gut, eine Schwellung einzudämmen, damit der Heilungsprozess starten kann. Die beste Methode dafür ist die sogenannte PECH-Regel, ein Akronym aus den Anfangsbuchstaben der sinnvollsten Sofortmaßnahmen.

PAUSE: Je stärker Sie eine verletzte Körperregion bewegen, desto stärker schwillt sie an, und deshalb müssen Sie sie ruhigstellen. Fangen Sie sich bei einer Übung eine Muskelzerrung ein, müssen Sie sofort aufhören, diesen Muskel zu benutzen. Haben Sie sich bei einem Sturz ein Bein verletzt, dürfen Sie es nicht mehr belasten. Paradoxerweise unterstützt Bewegung langfristig die Heilung (siehe Gesetze Nr. 3 und 4), aber unmittelbar nach der Verletzung ist Ruhe am wichtigsten.

EIS: Wenn man eine Verletzung kühlt, zieht sich das Gewebe zusammen, sodass eine übermäßige Schwellung verhindert wird. Kühlen Sie mit Eis oder gefrorenen Lebensmitteln, doch legen Sie zwischen Eis und Haut ein nasses Handtuch oder Ähnliches, um Erfrierungen zu vermeiden. Sie können das verletzte Gelenk auch in ein Eiswürfelbad tauchen. Kühlen Sie aber nie länger als 15 bis 20 Minuten, und wiederholen Sie es an den ersten zwei Tagen nach der Verletzung alle zwei oder drei Stunden.

COMPRESSION: Ein Druckverband stellt ebenfalls eine Sofortmaßnahme gegen starke Schwellungen dar. Bandagieren Sie die verletzte Region fest, aber nicht so fest, dass die Durchblutung behindert wird. Beginnen Sie mit dem Bandagieren an der vom Herzen am weitesten entfernten Stelle, und lockern Sie den Verband, wenn er Schmerzen verursacht oder die Region darunter taub wird.

HOCHLEGEN: Wenn Sie die verletzte Region so hoch lagern, dass sie höher als Ihr Herz liegt, fließt überschüssige Flüssigkeit dank der Schwerkraft ab. Suchen Sie sich einen Hocker o. Ä., der stabil und sicher ist, und legen Sie die verletzte Region dort mindestens eine halbe Stunde lang ab. Auf diese Weise können Sie auch weiteres Anschwellen während der Nacht verhindern, wenn Sie schlafen und nicht alle paar Stunden kühlen können.

Ergänzend zur PECH-Regel sollte man noch zwei weitere Punkte beachten:
SCHÜTZEN: Diese Maßnahme ergibt sich aus Gesetz Nr. 1. Wenn Sie sich verletzt haben, müssen Sie dafür sorgen, dass nicht noch mehr passiert. Wenn Sie sich bei einer Übung verletzt haben, hören Sie sofort damit auf. Wenn Sie sich an einem Gerät o. Ä. verletzt haben, entfernen Sie sich davon. Schützen Sie sich, indem Sie das Problem erkennen und sich in Sicherheit bringen.

NICHT STEROIDALE ENTZÜNDUNGSHEMMER: Der Begriff fasst Medikamente zusammen, die Schwellungen in verletztem Gewebe verhindern, indem sie den chemischen Prozess blockieren, der die Schwellung auf Zellebene auslöst. Häftlinge haben normalerweise keinen Zugang zu ihnen, aber als ich mich draußen verletzte und sie ausprobierte, stellte ich fest, dass sie wahre Wunder wirken. Verletzte Athleten greifen oft zu rezeptfreien Schmerzmitteln wie Paracetamol. Aber das ist ein Fehler. Wenn es Ihnen möglich ist, nehmen Sie nicht steroidale Entzündungshemmer wie Ibuprofen oder Aspirin, denn sie beschleunigen den Heilungsprozess (indem sie die Schwellung vermindern), anstatt nur das Schmerzgefühl zu betäuben.

Die Sofortbehandlung verletzter Gelenke sollte sich über mehrere Tage und bis zu einer Woche lang hinziehen. Sobald die akuten Schmerzen und die Schwellung abklingen, können Sie Gesetz Nr. 3 anwenden.

Gesetz Nr. 3: Trainieren Sie unverletzte Körperregionen weiter

Häufig setzen Athleten nach einer Verletzung mit dem Training aus. Das ist nicht nur unnötig, sondern verlangsamt auch den natürlichen Heilungsprozess. Nach einer Verletzung sollten Sie so bald wie möglich Ihre unverletzten Körperregionen weitertrainieren.

Angenommen, Sie haben sich den linken Arm gebrochen. Das sollte Sie nicht daran hindern, weiterhin den rechten Arm, die Körpermitte und die Beine zu trainieren. Nach einem Beinbruch findet man immer Möglichkeiten für das Trainieren von Rumpf und Armen. Haben Sie sich am unteren Rücken verletzt, können Sie die Gliedmaßen um die Verletzung herum trainieren. Als Faustregel gilt: Wenn Sie eine Körperregion gefahrlos trainieren können, sollten Sie das auch tun. Selbst wenn Sie schwer verletzt sind und nur noch eine Körperregion trainieren können – z. B. Ihren Griff durch die Übung Adlerkrallen (dynamische Spannung) –, dann tun Sie es.

Diese Vorgehensweise bietet verschiedene Vorteile, darunter:

- **Psychologie.** Training fördert die Selbstachtung, die unter einer Verletzung zwangsläufig leidet. Das Training kommt auch Ihrer Motivation zugute und hilft Ihnen, die Kontrolle zurückzugewinnen, indem Sie während der Rekonvaleszenz etwas Produktives und Aktives tun.
- **Routine.** Eine Unterbrechung des Trainings bringt Ihre Tagespläne durcheinander und irritiert, weil eine Gewohnheit wegfällt. Indem Sie so bald wie möglich wieder trainieren, verhindern Sie, dass Sie sich die sportliche Lebensweise abgewöhnen.
- **Cross-over-Effekt.** Der Körper funktioniert als System. Das Trainieren einer Muskelgruppe überträgt automatisch auch auf andere Muskeln Kraft, selbst wenn sie scheinbar nicht mit ihr verbunden sind.
- **Kondition.** Alles sportliche Können, aber auch Körperfunktionen wie Kreislauf, neurale Kommunikation, Zellgesundheit usw. beruhen auf dem Fundament der allgemeinen Kondition, die durch eine Weiterführung des Trainings erhalten bleibt.
- **Hormonelles Gleichgewicht.** Bei sportlichem Training werden muskelaufbauende und fettabbauende Hormone wie Testosteron ausgeschüttet. Wenn das Training unterbrochen wird, lässt die Produktion dieser Hormone nach.
- **Kreislauf und Durchblutung.** Muskeltraining unterstützt den Kreislauf und fördert die Durchblutung des ganzen Körpers, was wiederum den Heilungsprozess beschleunigt (siehe Gesetz Nr. 5).
- **Stressabbau.** Stresshormone wie Noradrenalin und Cortisol schädigen längerfristig den Körper. Regelmäßiges Training hilft, ihre Ausschüttung zu vermindern, und regt die Produktion schmerzstillender Endorphine an.

Man könnte nun dagegenhalten, dass Ungleichheiten entstehen, wenn man nach einer Verletzung eines Arms oder eines Beins den anderen Arm bzw. das andere Bein trainiert. Das mag in gewisser Hinsicht stimmen; andererseits aber gibt es ja auch noch den Cross-over-Effekt, sodass auch die verletzte Seite durch Trainieren der unverletzten Seite kräftiger bleibt, als wenn man das Training unterbricht. Außerdem wird das »Muskelgedächtnis« dafür sorgen, dass Sie die Ungleichheit, sobald Sie wieder beidseitig trainieren, schnell wieder ausgleichen.

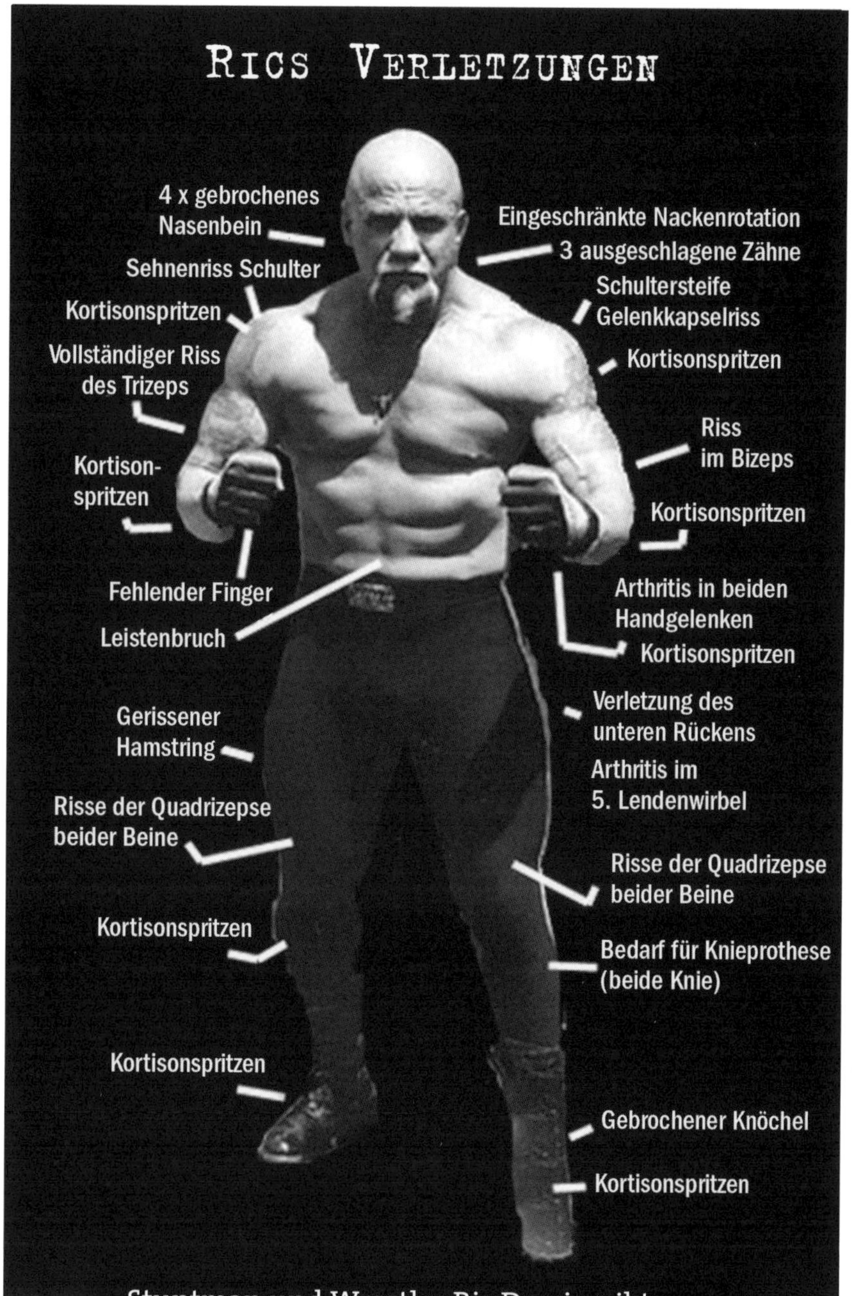

Stuntman und Wrestler Ric Drasin gibt nicht auf!

Vielleicht werden Sie sich mitunter nicht sicher sein, wie Sie um Verletzungen herum trainieren können, aber vergessen Sie nie: Wo ein Wille ist, ist auch ein Weg. Seien Sie kreativ! Als der Profiwrestler Ric »The Equalizer« Drasin beim Sägen drei Finger verlor, kam er am folgenden Tag trotzdem in seinen Fitnessclub und stemmte die Hanteln, indem er sie statt mit den Fingern mit den Handflächen umfasste. Ein Physiotherapeut erzählte mir mal von einem querschnittsgelähmten Patienten, der seinen Rumpf trainierte, indem er sich mit seinem funktionierenden Arm von einer Stange hängen ließ und den Rumpf vor- und rückwärts schaukelte. Wenn Sie mit einer Verletzung trainieren, brauchen Sie keine Rekorde zu brechen; konzentrieren Sie sich einfach auf das, was Sie können, und darauf, die verletzten Regionen nicht zu schädigen.

Mitunter hat das auch noch den Vorteil, dass vernachlässigte Muskelgruppen endlich mal ordentlich rangenommen werden, weil die bisher schwerpunktmäßig geförderten Muskeln infolge einer Verletzung ausfallen. Eine Armverletzung wäre z.B. Anlass, die Kraft der Beine zu verbessern. Probieren Sie es einfach mal aus.

Gesetz Nr. 4: Trainieren Sie Verletzungen weg

Wie in Gesetz Nr. 2 erklärt, reagiert der Körper auf Verletzungen mit Schwellung und Entzündung. Um den Heilungsprozess schneller in Gang zu setzen, muss die Schwellung vermindert werden. Sobald die Schwellung nachgelassen hat und das Gewebe beginnt, sich zu reparieren, sollten Sie damit beginnen, diese Region wieder zu trainieren. Wie lange die anfängliche Ruhepause dauert, hängt von der Schwere der Verletzung ab: eine Woche, einen Monat oder sogar länger.

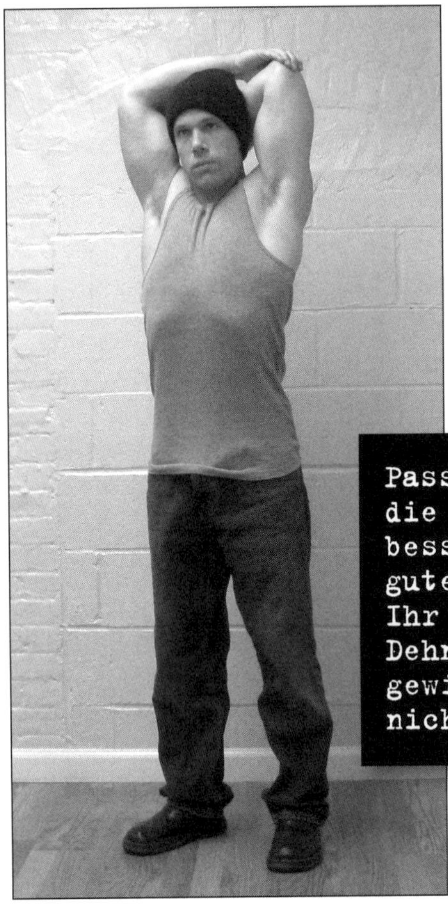

Und hier machen viele Anfänger einen Fehler. Wenn sie sich verletzen, z. B. an Knie, Schulter oder Handgelenk, bewegen sie diese Körperregion so wenig wie möglich, damit sie abheilen kann. Später, nach sechs Monaten, einem Jahr oder vielleicht erst nach zwei Jahren, entdecken sie dann, dass die alte Verletzung zu einem chronisch schmerzenden Bereich wurde. Sie hören dann ganz mit dem Trainieren auf und nehmen sich vor weiterzumachen, sobald die Stelle nicht mehr schmerzt. Und trainieren niemals wieder.

Passives Dehnen kann die Durchblutung verbessern und ist eine gute Therapie, wenn Ihr Körper für aktives Dehnen oder Eigengewichtsübungen noch nicht bereit ist.

Grund für die später aufgetretenen Schmerzen ist, dass ein Großteil des Bindegewebes in der verletzten Region weniger gut durchblutet wird als deren wichtigste Muskeln. Trainieren verbessert nicht nur die Durchblutung, sondern fördert auch Wachstum und Anpassung des Gewebes, das wiederum unglaublich starke Heilkräfte auf Zellebene anregt. Die Kraftsportler früherer Zeiten wussten das und rieten verletzten Kollegen, Verletzungen an Gelenken »wegzutrainieren«. Diese Strategie mag Leuten, die sich nach einer Verletzung lange ausruhen, befremdlich erscheinen, doch sie funktioniert.

Dabei ist allerdings zu beachten, dass das »Wegtrainieren« einer Verletzung behutsam und vernünftig erfolgen muss. Auf gar keinen Fall sollten Sie sich unter Schmerzen auf Ihre härtesten Übungen stürzen, denn das würde nur zu noch größeren Schäden führen. Zuerst einmal müssen Sie abwarten, bis die Schwellung abgeklungen ist, denn dies bedeutet, dass der Heilungsprozess begonnen hat. Sodann müssen Sie Übungen finden, bei denen die verletzten Muskeln oder Gelenke beteiligt werden, die Sie aber dennoch schmerzfrei ausführen können. Viele Physiotherapeuten, die aus der Kraftsportecke kommen, raten zur Verwendung leichter Hanteln, mit denen Bewegungen ausgeführt werden sollen, die Muskeln schmerzfrei aufbauen. Da ich grundsätzlich auf Calisthenics schwöre, rate ich stattdessen dazu, so früh wie möglich mit Eigengewichtsübungen zu beginnen, denn diese trainieren nicht nur die Muskeln, sondern fördern auch Balance, Koordination, die Kraft der Körpermitte und funktionelle Beweglichkeit. Weil Übungen wie Liegestütze und Klimmzüge für die Rehabilitation normalerweise zu anspruchsvoll sind, sollten Sie sich etwas Leichteres aussuchen. Die Übungsserien der *Big Six* in *Trainieren wie im Knast 1* beginnen alle mit je drei »Reha-Sequenzen«; wenn Sie also Ihre Muskeln mit leichten Eigengewichtsübungen trainieren wollen, schauen Sie in *Trainieren wie im Knast 1* nach. Da auf die leichteren Übungen schwerere folgen, eignen sie sich vorzüglich für Reha und Physiotherapie und werden Ihnen helfen, wieder in Form zu kommen ... und danach immer größere Fortschritte zu machen.

Sobald Sie eine Übung gefunden haben, die Sie ausführen können, ohne dass sich Ihre Verletzung meldet, versuchen Sie, davon laufend mehr Wiederholungen zu machen. Die Steigerung der Wiederholungen leichter Übungen verbessert die Durchblutung besser als schwerere, weniger oft ausgeführte Übungen, und genau das regt die Heilung an. Das wiederholte Zusammenziehen abheilender Muskeln dehnt Narbengewebe und vermindert dessen Ausbreitung. Schränken Sie anfangs den Bewegungsradius ein, und vergrößern Sie ihn dann nach und nach.

Gesetz Nr. 5: Die Heilkraft der Wärme

Sobald Sie wieder trainieren können, beschleunigt sich die Heilung dank des in die verletzte Region gepumpten Bluts immer stärker. Außerhalb der Trainingszeiten können Sie die Durchblutung durch Wärmebehandlungen anregen.

Die Behandlung von Verletzungen mit Wärme ist eine sehr alte Heilmethode. Es gibt Hinweise dafür, dass bereits die alten Ägypter warme Umschläge kannten. Häftlinge unserer Tage wenden sie sehr häufig an, wohl auch deshalb, weil die Gefängnisärzte mit schmerz- und entzündungshemmenden Medikamenten so geizig sind. Immer wenn ich mich verletzt hatte oder mir ein Gelenk wehtat, erhitzte ich mit meinem Tauchsieder Wasser und goss es in eine kleine Wärmflasche. Wenn ich sie 20 Minuten lang auf die schmerzende Stelle legte, entspannte sich das verkrampfte Gewebe, und die Stelle heilte schneller ab. Auch die Schmerzen ließen nach.

Wenn Sie eine verletzte Stelle mit Wärme behandeln, weiten sich die Kapillargefäße, sodass mehr Blut in diese Region fließt und sie mit reichlich Sauerstoff und Nährstoffen versorgt wird. Gleichzeitig löst die optimale Durchblutung Verspannungen und blockiert Schmerzmeldungen ans Gehirn. Häufig lassen die Schmerzen schon nach wenigen Minuten Wärmebehandlung nach.

Besorgen Sie sich eine Wärmflasche oder einen Wärmebeutel. Es gibt sie in den verschiedensten Ausführungen: Gelpacks, mit Wasser zu füllende Gummibehälter, Kirschkernsäckchen oder Körnerkissen usw. Ihre Wärmequelle sollte sehr warm, aber nicht heiß sein. Legen Sie sie jede Stunde für 20 Minuten auf die Verletzung. Sie können Ihre Verletzung aber auch mit Kälte und Wärme behandeln (mit kaltem und heißem Wasser, oder mit Coldpacks und Wärmflasche). Die Kälte sorgt dafür, dass sich der Körper während einer Wärmetherapiephase nicht an die Wärme gewöhnt, und die Durchblutung wird extrem angeregt.

Da eine lokale Wärmebehandlung das Blutvolumen in der betreffenden Region vergrößert, sollten Sie auf eine noch geschwollene oder entzündete Verletzung keinen Wärmebeutel o.Ä. auflegen, denn die Hitze würde die Schwellung nur verstärken. Die Wärmebehandlung darf erst beginnen, nachdem die Schwellung abgeklungen ist, und am besten erst dann, wenn Sie die verletzte Region wieder behutsam trainieren (siehe Gesetz Nr. 4). Weil sich Muskeln und Bindegewebe auch nach anstrengendem Training entzünden können, sollten Sie eine schmerzende Stelle nicht gleich nach dem Trainieren mit Wärme behandeln. In diesen beiden Fällen ist Eis immer die erste Wahl.

Gesetz Nr. 6: Bauen Sie langsam auf

Angenommen, es ist schon eine Weile her, dass Sie sich verletzt haben. Sie konnten die betroffene Region erfolgreich trainieren (nach Gesetz Nr. 4) und wollen jetzt allmählich zu Ihren früheren Bestleistungen zurückkehren. Beachten Sie bitte: »Zurückkehren« bedeutet nicht »zurückeilen«. Der Körper verfügt über erstaunliche Selbstheilungskräfte, aber man muss ihm Zeit lassen. Wenn Sie Ihre frühere Form anpeilen, sind langsame Fortschritte besser als schnelle, denn wenn Sie zu hastig werden und sich dadurch verletzen, verlieren Sie längerfristig gesehen noch viel mehr Zeit, als wenn Sie von vorneherein langsam und vorsichtig sind.

Sobald Sie Ihre Übungen mit ordentlichem Bewegungsradius schmerzfrei ausführen, können Sie zu den schwierigeren Übungen aus *Trainieren wie im Knast 1* übergehen, aber mit der gebotenen Vorsicht und ohne jemals Schritte zu überspringen. Sie können schneller voranschreiten als beim ersten Übungsdurchlauf, aber gehen Sie nur Schritt für Schritt vor, und achten Sie auf die Reaktionen Ihres Körpers. Ich kann Ihnen dafür keine Richtlinien anbieten, denn das Tempo hängt davon ab, wie schwer Ihre Verletzung war und wie schnell sie abheilt; aber selbst wenn Sie nur leicht verletzt waren, dürfen Sie auf keinen Fall Schritte überspringen, um mit dem höchsten Niveau weiterzumachen, das Sie vor Ihrer Verletzung erreicht hatten.

Gesetz Nr. 7: Haben Sie Vertrauen in sich selbst

Viele Sportler sind auf ihre Fähigkeiten sehr stolz, und bei manchen gründet das gesamte Selbstverständnis einzig und allein auf dem, was sie mit ihrem Körper zu tun vermögen. Wenn dessen Fähigkeiten eingeschränkt werden, wie z.B. durch eine Verletzung, trifft sie das hart. Niedergeschlagenheit, Depressionen oder sogar Selbstmordgedanken können die Folge sein. Ich kann mich noch gut an den japanischen Langstreckenläufer Kokichi Tsuburaya erinnern, der sich 1968 vor dem Beginn der Olympischen Spiele in Mexico City das Leben nahm, weil Rückenschmerzen sein Training behinderten.

Verletzungen haben mentalen Stress zur Folge, der zu einer negativen Grundhaltung führen kann. Wenn wir glauben, niemals wieder richtig gesund zu werden, verlieren wir die Motivation für die Rehabilitation, und der Heilungsprozess verlangsamt sich dramatisch. Das führt wiederum zu Stress, dieser hat noch mehr negative Gedanken zur Folge ... ein Teufelskreis entsteht.

Zum Glück ist auch das Gegenteil möglich. Wenn Sie an sich glauben, beschleunigt das die Heilungschancen enorm. Grübeln Sie nicht über Ihre Verletzung nach. Die meisten Verletzungen kommen uns schlimmer vor, als sie tatsächlich sind. Der menschliche Körper ist ein wahres Wunderwerk, und man hört oder liest immer wieder von Menschen, die nach entsetzlichen Unfällen wieder ganz gesund wurden. Sehr viele Athleten feierten nach schweren Verletzungen große

Erfolge, und immer wieder kommt es vor, dass Menschen, von denen es hieß, sie könnten nie wieder laufen, die medizinische Fachwelt durch ihre großen Fortschritte in Erstaunen versetzen. Glauben Sie an sich und an Ihre Zukunft – und Ihre Verletzung wird schneller heilen.

Konzentrieren Sie sich auf die Fortschritte, die Sie täglich machen, und seien Sie vor allem positiv. Wenn wir positiv denken, schüttet unser Körper Serotonin aus, einen Neurotransmitter, der die Entspannung fördert und gleichzeitig die Energie steigert: ein perfekter Heilstoff. Eine positive Einstellung stimuliert das Immunsystem und erhöht die Produktion des körpereigenen Schmerzmittels, der Beta-Endorphine. Neueren Forschungen zufolge kann eine gute Grundstimmung sogar die Produktion von Wachstumshormonen steigern – die wiederum den Heilungsprozess wesentlich beschleunigen.

Es gibt eine regelrechte Biologie des Vertrauens. Schöpfen Sie aus dieser Quelle!

Gesetz Nr. 8: Heilung ist ein Lernprozess

Dieses Gesetz steht mit dem vorherigen in enger Beziehung und auch mit dem Grundsatz, dass man während der Rekonvaleszenz nach einer Verletzung positiv denken sollte. Wir begreifen das Erleiden einer Verletzung als durch und durch negative Erfahrung, und das ist nicht richtig, denn auch eine Verletzung ist Teil des Yin und Yang des Lebens, demzufolge keine Erfahrung in jeder Hinsicht negativ ist.

Wenn Sie eine Verletzung ausschließlich negativ bewerten, übersehen Sie etwas. Ich trainiere seit Jahrzehnten, und im Grunde habe ich nur durch Verletzungen wirklich Neues über meinen Körper gelernt. Eine Verletzung zwingt uns, darüber nachzudenken, wie die einzelnen Teile des Körpers zusammenwirken, und dazu, neue Bewegungsabläufe und Trainingsmethoden zu erlernen. Sie schenkt uns wertvolle Einsichten, und wir sollten diese Einsichten nicht vergessen, wenn wir wiederhergestellt sind, denn sie helfen uns, immer höhere Leistungsniveaus zu erreichen.

Außerdem steckt in jeder Verletzung auch noch eine tiefere Botschaft. Verletzungen zwingen uns dazu, innezuhalten, in uns zu gehen und uns daran zu erinnern, warum wir mit dem Training angefangen hatten und warum wir es brauchen. Verletzungen machen uns bewusst, wie zerbrechlich und kostbar unser Körper eigentlich ist. In älteren Kulturen wurde Heilung als ein göttlicher Akt angesehen, vielleicht aus genau diesem Grund.

Verstehen Sie mich bitte nicht falsch. Ich sage nicht, dass Sie zusehen sollen, dass Sie sich verletzen, um dieser wichtigen Erkenntnisse teilhaftig zu werden. Befolgen Sie stets Gesetz Nr. 1, und schützen Sie sich so gut wie möglich; die Verletzungen werden Sie auch so ereilen, ohne dass Sie ihnen entgegengehen. Doch im Laufe der Jahre habe ich gelernt, dass verletzt sein – ebenso wie eingesperrt sein – nicht das Ende der Welt bedeutet. Man kann auch aus negativen Erfahrungen Nutzen ziehen, wenn man gründlich über sie nachdenkt.

Die acht Gesetze der Heilung

GESETZ NR. 1: SCHÜTZEN SIE SICH!
Vermeiden Sie, sich zu verletzen, indem Sie eine Selbstschutzhaltung und Achtsamkeit entwickeln. Passen Sie gut auf Ihren Körper auf, meiden Sie Gefahren, und trainieren Sie in sicherer Umgebung.

GESETZ NR. 2: SOFORTBEHANDLUNG
Befolgen Sie bei einer Verletzung des Bindegewebes unverzüglich die PECH-Regel:

- **PAUSE:** Sorgen Sie für die Ruhigstellung der verletzten Körperregion.
- **EIS:** Kühlen Sie die verletzte Stelle, um Schwellung und Entzündung einzudämmen.
- **COMPRESSION:** Eine eng anliegende Bandage verhindert weiteres Anschwellen.
- **HOCHLEGEN:** Die Lagerung über Herzhöhe lindert Schwellungen.

Nicht steroidale Entzündungshemmer beschleunigen die Heilung.

GESETZ NR. 3: TRAINIEREN SIE UNVERLETZTE KÖRPERREGIONEN WEITER
Trainieren Sie die unverletzten Körperregionen, sobald dies wieder möglich ist, ohne die verletzte Region zu reizen. Dadurch beschleunigen Sie den Heilungsprozess und behalten sowohl die Gewohnheit des Trainierens als auch Ihre Kondition bei.

GESETZ NR. 4: TRAINIEREN SIE VERLETZUNGEN WEG
Verletzte Gliedmaßen werden durch den Bewegungsmangel und die dadurch bedingte verminderte Durchblutung oft steif. Sobald Sie schmerzfrei trainieren können, sollten Sie das auch tun. Suchen Sie sich leichte Übungen aus, und beginnen Sie mit wenigen Wiederholungen.

GESETZ NR. 5: DIE HEILKRAFT DER WÄRME
Knastathleten ersetzen Medikamente durch Wärmebehandlung. Sobald die Schwellung in der verletzten Region abgeklungen ist, können Sie mit einer Wärmebehandlung beginnen.

GESETZ NR. 6: BAUEN SIE LANGSAM AUF
Wenn der Schmerz nachlässt, gehen Sie schrittweise zu Ihrem normalen Training über. Überstürzen Sie jedoch nichts, lassen Sie Ihrem Körper Zeit.

GESETZ NR. 7: HABEN SIE VERTRAUEN IN SICH SELBST
Lassen Sie sich von einer Verletzung nicht runterziehen. Positives Denken beschleunigt die Heilung.

GESETZ NR. 8: HEILUNG IST EIN LERNPROZESS
Nutzen Sie Verletzungen als Chancen, neue Perspektiven zu entwickeln und mehr über Ihren Körper zu lernen.

Verletzung – eine Gefängniserfahrung

Als Teenager und auch noch mit Anfang 20 dachte ich noch nicht viel über Verletzungen nach. Sie waren einfach nur etwas, das Footballspielern und alten Leuten zustieß. Doch im Alter von 25 Jahren geschah etwas, das mich zum Umdenken veranlasste.

Anlass war der berühmte Aufstand in San Quentin im Jahr 1982, in den über tausend Häftlinge verwickelt waren und bei dem es viele Verletzte gab. Der Auslöser des Aufstands ist unbekannt. Es gibt zwar einige »offizielle« Theorien, doch wir wussten damals schon, dass die meisten davon frei erfunden waren. Spannungen zwischen Banden und ethnischen Gruppen waren zwar Faktoren, aber nicht der eigentliche Grund für den Konflikt.

Der Aufstand brach im großen oberen Hof aus. In den Medien war damals von »Gewalt zwischen organisierten Gruppen« die Rede, doch auch das war Quatsch, denn die große Zahl der auf dem Hof befindlichen Häftlinge und die rasche Eskalation sprechen dagegen, dass irgendetwas »organisiert« war. Es war das totale Chaos. Eine furchterregende Situation, und es fühlte sich an, als hätte sich eine Wolke aus Wut und Angst über das Gefängnis gelegt. Aus Drängeln wurde Schubsen, und an vielen Stellen kam es zu kleineren Prügeleien, an denen sich rasch Freunde und Bandenkumpane der Betroffenen beteiligten, sodass die Kämpfe immer größere Dimensionen annahmen und sich schließlich zu einer Revolte auswuchsen, die innerhalb einer Viertelstunde das gesamte Gefängnis erfasste. Ab einem gewissen Punkt herrschte totale Anarchie.

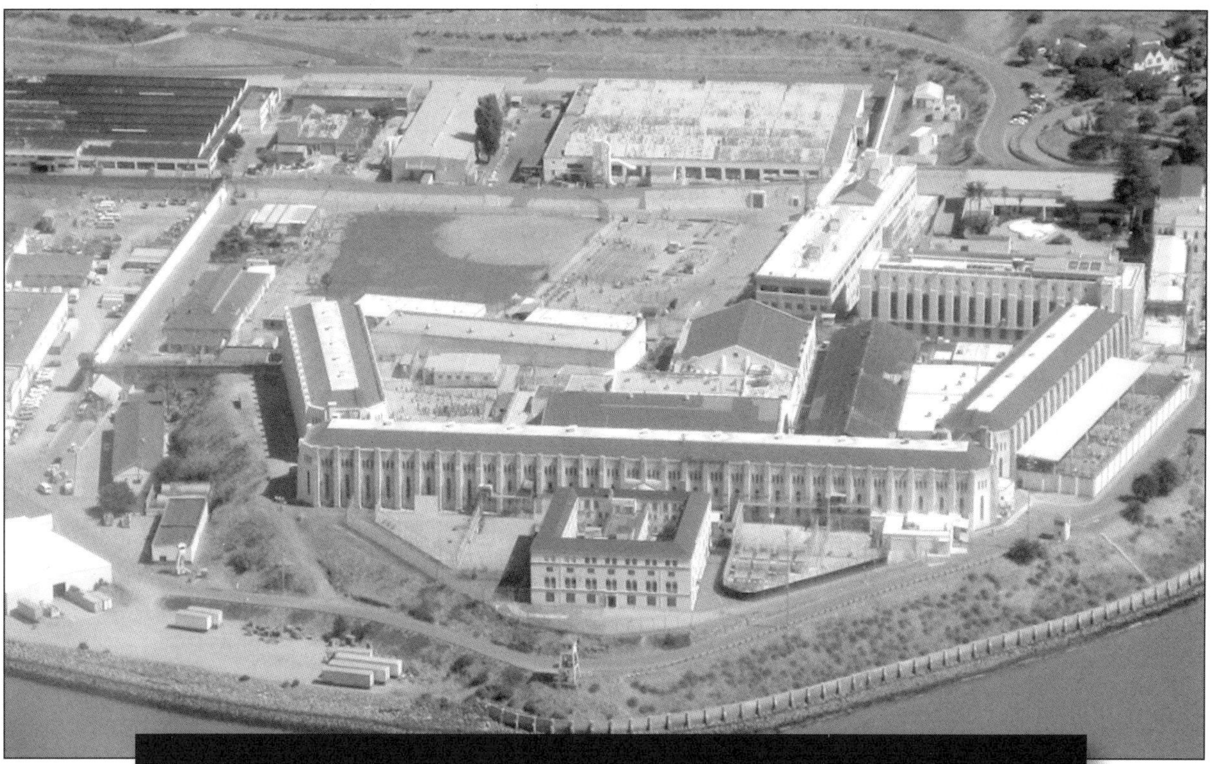

Luftaufnahme von San Quentin. Sogar aus dieser Perspektive kann man erkennen, dass sich im Hof viele Gestalten dicht an dicht drängen. Da braut sich etwas zusammen!

Ich war weder am Ausbruch des Aufstands beteiligt, noch hatte ich die Absicht, mitzumischen. Doch wie viele andere Gefangene wurde auch ich hineingerissen, einfach nur weil ich auf dem Hof war, als es losging. Bei den Prügeleien wurden viele Insassen verletzt. Heutzutage sind die Inspektionen viel strenger, doch damals, in den 1970er- und 1980er-Jahren, konnten noch viele Messer und Dolche eingeschmuggelt werden. Manch einem bot das Chaos willkommene Gelegenheit, endlich langjährig gehegte Rachepläne umzusetzen. Einem Bekannten von mir wurde ein unauslöschliches »Messergrinsen« zugefügt: Zwei starke Gangmitglieder hielten ihn fest, während ihm der dritte das Gesicht von Ohr zu Ohr aufschnitt; sein Messer hatte er sich aus einem Bleistift und einer Rasierklinge gebastelt.

Ich hatte das Glück, keine Verletzungen dieses Ausmaßes zu erleiden; verletzt wurde ich aber schon. Als es richtig hoch herging, kam ich auf die Idee, mich in den Nordteil des Hofs durchzuschlagen, wo gewöhnlich ein paar Freunde von mir abhingen. Ich dachte, mich durch die prügelnde Masse orange gekleideter Sträflinge hindurchkämpfen zu können. Und das gelang mir auch – mindestens zwei Minuten lang. Doch irgendwann wurde das Gedränge zu dicht, und ich war auf allen Seiten von panisch um sich schlagenden Männern umgeben. Als ich nicht mehr vorwärtskam und nur noch hierhin und dorthin geschoben wurde, bekam ich es mit der Angst zu tun. Mir wurde klar, dass ich einen Fehler gemacht hatte und besser dort hätte bleiben sollen, wo ich gewesen war. Ich sah mich schon zertrampelt am Boden liegen und wollte nur noch weg, wusste aber nicht, wohin.

Plötzlich krachten mehrere Typen rücklings in mich hinein. Rückblickend glaube ich, dass sie es nicht absichtlich taten, sondern selbst Opfer einer Druckwelle wurden, die weiter vorne in der Menge ihren Anfang genommen hatte. Ich war damals zehn Kilogramm leichter als heute und flog gegen die Brust eines Frettchengesichts, das ungefähr einen Meter hinter mir gestanden hatte. Als Reaktion bekam ich einen harten Stoß zwischen die Schulterblätter. Inzwischen lief mir das Blut die Schläfen herunter, und ich machte den Fehler, ihm einen Kinnhaken zu verpassen. Ich habe keine Ahnung, ob er daraufhin zu Boden ging oder nicht, weil ein Sekundenbruchteil später ein kräftigerer Kerl, möglicherweise ein Freund des Frettchens, mich von links her mit der Schulter anstieß. Ich reagierte schnell genug, um ihn zu packen und mich umzudrehen, sodass er durch seinen eigenen Schwung auf den Betonboden krachte. Dabei bekam er jedoch meinen Overall zu fassen, und ich stürzte mit ihm zu Boden. Ich schwang mein Bein über ihn und versuchte, wieder aufzustehen, doch genau in diesem Augenblick geschah etwas sehr Hässliches.

Ich nehme an, dass das Gedränge und Geprügel um uns herum an Intensität zugenommen hatte, denn plötzlich stolperte ein wie aus dem Nichts gekommener großer fetter Glatzkopf rückwärts und fiel auf uns beide. Es war nicht seine Schuld, und er landete ziemlich flach auf dem Rücken, aber er muss an die 140 Kilogramm gewogen haben, und es fühlte sich an, als würde ein schweres Motorrad auf mich krachen. Ich hatte völlig verdreht dagelegen, und als er auf mich aufschlug, hörte ich ein »Schnapp!«, das laut genug war, den Krach im Hof zu übertönen. Ich schrie auf, als etwas wie ein Blitz durch mein linkes Bein schoss. Einen kurzen Moment lang war mir, als würde die prügelnde Masse um uns herum ebenfalls das Gleichgewicht verlieren, auf uns stürzen und uns zerquetschen, doch zum Glück fiel keiner mehr. Ich kroch unter King Kong hervor und humpelte von dannen.

Bald hatte ich einen anderen Hofbereich erreicht, aber ich wusste, dass ich verletzt war. Ich spürte mein linkes Bein nicht mehr, es war nutzlos geworden, wie ein an mir hängendes Stück Holz.

Verletzt in San Quentin

Mir war, als würde der Aufstand gar nicht mehr aufhören, aber zum Glück überlebte ich ihn. Erst in der Nacht, als die Wirkung des vom Körper ausgeschütteten Adrenalins und der Endorphine nachließen, kam der Schmerz, und mir war klar, dass mir etwas wirklich Schlimmes zugestoßen war. Es fühlte sich an, als hätte man mir die Muskeln der Rückseite des linken Oberschenkels abgerissen, mit der Lötlampe bearbeitet und dann wieder angenäht. Dummerweise versuchte ich, den Schmerz durch Gehen zu lindern, doch das verschlimmerte ihn nur. Am nächsten Tag war mein unterer Rücken so verkrampft, dass ich kaum von meiner Pritsche runterkam, und selbst wenn ich mich abstützte, konnte ich nicht richtig gehen. Ich war davon überzeugt, mich an der Wirbelsäule verletzt zu haben, und die Angst trieb mich dazu, um Hilfe zu bitten.

Die Wärter sahen, dass ich übel zugerichtet war, und brachten mich in die Krankenabteilung. So kurz nach dem Aufstand war sie voller Verletzter. Tatsächlich gilt der Aufstand in San Quentin 1982 als der größte und verheerendste in der Geschichte dieser Strafanstalt, und deshalb ist anzunehmen, dass in der Krankenabteilung weder davor noch danach so viel los war wie an diesem Tag.

Irgendwann wurde ich zwei Ärzten vorgestellt, die zwar einen kompetenten Eindruck machten, von der herrschenden Situation aber völlig überfordert waren. Nachdem ich erzählt hatte, was geschehen war, wurde ich abgetastet, und mein Bein wurde herumgeschwenkt. Obwohl ich mich auf der Untersuchungsliege kaum selbst bewegte, war ich schweißgebadet und sehr erleichtert, als die Untersuchung endlich abgeschlossen war. Nachdem die beiden Ärzte eine Weile leise miteinander gesprochen hatten, kam der Ältere zu mir und sagte in seinem schleppenden Südstaatentonfall: »Nun, es ist ziemlich eindeutig, was da passiert ist, Sir.« Schweigend wartete ich auf die Diagnose. »Bei Ihnen ist ein Beckenband gerissen, vermutlich das Ligamentum sacroiliacum. Nach dem Ausmaß der Schwellung zu urteilen, ist es vermutlich ganz durch.«

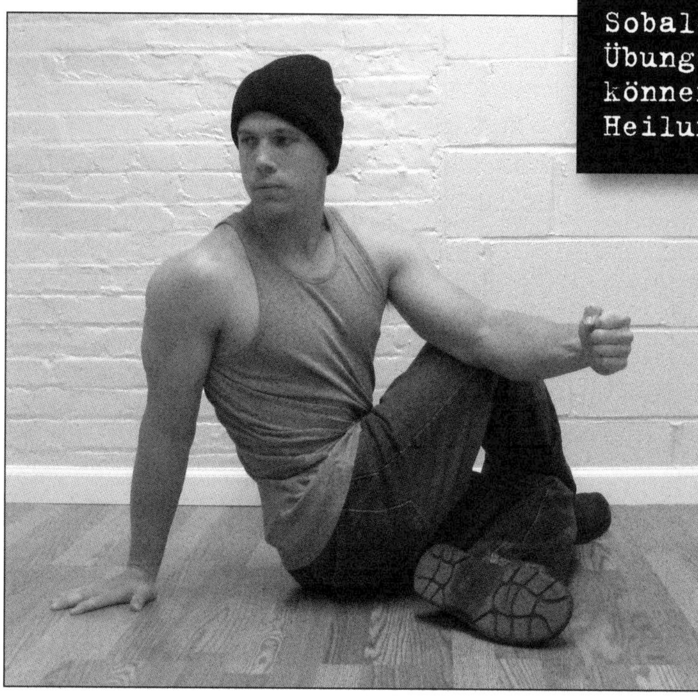

Sobald Sie die Trifecta-Übungen schmerzfrei ausführen können, ist die endgültige Heilung schon in Reichweite.

»Wie lange dauert es, bis das wieder heilt?«, wollte ich wissen. Der Arzt sah mich mit hochgezogenen Augenbrauen an. »Gerissene Bänder heilen nicht, Sir. Wenn sie durch sind, sind sie durch. Wir können nicht wirklich viel für Sie tun. Ich unterschreibe dieses Formular hier und sorge dafür, dass Sie in absehbarer Zeit nicht zu arbeiten brauchen.« Und er drehte sich um und kümmerte sich um den nächsten Verletzten.

Zu meinem Entsetzen bekam ich ein Paar Alukrücken überreicht, mit denen ich in meinen Block zurückhumpeln sollte. Als ich mich klickend und klackend die langen Gänge bis zu meiner Zelle entlangkämpfte, spürte ich die Blicke meiner Mithäftlinge wie ein Brennen im Rücken. Ich hatte schon vorher im Gefängnis Angst gehabt und mich ausgeliefert gefühlt (so wie jeder andere auch, gleichgültig, was er behauptet). Aber wohl zum ersten Mal, seit ich in Gefängnissen gewesen war, fühlte ich mich wie ein Beutetier, das von seinen Fressfeinden beobachtet wird. Mein krückengestützter Weg zu meiner Zelle erschien mir endlos lang, und mit jedem mühsamen Schritt wurde ich niedergeschlagener. War dies ein bleibender Schaden? Der Arzt hatte gesagt, gerissene Bänder wachsen nicht wieder zusammen. Würde ich ewig mit einem nutzlosen Bein herumhinken?

Die Vorstellung, inmitten der Hölle von San Quentin als Krüppel leben zu müssen, erfüllte mich mit Entsetzen. Ich wusste, dass ich wieder kampffähig werden musste, und zwar schleunigst, denn sonst würden sich die anderen meine Schwäche zunutze machen, zumal noch viele Jahre in dieser Anstalt vor mir lagen. Ich wusste, dass mir eine längere physiotherapeutische Behandlung helfen könnte, von dieser Verletzung zu genesen. Ich wusste aber auch, dass die Chance, in San Quentin diese Hilfe zu erhalten, verschwindend gering war. Ich musste mir selbst helfen.

Heilung durch Bewegung

Den Rest der Woche blieb ich auf meiner Pritsche liegen und stand praktisch nur zu den Mahlzeiten auf. Ich lese viel und gerne, und sobald ich konnte, hinkte ich in die Gefängnisbibliothek, um nach Büchern über Wiederherstellung nach Verletzungen zu suchen. Ich fand zwei, und in beiden stand, dass es bei Verletzungen des Bindegewebes nicht die eigentliche Wunde ist, die die Bewegungen einschränkt, sondern das Narbengewebe. Es bildet sich unweigerlich nach Verletzungen und ist in gewisser Weise etwas Positives, denn es verbindet beschädigte anatomische Elemente und ersetzt verloren gegangene Funktionen. Es ist gewöhnlich dicker als anderes Gewebe und leider weniger elastisch. Aufgrund dieser mangelnden Elastizität sind einstmals verletzte Regionen fester, als sie vormals waren. Narbengewebe zerrt auch an umgebenden Muskeln, verringert dadurch wiederum deren Elastizität und verursacht so Schmerzen am Gelenk. Der einzige Weg, Narbengewebe geschmeidiger zu machen, besteht darin – Sie haben es vielleicht schon erraten? –, es auf richtige Art und Weise zu dehnen.

Ich entwickelte ein paar Dehnungsübungen, die mir keine Schmerzen verursachten, und machte sie täglich, ja mitunter sogar stündlich, wenn mir danach war. Dadurch wurden Rücken und Oberschenkel tatsächlich wieder beweglicher, und nach ein paar Wochen konnte ich schon wieder Eigengewichtsübungen für die obere Körperhälfte machen. Nach einem Monat konnte ich normal gehen, und sechs Wochen nach der Verletzung nahm ich mein Eigengewichtstraining für die Beine wieder auf, was meine Heilung weiter beschleunigte. Die gute Durchblutung versorgte die verletzte Region optimal mit Nährstoffen, sodass ich das Gefühl bekam, von Tag zu Tag stärker zu werden. Ich fuhr mit den Dehnungsübungen fort und las während meiner Rekonvaleszenz viele Bücher über Beweglichkeit und Yoga. Nach drei Monaten war mein Becken wieder ganz normal, und ich hatte nie wieder Probleme damit; im Grunde bin ich heute stärker und gelenkiger, als ich es als Zwanzigjähriger war. Ganz bestimmt förderte der Umstand, dass ich schon vor der Verletzung ein Fan von Calisthenics war, meine Heilung enorm.

Meine Muskeln waren insgesamt gesund und fit, und ebenso meine Organe. Die wichtigste Rolle bei meiner raschen Gesundung spielten jedoch mit Sicherheit die Dehnungsübungen.

Wie bereits gesagt, lernen wir durch Verletzungen unseren Körper besser kennen. Wenn alles rund läuft, achten wir gar nicht darauf, was wie funktioniert. Die Erfahrung, im Gefängnis eine Verletzung zu erleiden, war damals furchtbar; inzwischen aber sehe ich sie positiver, weil ich dadurch begann, mich mit körperlicher Beweglichkeit zu befassen.

Knastmeister

Nach diesem Unfall nahm ich Dehnungsübungen ernst und begann nach Typen zu suchen, die mir fortgeschrittene Dehnungsübungen beibringen konnten. Im Gefängnis sind Athleten, die sich dehnen, selten, und meistens haben sie ihre Techniken von draußen mitgebracht. Ich ließ mich von Ringern beraten, die sich viel dehnten, und von ein paar Jungs, die viel Yoga machten. (Wenn Ihnen das komisch vorkommt, denken Sie daran, dass San Quentin in Kalifornien ist!) Doch anfangs unterhielt ich mich meist mit Kampfsportlern. Die meisten betrieben Kemp (ein damals an der Westküste beliebter Kampfsport, der Karate ähnelt). Nur wenige wissen, dass James Mitose, der Kemp nach Amerika gebracht hatte, ab 1974 wegen Mordes in Folsom einsaß. Später wurde er nach San Quentin gebracht. Als ich dorthin kam, war er noch da, starb aber wenige Monate später. Leider hatte ich nie Gelegenheit, ihn kennenzulernen, und erfuhr erst einige Jahre nach seinem Tod, dass wir in derselben Anstalt eingesessen hatten.

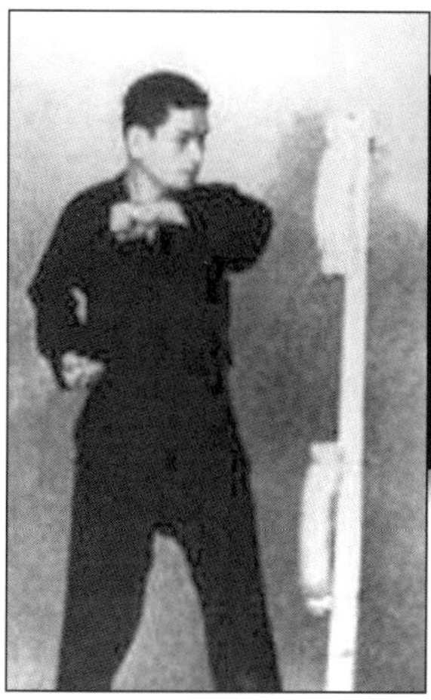

Links: der junge James Mitose beim Training. Rechts: Polizeifoto des wesentlich älteren Mitose nach mehreren in kalifornischen Gefängnissen verbrachten Jahren.

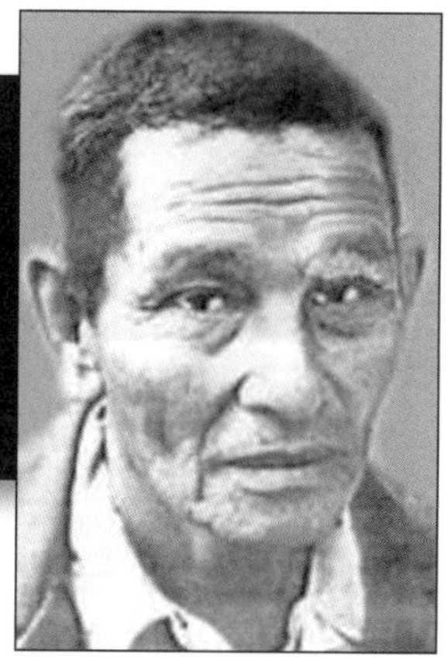

Auch als ich wieder ein volles Eigengewichts-Trainingsprogramm absolvierte, machte ich weiterhin Dehnungsübungen, und seltsamerweise verletzte ich mich öfter, wenn ich mich viel dehnte. Passives Dehnen sollte man also nicht ewig weitermachen, sondern nur so lange, bis sich der Körper entspannt, die Heilung voranschreitet und man wieder so weit ist, dass man sich ohne Risiko aktiv dehnen kann. Sie werden merken, wann die Zeit gekommen ist. Verabschieden Sie sich dann mit einem Lächeln von den passiven Dehnungsübungen, gehen Sie zum aktiven Dehnen über, und machen Sie Eigengewichtsübungen, um geschmeidige Kraft aufzubauen und die Durchblutung der Gelenke zu verbessern. Auf diese Weise heilen alle Verletzungen superschnell ab.

Licht aus!

Rekonvaleszenz und Heilung sind als Gesprächsthemen nicht gerade sexy, aber doch ein grundlegender Aspekt des Athletenlebens. Groß und stark, schnell und beweglich zu werden erfordert sehr viel Training, kann lange dauern und ist nur möglich, wenn der Körper so funktioniert, wie er soll. Es gibt mehr Athleten, die wegen chronischer Schmerzen mit dem Training aufhörten, als Sie sich vorstellen können. Das Tragische daran ist, dass es gar nicht so weit hätte kommen müssen: Wer über das entsprechende Wissen verfügt, kann nach einer Verletzung noch größer und stärker werden als zuvor.

Leider erwirbt man Wissen über die Heilkräfte des Körpers gewöhnlich nur mit wachsender Erfahrung, die man wiederum unter Schmerzen erwirbt. Ich kann nicht meinen alten Kopf auf Ihre Schultern setzen, aber ich kann zumindest versuchen, Ihnen die Tricks beizubringen, die ich mir in all den Jahren aneignete, in denen ich lernte, hinter Gittern mit Schmerzen klarzukommen. Darum geht es in den acht Gesetzen. Lernen Sie sie auswendig, nehmen Sie sie sich zu Herzen, und Sie ersparen sich viele Schmerzen und verkürzen Ihre Heilungszeiten enorm.

21. Der Kopf

Wie man aus dem eigentlichen Gefängnis ausbricht

Im Dunkeln sind wir alle alleine.

Wenn ich mich richtig erinnere, waren dies die Worte, die mein Großvater zu mir sagte, bevor er starb. Ich war damals ungefähr zehn Jahre alt, und mein Großvater – seit über 30 Jahren Witwer – lebte allein in einem kleinen heruntergekommenen Haus in Clayton, dem Ort, aus dem meine Familie stammt. Er war damals in den Achtzigern und kein besonders gesunder oder glücklicher alter Mann. Meine Mutter und ich schauten zwei- bis dreimal die Woche bei ihm vorbei, meine Mutter erledigte Sachen im Haushalt, und ich hörte ihm zu. Ich glaube, ab einem gewissen Alter wollen die Leute nur noch, dass man ihnen zuhört.

Als ich ihn das letzte Mal sah, hatte es in dem Viertel zuvor eine Reihe von Einbrüchen gegeben, und meine Mutter erinnerte ihn nachdrücklich daran, abends vor dem Schlafengehen die Hintertür abzuschließen. Bevor wir gingen, fragte ich ihn, ob er denn nicht Angst habe, wenn er nachts ganz allein im Haus war, und er erwiderte: »Im Dunkeln sind wir alle alleine.« Ich hatte diese Redensart zuvor noch nie gehört. *Warum müssen wir im Dunkeln alleine sein? Was ist, wenn im Haus auch noch ein anderer Mensch oder ein Hund ist?*, überlegte ich bei seiner Beerdigung. Der Satz schien keinen Sinn zu machen, und irgendwann vergaß ich ihn.

Viele Jahre später fiel er mir wieder ein, und zwar in meiner ersten Nacht in San Quentin, nachdem das Licht gelöscht worden war. Es war eine schreckliche Nacht, die ich schlaflos verbrachte, und obwohl ich einen Zellenkameraden hatte, fühlte ich mich einsamer als je zuvor in meinem Leben. Die Schreie anderer Häftlinge hallten in den Gängen wider, und ich verstand nur zu gut, was mein Großvater damals gemeint hatte.

In meinen ersten Monaten im Gefängnis dachte ich in schlaflosen Nächten oft an meinen Großvater und an das, was er mir erzählt hatte. Viele Häftlinge denken in den Stunden nach dem Lichtausschalten an ihre Familien und erinnern sich an glücklichere Zeiten. In jüngeren Jahren war mein Großvater so etwas wie ein Prediger gewesen. Er war ein sehr strenger traditioneller Lutheraner. Manchmal, wenn meine Mutter außer Hörweite war, hatte er mir Dinge erzählt, die mir Angst machten. Unter anderem hatte er gesagt, dass ich, wenn ich Böses tat, unweigerlich dafür bestraft werden würde, und zwar immer dann, wenn ich es am wenigstens erwartete – und nicht von ihm, sondern vom Teufel höchstpersönlich. Ich glaubte es ihm natürlich, fragte ihn aber atemlos und mit weit aufgerissenen Augen, woher der Teufel denn über meine Missetaten Bescheid wisse. Die Antwort meines Großvater traf mich bis ins Mark und jagte mir wochenlang kalte Schauer den Rücken hinunter. Mit ernstem Gesicht beugte er sich vor und vertraute mir an, dass jedem einzelnen Menschen eine Schar unsichtbarer Dämonen über die Schulter schauen und nur darauf warten, dass er einen Fehler macht, einen Schritt vom rechten Weg abweicht, damit sie ihn packen und in die Hölle schleppen können.

Negative innere Einstellung

Nein, ich weiß nicht, ob das wortwörtlich zu nehmen ist, und ich bin auch kein besonders religiöser Mensch. Wenn ich es wäre, hätte ich mein Leben vermutlich anders gelebt. Aber nachdem ich Tausende von Nächten in Betonfestungen eingesperrt verbracht hatte, mit meinen Gedanken als einziger Gesellschaft, begriff ich, dass das, was mein Großvater mir hatte beibringen wollen, im übertragenen Sinne stimmte. Es gibt so etwas wie eine Armee negativer Kräfte, die hinter dem Rücken von jedem von uns lauert und nur darauf wartet, dass wir unachtsam werden.

Diese negativen Kräfte besitzen die Macht, uns in die tiefsten Abgründe hinabzureißen. Allerdings sind sie nicht kleine Teufel mit Flügelchen und Dreizack, sondern innere Stimmen, destruktive Selbstkritik, psychologische Sperren, Zweifel, selbstzerstörerische Gedanken und üble Gefühle. Sie sind es, die uns hinunterzerren, anstatt uns hochzuhelfen. Sie kommen möglicherweise aus unseren eigenen Köpfen, belauern uns aber genauso wie Großvaters Dämonen unablässig und warten geduldig auf eine Chance, uns zu überwältigen, zu beherrschen. Ich zweifle keine Sekunde daran, dass dem wirklich so ist.

Im Knast bekommt man jede Menge Erfahrung darin, mit den eigenen Dämonen zu kämpfen. Draußen gibt es so viel, was uns von den inneren Stimmen ablenkt. Man kann den Fernseher einschalten, spazieren gehen, sich einen Film anschauen, einen Freund anrufen. Doch wenn man die Nächte in eine Zelle eingesperrt verbringt, hört man seine Dämonen laut und deutlich. Deshalb passieren die meisten Selbstmordversuche von Häftlingen nachts, und es ist wohl auch der Grund, warum sich so viele Menschen im Laufe ihrer Gefängnisstrafe einer Religion zuwenden: Die eingebildeten angsteinflößenden Dämonen scheinen auf einmal sehr real zu werden.

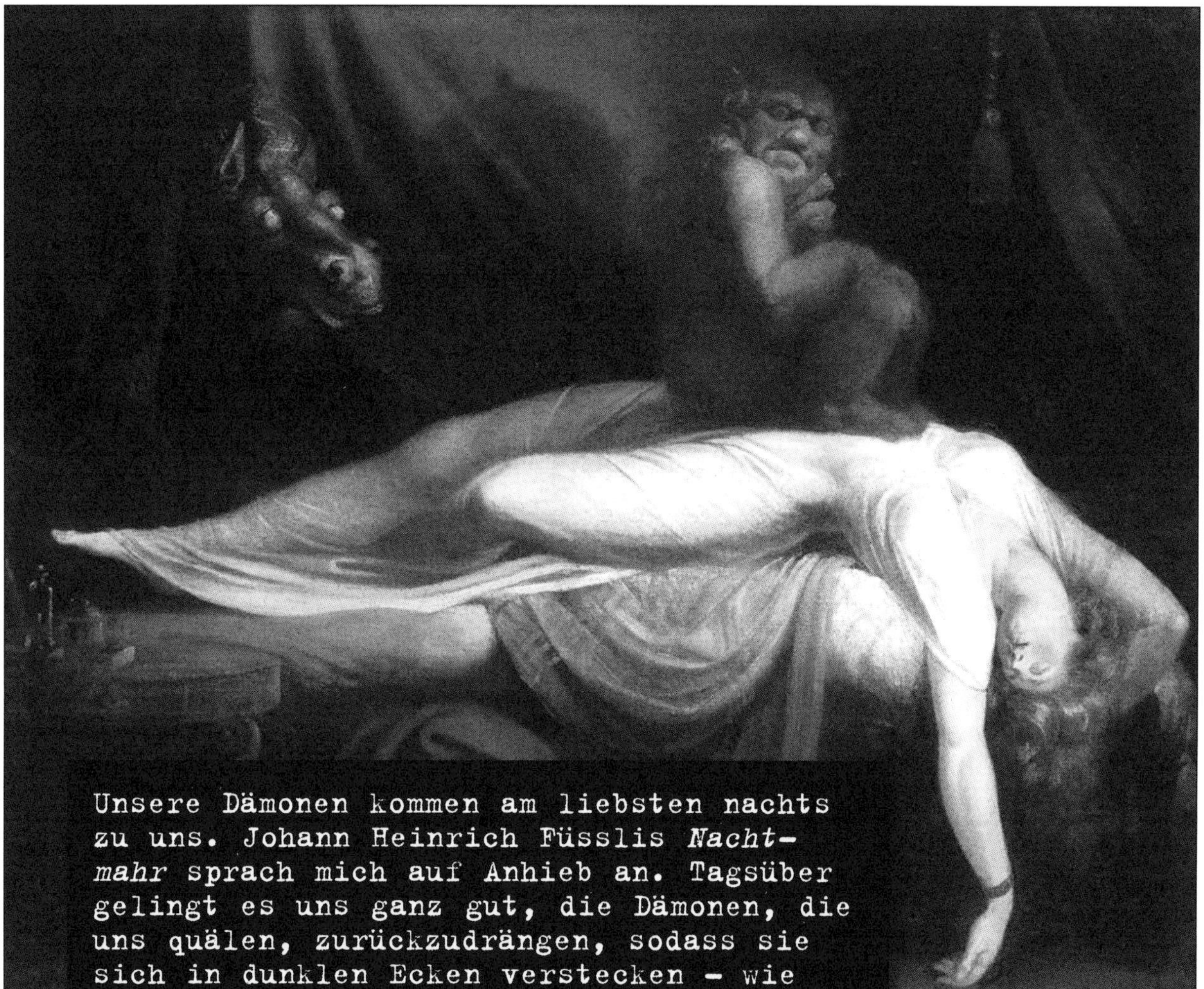

Unsere Dämonen kommen am liebsten nachts zu uns. Johann Heinrich Füsslis *Nachtmahr* sprach mich auf Anhieb an. Tagsüber gelingt es uns ganz gut, die Dämonen, die uns quälen, zurückzudrängen, sodass sie sich in dunklen Ecken verstecken – wie hinter diesen Samtvorhängen. Nachts aber, oder wenn wir ganz allein sind, kommen sie und fallen über uns her.

Die sechs Trainingsdämonen

Unsere Dämonen – unsere negativen, kontraproduktiven Gedanken – sind immer bei uns. Weil sie das Produkt unseres Denkens sind, können wir ihnen ebenso wenig entkommen, wie wir unseren Kopf ablegen können. Sie sind so untrennbar mit uns verbunden wie unser Schatten, und immer bei uns – beim Essen, wenn wir mit anderen zu tun haben, bei der Arbeit, beim Spiel. Sie sind sogar bei uns, wenn wir schlafen, und machen sich in Form von Albträumen und nächtlichen Angstattacken bemerkbar. Und weil sie stets bei uns sind, beeinflussen sie alles, was wir tun. Auch unser Training.

Der Kopf kontrolliert den Körper. Unabhängig davon, wie gut unsere Kondition ist oder wie sehr wir von konsequentem Training profitieren, können wir es nur dann richtig ausführen, wenn wir mit den Gedanken dabei sind. Welche Rolle spielt es schon, ob die Muskeln kräftig sind? Wenn der Kopf schwach und durch negative Gedanken abgelenkt wird, werden Sie sicher keine persönlichen Bestleistungen erzielen. Was ein erfreulicher, gesunder Bestandteil unseres Lebens sein sollte, wird uns durch dieses lästige innere Geschwätz verdorben. Das Trainieren kommt uns nur noch mühsam und langweilig vor, als Zeitvergeudung und als sinnlose Verschwendung unserer Energie.

Unsere Dämonen sind weitgehend das Produkt falscher Ideen. Viele davon eignen wir uns mehr oder weniger zufällig an, und sicherlich nicht absichtlich, aber sobald sich eine negative Idee einmal in unserem Kopf festgesetzt hat – weil sie uns z.B. von jemandem eingeredet wurde –, wird es beinahe unmöglich, sie wieder loszuwerden.

Lassen Sie das nicht zu. Stellen Sie sich Ihren Dämonen, und fordern Sie sie heraus – wenn es sein muss jeden Tag und jede Nacht aufs Neue. Wenn Sie Ihren negativen und selbstzerstörerischen Gedanken freien Lauf lassen, werden sich die dunklen Bereiche in Ihrem Kopf immer weiter ausbreiten, bis sie Sie kontrollieren und vernichten. Der einzige Weg, gegen die negativen Gedanken anzukämpfen, die Ihr Training gefährden, besteht darin, sie sich bewusst zu machen und sich mit ihnen auseinanderzusetzen.

Auf den folgenden Seiten finden Sie die sechs am häufigsten auftretenden Dämonen, die immer wieder von Neuem versuchen, die Begeisterung für das Trainieren zu dämpfen und uns ganz allgemein aus der Bahn zu werfen.

Dämon Nr. 1: Minderwertigkeitsgefühle

»Alle anderen in meinem Bekanntenkreis sind größer und stärker als ich … Ich bin für sportliches Training einfach nicht geschaffen.«

Ein Unterfangen, das große Veränderungen herbeiführen soll, nimmt zwangsläufig viel Zeit in Anspruch bzw. kann nur über lange Zeiträume hinweg umgesetzt werden. Deshalb sind Eigenschaften wie Beharrlichkeit und Engagement wesentlich wichtiger als das, was wir für unsere genetische Veranlagung halten.

Sportliches Training stellt da keine Ausnahme dar. Im Gegenteil: Es kann als gutes Beispiel für die Gültigkeit dieser Regel dienen. Ich kenne Typen, die eine phänomenale Veranlagung besaßen und in der Disziplin Eigengewichtsübungen eigentlich Weltklasse hätten erreichen müssen, die jedoch nie über das Anfängerniveau hinauskamen, weil es ihnen an Konsequenz und Entschlossenheit fehlte. Sie ließen zu, dass ihre Dämonen sie steuerten, und gaben ihr Training bald auf. Andererseits habe ich immer wieder Männer getroffen, die vor Trainingsbeginn die reinsten Strichmännchen waren und sich durch konsequentes Trainieren zu wahren Muskelmonstern entwickelten.

Vergessen Sie das Wort »Potenzial«. Und denken Sie immer daran: Es spielt keine Rolle, wo man anfängt – wichtig ist nur, was man erreicht. Nur wenn Sie es ausprobieren, werden Sie wissen, wie weit Sie kommen. Also packen Sie es an!

Dämon Nr. 2: Entmutigung

»Ich mache keine Fortschritte.«

Motivationsverlust beim Training lässt sich in neun von zehn Fällen auf diesen miesen Gedanken zurückführen. *Ich werde nicht kräftiger* und *Meine Muskeln schrumpfen* sind seine hässlichen Brüder. Diese gemeinen Grübeleien verleiten Menschen dazu, ihr Training aufzugeben.

Wenn Ihnen das vertraut ist, bedeutet das, dass mit Ihrem Training etwas nicht stimmt. Gewöhnlich liegt das an einem schlecht konzipierten Trainingsprogramm, das eventuell zu anspruchsvoll oder kompliziert ist. Machen Sie sich keinen Stress! Kehren Sie zu den Grundübungen zurück. Arbeiten Sie sich durch die *Big Six*, machen Sie pro Übung nur zwei Sätze und jede Übung nur einmal pro Woche. Machen Sie langsam. Bald spüren Sie das Bedürfnis nach weiteren Wiederholungen. Wenn Sie von Übung zu Übung fortschreiten, dann deshalb, weil Sie tatsächlich kräftiger werden. Und das heißt, dass die Muskelmasse zunimmt und nicht schrumpft.

Keine Angst, Sie werden Ihr Ziel erreichen. Das ist so sicher wie das Amen in der Kirche.

Dämon Nr. 3: Schmerzen

»Es zieht und tut weh. Wenn ich so hart weitertrainiere, bekomme ich am Ende noch Arthrose. Das ist es mir nicht wert.«

Viele Männer haben Angst vor Schmerzen. Sie reden zwar nicht darüber – das ist so ein Macho-Ding –, aber sie sind oft der Grund, dass ein Training unter- oder abgebrochen wird.

Schmerzen und Training gehen Hand in Hand. Da gibt es den kurzen Schmerz, der auftritt, wenn Sie Ihre Übungen besser hinbekommen wollen, das allgemeine Unbehagen, wenn Sie Ihrem Körper viel abverlangen, und den Muskelkater einen oder zwei Tage später.

Doch das sind gute Schmerzen. Sie sind die Wärme des Feuers, das Ihren Körper von Tag zu Tag größer, stärker, besser werden lässt. Akzeptieren Sie sie, denn sie unterscheiden sich deutlich von Verletzungsschmerzen – das sind die Schmerzen, die auftreten, wenn die Muskeln etwas tun sollen, das sie nicht können. Überforderungsschmerzen sind schlechte Schmerzen. Sie fügen dem Körper kleine Verletzungen zu, die mit der Zeit an Umfang und Bedeutung zunehmen und zu Gelenkproblemen und größeren Verletzungen führen können. Mit wachsender Erfahrung werden Sie lernen, zwischen den beiden Schmerztypen zu unterscheiden. Gute Schmerzen melden sich überwiegend in den Muskeln und lassen sich zeitlich mit Trainingseinheiten in Verbindung bringen. Schlechte Schmerzen sitzen in den Gelenken und treten unvermutet auf.

Eigengewichtsübungen stellen die sicherste bekannte Form des Muskeltrainings dar. Sie fordern den Körper auf natürliche Weise und machen einen nicht zum Krüppel, ganz im Gegenteil: Sie bewirken, dass Sie bis ins Alter hinein stark und geschmeidig bleiben. Wir alle bekommen im Laufe des Lebens irgendwelche Schmerzen; das ist Teil des Lebens. Wenn Sie aufhören zu trainieren, schlagen Sie das Alterszipperlein damit ganz und gar nicht in die Flucht, sondern verstärken Ihre Beschwerden längerfristig nur. Korrektes Eigengewichtstraining schützt vor zusätzlichen Schmerzen und Verletzungen und hält die Gelenke gesund und geschmeidig.

Und die akuten Verletzungen? Die passieren jedem von uns gelegentlich. Jemand hebt einen Stift auf und bekommt dabei einen Hexenschuss, ein anderer stolpert über einen Couchtisch und verletzt sich das Knie oder handelt sich beim Schneeschaufeln einen Leistenbruch ein. Korrekt durchgeführte Eigengewichtsübungen kräftigen den Körper auf harmonische Art und tragen zur Vorbeugung gegen diese plötzlichen Verletzungen bei.

Eigengewichtsübungen à gogo

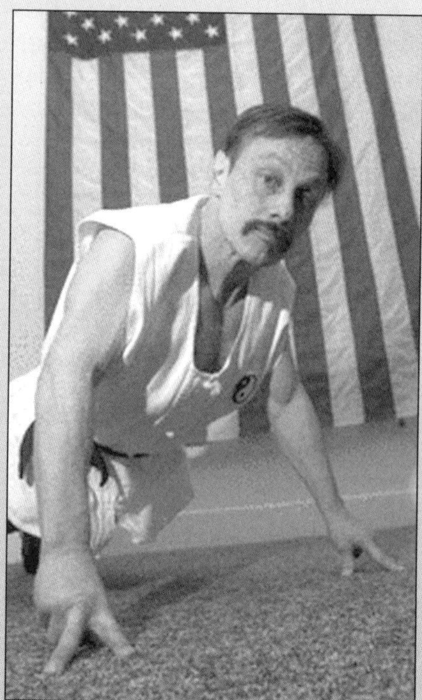

Wenn man schlappzumachen droht, hilft es, sich von berühmten Athleten inspirieren zu lassen. Und einer der besten von ihnen ist Sifu John Morrow.

Morrow trägt den schwarzen Shaolin-Gürtel siebten Grades und ist ein stiller, bescheidener Mensch, dem man nicht ansieht, dass er nicht nur ein Meister des Kampfsports, sondern auch der Eigengewichtsübungen ist. Es ist weniger bekannt als viele andere amerikanische Athleten (die einfach nur bessere Beziehungen zur Presse haben), braucht sich vor ihnen aber nicht zu verstecken – ganz im Gegenteil.

Morrow ist der lebende Beweis dafür, dass athletische Höchstleistungen nicht das Produkt von Anabolika oder teuren Nahrungsergänzungsmitteln, sondern von mentaler Stärke sind. Seit den 1970er-Jahren legt Morrow jedes Frühjahr eine Fastenkur ein. 2004, im Alter von 52 Jahren, fastete er 41 Tage lang und nahm in dieser Zeit nur Obstsäfte, Wasser und proteinhaltige Sojagetränke zu sich. Anstatt sich während des Fastens zu schonen, machte er täglich Hunderte von Liegestützen und erteilte seinen normalen Kampfsportunterricht. Schwächte ihn das Fasten? Anscheinend nicht, denn am letzten Fastentag brach er inoffiziell den Guinness-Weltrekord für Liegestütze, indem er in einer Minute 139 davon schaffte. Später wiederholte er diese enorme Leistung unter offizieller Aufsicht.

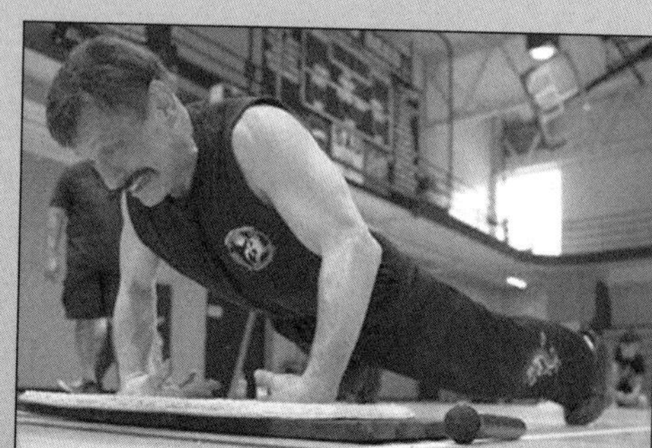

2011 machte Morrow, mit 59 Jahren, in einer Stunde 2000 Handrücken-Liegestütze und sammelte damit Spenden für *Kids Against Hunger*. So viel zu den Leistungen, die man vollbringen kann, wenn man seine inneren Sperren überwunden hat.

Dämon Nr. 4: Altern

»Ich werde dafür zu alt.«

Das ist ein klassischer Gedanke, auch wenn Sie ihn – bis jetzt – noch nicht gedacht haben.

Teenager denken so gut wie nie über das Altern nach. Zwischen 20 und 30 weiß man, dass das Alter existiert, glaubt aber, dass es eher anderen passiert als einem selbst. Außerdem sind alle guten Sportler auch ungefähr um die 20. Plötzlich aber ist man 30, und die Einstellung ändert sich. Die Profisportler sehen plötzlich alle jünger aus als man selbst. Hey, wo stecken denn all die Sportstars um Mitte 30? Die Typen, mit denen Sie zu Schulzeiten noch Fußball gespielt haben, sind alle fett und kahl geworden. Ein paar Jahre später steht man plötzlich vor dem großen Meilenstein, in den die Zahl 40 eingemeißelt ist, und stellt fest, dass die wenigsten Leute im Fitnessclub oder auf den Hochglanzseiten der Muskelmagazine im eigenen Alter sind. Dann kommen die 50. Und allzu schnell die 60, und dann ist es sinnlos geworden, überhaupt noch ernsthaft zu trainieren. Und schon stehen die 70 vor der Tür. Inzwischen hat man begriffen, wie schnell einem die Zeit zwischen den Fingern verrinnt.

So denken die meisten. Aber wissen Sie was? Meiner Ansicht nach ist das alles großer Quatsch!

Mein erster Trainer war über 70. Er beherrschte immer noch fünf Meisterschaftsschritte der *Big Six*, während ich als Zwanzigjähriger keinen einzigen davon hinbekam. Auch die meisten anderen jungen Athleten schaffen keinen einzigen Meisterschaftsschritt. Im Vergleich mit meinem Trainer kam ich mir wie ein totaler Schwächling vor.

Viele Autoren bestärken ihre Leser in dem Glauben, dass man ein Training am besten im Teenageralter beginnen sollte; versucht man später, Muskelmasse und Kraft zu steigern, lassen die Ergebnisse zu wünschen übrig. Aber das ist Unsinn. Tatsächlich ist das beste Alter, um durch Training stärker zu werden, das zwischen 30 und 40. Ist Ihnen schon mal aufgefallen, dass Bohnenstangen im Alter von 30 Jahren allmählich kräftiger und muskulöser werden? Das liegt daran, dass ihr Grundumsatz sinkt, sodass sich im Körper die Muskeln bilden können, die zu ihrer Konstitution passen und bisher von dem hohen Grundumsatz verbrannt wurden. Die meisten Teenager können gar kein nennenswertes Muskelgewebe aufbauen, weil der Körper in dem Alter noch alles verbrennt. Der einzige Grund, warum manche Teenager heute beim Kraftsport so große Fortschritte machen, ist, dass sie Anabolika einnehmen. Die derzeitige Generation junger Bodybuilder wird im Alter von 70 Jahren nicht mehr sehr stark sein, und vermutlich nicht einmal besonders gesund – und eigentlich können sie von Glück sagen, wenn sie dann überhaupt noch leben. Aber ganz abgesehen davon, geben viele, die als Jugendliche Bodybuilding ausprobiert haben, mangels befriedigender Ergebnisse bald auf, und meinen, mit 30 oder 40 Jahren zu alt dafür geworden zu sein.

Echte Kraft aufzubauen braucht Zeit, und damit meine ich Jahre, nicht Monate. Die wahren – ungedopten – Athleten aus früherer Zeit (wie Thomas Inch oder Alexander »Iron Samson« Zass) erreichten den Gipfel ihrer Kraft erst ab 50. Der menschliche Körper ist sehr wohl dazu in der Lage, bis ins Alter von 70 Jahren hinein hohe Kraftniveaus aufzubauen und zu erhalten. The Mighty Atom trat noch als Achtzigjähriger häufig auf! Inzwischen kommen Wissenschaftler

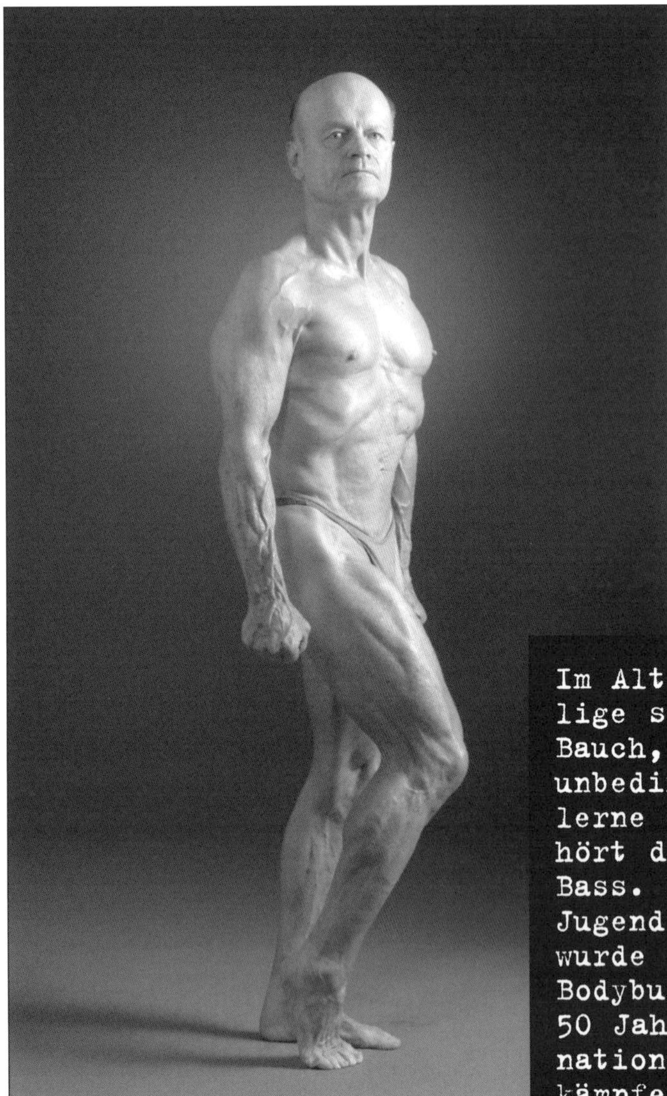

Zusammenhängen auf die Spur, die den viktorianischen Kraftmenschen wohlbekannt waren; darunter auch die Erkenntnis, dass der körperliche Verfall im Alter gar nicht am Altern liegt, sondern an Mangel an Übung. Natürlich verringert sich mit höherem Alter die Anpassungs- und Erholungsfähigkeit des Körpers. Doch das wird von all dem ausgeglichen, das man erst mit den Jahren gewinnt: Trainingserfahrung, Körpergefühl und Disziplin.

Eigengewichts-Krafttraining ist alles andere als gefährlich, sondern im Gegenteil gesundheitsfördernd, besonders wenn man älter wird und die 75 überschreitet. Osteoporose, Arthrose und steife Gelenke können nicht durch Medikamente geheilt werden. Der beste Weg, sie zu bekämpfen, führt über Eigengewichtsübungen.

Im Alter bekommt man schwabbelige schwache Muskeln und einen Bauch, heißt es. Das gilt nicht unbedingt für jeden. Der stählerne Sixpack auf dem Foto gehört dem 70-jährigen Clarence Bass. Fitnessfan Bass, der von Jugend an sehr sportlich war, wurde im zarten Alter von 40 Bodybuilding-Champion, und mit 50 Jahren behauptete er sich in nationalen Ruderergometer-Wettkämpfen. Mit 60 schaffte er einen 20er-Satz Klimmzüge mehr als durchschnittlich trainierte 30-jährige Bodybuilder. Heute, als 70-Jähriger, besitzt er die Muskeln eines 25-jährigen Zehnkämpfers – und auch die entsprechende Kraft.

Trainieren Sie, solange Sie leben. Sie merken nicht, wie schnell die Jahre vergehen, bis Sie am Ende angekommen sind. Bitte, verlieren Sie keine kostbare Zeit mehr! Machen Sie sich an Ihr Training! Jetzt, sofort!

Dämon Nr. 5: Antriebslosigkeit

»Trainieren ist langweilig.«

Diese Bemerkung ist der Beweis für die Richtigkeit meiner Behauptung, Trainingsprobleme hätten vor allem mit dem Kopf zu tun.

Der eine kann Klimmzüge machen, bis die Stange bricht, und hat die ganze Zeit Spaß dabei. Er genießt die körperliche Herausforderung und sehnt abends beim Einschlafen die nächste Trainingseinheit herbei, weil er es nicht erwarten kann, sich wieder zu beweisen. Er empfindet seine Workouts als elektrisierend und findet es anregend und aufbauend, jeden Tag ein bisschen besser zu sein als am Tag davor. Die Gewissheit, dass er mit jedem Tag muskulöser und stärker wird, ist der Kick, der ihm durch den Tag hilft. Sein Zellengenosse dagegen macht ein paar Klimmzüge und hasst die Übung sofort. Er findet sie übertrieben anstrengend und beklagt sich über die anschließend schmerzenden Arme.

Was unterscheidet die beiden? Nicht das, was sie tun, denn sie machen beide Klimmzüge. Was sie unterscheidet, ist, was sie beim Training denken.

Sie haben sicherlich ebenfalls schon Phasen erlebt, in denen Sie Ihre Übungen lustlos absolvieren. Bei allen Sportlern lässt hin und wieder die Begeisterung nach, ganz unabhängig davon, wie engagiert sie im Grunde sind. Wenn man sich beim Workout langweilt, sollte man sich allerdings klarmachen, dass Langeweile etwas ist, das im Kopf entsteht. Um sie zu bekämpfen, sollte man seine Einstellung zum Training ändern. Hier ein paar Argumente, die dabei sicher helfen.

- Vergessen Sie niemals, dass Langeweile ein vorübergehender Zustand ist. Irgendwann kehrt die Begeisterung zurück, und Sie würden sich nur über sich selbst ärgern, wenn Sie wegen einer Laune mit dem Training aufgehört hätten.

- Erinnern Sie sich daran, warum Sie überhaupt mit dem Training angefangen haben. Rufen Sie sich Ihre ursprünglichen Ziele in Erinnerung, und überlegen Sie, wie weit Sie es gebracht haben und was Sie Ihrem Training inzwischen alles verdanken.

- Setzen Sie sich neue Ziele. Diese sollten ehrgeizig, aber erreichbar sein – wie z. B. das Ziel, in allen Grundübungen der *Big Six* innerhalb des kommenden Monats eine Stufe weiterzukommen.

- Training sollte nicht eintönig sein, sondern ein Ausdruck von Rebellion und von persönlicher Freiheit, aber auch ein Weg, sich auszudrücken. Wenn Sie sich in Ihrer Routine festgefahren haben, brechen Sie sie auf. Ändern Sie den Umfang, die Trainingstage, die Übungen. Seien Sie kreativ, und gestalten Sie Ihr Training so, dass Sie sich jeden Tag darauf freuen.

- Vergessen Sie nicht, dass Sie im Laufe der Zeit immer besser werden. Visualisieren Sie Ihr angestrebtes Kraftniveau und die Muskeln, die Sie haben möchten. Stellen Sie sich vor, wie Sie sich fühlen werden, wenn Sie dieses Niveau erreicht haben, und erinnern Sie sich selbst daran, dass es nur durch Training zu erreichen ist.

- Wenn die Übungseinheiten zu hart oder zu lang sind, wird Ihr Unterbewusstsein rebellieren. Manchmal muss man sich wirklich bis zum Limit treiben, an den Tagen danach aber sollten Sie moderater trainieren, um Kopf und Körper eine Atempause zu gönnen. Bauen Sie in die Trainingseinheiten mehr Pausen ein, streichen Sie ein paar Sätze.

- Wenn diese Vorschläge nicht helfen, tricksen Sie sich aus. Belohnen Sie sich für das Training. Setzen Sie sich das Ziel, in den kommenden zwei Monaten dreimal pro Woche zu trainieren, und machen Sie sich selbst eine kleine Freude, wenn dieses Ziel erreicht ist.

Diese Tipps sollten bei der Selbstmotivation helfen. Versagen sie, sind Sie vermutlich ausgelaugt. Machen Sie mal zwei Wochen Urlaub vom Training, auch geistig, indem Sie nicht mehr daran denken, sondern an etwas anderes, an ein anderes Hobby. Danach kehren Sie erholt zu Ihrem Training zurück und fangen langsam und behutsam wieder an. Auf diese Weise bringen Sie das Feuer wieder zum Brennen, das verspreche ich Ihnen.

Dämon Nr. 6: Zeit

»Mir fehlt zum Trainieren die Zeit.«

Okay, ich gebe zu, dass ich mich mit diesem Dämon in meiner eigenen Athletenkarriere nicht herumschlagen musste. Während meiner langen Aufenthalte in Haftanstalten hatte ich immer viel zu viel Zeit. Als ich in Marion in Einzelhaft saß – und das war der überwiegende Teil meiner Haftstrafe in diesem Gefängnis –, hatte ich jeden Tag 23 freie Stunden, die sich noch wesentlich länger anfühlten, als sie tatsächlich waren. Trainieren bot mir und vielen anderen Häftlingen die Möglichkeit, Zeit totzuschlagen. Zeit war das Einzige, was ich im Gefängnis im Überfluss hatte.

Für alle, die draußen leben, sieht es natürlich anders aus. Junge Leute gehen zur Schule oder machen eine andere Ausbildung, verwenden viel Zeit auf all die Dinge, die ihnen heutzutage so wichtig sind, und haben ständig das Gefühl, der Tag habe zu wenige Stunden. Glaubt mir, wenn ihr älter werdet, wird das noch schlimmer. Ältere haben Familie und Verantwortung. Wer acht Stunden am Tag arbeiten muss, muss auch noch Zeit für die Fahrten zur Arbeit und wieder nach Hause einrechnen, will Zeit mit Frau und Kindern verbringen, hat im Haushalt einiges zu tun, will auch mal ein bisschen Fernsehen schauen und sollte sieben bis acht Stunden pro Nacht schlafen. Schön, aber wann soll er dann trainieren?

Gut, das waren jetzt all die Gegenargumente. Jetzt schauen wir uns mal an, was für das Trainieren spricht:

Eigengewichtsübungen erfordern keine besondere Ausrüstung. Schrauben Sie sich eine Reckstange in den Türrahmen oder – noch besser: Hängen Sie Ringe an Seilen an einem Baumast oder im Treppenhaus auf. Nun können Sie all Ihre Übungen zu Hause machen, immer, wenn Sie ein paar freie Minuten haben. Natürlich können Sie auch zwei bis vier Stunden lang trainieren, aber das ist eigentlich gar nicht notwendig. Stark und fit werden Sie auch bei geringerem Zeitaufwand. Wenn es Ihnen um die Ausdauer geht, dann planen Sie die längeren Workouts für die Wochenenden ein, und konzentrieren Sie sich wochentags darauf, Ihre Kraft aufzubauen.

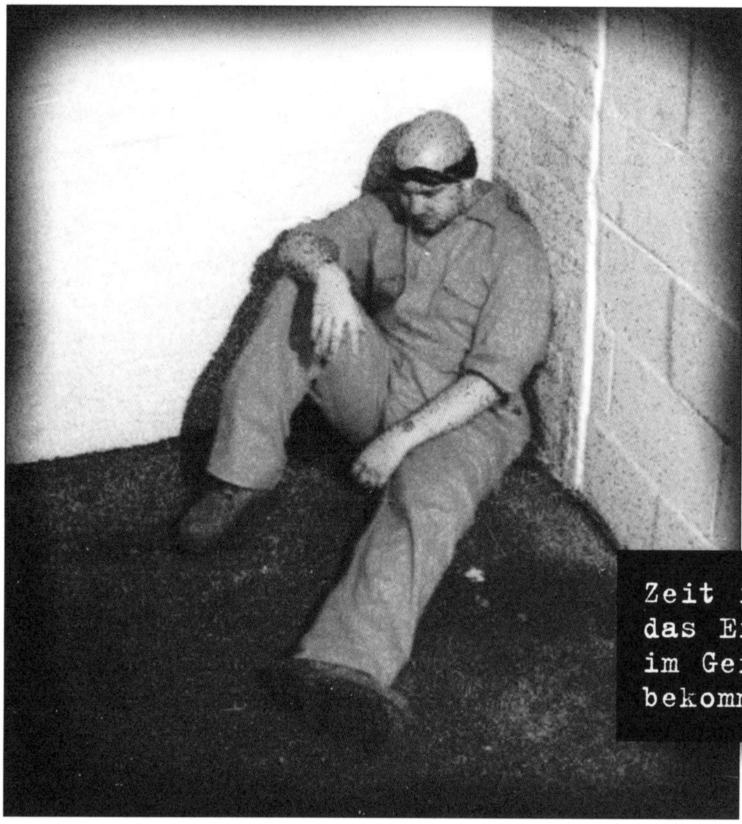

Kraft entsteht nicht durch Volumen, sondern durch Intensität, und deshalb ist die Qualität der Ausführung hier wichtiger als die Zahl der Wiederholungen. Ein solides Eigengewichtstraining kann auch nur aus zwei Sätzen einer einzigen Übung bestehen und muss nicht länger als fünf Minuten dauern. Und fünf Minuten Zeit hat doch jeder, oder?

Zeit ist so ziemlich das Einzige, was man im Gefängnis geschenkt bekommt.

Wenn Sie erwägen, aus Zeitmangel mit dem Trainieren aufzuhören, kann ich einerseits schon verstehen, warum Sie sich überlegen, diese Zeit einzusparen, um sie für andere Tätigkeiten verwenden zu können; andererseits aber finde ich, dass Sparen gerade hier nicht angebracht ist.

Trainieren erzeugt Energie. Wenn Sie fit und stark sind, bewältigen Sie Ihre täglichen Aufgaben wesentlich schneller und effizienter, als wenn Sie ein gestresster Workaholic oder ein Couch-Potato sind. Von den Jahren, um die Sie Ihr Leben dadurch verlängern, ganz zu schweigen!

Trainieren stiehlt Ihnen keine Zeit, sondern schenkt Ihnen auf lange Sicht welche.

****

Diese sechs sind nur einige Dämonen aus der großen Schar, denen ich und andere auf unserer Reise zu einem stärkeren, muskulöseren und geschmeidigeren Körper begegnet sind. Vielleicht kennen Sie bereits ein paar davon, und vielleicht haben Sie ganz andere, eigene Dämonen. Auf jeden Fall wünsche ich Ihnen, dass es Ihnen eines Tages gelingen wird, sie zu besiegen.

Im Dunkeln sind wir alle alleine.

Licht aus!

Hey ... das ist der letzte Abschnitt des Schlusskapitels, also geht gleich endgültig das Licht aus! Zumindest, soweit es dieses Buch betrifft.

Als ich beschloss, es zu schreiben, hatte ich dabei ein ganz bestimmtes Ziel im Kopf. Ich wollte jenes Wissen über das Training im Knast aufzeichnen und veröffentlichen, das ich mir in all den Jahren hinter Gittern mühsam erworben habe. Aber obgleich dies ein Buch über das Trainieren des Körpers ist, passt es meiner Meinung nach ganz gut, dass es in seinem letzten Kapitel um den Kopf geht.

Denn mein Training hat mir etwas geschenkt, das über körperliche Kraft hinausgeht. Es ist etwas Inneres, etwas Psychologisches, vielleicht beinahe etwas Religiöses. Ich kann gar nicht genau beschreiben, was es ist, aber ich glaube, es fühlt sich so ähnlich wie Hoffnung an. Es ist eine langsam heraufdämmernde Vorstellung, dass die Zukunft schön sein kann und dass man aus den Fehlern, die man gemacht hat, wie schrecklich sie und ihre Folgen auch sein mögen, etwas lernen kann – etwas, das einem hilft, etwas in sich selbst zu verändern. Doch um diese Veränderung herbeizuführen, müssen wir uns von unseren früheren Fehlern lösen. Wir müssen uns auf unsere besten Seiten, unsere besten Eigenschaften und Fähigkeiten konzentrieren, die Dinge an uns, die wir besser machen können, wie unbedeutend sie zunächst auch erscheinen mögen.

Ich habe bereits erwähnt, dass ich kein religiöser Mensch bin, und dass ich kein begnadeter Schriftsteller bin, ist mir ebenfalls bewusst. Was ich auszudrücken versuche, wurde zum Glück von einem begabteren Mann in Worte gefasst: von dem Theologen Reinhold Niebuhr in seinem Gelassenheitsgebet. Im Knast habe ich diese Worte unzählige Male gehört (es ist das Standardgebet der Anonymen Alkoholiker und der Narcotics Anonymus), und ich glaube, es irgendwann verstanden zu haben. Deshalb möchte ich dieses Buch mit dem ersten Vers von Niebuhrs Gebet schließen lassen:

Gott, gib mir die Gelassenheit,
Dinge hinzunehmen, die ich nicht ändern kann,
den Mut, Dinge zu ändern, die ich ändern kann,
und die Weisheit, das eine vom anderen zu unterscheiden.

Und jetzt machen Sie Ihre Liegestütze!

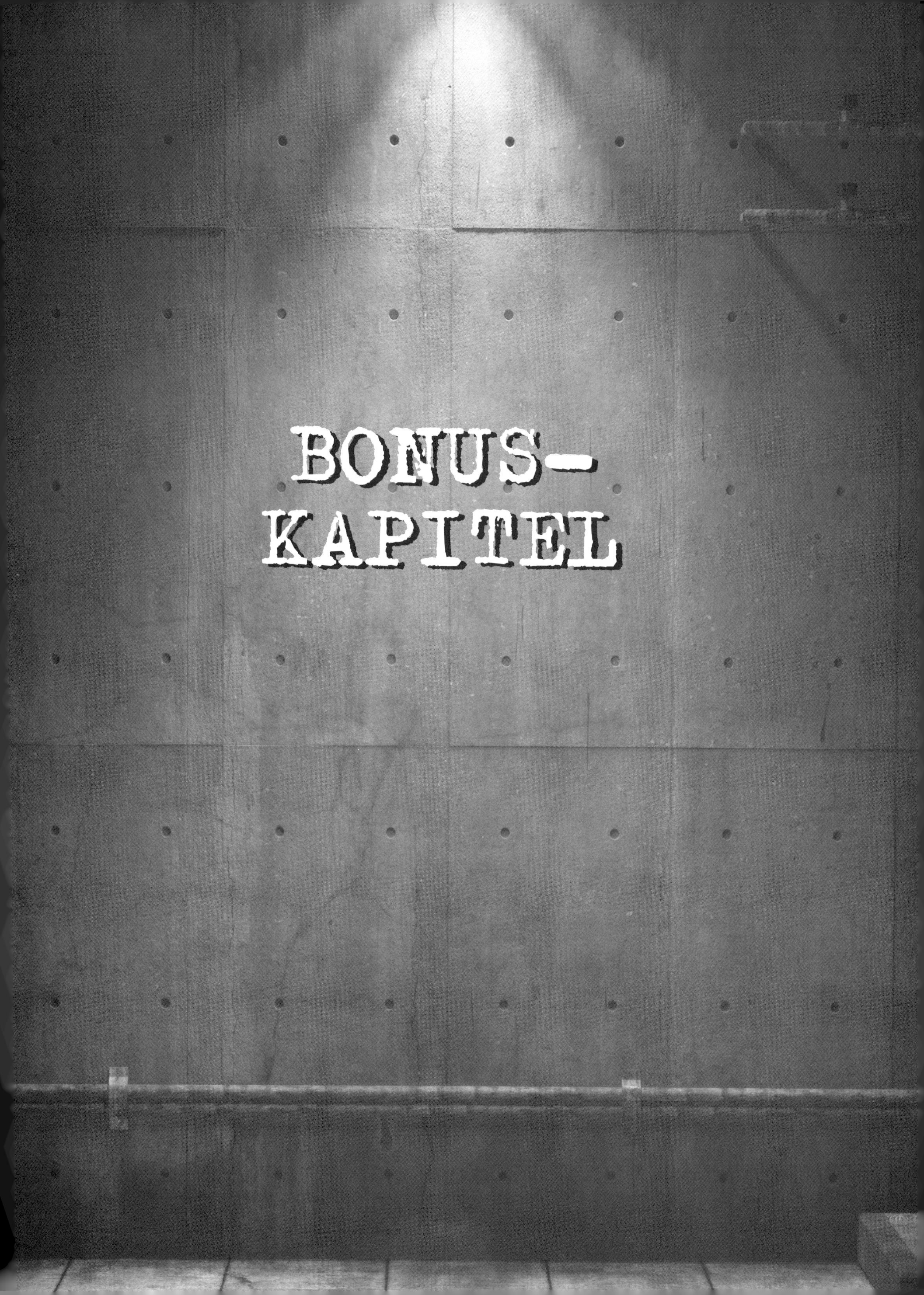

BONUS-KAPITEL

BONUSKAPITEL

GEWICHTHEBEN IM KNAST

Mythen, Muskeln und Missverständnisse

Kurz nach meinem letzten Gefängnisaufenthalt zappte ich mich zufällig in eine Talkshow mit dem Titel *Fitnessräume im Knast: Die ultimative Gefahr* oder so ähnlich. In der Diskussionsrunde saßen die Vorsitzende einer Müttervereinigung, die meinte, Gewichtheben im Knast würde aus den Häftlingen sexbesessene Bestien machen, und ein dicker konservativer Kongressabgeordneter, der sagte, wenn die Häftlinge unbedingt Bewegung haben wollen, dann sollen sie doch so wie früher als Chain Gangs Steine klopfen gehen. Auch viele andere Beiträge bewiesen, dass die Leute keine Ahnung haben, was in den Sporträumen der Gefängnisse läuft und warum die Insassen dort trainieren. Das Bild, das sich die breite Masse von Gefängnisathleten macht, sieht ungefähr so aus:

Gefährliche, asoziale Mistkerle kommen ins Gefängnis und haben dort tagein, tagaus keine weitere Beschäftigung als die, schwere Gewichte zu heben und im Gefängnishof Gangs zu bilden. Wenn sie ihre Strafe abgesessen haben, sind sie noch genauso gefährlich und asozial wie vorher, aber sie sind wesentlich muskulösere und stärkere Mistkerle geworden.

Diese Vorstellung, die vielen Menschen, die noch nie im Gefängnis waren, gemeinsam zu sein scheint, ist totaler Quatsch.

Natürlich stimmt es, dass Gefängnisse größtenteils mit Mistkerlen gefüllt sind. Doch durch das Kraftsporttraining hinter Gittern wird im Grunde niemand muskulöser oder stärker. Das mag unwahrscheinlich klingen, ist aber tatsächlich so. Jedermann glaubt zu wissen, dass Häftlinge hinter Gittern einen Respekt gebietenden, athletischen Körper aufbauen. Aber auch das ist eine Fehleinschätzung. Sie beruht auf einem komplexen Gefüge von Missverständnissen, die sich wiederum vier verbreiteten Mythen zuordnen lassen. Schauen wir sie uns einmal der Reihe nach an.

Mythos Nr. 1

In allen Gefängnissen gibt es Fitnessräume.

Das ist ein weitverbreiteter Irrglaube. Die US-Bundesgesetze schreiben vor, dass Strafanstalten Sportbereiche haben müssen. Dem ist schon Genüge getan, sofern der Knast über einen Hof verfügt. Fitnessräume in Gefängnissen kamen in den 1950er-Jahren auf und erlebten in den 1980er-Jahren ihre Blütezeit. Inzwischen aber werden sie immer seltener.

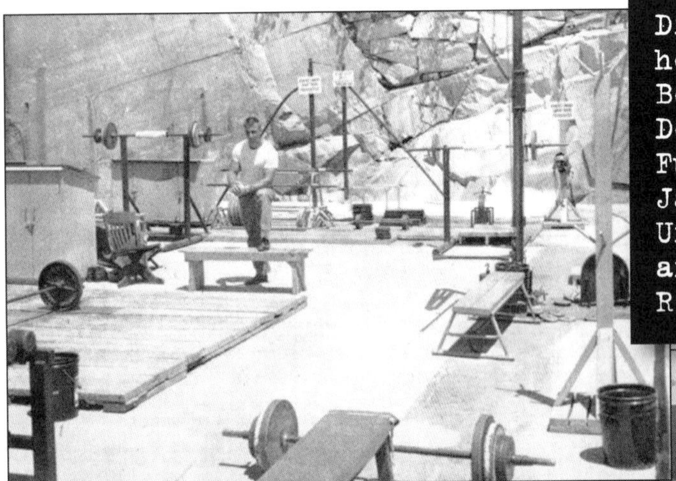

Die wenigsten US-Gefängnisse haben heute noch Sporthallen. Hier zwei Beispiele aus Kalifornien. Oben: Der geräumige Fitnessraum von Fulsom war in den frühen 1960er-Jahren optimal ausgestattet. Unten: Die Sporthalle der Strafanstalt Mule Creek heute: lange Reihen dreifacher (!) Stockbetten.

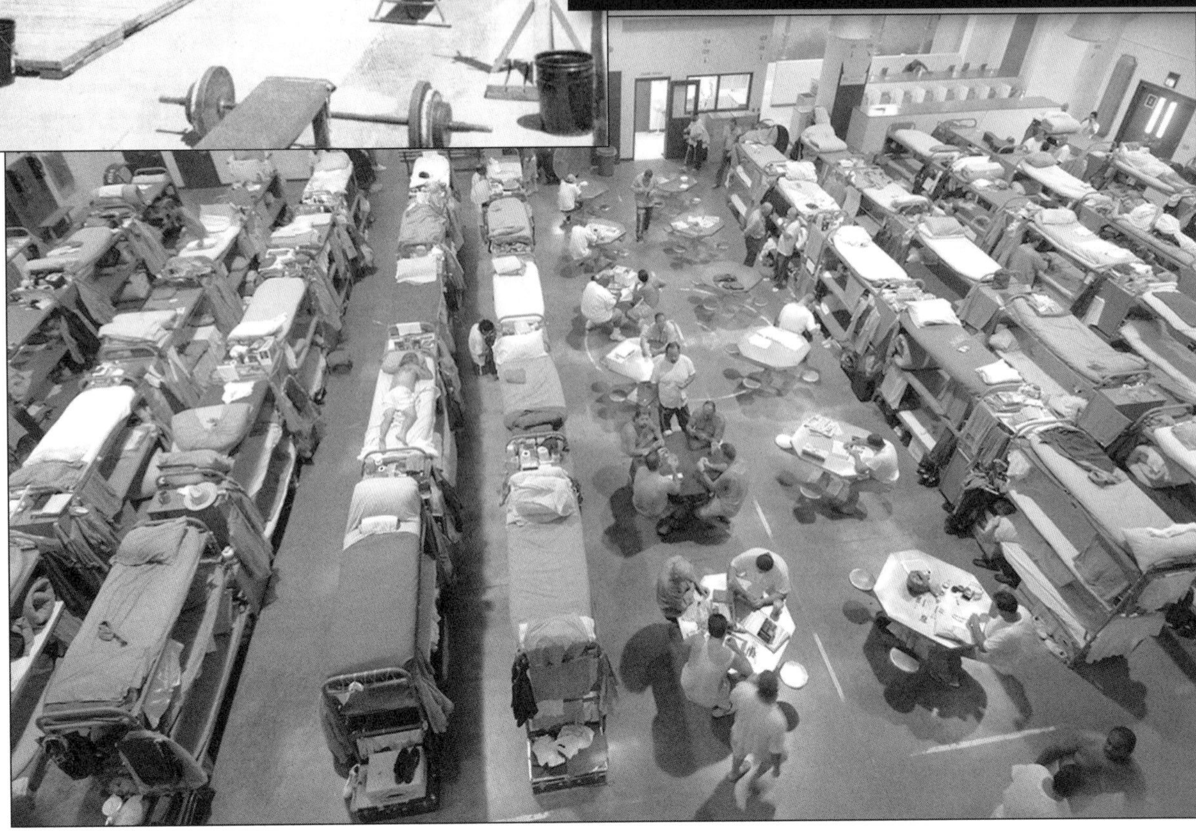

Aus den Medien weiß man, dass US-Gefängnisse hoffnungslos überfüllt sind und somit einfach nicht genügend Platz haben, um Sporthallen und Räume für das Gewichtheben einzurichten. Die Folge davon ist, dass bestehende Räumlichkeiten für Sport und Fitness ständig Gefahr laufen, zweckentfremdet zu werden. In kalifornischen Gefängnissen stehen in manchen Sporthallen inzwischen lange Reihen von Dreierstockbetten. Verabschieden Sie sich von der Vorstellung, Gefängnisse wären nichts anderes als riesige Fitnessstudios.

Zwar gibt es tatsächlich einige große Strafanstalten mit wirklich ausgezeichnet ausgestatteten Sporteinrichtungen; mir fällt z. B. auf Anhieb die New Yorker Gefängnisinsel Rikers Island ein. Doch das sind Ausnahmen und nicht die Regel, und vermutlich wird es sie nicht mehr lange geben. Die Medien schüren die öffentliche Entrüstung, die Politiker wiederum zwingt, die Mittel für Sportmöglichkeiten in Gefängnissen laufend zu kürzen. Immer wenn es in Uncle Sams Kassen knapp wird, werden die öffentlichen Ausgaben für Strafanstalten ins Visier genommen. Aus diesem Grund ging die Zahl der Fitnessräume in Gefängnissen, die in den 1980er-Jahren explodierte, nach diesem Jahrzehnt immer stärker zurück.

Auch gibt es einflussreiche Leute, die finden, dass Häftlinge gar keine Sportmöglichkeiten brauchen. Bob Franks, Kongressabgeordneter für New Jersey, schlug 1999 vor, Bodybuilding und Gewichtheben in Bundesgefängnissen ganz zu verbieten. Ein entsprechendes Gesetz wurde nie erlassen, doch wenn Häftlinge im Fernsehen und in Kinofilmen weiterhin als mit Anabolika vollgepumpte Psychos dargestellt werden, die den lieben langen Tag nur riesige Gewichte stemmen, wird es die Fitnessräume in den Gefängnissen nicht mehr lange geben.

Mythos Nr. 2

Dank der Fitnessräume im Knast werden die Häftlinge unglaublich kräftig und muskulös.

Was die meisten Leute draußen nicht verstehen, ist, dass Fitnessräume im Knast mit den Clubs und Studios draußen nicht zu vergleichen sind. Um mittels Geräten muskulös und stark zu werden, braucht man Langhanteln mit aufsteckbaren Gewichtsscheiben sowie Kurzhanteln. Für Bodybuilder, Gewichtheber und Powerlifter sind sie das A und O, und alle kommerziellen Fitnessclubs, aber auch entsprechende Einrichtungen in den Universitäten sind damit ausgestattet. Kurzhanteln gibt es in Ausführungen zu je zwei bis hin zu je 55 Kilogramm und mehr. Die Kombinationen aus Langhantel und Gewichtsscheiben sind sehr vielseitig; mit 20 Kilogramm beginnend (das Gewicht der leeren Hantel), kann man sie schrittweise aufstocken. Man braucht dafür nur ein bisschen rechnen zu können. Das ist sehr wichtig, denn es bedeutet, dass man draußen stets Gewichte zur Hand hat, die genau das Gewicht haben, das man gerade braucht.

In den Gefängnissen gibt es so etwas nicht. Nur in den wenigsten Fitnesseinrichtungen in Strafanstalten liegen Hanteln. Ich kenne die Fitnessräume von sechs Gefängnissen, und nur in einem waren Hanteln vorhanden, und da aber auch nur ein Zweiersatz zu je 15 Kilogramm. Beide Hanteln waren mit Ketten an das Regal geschweißt, in dem sie lagen. Was die Langhanteln betrifft, so gibt es sie tatsächlich in den meisten Gefängnis-Fitnesseinrichtungen – genau wie im Film. Doch unterscheiden sich diese Langhanteln von denen draußen, denn abgesehen davon, dass es sie nur in den schweren Ausführungen gibt, sind die Scheiben an den Stangen angeschweißt. Es gibt zwar auch Gefängnisse mit ausgezeichnet ausgestatteten Krafträumen, doch sind sie dünn gesät, und gewöhnlich handelt es sich um Einrichtungen mit niedrigerem Sicherheitsstandard.

Und warum sind die härteren Knäste so schlecht ausgerüstet? Diese Frage kann Ihnen jeder Wärter beantworten: damit die Insassen die Hanteln nicht als Waffen einsetzen können. Eine schwere Hantel (besonders die aus Gusseisen mit sechseckigen Seiten) eignet sich hervorragend als Totschläger und kann in einen menschlichen Schädel mühelos ein großes Loch schlagen. Die großen Gewichtsscheiben für die Langhanteln sind genauso gefährlich. In Rikers Island kam es 1994 im Fitnessraum zu einem kleinen Aufstand, bei dem zehn Häftlinge und 15 Wärter schwer verletzt wurden. Einige Wärter wurden von 20-kg-Scheiben am Kopf getroffen und fast getötet. Auch leere Stangen sind gefährlich. Beim Osteraufstand 1993 in Lucasville Prison versteckten sich Wärter in einem Vorraum der Sporthalle. Eine Häftlingsgang riss mit Schlägen der leeren Langhantelstangen die Betonwand des Vorraums ein; ein Wärter kam dabei ums Leben, und auch mehrere Häftlinge starben bei dem Aufstand.

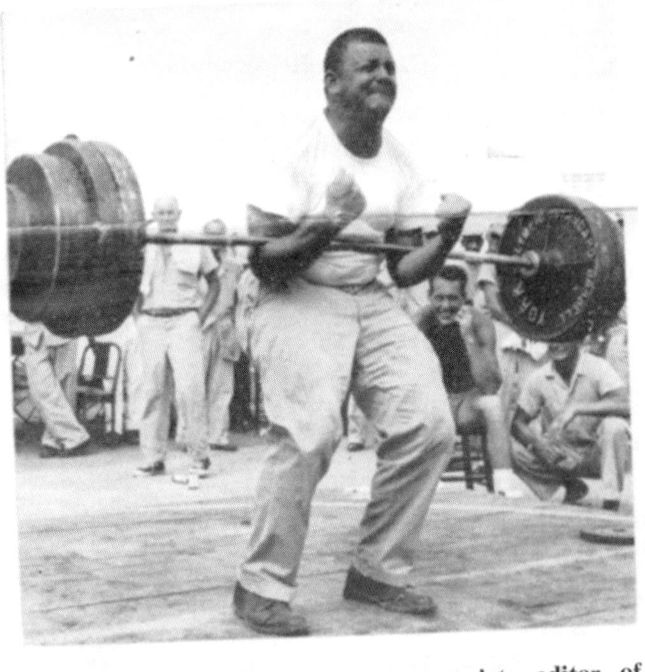

Bill Clark, the author, and an associate editor of Lifting News, is shown making a 405 Zercher lift. This was named after the famed old time Missouri strong man who developed and practiced it. A full squat is done while holding the weight in the elbows, as shown, and if you think this isn't rough, just try it. Bill has done 455 in this manner. He is shown performing before the Leavenworth prison in July at a contest he helped to promote there. Bill has also performed a 505 squat, 550 dead lift and 590 in the hack lift.

Gewichtheben in Leavensworth. In den frühen 1960er-Jahren waren Fitnesseinrichtungen in US-Gefängnissen rar. Doch diejenigen, die es gab, waren mit Langhanteln und losen Gewichtsscheiben ausgerüstet, sodass sinnvolles traditionelles Gewichtheben möglich war. In den 1980er-Jahren veränderte sich die Situation zum Schlechteren, und die Scheiben wurden an den Stangen festgeschweißt.

Gefängnisinsassen zeigen ein starkes Revierverhalten, besonders dann, wenn sie Mitglieder einer Bande sind, und wo Gewichte gestemmt werden, kommt es immer wieder zu verschärften Prügeleien. Würden dort lose Gewichtsscheiben herumliegen, gäbe es ständig Mord und Totschlag, noch bevor die Wärter mitbekommen, was los ist. Und das ist der Grund, warum Hanteln, Stangen und Gewichtsscheiben in Gefängnissen seltener anzutreffen sind, als die Leute draußen meinen.

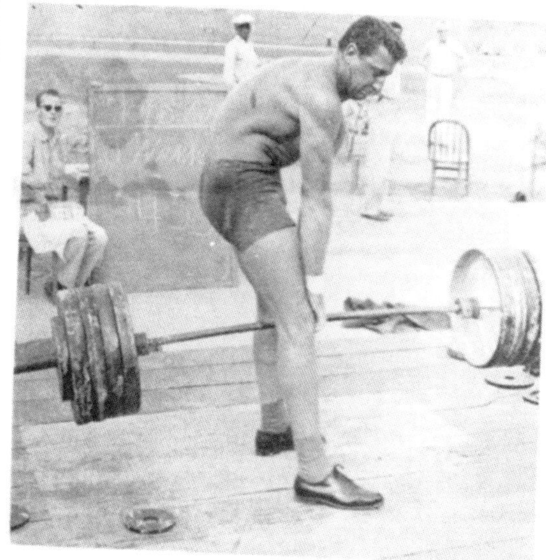

Joe Nanney, a 24 year old 198 pounder, inmate of Leavenworth Prison, making a one hand dead lift with 455 on October 6. This takes a fabulous grip when doing it with an Olympic bar.

Worauf ich hinauswill, ist, dass Häftlinge so gut wie keinen Zugang zu Hanteln haben, deren Gewicht man erhöhen kann. Wer nicht selbst Kraftsport betreibt, weiß nicht, was für ein praktisch unüberwindbares Problem das für jemanden darstellt, der durch Gewichtheben kontinuierlich stärker werden will.

Was beim Gewichtheben mit dem Körper passiert, ist ein Phänomen, das man als Überanpassung bezeichnet: Die Anstrengung des Gewichthebens stresst den Körper so, dass die Zellen glauben, es ginge um Leben und Tod. Deshalb denkt der Körper: *Ich sollte etwas stärker werden, für den Fall, dass so etwas noch einmal passiert.* Und deshalb wird der Körper ungefähr eine Woche lang etwas stärker. Das entspricht aber höchstens einer Kraftsteigerung von einem Prozent. Dadurch kann man bei der folgenden Trainingseinheit ein kleines bisschen mehr heben – nämlich ein zusätzliches Prozent oder etwas weniger. Angenommen, Sie würden beim Bankdrücken in einer Woche 110 Kilogramm schaffen; in der Woche darauf könnten Sie gut und gerne ein Kilogramm mehr stemmen. Die einzige erfolgreiche Strategie, um durch Gewichtheben stärker zu werden, besteht darin, die Hanteln Woche für Woche um ein Prozent schwerer zu machen. Und so fährt man über Monate, ja sogar Jahre hinweg fort. Einen anderen Weg gibt es nicht.

Wenn Sie dagegen keine Auswahl an Hanteln und Gewichtsscheiben zur Verfügung haben, tritt das Phänomen Überanpassung nicht auf. Nehmen wir das Bankdrücken als Beispiel, und stellen wir uns einen Anfänger vor, der seit einem oder zwei Monaten bei 50 Kilogramm festhängt. Seine Muskeln haben sich überangepasst und sind ein bisschen stärker geworden, und nun ist er bereit, es mit 52 Kilogramm zu versuchen. Sich im Gefängnis das Phänomen der Überanpassung zunutze zu machen, ist so gut wie unmöglich. Die Langhantelstangen wiegen 20 Kilogramm, genau so viel wie jede Gewichtsscheibe. Das leichteste Gewicht, mit dem man im Knast arbeiten kann, beträgt also 60 Kilogramm, und das ist viel mehr, als ein Anfänger beim Bankdrücken schafft. Die zweite zur Verfügung stehende Langhantel hat an jeder Seite zwei Scheiben und wiegt insgesamt 100 Kilogramm und die dritte, die schwerste, hat an jeder Seite drei Scheiben und wiegt 140 Kilogramm. Hat man also die 60 Kilogramm gestemmt, erwartet einen der Sprung zu 100 Kilogramm. Es ist vollkommen unmöglich, allein durch das Trainieren mit der 60-kg-Hantel so stark zu werden, dass man die 100-kg-Hantel hochbekommt, und dasselbe gilt für den Übergang von der 100- zur 140-kg-Hantel. Die einzigen Typen, die mit diesen Hanteln trainieren können, konnten das bereits, bevor sie eingefahren sind. Niemand erwirbt diese Fähigkeit hinter Gittern – und wenn, dann nur, weil er Anabolika einnimmt (siehe Mythos Nr. 3).

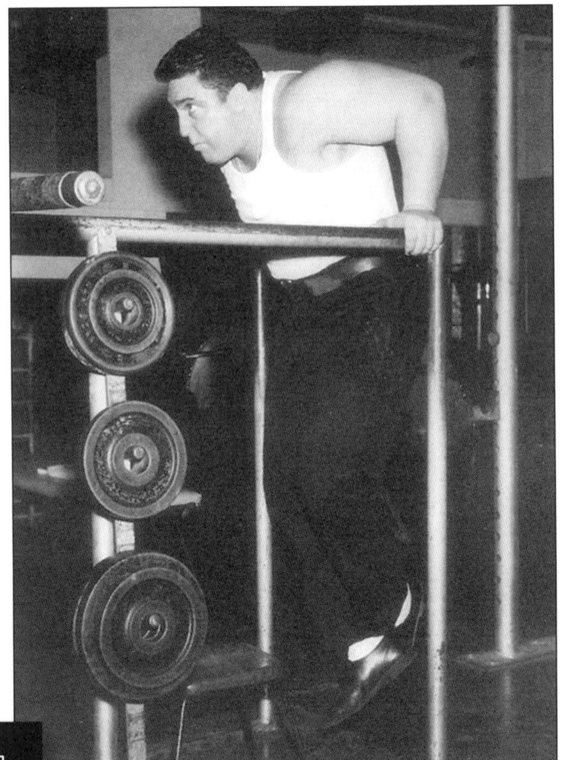

Es gibt jedoch einen anderen Weg, im Gefängnis extrem stark zu werden – und der führt über die Eigengewichtsübungen, die ich in *Trainieren wie im Knast 1* beschrieben habe. Bei diesen Übungen bleibt der Widerstand – das Körpergewicht – dasselbe, doch man erlernt Techniken, mit diesem Körpergewicht so umzugehen, dass es sich progressiv schwerer anfühlt. Die Typen, die im Knast – und ohne Anabolika – brutal stark werden, verdanken dies nicht dem gefängniseigenen Fitnessraum, sondern den Eigengewichtsübungen, die sie in der Zelle machen. Der menschliche Körper ist wesentlich vielseitiger als irgendwie zusammengeschweißte Gefängnishanteln.

Reines Gewichtstraining ist sowohl draußen als auch hinter Gittern ein relativ neuer Trend. Früher kannten alle großen Kraftsportler den Wert von Eigengewichtsübungen. Pat Casey war in den 1960er-Jahren als König der Gewichtheber bekannt und der Erste, der beim Bankdrücken offiziell 600 Pound (272 kg) schaffte. Doch trotz seiner Ehrfurcht gebietenden Kraft und seiner Leidenschaft für das Gewichtheben empfand er Eigengewichtsübungen als sinnvoll.

Mythos Nr. 3

Alle Häftlinge machen den ganzen Tag nichts anderes, als Gewichte zu heben. Dadurch werden sie beängstigend stark.

Ich weiß, wie dieser Mythos entstand. Wann immer man Häftlinge in einem der großen amerikanischen Gefängnisse trainieren sieht, sind es riesige Kerle mit einem Oberarmumfang von einem halben Meter, die beim Bankdrücken einen Sattelschlepper stemmen könnten. Doch keiner dieser Kerle verdankt seine Muskeln dem Training hinter Gittern, sondern hat sie sich draußen aufgebaut und versucht verzweifelt, sich diese Respekt gebietenden Muskeln im Gefängnis zu erhalten. Dicke Muskeln sind so ein Gang-Ding. Die großen Muskelprotze sitzen meistens wegen irgendetwas, das mit Bandenkriminalität zu tun hat, und sind nach ein paar Monaten oder höchstens drei Jahren wieder draußen.

Ich habe das unzählige Male erlebt. Immer wieder kommen erfolgreiche Bodybuilder ins Kittchen (manchmal sogar Leute, die an nationalen Wettkämpfen teilnehmen) und stolzieren ein paar Wochen lang selbstbewusst herum, bis ihre Muskeln anfangen, aus Mangel an Anabolikanachschub zu schrumpfen. Ich bin noch keinem stark bemuskelten Mann begegnet, der es geschafft hat, im Gefängnis seine Muskeln noch weiter aufzubauen. Wenn solche Leute Glück haben, können sie sich eingeschmuggelte Anabolika beschaffen und ihre Figur mithilfe der rudimentären Ausrüstung der Fitnessräume erhalten, bis sie wieder rauskommen.

Allerdings steckt in dem Mythos, dass manche Typen im Knast kräftiger werden, doch ein Körnchen Wahrheit. In 99 von 100 Fällen hat das allerdings nichts mit Gewichtheben zu tun, sondern mit Anabolika. Sie sind in den meisten US-Strafanstalten erhältlich und werden von sehr vielen Häftlingen genommen. Viele von ihnen wollen ganz schnell beeindruckend stark aussehen und erreichen es durch eine Kombination aus Medikamenteneinnahme und Krafttraining.

Doch gibt es da ein Problem. Anabolika ahmen das vom Körper selbst produzierte Wachstumshormon Testosteron nach. Doch der Körper ist nicht dumm. Wenn man ihn mit etwas abfüllt, das wie Testosteron ist oder diesem Hormon ähnelt, denkt er, er bräuchte nun selbst kein Testosteron mehr zu erzeugen. Um Energie zu sparen, fährt er seine Testosteronproduktion zurück. (Testosteron entsteht in den Hoden, und bei Männern, die Anabolika einnehmen, schrumpfen diese Keimdrüsen und hören auf zu funktionieren.) Das ist noch unproblematisch, solange man die Mittel einnimmt (von den schrumpfenden Eiern einmal abgesehen), aber es wird zu einem Problem, wenn man die Einnahme abbricht – z. B. weil man aus dem Knast entlassen wird und sich die Pillen draußen nicht mehr so leicht beschaffen kann wie drinnen. Oder weil man die Mittel nicht mehr verträgt und deshalb nicht mehr nehmen darf. Sobald die Einnahme unterbrochen wird, fehlt das Testosteron im Körper, die mittels Anabolika aufgebaute Muskelmasse verschwindet, und vielleicht nicht nur sie. Aufgrund des niedrigen Testosteronspiegels werden viele dieser Männer auch fett und schwammig. (Ich habe dieses Thema etwas ausführlicher bereits ab Seite 254 behandelt.)

So viel also zu den Fitnessräumen in Gefängnissen, in denen die Typen zu furchterregenden Muskelmonstern werden.

Mythos Nr. 4

Weil Gewichtheben im Gefängnis die einzige Beschäftigungsmöglichkeit darstellt, werden alle Häftlinge so beängstigend muskulös und stark.

Schon wieder etwas, das nicht stimmt. In allen Strafanstalten – egal, ob mit oder ohne Sporteinrichtung – ist die Freizeit knapp. Und auch wo es Sportbereiche gibt, hat nicht jeder ständig Zugang dazu. Wer sie nutzen will, muss Formulare ausfüllen und darf meist nur zweimal die Woche hin. Und selbst in Gefängnissen, wo man öfter trainieren darf, wird keiner stärker.

Was viele Menschen draußen, und auch viele Frischlinge drinnen, nicht verstehen, ist, dass schweres Gewichtheben dem Körper enorm viel abverlangt. Hanteltraining nutzt die Gelenke ab, führt zu Entzündungen im Bindegewebe und verschleißt langfristig empfindliche Gelenkkonstruktionen wie Schultern, Ellbogen, unteren Rücken und Handgelenke. Schmerzen sind die ständigen Begleiter aller, die ernsthaft Gewichtheben betreiben. Noch schwerer aber wiegt die Belastung des Hormonsystems durch den Kraftsport; besonders betroffen sind Nebennieren und andere endokrine Drüsen. Infolge des Gewichtstrainings werden katabole Stresshormone wie Cortisol ausgeschüttet, die Gewebe abbauen und den Körper von innen auffressen, wenn sie infolge exzessiven Trainings im Stoffwechsel die Oberhand gewinnen.

Wenn ich höre, dass Häftlinge durch stundenlanges Training enorme Muskelberge aufbauen, kann ich nur lachen. Das genaue Gegenteil ist der Fall. Stundenlanges Training verschleißt nur. Wer im Knast auf diese Weise trainiert, handelt sich zwangsläufig Verletzungen und Krankheiten ein, es sei denn, er war vorher schon in Topform und trainiert seit Jahren wirklich hart. Aber selbst dann würde sein Muskelaufbau ohne Anabolika keine großen Fortschritte machen.

Warum verbringen dann so viele Gefangene so viel Zeit mit Gewichten, wenn es nichts bringt? Die Antwort lautet: Status. Viele Bandenmitglieder, aber auch Einzelgänger, die auf hart machen, sind in Wirklichkeit unsicher und geben sich viel Mühe, um als Machos rüberzukommen. Und dazu gehört es, so oft und so lange wie nur möglich bei den Hanteln herumzustehen.

Typisches Gewichtstraining im Knast

Die vier genannten Mythen kursieren draußen seit Jahren, und sogar einige Neulinge hinter Gittern, die keine Ahnung vom Trainieren haben, glauben an sie. Wahrscheinlich werden mich diese Mythen auch überleben. Trotzdem tue ich mein Bestes, um sie zu zerstören. Mein Anliegen ist es, Old School Calisthenics zu fördern, aber das haben Sie ja sicher schon mitbekommen. Doch auch viele, die das wissen, fragen mich immer wieder nach den Kraftsportroutinen der Häftlinge. Es scheint ein interessantes Thema zu sein.

Ich habe es ein paarmal mit Gewichten versucht und sogar einmal auf eine Wette hin bei einem nationalen Gewichtheberwettbewerb einen dritten Platz belegt. Obwohl Gewichtheben nie mein Ding war, habe ich Tausende Male zugesehen, wenn Mithäftlinge damit trainierten. Ich habe mich mit etlichen großen, starken Typen unterhalten, die sich viel damit beschäftigten, und auch mit einigen inhaftierten halbprofessionellen Bodybuildern und Powerliftern, und kann Ihnen daher einiges über deren Trainingsroutinen hinter Gittern erzählen.

Im Gefängnis begegnet man den unterschiedlichsten Menschen mit stark voneinander abweichenden Trainingsniveaus. Daher sind auch die individuellen Trainingsroutinen voneinander sehr verschieden. Trotzdem scheint es einige allgemeingültige Regeln zu geben, die von jenen befolgt werden, denen es gelingt, im Knast über die längsten Zeiträume hinweg ihre Muskelmasse zu erhalten.

Der Knastkönig

Manche Übungen werden im Vergleich zu anderen bevorzugt trainiert, doch die Königsübung ist das Bankdrücken. Wenn man sich im Fitnessraum Respekt verschaffen will, muss man beim Bankdrücken ordentlich was stemmen können. Wie bereits erwähnt, stehen in Gefängnissen, wenn überhaupt, gewöhnlich drei verschweißte Langhanteln zur Verfügung, mit jeweils 60, 100 und 140 Kilokramm. Die 140-kg-Hantel gilt in vielen Gefängnissen als das Symbol wahrer Kraft und trägt oft einen Spitznamen; in San Quentin hieß sie z.B. »Big Daddy«. Weil die fanatischen Gewichtheber immer in der Fitnessecke herumhängen, könnte man glauben, alle Häftlinge seien solche Muskelberge, doch das stimmt nicht. Nicht jeder Insasse ist am Gewichtheben interessiert und die, die es trainieren, sind nur geringfügig stärker als der Durchschnittsmann draußen. Grob geschätzt, sind 40 Prozent der Häftlinge in der Lage, die 60-kg-Hantel mindestens einmal zu stemmen, und vielleicht fünf Prozent können mit der 100-kg-Hantel etwas anfangen. Einzuschätzen, wie viele mit der 140 Kilogramm schweren Hantel zumindest einige Wiederholungen schaffen, fällt mir schwer, aber sehr viele können es nicht sein; ich nehme an, ihre Zahl liegt unter einem Prozent. Wer imstande ist, mit »Big Daddy« zu trainieren, genießt im Knast großen Respekt.

Weil es im Gefängnis lebenswichtig ist, als stark wahrgenommen zu werden, stellen »erzwungene Wiederholungen« eine weitverbreitete Technik dar. Eine »erzwungene Wiederholung« sollte eigentlich ans Ende eines Satzes angehängt werden, wenn die Muskeln bereits zu müde sind, um das Gewicht zu heben. Ein Trainingspartner hält die Stange, um ihren Weg zu lenken, und hilft, indem er selbst ein paar Kilogramm der Last übernimmt, damit der andere seinen Satz sicher

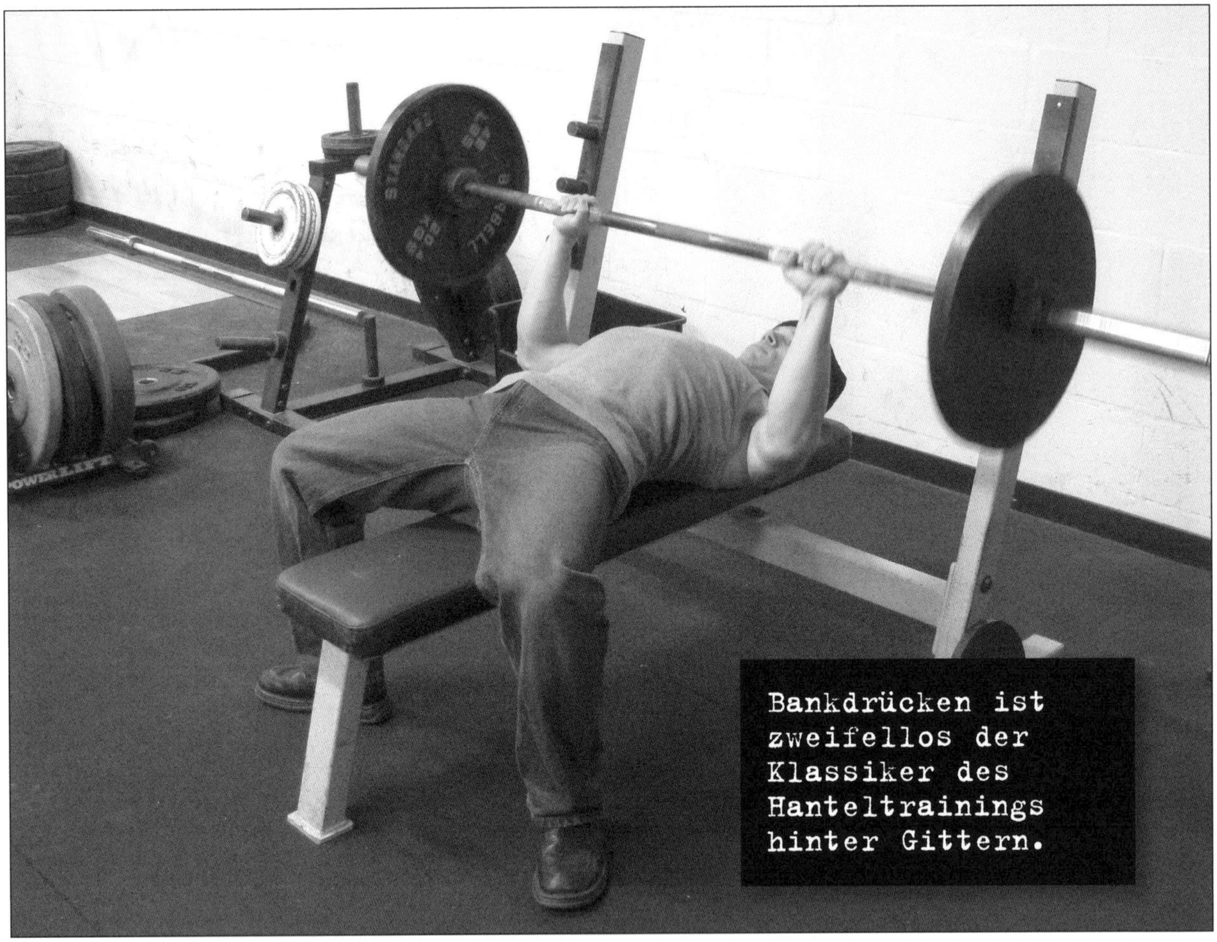
Bankdrücken ist zweifellos der Klassiker des Hanteltrainings hinter Gittern.

zu Ende bringen kann. Im Gefängnis aber sieht man ständig Insassen, die beim Bankdrücken wesentlich mehr stemmen, als sie allein schaffen können. Die Hantel bewegt sich nur, weil ein Freund, oder vielleicht sogar zwei, mithelfen, damit es so aussieht, als sei ihr Kumpel extrem stark. Deshalb nenne ich diese Übungen auch nicht »erzwungene Wiederholungen«, sondern »geschummelte Wiederholungen«. Hinterher macht der Helfer noch ein großes Bohei um den Bankdrücker, indem er Sätze sagt wie: »Hey, ich habe die Stange kaum berührt. Das hast du ganz allein hingekriegt!«, und ähnlichen Blödsinn. Häufig ist die Angelegenheit für die Helfer anstrengender als für den Typen auf der Bank. Man muss aber auch sehen, dass es in den meisten Gefängnissen ja nur die drei schweren Hanteln gibt, mit denen wie gesagt ein normales Training gar nicht möglich ist.

An zweiter Stelle auf der Liste der Lieblingsübungen der Häftlinge stehen die Klimmzüge – mal mit Zusatzgewichten und mal ohne. Man könnte meinen, dass Curls im Knast ebenso wie draußen den zweiten Platz belegen, doch gibt es einen wichtigen Grund dafür, warum Knastinsassen Klimmzüge machen: Sie gelten als optimale Ergänzung zum Bankdrücken. Das mag seltsam klingen, weil das Bankdrücken eine Bewegung von Brustmuskeln und Trizeps ist, während Klimmzüge vor allem Rücken und Bizepse fordern, doch hängt es mit der Ausstattung der Fitnessräume im Knast zusammen: Bei den Bänken für das Bankdrücken fehlt in Gefängnissen meist die gepolsterte Auflage, denn sie ist teuer und kann heruntergerissen und geworfen werden. Deshalb bestehen die meisten Knastbänke aus von Mörtel zusammengehaltenen Betonziegeln. Nur auf diesen Ziegeln zu liegen ist für den Rücken unangenehm, ganz geschweige davon, darauf 100 Kilogramm

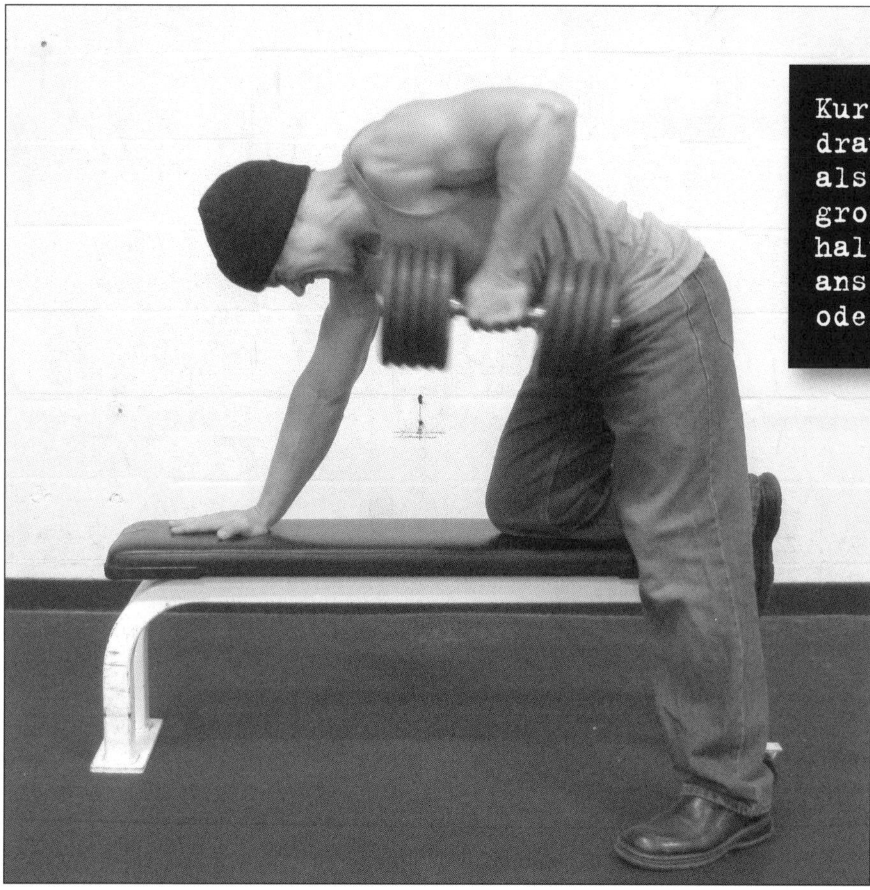

Kurzhantelrudern ist draußen beliebter als im Knast. Die großen Muskelberge halten sich lieber ans Langhantelrudern oder an Klimmzüge.

Eisen zu stemmen! Die Klimmzüge sind deshalb so beliebt, weil sie die Muskelmasse der Lats und des mittleren Rückens aufbauen. Massige Rückenmuskeln wirken beim Bankdrücken auf der grausam harten Bank wie ein Kissen und schützen die Wirbelsäule. Ohne das dicke Muskelpolster wäre es unmöglich, auf einer Gefängnisbank Bankdrücken zu trainieren.

Klimmzüge fallen dünneren Menschen leichter, und deshalb bekommt ein Muskelberg bei dieser Übung oft Probleme, und fette Typen haben sowieso keine Chance. Gewichtheber, die keine Klimmzüge schaffen, trainieren stattdessen Hantelrudern. Weil der Rücken breiter und stärker als die Brust ist, sollte ein trainierter Athlet theoretisch mit mehr Gewicht rudern können, als er beim Bankdrücken stemmen kann. Es gibt mehr Typen, die mit »Big Daddy« rudern, als solche, die ihn hochbekommen, aber das liegt daran, dass man beim Rudern besser mogeln kann. Eine weitere beliebte Rückenübung ist Hantelrudern mit Untergriff anstatt mit Obergriff. Die Typen, mit denen ich mich unterhalten habe, hielten diese für eine bessere Aufbauübung für die Lats als das konventionelle Hantelrudern. Ich weiß nicht, ob sie damit recht haben.

Die Fixierung auf Armmuskeln

Außer vom Bankdrücken sind die Aficionados des Fitnessraums von dicken Armen besessen. Unglaublich viele Häftlinge scheinen mindestens die Hälfte ihrer Freizeit mit Armmuskeltraining zu verbringen. Sie wissen nicht, dass die Arme eine der schwächsten Körperregionen sind.

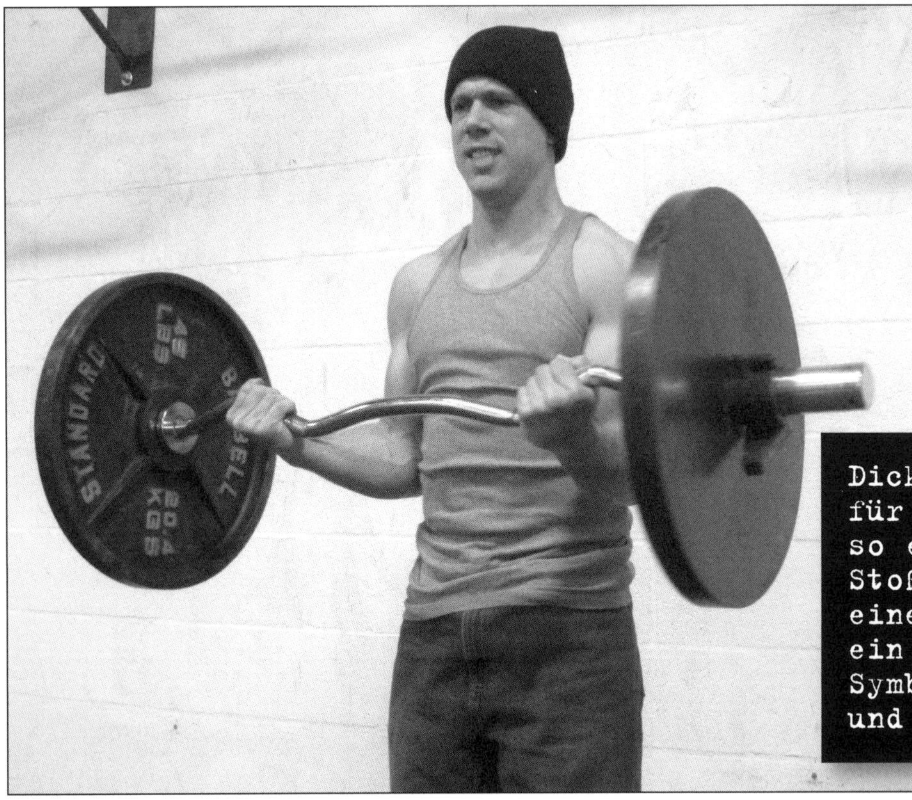

Dicke Arme sind für einen Häftling so etwas wie Stoßzähne für einen Elefanten: ein wichtiges Symbol von Kraft und Männlichkeit.

Misst man die Kraft der Muskeln von Armen, Beinen, Becken und Brust mit physikalischen Instrumenten, bleiben die Werte der Arme weit hinter denen der anderen Muskelgruppen zurück. Doch weil sie gut sichtbar sind, sind Arme ein wichtiges Symbol für starke Bemuskelung und Fitness. Die dicken Oberarme eines Häftlings haben eine ähnliche Funktion wie die Stoßzähne eines Elefantenbullen: Sie künden von Kraft und Männlichkeit. Stolze Besitzer praller Armmuskeln stellen diese auch gerne in Tanktops zur Schau. Immer wieder sah ich Typen, die ihre Armmuskeln vor dem Hofgang in der Zelle mit einigen Sätzen schneller enger Liegestützen aufpumpten. Das treibt das Blut in die Armmuskulatur, lässt sie kurzfristig dicker aussehen und die Venen stärker hervortreten – und schindet bei den Mithäftlingen ordentlich Eindruck.

Dieses Aufpumpen der Armmuskeln ist der wichtigste Grund dafür, dass die Typen so viel Zeit bei den Hanteln verbringen. Sehr beliebt sind auch Supersätze, bei denen auf Bizepsübungen unmittelbar Trizepsübungen folgen. Ein längerfristiger Muskelaufbau kommt durch das Aufpumpen allerdings nicht zustande. Jeder erfahrene Bodybuilder weiß, dass man die Muskelmasse der Arme nur durch kurze harte Übungseinheiten mit progressiv schwereren Gewichten aufbauen kann. Deshalb mag es den Menschen draußen albern vorkommen, wenn Häftlinge alles tun, damit ihre Arme vorübergehend dicker und kräftiger aussehen; doch man darf nicht vergessen, dass Gefängnisse gefährliche Orte sind. Der eigene Ruf und die Stellung in der Hackordnung sind mindestens ebenso wichtig wie echte athletische Fähigkeiten. Wenn der Zellenmitbewohner dicke Arme hat, muss man die eigenen aufpumpen, bis sie dicker als seine sind. Der reinste Oberarmumfang-Wettlauf!

Supersätze werden oft mit relativ leichten Gewichten trainiert, damit das Workout (und damit das Aufpumpen) länger durchzuhalten ist. Abhängig von den individuellen Erholungszeiten und vom jeweiligen Wochentag, beginnen die Anhänger dieser Supersätze ihr Training mit schwereren Armübungen, meist mit geraden Curls mit 60 Kilogramm. Das ist an sich schon ganz schön schwer, und deshalb sieht man gerade die kleineren Typen dabei oft mogeln. Nur die richtig großen Muskelberge versuchen diese Übungen mit 100 Kilogramm, und selbst bei ihnen bekommt man viele »erzwungene Wiederholungen« und »geschummelte Wiederholungen« zu sehen. In manchen der besser ausgestatteten Gefängnis-Fitnessräumen findet man auch Cambered Bars (»einhängbare Langhanteln«), die gut für Curls sind und sich für das Trizepsdrücken besser eignen als 60-kg-Hanteln. Für eine weitere beliebte Armmuskelübung wird ein Handtuch verwendet: Der Trainierende zieht an einem Handtuch, dessen anderes Ende von einem Kumpel gehalten wird; manchmal verwenden sie statt des Handtuchs auch ein dickes Tau, doch sind Taue im Knast wegen des Selbstmordrisikos rar. Mit Handtuch oder Tau können verschiedene Übungen gemacht werden: Curls, Reverse Curls, Frontheben und French Presses. Gewöhnlich wird mit beiden Armen trainiert, doch konnte ich auch schon einarmige Varianten dieser Übungen beobachten. Die Arbeit mit Handtuch oder Tau ist deshalb so beliebt, weil der Widerstand angepasst werden kann; er muss stark genug sein, um die Muskeln aufzupumpen, aber auch nicht so stark, dass das Training vor dem Pausenende abgebrochen werden muss.

Manche Übungen haben einen unmittelbar funktionellen Wert. Wer schweres Bankdrücken bewältigen will, braucht kräftige Trizepse. Das bedeutet, dass die ernsthafteren Powerlifter anstelle der Supersätze mit schweren Hanteln langsamere Sätze mit niedriger Wiederholungszahl machen. Wirklich starke Kerle trainieren ihre Trizepse mit einer Übung, die sie *skullcrusher* (»Schädelknacker«) nennen, oder auch Kurzhantel-Stirndrücken. Dazu legen sie sich rücklings auf eine Bank und halten die 60-kg-Hanteln mit gerade nach oben oder leicht gebeugten Armen. Mittels reiner Armkraft werden die Unterarme zurückgebogen, bis die Hantelkanten die Stirn berühren. Dabei sollten sich die Oberarme nicht bewegen, sondern nur die Unterarme. Das isoliert die Trizepse und belastet den Ellbogen sehr stark. Ich habe von Typen gehört, die diese Übung mit 100-kg-Hanteln schaffen, habe Derartiges aber noch nie zu sehen bekommen. Weil die Gewichtheber hinter Gittern als Vorbereitung für das Bankdrücken viel Trizepstraining betreiben, besitzen sie eindrucksvolle Armmuskeln. Bittet man sie, mal ihre Muskeln zu zeigen, rollen sie den Ärmel hoch und lassen den Bizeps spielen. Tatsächlich ist der Trizeps ein wesentlich dickerer und mächtigerer Muskel als der Bizeps. Viele Häftlinge verbringen unglaublich viel Zeit damit, ihre Bizepse mit Hantelübungen aufzupumpen, um dickere Arme zu bekommen, dabei entfallen ungefähr zwei Drittel des Oberarmumfangs auf den Trizeps. Eigentlich sollten sich Bodybuilder ein bisschen besser mit Anatomie auskennen.

Felsblöcke als Schultern

Beim klassischen Bodybuilding sind breite Schultern das Zeichen eines gut entwickelten Körpers; zusammen mit einer klar definierten Taille erwecken sie den Eindruck perfekter Proportionen. Im Gefängnis sind breite Schultern noch viel wichtiger als draußen. Die bevorzugten Übungen scheinen aufrechtes Rudern zu sein sowie Schulterdrücken mit Langhantel im Stand, Clean und Press, Schulterdrücken im Sitzen, Schulterheben im Stand und Nackendrücken, und zwar in dieser Reihenfolge. Stehendes Rudern ist der Favorit, weil man dabei Schwung nutzen und mogeln kann, was heißt, dass viele Häftlinge dabei mehrere Wiederholungen mit der 60-kg-Hantel schaffen. Je größer und stärker der Gewichtheber, desto lieber scheint er Schulterdrücken im Sitzen zu trainieren. Das kann an der Technik dieser Übung liegen oder auch daran, dass sie härter ist als das stehende Rudern und dass sie nur wirklich starke Typen schaffen.

Gewichtheben für den Unterkörper

Für die Beine gibt es zwei Favoriten: Kniebeugen mit Langhantel und Kreuzheben. Beide Übungen werden nach Art des Powerlifting trainiert, d.h., bei den Kniebeugen geht man fast bis in die Parallele, und das Kreuzheben wird mit vollständigem Bewegungsradius und mit gebeugten Beinen ausgeführt. Das Beintraining ist nicht annähernd so beliebt wie das Training für den Oberkörper. Viele Männer trainieren die obere Körperhälfte sechs oder sieben Tage pro Woche und machen danach höchstens einmal pro Woche Kniebeugen. Obgleich der durchschnittliche Gewichtheber beim Kreuzheben mehr Gewicht bewältigen kann als bei der Kniebeuge, sind Kniebeugen wesentlich beliebter als Kreuzheben.

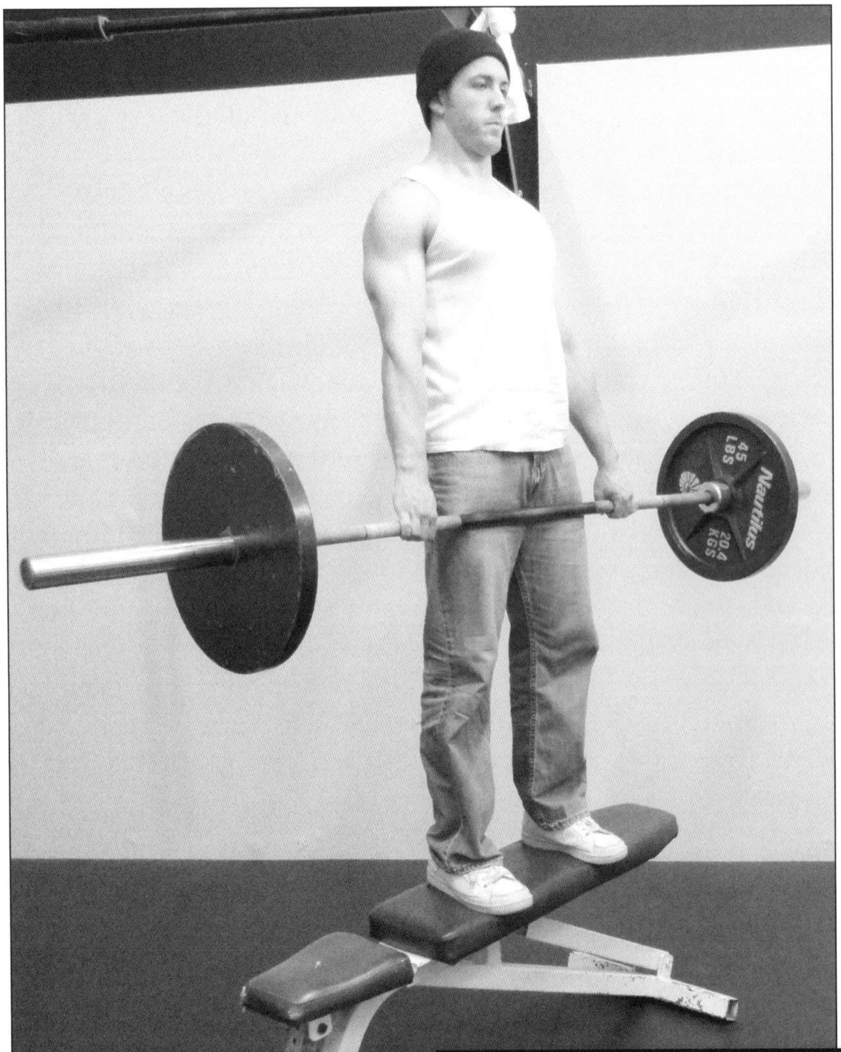

In so gut wie allen Fitnessclubs, in denen ernsthaft trainiert wird, gibt es Power Racks, die bei Kniebeugen mit Langhantel eine große Hilfe sind, doch in Gefängnissen sieht man sie nur sehr selten, und wo es sie gibt, sind sie zusammengekettet. In vielen Gefängnisfitnessräumen fehlen sie jedoch, und die Gewichtheber müssen die Langhantel aus der Hantelablage heben, die Teil der Bank für das Bankdrücken ist. Hantelablagen sind jedoch nicht eigentlich für diesen Zweck gedacht, und so müssen sich die großen, kräftigen Kerle praktisch unter die Hantelstange quetschen, um sie anzuheben und über den Nacken zu legen. Da tut schon das Zuschauen weh!

Varianten wie rumänisches Kreuzheben bekommt man in Gefängnissen nur selten zu sehen. Das liegt daran, dass sie mehr an koordinierter Technik und weniger an Gewicht erfordern. Im 'Knast sind Varianten beliebter, die mit weniger Technik auskommen und bei denen mehr Gewicht im Spiel ist.

Bauchmuskeln werden gewöhnlich nur hier und da trainiert, und wenn, dann oft zwischen den Übungen für die obere Körperhälfte, um die Trainingseinheit zu verlängern. Gewöhnlich erfolgt die Bauchmuskelarbeit in Form von hängendem Knieheben und Beinheben an der Stange, doch gibt es Gefängnisse, die über einen Rückentrainer für Sit-ups verfügen. Ich habe im Knast auch schon Bauchmuskeltraining mit Partner gesehen, bei dem sich ein Typ auf die Füße desjenigen stellt, der die Sit-ups macht, und nach dem Satz wird gewechselt. Bei den Bauchmuskelübungen wird meist eine mittlere Anzahl von Wiederholungen gemacht, aber nicht allzu hart gearbeitet. Draußen sind Bauchmuskelübungen wichtig, um den Sixpack aufzubauen, den die Damenwelt so schätzt. Hinter Gittern spielt der Sixpack keine große Rolle – es sei denn, jemand will für seinen Liebsten gut aussehen.

Wadentraining ist ein wichtiger Teil des Bodybuilding, denn auf der Bühne wird ein Bodybuilder mehr nach seinen Schwachstellen beurteilt als nach seinen Trümpfen. Doch in all den Jahren, die ich in Gefängnissen verbrachte, sind mir genau drei Männer aufgefallen, die ihre Waden trainierten. Zwei davon waren Bodybuilder, die an nationalen Wettbewerben teilnahmen und sich bemühten, während ihrer Gefängnisaufenthalte so gut wie möglich in Form zu bleiben. Alle drei bevorzugten die Übung Wadenheben mit Langhantel mit hohen Wiederholungszahlen. Ein Leser, der sich mit Bodybuilding auskennt, würde vielleicht annehmen, die beste Übung für die Waden in einem Fitnessraum ohne Maschinen wäre das Donkey Calf Raising, das Wadenheben mit gebeugten Hüften, bei dem sich der Trainierende, der das Wadenheben von einem Block aus macht, aus der Hüfte nach vorne beugt, während ein Trainingspartner rittlings auf seinem Rücken sitzt.

Doch es wäre nicht klug, diese Art von Übung in einem Gefängnisfitnessraum auszuprobieren.

Licht aus!

In den Gefängnissen der USA leben viele große Athleten. Sie fallen durch ihre respektgebietenden Muskeln auf, stellen aber letztlich nur einen kleinen Teil der gesamten Häftlingspopulation. Und diejenigen unter ihnen, die in großartiger Form sind, verdanken diese nicht dem Gewichtheben im Knast, sondern hatten ihre Muskelpakete bereits, bevor sie ins Gefängnis kamen. Anabolikamissbrauch ist in amerikanischen Gefängnissen gang und gäbe (ebenso wie Drogenmissbrauch), doch die Wirkung, die Anabolika auf Gewichtheber haben, ist nicht von Dauer, während die starken Nebenwirkungen eher bleibender Natur sind.

Dennoch gibt es in den Gefängnissen eine kleine Gruppe von Leuten, die unglaublich stark sind und den Gipfel ihrer körperlichen Entwicklung im Gefängnis erreichten; einige von ihnen sind sogar Weltrekordhalter. Es sind Leute, die konsequent trainiert haben, allerdings nicht mit Gewichten, sondern mit Eigengewichtsübungen nach alter Art. Mit der richtigen Anleitung können Sie diese Übungen draußen ebenso leicht erlernen wie hinter Gittern.

Wer noch nie im Gefängnis war, glaubt ohne Weiteres an stereotype Vorurteile, denen zufolge die Gefängnisse voll von riesigen muskelbepackten Machos sind. Es heißt auch, die Kerle im Knast hätten mehr Testosteron in sich als der Durchschnittsmann draußen, und durch dieses Zuviel an Testosteron seien sie aggressiver und eher dazu bereit, Verbrechen und ganz besonders Gewaltverbrechen zu begehen. Ich halte das für Quatsch. Jeder x-beliebige Börsenmakler oder Müllfahrer trägt genauso viel Testosteron in sich wie ein durchschnittlicher Häftling. Der Unterschied zwischen den Jungs hinter Gittern und denen draußen ist die Umgebung, in der sie aufwuchsen, und die Entscheidungen, die sie treffen, und nicht irgendwelche chemischen Stoffe in ihrem Blut. Das ist jedenfalls meine Meinung. Doch ich bin kein Psychologe, sondern nur jemand, der in seinem bisherigen Leben mehr Zeit im Knast als draußen, in Freiheit, verbrachte. Meiner Erfahrung nach gibt es drinnen genauso viele Verbrecher wie draußen, nur dass die draußen nicht so dumm sind, sich schnappen zu lassen.

Dank

Ich danke John Du Cane, der es wagte, das Geschreibsel eines alten Knastveteranen zu veröffentlichen. Ich danke dir eine Million Male für deine Unterstützung und deine Beratung. Boss, du bist der Beste.

***

Weiterer Dank geht an Pavel Tsatsouline. Ohne die Pionierleistungen des »bösen Russen«, der die Öffentlichkeit als Erster mit dem wahren Wert von Eigengewichtsübungen bekannt machte, hätte es dieses Buch möglicherweise gar nicht gegeben. In meine erste Fassung dieses Buchs hätte ich beinahe auch fortgeschrittene Techniken für Eigengewichts-Kraftübungen miteingeschlossen. Ich habe es dann doch nicht getan, weil ich nichts schreiben könnte, was nicht schon in Pavels Klassiker *The Naked Warrior* steht. Athleten, die auf diesem Niveau trainieren wollen, sollten sich dieses Meisterwerk besorgen. Und zwar noch heute!

***

Ich bin Brooks Kubik enorm dankbar für sein Vorwort zu diesem Buch. Brooks ist Mentor und strahlendes Vorbild vieler Tausend Kraftsportler und Kraftsportlerinnen, und es ist für mich eine unglaublich große Ehre, dass er etwas zu diesem Buch beitrug. Sein Buch *Dinosaur Bodyweight Training* ist in meinen Augen die Bibel der Eigengewichts-Kraftübungen. Wenn Sie wissen wollen, wie ein Typ, der beim Bankdrücken 180 Kilogramm schafft, seine Liegestütze macht, gehen Sie auf *www.brookskubik.com,* und schreiben Sie ihm, dass er seinen Klassiker neu auflegen soll.

***

Aufrichtigen und tief empfundenen Dank an die Athleten, die sich für dieses Buch als Model zur Verfügung stellten. Diese Männer sind Eigengewichtsübungsbrüder im Geiste, und es ist eine große Ehre für mich, dass große Eigengewichtsathleten dieser und der folgenden Generation an diesem Buch mitwirkten.

***

Der unglaubliche Jim Bathurst, der als Model so viel zum Gelingen meines ersten Buchs beitrug, stellte sich auch für einige Aufnahmen für diesen Folgeband zur Verfügung. Jim ist wirklich fantastisch, und ich hätte ihn gerne auf noch mehr Fotos in diesem Buch gesehen, doch leider ließen ihm sein Training und sein eigenes Projekt *Beastskills* nur wenig Zeit. Aber ich freue mich, dass er es dennoch auf ein paar Seiten geschafft hat. Danke, Bruder.

***

Was für eine Erfahrung, mit Max Shanks arbeiten zu dürfen! Es gibt nicht viele Athleten, die man als Körpergenie bezeichnen kann. Neben John Grimek ist Max Shanks einer von ihnen, denn er beherrscht alles: schweres Gewichtheben, Eigengewichtsübungen, Akrobatik. Und die erste Press Flag deines Lebens gelang dir wann? Beim zweiten Versuch? Mann, neben dir geben wir anderen eine ziemlich traurige Figur ab. Außerdem hast du ein paar beeindruckende Ideen, und ich freue mich darauf, irgendwann einmal mit dir zusammenzuarbeiten.

***

Das Glück muss auf unserer Seite gewesen sein, als es uns gelang, Al Kavadlo als Model zu gewinnen. Al ist einer der bedeutendsten Personal Trainer der Welt. Er hat schon mehr über Eigengewichtsübungen vergessen, als die meisten Trainer jemals wissen werden. Außerdem fungierte Al auch als Berater für den Flag-Teil dieses Buchs und trug Wesentliches dazu bei. Sein eigenes Buch *We're Working Out! A Zen Approach to Everyday Fitness* bietet eine phänomenale Auswahl von Techniken, Ideen und Strategien, mit deren Hilfe Athleten den Gipfel körperlicher Leistungsfähigkeit erklimmen können. Möglicherweise das beste Buch über Fitness, das jemals geschrieben wurde ... Wenn Ihnen mein Buch gefallen hat, dann kaufen Sie sich auch seines. Sie werden es nicht bereuen.

***

Al Kavadlos Bruder Danny war so freundlich, zu diesem Buch ein paar Flag-Fotos beizusteuern. Auch auf dem Umschlag ist er zu sehen. Wie gefällt er Ihnen? Ich sage nur so viel: Wenn mich jemand bittet, einen Personal Trainer zu empfehlen, der authentisches Old School Calisthenics lehrt, dann schicke ich ihn zu Danny. Ich wollte hier zeigen, was er alles kann, doch unsere Zeitpläne passten leider nicht so gut zusammen. Aber wenn Sie in New York sind und einen Trainer suchen, dann schauen Sie auf Dannys Website: *www.dannythetrainer.com.*

***

Ebenso wie sein Vorgänger wurde dieses Buch nur dank der fachkundigen Redaktion durch Brett Jones (Master RKC) möglich. Ich habe in der Danksagung meines ersten Buchs bereits geschrieben, dass alles, was darin klug und wahr ist, von Brett stammt, und der andere Mist von mir ... Und das trifft für dieses zweite Buch genauso zu. Brett finden Sie unter *www.appliedstrenght.com.*

Besonderer Dank an den kreativen Kopf, der wesentlich zu diesem Buch beitrug: der atemberaubende »Big D«, Derek Brigham. John Du Cane sagt über ihn: »Der Mann ist Gold«, und wie üblich hast du recht, John. Danke für deine endlose Geduld und deinen Einsatz, D! Derek finden Sie auf *www.dbrigham.com*.

* * *

Es war mir eine große Ehre, John Morrow in dieses Buch mit hineinnehmen zu dürfen (Seite 296). John ist der undekorierte Held der amerikanischen Calisthenics. Solange er noch da ist, um Rekorde zu brechen und die Grenzen menschlicher körperlicher Fähigkeiten laufend neu abzustecken, kann die Welt nicht ganz schlecht sein. John unterrichtet immer noch Schüler, die nicht wissen, welches Glück sie haben, in Kung Fu. Besuchen Sie ihn auf *www.morrowsacademy.com*.

* * *

Dank ergeht an den fantastischen Clarence Bass, der so freundlich war, für dieses Projekt ein Foto zur Verfügung zu stellen (Seite 298). Clarence ist einer der intelligentesten Fitnessautoren aller Generationen. Seine Website *www.chass.com* ist eine Fundgrube nützlicher Informationen für aufgeschlossene Athleten. Der Fotograf war Pat Berrett.

* * *

Einige Fotos in diesem Buch entstanden im Balance Gym oder in dessen unmittelbarer Umgebung. Das Studio befindet sich im Washingtoner Stadtteil Kalorama. Es ist ein ausgezeichnetes Studio, und wir danken den Betreibern für ihre Unterstützung. Danke schön, Leute!

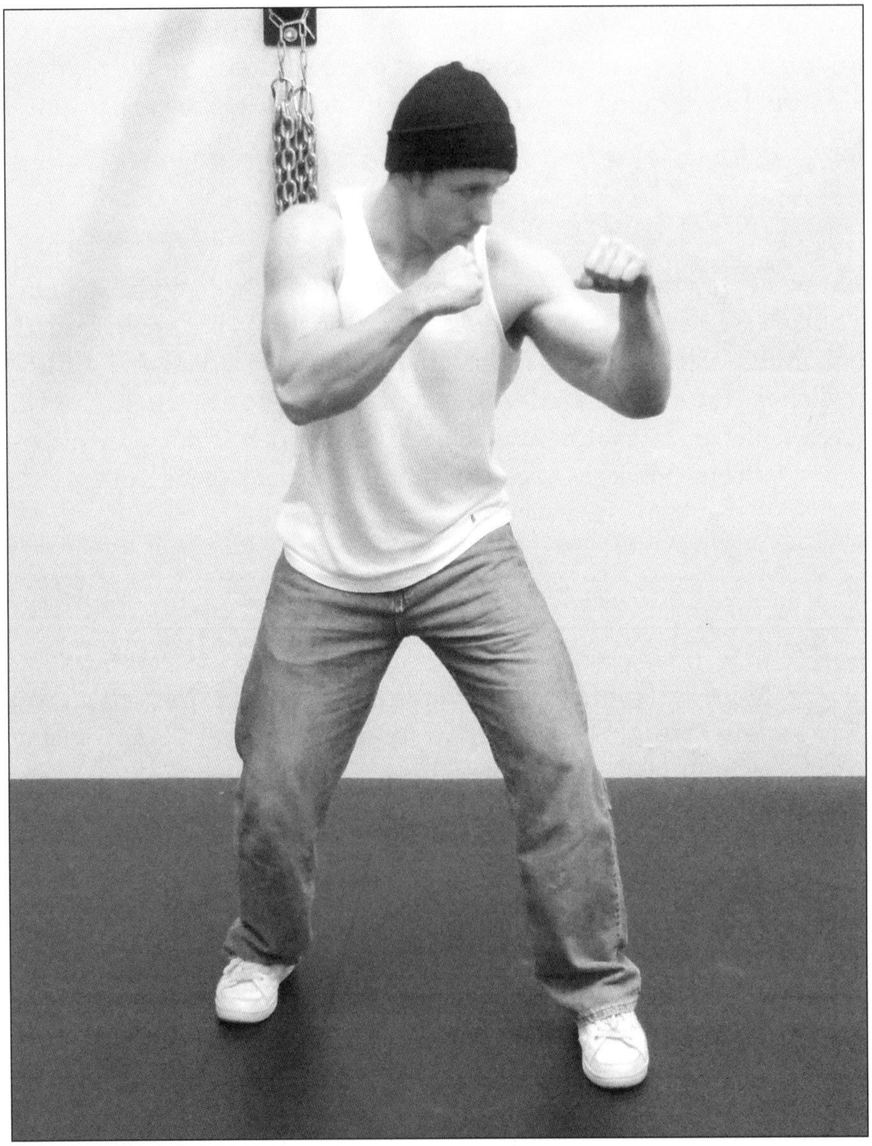

Auf den meisten Fotos in diesem Buch ist Max Shank zu sehen. Max ist Kraftsporttrainer, RKC-Instructor und Trainer für Ausgleichsübungen und lebt in Encinitas, Kalifornien. Um Kraft und Kondition auf Elite-Niveau zu heben, verwendet er eine große Auswahl an Objekten, von Kugelhanteln bis hin zu den großen Steinen, die am Strand herumliegen. Neben Eigengewichtsübungen betreibt Max auch Kampfsportarten und nahm schon oft an den Highland Games teil. Vom United States Marine Corps wurde er für seine Verdienste um die Kondition der in Camp Pendleton stationierten Marineeinheit 1st Anglico ausgezeichnet. Max ist Besitzer des Studios Ambition Athletics. Besuchen Sie ihn unter *www.ambitionathletics.com*!

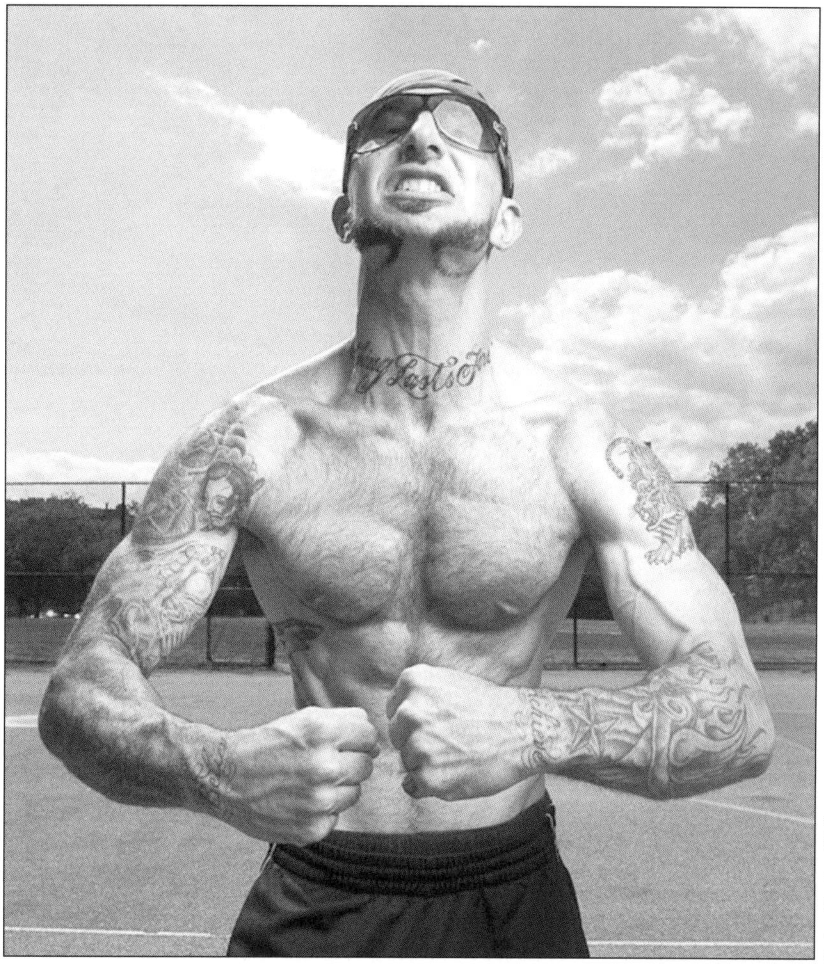

Foto: Darius Vick

Al Kavadlo, CSCS (Certified Strength and Conditioning Specialist), ist einer der engagiertesten und begehrtesten New Yorker Personal Trainer. Er ist aus der Fitnessszene nicht mehr wegzudenken und hat schon mit den unterschiedlichsten Klienten gearbeitet, darunter Sportler, Models und sogar ein Olympiamedaillengewinner. Seine einzigartigen Leistungen auf dem Gebiet der Eigengewichtsübungen machten Al weltberühmt, und sein Blog *www.alkavadlo.com* wurde zu einer der beliebtesten Sites zu den Themen Krafttraining und Calisthenics. Seine Trainingsphilosophie stellt Al in seinem Buch *We're Working Out! A Zen Approach to Everyday Fitness* vor.

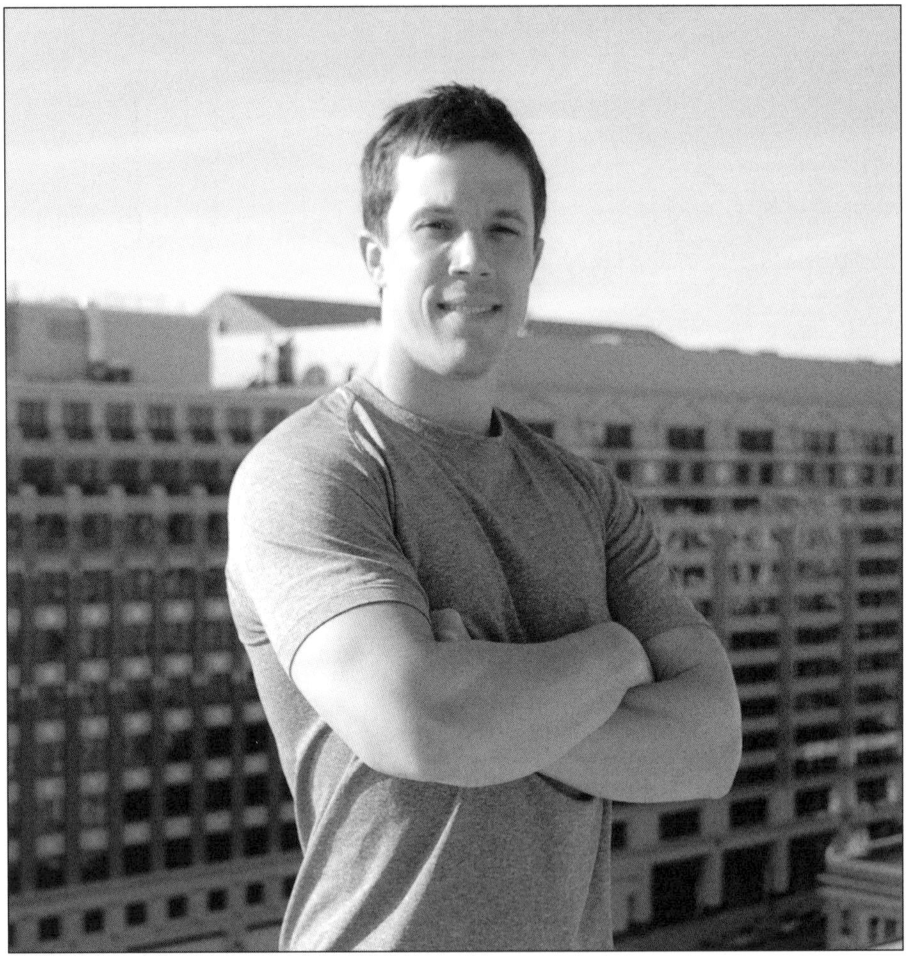

Auf vielen Fotos in diesem Buch ist der preisgekrönte Athlet Jim Bathurst zu sehen. Jim beschäftigt sich seit gut einem Jahrzehnt mit Akrobatik und nutzte seine Geschicklichkeit und seine Erfahrung, um *beastskills.com* ins Leben zu rufen. Auf dieser Website erfahren Sie, was man mit der Kombination aus Eigengewichtsübungen und Kraft alles anstellen kann. Fitnessfans in aller Welt sind von dieser Website begeistert, und Jim ist als Dozent für Seminare international begehrt. Er lebt in Washington und ist dort als Personal Trainer tätig.

Bildquellen

Ich bin Justin P. unglaublich dankbar dafür, dass er uns die Bilder seines einarmigen Fingerspitzen-Liegestützes und des Handstand-Fingerspitzen-Liegestützes in Kapitel 5 zur Verfügung stellte. Sie finden Justin unter *www.thebodyweightfiles.blogspot.com*. Dieser Bruder hat verstanden, worum es beim Eigengewichtstraining eigentlich geht. Er ist die Zukunft der Fitness, und es ist ein großes Glück, dass wir ihn haben.

Die Fotos der indischen Akrobaten verdanken wir *www.mallkhambindia.com*. Vielen Dank!

Die perfekte Press Flag von Seite 88 ist ein Geschenk des Calisthenics-Meisters Vassili. Eines Tages wird er Großes leisten – behalten Sie ihn im Auge, und sehen Sie sich seine Videos an unter *www.youtube.com/user/VassTheSupersaiyan*. Du bist top, Mann!

Die gedrehte Press Flag (Seite 113) ist ein Geschenk des phänomenalen Parkour-Läufers Anthony Ruiz. Bruder, du bist ebenso großzügig wie talentiert!

Die Fotos von Danny Kavadlo machte Al Kavadlo, mit Ausnahme der herrlichen Flag in Mexiko (Seite 113 oben), die Dannys Frau Jennifer aufnahm. Es ist eines der besten Fotos in diesem Buch. Vielen Dank!

Die meisten fantastischen Fotos von Al Kavadlo machte die begabte Fotografin Colleen Leung. Mehr von ihr sehen Sie unter *www.ColleenLeung.com*. Ich bin dankbar für deinen professionellen Blick, Colleen.

Ein riesiges Dankeschön an Tamar Kaye für das verblüffende Foto der beiden Kavadlo-Brüder auf Seite 119. Wow!

Die erstaunlichen Aufnahmen von invertierten Brücken erhielt ich von meinem Freund Plato – einer der wenigen echten Renaissancemenschen unserer Zeit. Plato, ich hoffe, dir gefällt mein Kapitel über Ernährung. Mehr zu Plato: *www.testosteroneprophet.com*.

Das Foto der sich streckenden Katze auf Seite 176 stammt von Hisashi, Japan.

Das Foto der hübschen Balletttänzerin an der Stange in Kapitel 13 (Seite 187) stammt von Lambtron.

Der Respekt einflößende Kick in auf Seite 190 wurde mit freundlicher Genehmigung von Paul Zaichik abgedruckt *(www.elasticsteel.net)*. Paul ist für sein fundiertes Wissen über Elastizitätstraining weltberühmt. Wenn Sie auch so kicken wollen wie Paul, besuchen Sie seine Website.

Die fortgeschrittene Yogahaltung in Kapitel 14 (Seite 203) ist ein Geschenk von Dr. Ronald Steiner. Dr. Steiner hat eine Eigengewichtsdisziplin auf spirituellem Niveau weitergeführt. Ein faszinierender Mensch, mit dem ich in vielen Punkte übereinstimme. Wenn Sie mehr über echtes Yoga erfahren wollen, besuchen Sie seine Website *www.ashtangayoga.info*.

Das supercoole Foto von Ric Draisins zahlreichen Verletzungen (Seite 279) ist hier mit seiner freundlichen Genehmigung abgedruckt. Sonst hätte ich auch gar nicht gewagt, es zu zeigen – dafür ist er zu wehrhaft! Erbauen Sie sich an seiner Weisheit unter *www.ricdraisin.com* und *www.ricscorner.com*.

Das Foto des Schlangenmenschen auf Seite 240 stammt von Keith Allison aus Baltimore, USA.

Den Stier in Kapitel 19 (Seite 266) findet man unter *www.youtube.com/watch?v=5z-2keWtDuQ*.

Das Foto der Medikamente in Kapitel 20 stammt von Tom Varco.

Die Luftaufnahme von San Quentin in Kapitel 20 stammt von Staunited.

Herzlichen Dank an Andy E. für seine kräftigen Unterarme.

Mehrere Fotos in diesem Buch entstanden im Auftrag der US-Regierung. Ich bin dankbar dafür, dass ich gemeinfreie Bilder verwenden durfte.

REGISTER

F

G

H

I

J

K

L

M

N

O

P

Q

R

S

T

U

V

W

Z